Schellenberg · Reiche · Blanck
Kinderkrankheiten von A–Z

Die Autoren

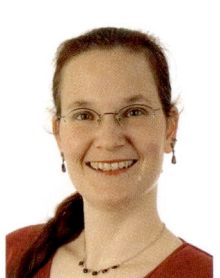

Dr. med. Isabella Schellenberg ist Fachärztin für Allgemeinmedizin und Akupunktur und hat 2003 mit ihrem Mann eine Gemeinschaftspraxis in Potsdam gegründet. Der Schwerpunkt ihrer ärztlichen Tätigkeit ist die ganzheitliche Versorgung ihrer Patienten unter besonderer Berücksichtigung von Akupunktur, klassischen Naturheilverfahren, Homöopathie und Kinesiologie. Frau Dr. Schellenberg hat 5 Semester Zahnmedizin studiert. Sie unterrichtet außerdem Fachkollegen auf Seminaren für die Deutsche Ärztegesellschaft für Akupunktur (DÄGfA) und ist zusätzlich als Heilpraktikerin zugelassen.

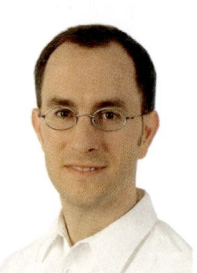

Dr. med. Christian Schellenberg ist Facharzt für Kinder- und Jugendmedizin, Akupunktur und Notfallmedizin. Der Schwerpunkt seiner ärztlichen Tätigkeit ist die ganzheitliche Versorgung seiner kleinen Patienten, wobei er auch klassische Naturheilverfahren, mikrobiologische Therapie und andere alternative Heilverfahren einsetzt. Herr Dr. Schellenberg ist Gastdozent bei der DÄGfA für Kinderheilkunde, war Stipendant der Karl-und-Veronica-Carstens-Stiftung und besitzt ebenfalls die Heilpraktikerzulassung.

Beide haben ihre Kenntnisse der Traditionellen Chinesischen Medizin und Akupunktur durch Seminare in China vertieft. Elterliche Freuden, Sorgen und Nöte kennen Sie aus eigener Erfahrung mit ihrer 9-jährigen Tochter und ihrem 5-jährigen Sohn.

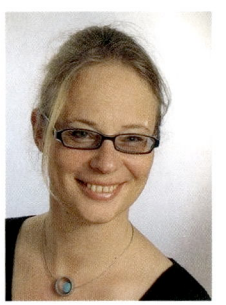

Dagmar Reiche ist Ärztin und Journalistin. Nach 3 Jahren ärztlicher Tätigkeit in England und Deutschland tauschte sie den weißen Kittel gegen die Computertastatur in einem der größten medizinischen Fachverlage. Als Lektorin und schließlich Leiterin der Lexikonredaktion hat sie dort in 6 Jahren gelernt, wie man Wissen auf den Punkt bringt. Seit 2004 arbeitet sie als freie Autorin, Projektmanagerin und Lektorin für zahlreiche Verlage und Agenturen.

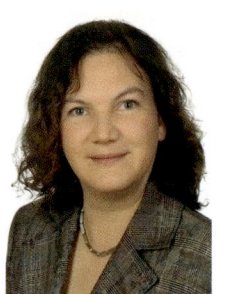

Nathalie Blanck ist Ärztin und Journalistin. Sie wandte sich nach knapp 2-jähriger ärztlicher Tätigkeit dem Bücherwesen zu und arbeitete erst in einem kleinen, danach in einem der größten medizinischen Fachverlage. Als Leiterin des Bereichs Klinik für Medizinstudenten war ihre Hauptaufgabe die Aufbereitung von Wissen für medizinische Laien. Seit 2005 ist sie selbstständige Autorin und arbeitet als Projektmanagerin und Lektorin für zahlreiche Verlage und Agenturen.

Frau Reiche und Frau Blanck nutzen seit 2005 ihr Wissen und die Erfahrung gemeinsam, um so auch größere Projekte im Bereich Gesundheit und Medizin zu bewältigen. Sie haben einen bzw. zwei Söhne, die ihnen immer wieder neue Blickwinkel auf Altbekanntes eröffnen und zeigen, was es bedeutet, Mutter zu sein.

Dr. med. Isabella Schellenberg
Dr. med. Christian Schellenberg
Dagmar Reiche
Nathalie Blanck

Kinderkrank-
heiten von A–Z

Wo Naturheilverfahren wirken –
wann Schulmedizin nötig ist

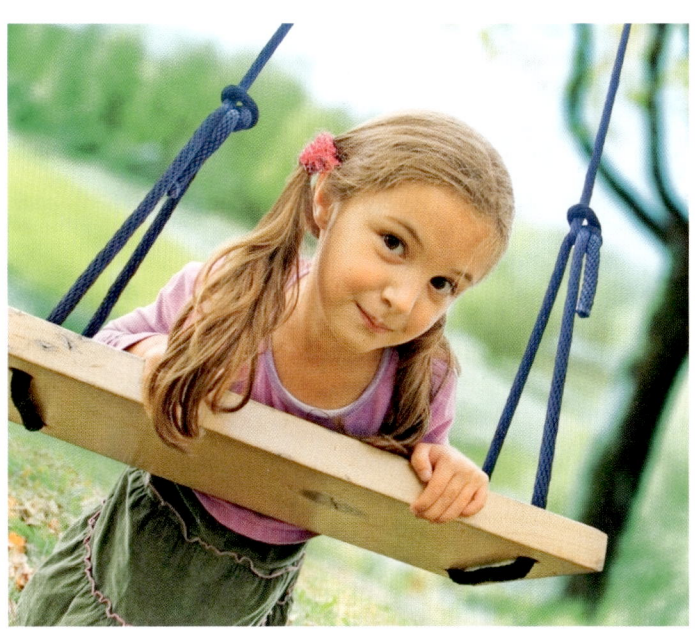

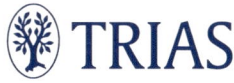

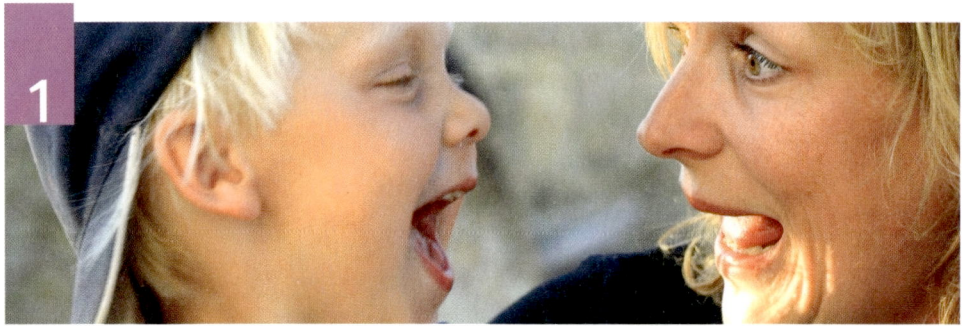

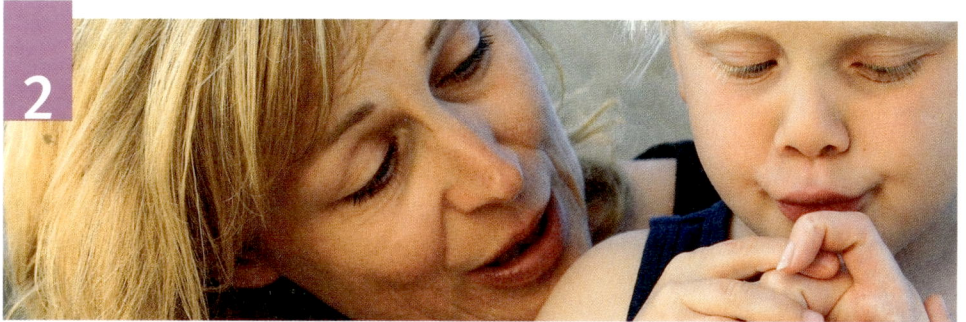

2

Inhalt

Inhalt

3

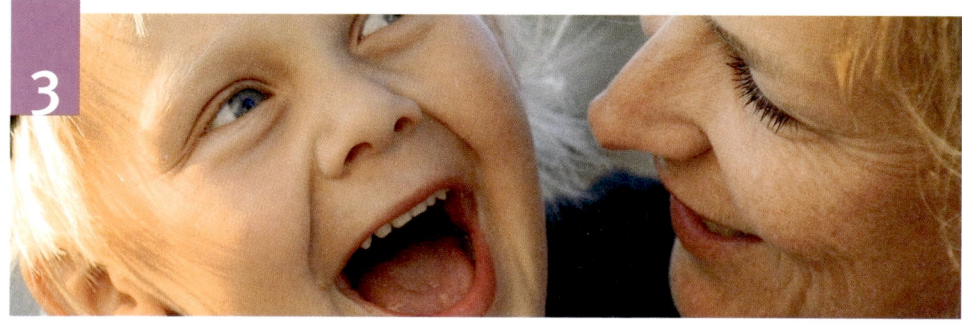

Vorwort

Liebe Mütter, liebe Väter,
Sie kennen alle den Spruch »Eltern werden ist nicht schwer, Eltern sein, dagegen sehr.« Kinderlosen Menschen entlockt er vielleicht ein kurzes Lächeln, gehört man zur Gruppe der »Eltern« wird daraus manchmal Ernst.

Auch nach einigen Jahren praktischer Kinderheilkunde lernten wir erst nach der Geburt unserer Kinder diese andere Realität kennen. Als Eltern haben wir uns oft gefragt: »Was machen andere Eltern drei Uhr nachts mit zwei Kindern, von denen der eine über 40 °C fiebert und die andere schon zum dritten Mal erbricht?« Eine Oma, die mit Rat und Tat zur Seite steht, gibt es leider in der heute üblichen Kleinfamilie nicht ständig. Unser Beruf konfrontiert uns mit einem weiteren Thema: »Reichen die (oft zu) kurzen Gespräche während der Sprechstunde aus, Eltern ausreichend über bestehende Erkrankungen und notwendige Maßnahmen zu informieren?«

Häufig sind die problematischen Situationen und die wünschenswerte fachliche Hilfe zeitlich und örtlich weit voneinander entfernt. Dieses Buch erscheint uns als logische Konsequenz, diese Lücke zu schließen. Aus diesen Überlegungen heraus haben wir zusammen mit Dagmar Reiche und Nathalie Blanck ein Konzept mit zwei Schwerpunkten entwickelt: Im ersten Teil finden Sie Wissenswertes zur Gesundheit – zum Alltag mit Kind, zur Vorsorge und dazu, wie der Körper funktioniert. Von hier haben wir über Verweise die Brücke zum zweiten großen Teil des Buches geschlagen, den Beschwerden und Methoden von A–Z. Sie finden hier nicht nur praktische Ratschläge zur Selbstbehandlung, sondern typische Krankheitszeichen und viele wissenswerte Hintergrundinformationen, um auch die Fragen zu klären, für die in der Sprechstunde keine Zeit war. Ein praktischer Selbsthilfeteil gibt Tipps bei kleinen und großen Notfällen.

Wichtig war uns ein integrativer Ansatz, wie wir ihn auch zum Wohl der Patienten in unserer täglichen Praxisarbeit umsetzen. Eine starre Grenze zwischen Schul- und Naturmedizin gibt es aus unserer Sicht nicht. Wir unterscheiden unterstützende und regulierende sowie unterdrückende Maßnahmen. Alle haben – je nach Fall – ihre Berechtigung: Wie löscht man ein Feuer? Sicherlich kann man eine Kerze auf dem Wohnzimmertisch jedes Mal mit dem Feuerlöscher ausmachen, sinnvoll wäre dieses Vorgehen nicht gerade. Andererseits kann ein Feuerlöscher bei einem Zimmerbrand Leben retten, wenn alle vorherigen Maßnahmen des Brandschutzes einmal nicht gegriffen haben (und die vorübergehende Verwüstung des Zimmers wird dabei in Kauf genommen).

Wir wünschen uns, dass das vorliegende Buch Ihre Fragen beantwortet und Ihnen hilft, mit den behandelnden Ärzten gezielt diskutieren zu können. Außerdem möchten wir mögliche Therapieoptionen in Ihr Bewusstsein rücken, so dass es bei Ihnen in Zukunft heißt: »Eltern werden ist nicht schwer, Eltern sein dagegen *nur manchmal* sehr.«

Wir wünschen Ihnen gesunde
und glückliche Kinder.

Die Herausgeber

Isabella & Christian Schellenberg
Potsdam im Februar 2012

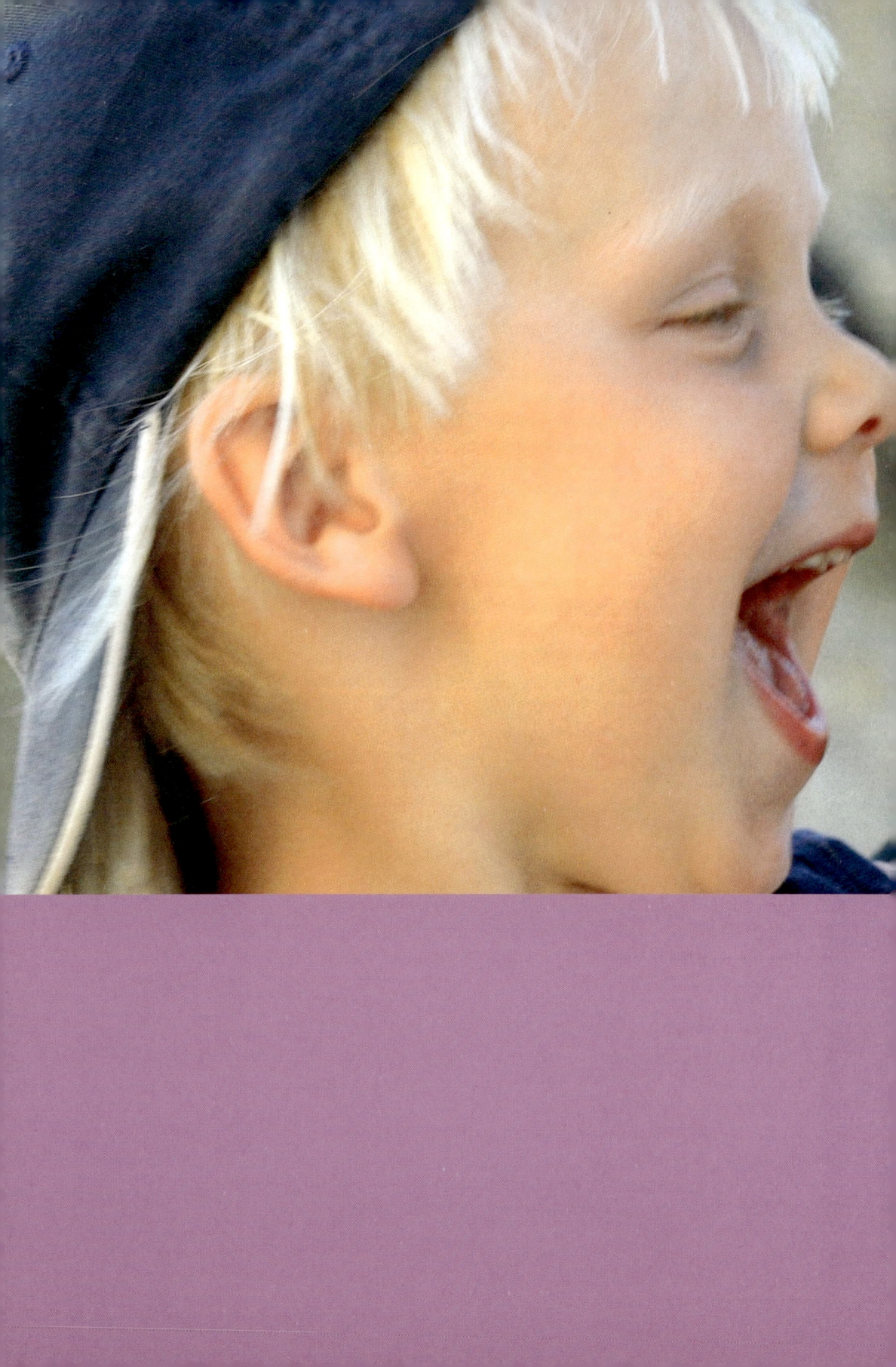

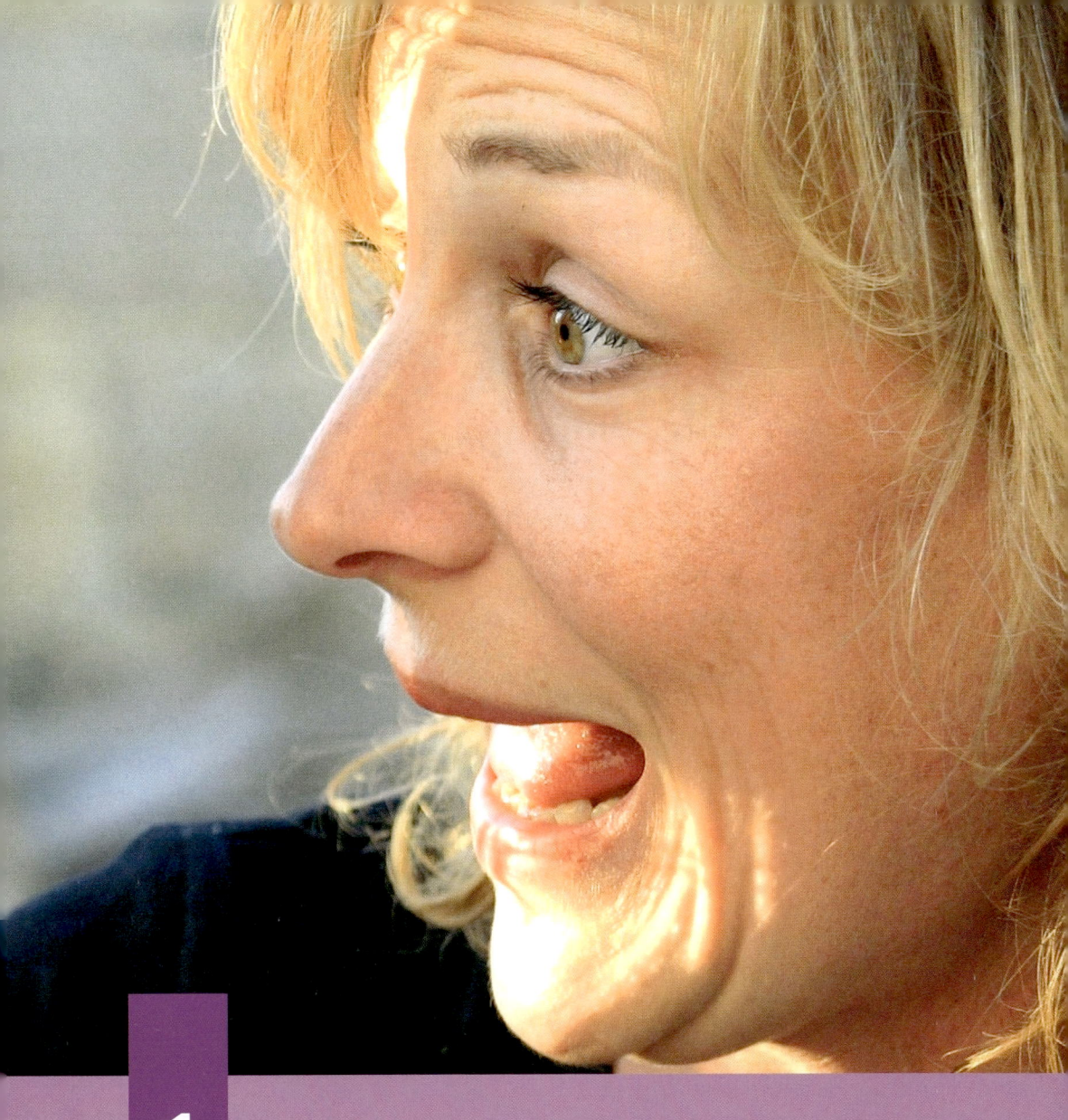

1

Gut zu wissen

Informierte Eltern sind stark: Sie können abschätzen, wie es ihrem Kind geht, was es braucht und ob Expertenrat nötig ist. Denn selbst gesunde Kinder brauchen Unterstützung – um nicht krank zu werden und um voller Energie heranzuwachsen. Lesen Sie Wissenswertes rund um die Gesundheit – zum Alltag mit dem Kind, wie es gesund und glücklich bleibt und wie der Körper funktioniert.

Gesund!

Gesundheit ist nichts, was uns widerfährt, sondern etwas, was wir aktiv steuern können. Zwar ist unsere genetische Ausstattung vorgegeben – aber wir können uns die Reise durchs Leben mit dem, was uns die Natur mitgegeben hat, möglichst angenehm gestalten.

Kinder verdienen nicht nur unsere Liebe, sondern auch großen Respekt: Sie kommen als fast unbeschriebenes Blatt auf die Welt und lernen in wenigen Wochen und Monaten so viele neue Dinge wie im späteren Leben wahrscheinlich nie mehr. Voller Tatendrang und Neugier wird jeden Tag Unbekanntes erkundet und bewältigt – viele Erwachsene würden bei diesem Pensum vermutlich schnell kapitulieren.

Schritte ins Leben

Für eine Reise bedarf es einiger Überlegungen: Wo sind wir unterwegs – ist die Witterung rau und kalt oder treibt uns die Sonne den Schweiß aus den Poren? Wie reisen wir – zu Fuß durch unwegsames Gelände oder in einem klimatisierten Bus über breite Straßen? Was müssen wir mitnehmen und was können wir auf dem Weg erwerben? Was können wir selbst gut und wofür brauchen wir Hilfe? Und, nicht zuletzt, passt die Reise überhaupt zu mir? Zu meinen Vorstellungen, Bedürfnissen und Fähigkeiten, zu meinem Befinden und meiner Kondition? Immer mal wieder liegen Stolpersteine im Weg, die Pfade führen nicht immer direkt, sondern auch über Umwege (oder gar nicht) ins Ziel. Letztlich ist auch die Reise durch die Kindheit nichts anderes als eine Fahrt in die Fremde. Praktisch, wenn man einen aktuellen, gut recherchierten Reiseführer und eine Über-

setzungshilfe dabeihat. Und wer viel reist, braucht diesen mit der Zeit immer seltener.

Gesunde Kinder brauchen Unterstützung

Schauen Sie Ihr Kind an und überlegen, wie Sie vor allem seine Kindheit und Jugend – das Wegstück, das Sie sehr intensiv gemeinsam gehen – mitgestalten können. Ihr Kind besitzt erstaunliche Fähigkeiten und wird viele davon brauchen und nutzen. Es hat einen eingebauten Routenplaner, der ihm hilft, das Projekt Leben zu meistern: seinen natürlichen Bewegungsdrang, die Freude an seinem Körper und Spaß am Spielen und Lernen, Neugierde auf andere und eine hohe Anpassungsfähigkeit. Als Eltern können Sie Ihr Kind altersgerecht dabei unterstützen, seinen individuellen Weg zu finden.
Zu den Grundbedürfnissen gehören nicht nur genügend Essen, passende Kleidung und ausreichend Schlaf – geistige Nahrung, Streicheleinheiten und Bewegung sind genauso wichtig. Kinder entwickeln sich nur dann körperlich und geistig gesund, wenn sie von Anfang an Geborgenheit und Verlässlichkeit der Bezugspersonen erfahren, sich mit ihren Fähigkeiten, aber auch Eigenheiten angenommen fühlen und die Erfahrung machen, dass sie selbstbestimmt und selbstbewusst durchs Leben gehen können.

Glückliche Kinder brauchen Verständnis

Voraussetzung dafür ist auch, dass Eltern ihr Kind als Individuum wahrnehmen – unverwechselbar mit seiner Art und mit seinen Begabungen, aber auch seinen Grenzen. Ein Kind, das es liebt, mit seinen Händen etwas zu bauen, wird vermutlich wenig Freude daran haben, sich abstrakte Theorien am Schreibtisch auszudenken, ein Kind, das am besten beim Betrachten lernt, wird sich schwertun, nur Diktate zu üben. Und warum soll der Sohn in die Fußstapfen seines Mediziner-Vaters treten, wenn er kein Blut sehen kann und lieber komplizierte Rechenprogramme entwirft?

Ernst nehmen, anschauen und zuhören, mitdenken, nachfragen, verstehen – die Regeln der fruchtbaren Kommunikation gelten auch und gerade beim Umgang mit Kindern.

Mutige Kinder brauchen starke Eltern

Hand aufs Herz: Löffeln Sie im Restaurant vor sich hinschimpfend Ihre kalte Suppe oder lassen Sie diese freundlich-bestimmt zurückgehen und verlangen eine neue? Reagieren sie laut und unwirsch auf die übellaunige Bemerkung des Busfahrers oder nehmen Sie ihm nett lächelnd den Wind aus den Segeln? Natürlich ist es Typsache, ob Ihr Kind eher schüchtern-verschämt oder draufgängerisch-frech agiert. Trotzdem lernt es von Ihnen, wie es sich in der Welt behauptet. Es nutzt nichts, wenn Sie Ihrem ängstlichen Kind sagen, es soll sich trauen – Sie müssen es ihm vorleben. Und wie soll Ihr Schlingel seine Aggressionen zügeln, wenn Sie selbst bei jeder Kleinigkeit in die Luft gehen? Letztlich gilt bei der Erziehung genau das, was jeder angehende Autor auf einem Schreibseminar lernt: »Show, don't tell« – frei übersetzt etwa: »Erkläre nicht so viel mit Worten, sondern durch Aktionen.«

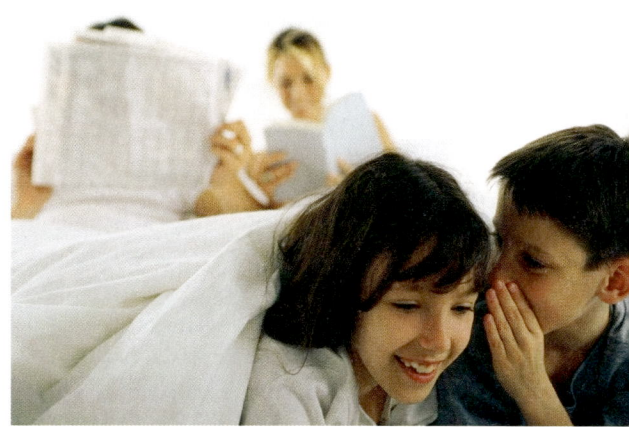

▲ Kuscheln und reden – Kommunikation findet auf vielen Ebenen statt

Die eigene Sicht der Dinge?

Eltern haben keine leichte Aufgabe – heute vermutlich weniger denn je. Viele treffen die Entscheidung für ein Kind (und für den Zeitpunkt, an dem es kommt) bewusst und widmen dem »Projekt Familie« sehr viel Gedanken und ein hohes Maß an Energie. So sind aber auch Druck und Erwartungshaltung viel höher – sowohl was den Anspruch an sich als Eltern betrifft, als auch was man vom und für das Kind erwartet. Vieles wird genau unter die Lupe genommen und analysiert, manchmal auch auf Kosten der Unbefangenheit und Spontaneität.

AUS DEM ALLTAG

Stress und Langeweile

Wir möchten unserem Kind möglichst alles mitgeben und bloß kein »Entwicklungsfenster« verpassen.

Eifrig hechelt man mit ihm von der musikalischen Früherziehung (Musik macht schlau!) zum Kinderturnen (Bewegung fördert die Motorik!) und von dort zum Englischkurs für Vorschulkinder (eine Fremdsprache lernt sich im Kindergartenalter am besten!). Dabei vergisst man schnell, dass Nichtstun – so man es noch kann – kreative Energie entfesselt, die sonst verschüttet wird. Und dass es auch Glücksgefühle freisetzen kann, wenn man sein Kind zu Fuß vom Kindergarten abholt und auf dem Heimweg zusammen Steine sammelt, auf Mauern balanciert und Marienkäfer bewundert.

Informationsdschungel

Auch wenn die Familien kleiner und die Kinder weniger werden, haben zum Thema Nachwuchs erstaunlich viele Menschen etwas beizusteuern. Ob die Schwiegermutter, die wohlmeinende Nachbarin oder der Mann hinter uns an der Kasse: Häufig hören wir – nicht selten ungefragt – fremde Meinungen zu Kindererziehung, Trotzphase, passender Kleidung oder Trockenwerden. Hinzu kommen die Diskussionen in der Krabbelgruppe, ob nun Herumtragen für das Baby gesünder ist als Hinlegen, ob das Schlafen im Elternbett das Kind verdirbt oder der Entwicklung dient oder ob ein Säugling mit 5 Monaten schon sitzen darf (oder besser nicht).

Hat man sich dann eine eigene Meinung mittels Fernsehen, Zeitung und Internet gebildet – bei der Fülle widersprüchlicher Informationen kein leichtes Unterfangen –, sieht man sich plötzlich in der Kinderarztpraxis mit einer gegensätzlichen Ansicht konfrontiert.

Selbstvertrauen

Letztlich gilt auch beim Leben als Familie nichts anderes als sonst: Verlassen Sie sich auf Ihren Kopf und Ihren Bauch. Sie kennen Ihr Kind besonders gut und nur selten gibt es DIE einzig richtige Lösung. So wie bei Halsschmerzen dem einen Wärme, dem anderen Kälte guttut, kann auch die Entscheidung, was gut für Ihr Kind und Sie ist, kein anderer treffen, ohne zumindest Ihre Sicht mit einzubeziehen. Keine Frage: Es gibt Spezialisten, die über einzelne Störungen mehr wissen als Sie. Und deren Hilfe dürfen und sollen Sie selbstverständlich in Anspruch nehmen. Trotzdem wissen Sie natürlich am besten über Ihr Kind Bescheid.

Krank?

Ihr Kind ist krank und Sie wissen nicht, ob es etwas Schlimmes ist oder was Sie tun können? Gestehen Sie es sich zu, um Hilfe zu bitten, Ihren Kinderarzt anzurufen oder direkt in die Klinik zu fahren.

So individuell wie Kinder sind, so unterschiedlich reagieren Eltern in ungewohnten oder beängstigenden Situationen. Besonders frisch gebackene Eltern sind häufig überfordert mit allem, was ihr Baby macht. Kein Wunder – viele Frauen halten mit ihrem eigenen Kind das erste Mal überhaupt einen Säugling im Arm. Wo früher in Großfamilien der Umgang mit Kindern selbstverständlich und Großmutters Rat allgegenwärtig war, sind Familien heute oft Mini-Einheiten, die wenig eingebunden sind, sehr viel in Eigenregie organisieren müssen und bei Problemen erst mal auf sich gestellt sind. Doch auch als Eltern wächst man mit seinen Aufgaben – je länger Sie mit Ihrem Kind leben, desto besser werden Sie seine Signale deuten und beurteilen können, wo der Schuh drückt. Und irgendwann – wenn Ihr Kind es gewohnt ist, dass man miteinander redet und Dinge erklärt – wird es Ihnen sogar selbst sagen können, was los ist.

Selbsthilfe

Ein Ratgeber wie dieser kann Ihnen nicht die Entscheidung abnehmen, ob und wann Sie therapeutische Hilfe suchen. Aber er kann Ihnen helfen, Situationen einzuschätzen – und vielleicht auch ein bisschen Omas Schatzkiste ersetzen. Informierte Eltern haben meist weniger Ängste und können mit dem Arzt

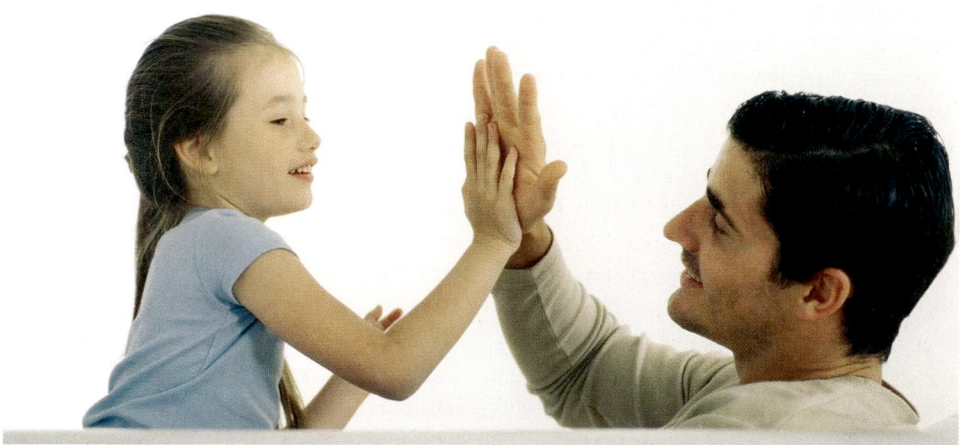

▲ Gemeinsam sind wir stark

in ein konstruktives Gespräch treten: Denn um verständliche Antworten zu bekommen, muss man erst mal wissen, welche Fragen man überhaupt stellen sollte.

Suchen Sie den Arzt auf, wenn Sie das Gefühl haben, selbst nicht mehr weiterzukommen, wenn sich die Beschwerden verschlechtern, Ihr Kind irgendwie anders ist, sich nicht mehr bewegen will, oder einfach wenn Sie sich nicht sicher sind, was zu tun ist. Gleich reagieren müssen Sie bei einem Baby – dessen Kompensationsmechanismen sind besonders schnell erschöpft.

Gegeneinander? Miteinander!

Der alternativen Medizin wird oft vorgeworfen, sie entbehre jeder wissenschaftlichen Grundlage, der Schulmedizin wiederum, sie fahre unnötig harte Geschütze auf. Doch ist die Alternativmedizin weder nur sanft, noch ist in der Schulmedizin alles eindeutig oder wissenschaftlich bewiesen. Letztlich helfen weniger die – oft dogmatischen – Theorien (die sich ja auch in regelmäßigen Abständen wandeln), sondern das, was sich in der Praxis bewährt hat. Nicht umsonst haben Verfahren wie die Mikrobiologische Therapie, die noch

vor 20 Jahren als esoterisch belächelt wurde, heute Einzug in die Schulmedizin gehalten. Und »wissenschaftlich gesichertere« Empfehlungen wie, dass Schlafen auf dem Bauch das Beste für das Baby ist, haben sich mittlerweile genau ins Gegenteil verkehrt oder verstauben in der Mottenkiste.

Zwar beruhen die verschiedenen Heilverfahren teilweise auf unterschiedlichen Gedankengebäuden, doch haben sie auch vieles gemeinsam:

▪ Die Selbstheilungskräfte des Körpers stärken und unterstützen, ein wichtiger Grundsatz z.B. in der Homöopathie: Dies ist nichts, was die Schulmedizin ablehnt, sondern, z.B. als Kneipp-Therapie, ebenfalls praktiziert.

▪ Körper und Seele als Einheit, Grundprinzip der Traditionellen Chinesischen Medizin: Auch die Schulmedizin weiß heute, dass Psyche und Körper sich wechselseitig beeinflussen, und berücksichtigt das therapeutisch.

▪ Die Heilkräfte von Pflanzen nutzen: Viele chemische Substanzen sind pflanzlichen Wirkstoffen nachempfunden, auch pflanzliche Präparate kommen in der Schulmedizin zum Einsatz.

Warum sollten die verschiedenen Heilverfahren also nicht Hand in Hand gehen können? Egal, ob Schulmedizin oder Alternativen: Nicht alles wirkt bei jedem gleich gut; alle Verfahren bieten Heilmittel, keins ein Allheilmittel.

Die Entwicklung im Blick

Um frühzeitig zu erkennen, ob die körperliche und geistige Entwicklung Ihres Kindes in Ordnung ist, wird es der Kinderarzt von seiner Geburt bis zur Pubertät mehrmals sehen und untersuchen.

Kinder entwickeln sich nicht nur verschieden, sondern auch unterschiedlich schnell. Deshalb sind Vergleiche mit Gleichaltrigen nur begrenzt dazu geeignet, das Gefühl »mit meinem Kind ist alles in Ordnung« zu befriedigen. Wenn der eigene Sohn mit 15 Monaten noch immer keine Anstalten macht, sein – zugegebenermaßen enorm schnelles – Krabbeln durch Laufen zu ersetzen, während die 1-jährige Tochter der Nachbarn schon den Weg bis zu Ihrem Haus an der Hand zurücklegt, dann fragen Sie sich vielleicht doch, ob bei dem eigenen Kind alles normal ist. Selten besteht Grund zur Sorge. Sind Sie jedoch verunsichert, besprechen Sie mit Ihrem Kinderarzt Ihre Bedenken.

Vorsorge

Kinderärzte haben zur Einschätzung der kindlichen Entwicklung sogenannte Meilensteine definiert, die vielen Eltern aus dem

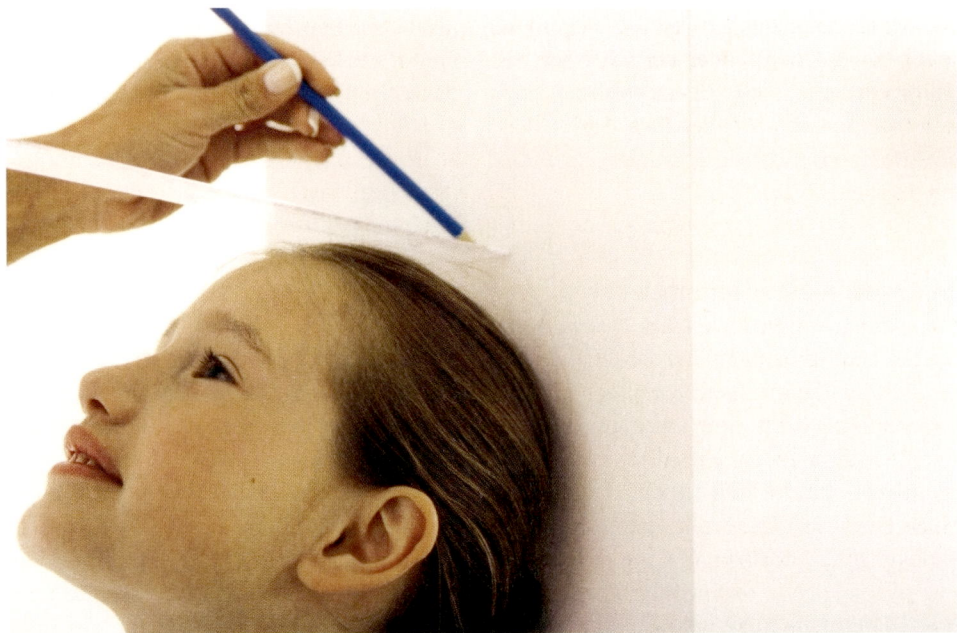

▲ Gerade in den ersten Lebensjahren verfolgen Eltern jeden Zentimeter Wachstum mit Spannung; später interessiert sich auch Ihr Kind dafür, ob es schon groß ist

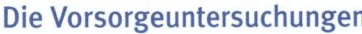

Die Vorsorgeuntersuchungen

Vorgesehen sind im »Gelben Heft« insgesamt 11 Untersuchungen (U1–9, J1) zu verschiedenen Zeitpunkten. Bei jedem Termin werden Größe und Gewicht bestimmt, bei Babys auch der Kopfumfang. Je nach Alter werden neben der Untersuchung der Organsysteme bestimmte Schwerpunkte gesetzt (was nicht bedeutet, dass nicht auch anderes geprüft wird):

- **U1** (direkt nach der Geburt): Gesamtzustand, Atmung und Herz, Fehlbildungen, erbliche Erkrankungen, Reflexe
- **U2** (3.–10. Lebenstag): »Rund-um-Check«
- **U3** (4.–6. Woche): Reflexe, Hören, Hüftgelenke, Verhalten (Schlaf, Trinkverhalten)
- **U4** (3.–4. Monat): Muskelspannung und Motorik, Hören und Sehen; erste Impfungen möglich
- **U5** (6.–7. Monat): Hören und Sehen; Reaktionen auf Umgebung
- **U6** (10.–12. Monat): zeitgerechte Entwicklung (Sitzen, Krabbeln, Brabbeln, Greifen)
- **U7** (1,5–2 Jahre): Hören und Sehen, Knochen, Laufen, Sprache, soziale Entwicklung
- **U7a** (3 Jahre): Sprache, Sehen, Gewicht, Zähne, Mund und Kiefer, psychische Entwicklung und Sozialverhalten
- **U8** (3,5–4 Jahre): Organe, Stoffwechselkrankheiten, Sprechen, Hören und Sehen
- **U9** (5 Jahre): psychische Entwicklung und Sozialverhalten (Schulreife?), Körperkoordination und Haltung
- **J1** (12–14 Jahre): Wachstums- und Entwicklungsstörungen, seelische Probleme (Pubertät), Beratung

»Gelben Heft« bekannt sind. Da wird bei den Vorsorgeuntersuchungen (die »U's«) gemessen, gewogen, beobachtet und geprüft, den Eltern werden u. a. zum Essverhalten, zur Bewegung und zum Verhalten Ihres Sprösslings diverse Fragen gestellt.

Aber: Diese einzelnen Meilensteine sind Durchschnittswerte, und genauso wenig wie Ihr Kind ein Durchschnittskind ist, genauso wenig wird es mit all seinen »Werten« immer genau auf dem Mittelwert liegen: Vielleicht hebt es eher seinen Kopf als die meisten anderen, dafür fängt es aber erst nach seinem 2. Geburtstag an zu sprechen. Vielleicht liegt sein Gewicht gerade unterhalb der 10 %-Kurve – aber es ist eh ein zartes Kind, das gerade einen Infekt durchgemacht und dabei kaum etwas gegessen hat?

Meilensteine nicht erreicht?

Nur selten besteht ein Grund zur Sorge bei einzelnen Abweichungen von den Meilensteinen. Der Kinderarzt wird oft erst dann genauer hinschauen müssen, wenn die Meilensteine über einen längeren Zeitraum immer wieder oder in mehreren Bereichen nur verzögert erreicht werden.

Allerdings gibt es bei Babys einige Warnzeichen, die Hinweise auf eine Entwicklungsverzögerung geben können. Dazu gehören besonders die folgenden:

- Störungen der Motorik wie ausgeprägte Seitenunterschiede,
- veränderte Muskelspannung und das fehlende Zurückgehen von Bewegungsmustern wie bestimmten Reflexen,
- permanente Schläfrigkeit oder – im Gegenteil – ständig schrilles Schreien oder Krampfen,
- mangelnde Kontaktaufnahme (keine Reaktion auf Lächeln etc. spätestens im 2. Lebenshalbjahr) und
- später eine stark verzögerte Sprachentwicklung.

Psyche und Allgemeinbefinden

Ein gesundes Kind fühlt sich wohl, lacht und ist unternehmungslustig. Doch was muss alles erfüllt sein, damit Ihr Kind in seiner Gesamtheit gedeihen kann?

Dass sich im Kopf das Gehirn befindet, ist allgemein bekannt – doch damit es uns gutgeht, benötigen wir nicht nur unsere Nervenzellen und die zahlreichen Verbindungen zwischen den Hirnanteilen, dem Rückenmark und den Nervenendigungen aus dem ganzen Körper, sondern auch unsere Psyche. Sie lässt uns denken, unsere Umwelt wahrnehmen und formt unser Bewusstsein. Sie setzt sich aus allen bewussten und unbewussten seelischen Vorgängen zusammen und beinhaltet

▲ Neben dem körperlichen Allgemeinbefinden ist auch die psychische Gesundheit wichtig

alle geistigen und intellektuellen Funktionen. Unsere Gefühle, aber auch unsere körperliche Verfassung wirken auf die Psyche ein und beeinflussen so unser Allgemeinbefinden. Erkrankungen des Körpers wirken sich genauso auf die Psyche aus wie psychische Erkrankungen körperliche Schäden nach sich ziehen.

Während in Redewendungen der Sitz von Seele, Psyche oder Gemüt zwischen Kopf, Herz und Bauch schwankt, befasst sich die moderne Wissenschaft mehr damit, wie die Informationen zwischen Körper und Psyche bzw. den verschiedenen Gemütszuständen ausgetauscht werden. In den Fachbereichen Neurobiologie und Psychoneuroimmunologie wird z.B. geforscht, wie negativ sich Stress auf die Anzahl der Abwehrzellen auswirkt.

Alles Psycho oder was?

Das Spektrum der menschlichen Eigenschaften und des Könnens ist groß – schon bei der Geburt ist jedes Kind unterschiedlich: Manche haben Haare oder bereits Zähne, andere sprechen sehr früh, wieder andere laufen schon vor ihrem ersten Geburtstag. Genau wie diese Entwicklungsstufen ist auch das Verhalten jedes Kindes anders: Das eine ist gerne in Gesellschaft, das andere lieber für sich, das nächste verteidigt seine Lieblingspuppe, teilt aber gern seine Schokolade.

Seit einigen Jahren neigen wir dazu, das kindliche Verhalten sehr genau unter die Lupe zu nehmen und relativ schnell eine »Fehlfunktion« festzustellen. So werden sehr viele Kinder als hyperaktiv, aggressiv oder unkonzentriert eingestuft – die Bandbreite des »Normalen« scheint enger zu werden. Doch ab wann ist das Verhalten eines Kindes nicht mehr »normal«? Ein Kind sollte nicht darunter leiden, dass es bestimmte Dinge nicht kann, die allen anderen scheinbar leicht fallen – gerade in der Schule entsteht sonst schnell aus einem kleinen Lernproblem richtiger Schulstress. Außerdem muss sich ein Kind mit seinem Verhalten in seine Umwelt eingliedern, denn sonst wird es zum Außenseiter, der aneckt und gemieden wird.

Es geht mir gut, wenn...

Die Kindheit ist der Lebensabschnitt mit dem stärksten körperlichen und geistigen Wachstum. Die Phasen mit den unterschiedlichsten Entwicklungsschüben folgen manchmal so schnell aufeinander, dass man selbst als Eltern kaum mitkommt. Kein Wunder also, dass Kinder in dieser Zeit des Umbruchs besonders auf Nähe und Geborgenheit angewiesen sind und das Gefühl haben müssen, dass wenigstens die Bezugspersonen eine stabile Größe sind.

Besondere Einschnitte im Kinderleben stellen das erste Loslösen von den Eltern, z.B. mit dem Besuch einer Kindertagesstätte, der Schulbeginn und später dann der Übertritt in eine weiterführende Schule dar. Aber auch häusliche Probleme wie Arbeitslosigkeit oder Trennung der Eltern wirken sich auf das Allgemeinbefinden des Kindes und seine psychische Gesundheit aus. So führt Schulstress – gar nicht so selten – wegen des Übertritts in die 5. Klasse zu Schlafstörungen (→ S. 326) oder erneutem Einnässen (→ S. 122). Auch bei plötzlichem Streit zwischen Ihrem Kind und seinen Freunden, wenn auf einmal falscher Ehrgeiz bei seinen Hobbys aufkommt oder in ähnlichen Situationen sollten Sie prüfen, ob Ihr Kind möglicherweise Ihre Unterstützung braucht.

Eine besondere Zeit ist die Pubertät mit ihren hormonellen Umstellungen und dem zunehmenden Bewusstsein Ihres Kindes, langsam erwachsen zu werden. In dieser spannungsreichen Zeit treten einerseits oft Essstörungen (→ S. 136) auf, andererseits gibt es Kinder, die sich gegen das Erwachsenwerden Übergewicht (→ S. 359) anfuttern. Ihr Kind kann aber auch durch den enormen Wachstumsschub z.B. einen zu niedrigen Blutdruck (→ S. 294) oder Wachstumsschmerzen (→ S. 373) entwickeln.

Kinderarzt oder anderer Spezialist?

Wenn sich Ihr Kind plötzlich anders als sonst oder beunruhigend verhält (z.B. vermehrt Aggressionen gegen Sie oder andere Kinder, kein Interesse mehr am Spielen), fragen Sie Ihren Kinderarzt um Rat. Er schickt Sie ggf. zu einem Neuropädiater – einem Nervenarzt für Kinder –, damit dieser abklärt, ob eine körperliche Ursache für die Verhaltensänderung verantwortlich ist. Nach Ausschluss einer organischen Krankheit hilft Ihnen ein Kinderpsychologe oder -psychiater weiter. Er wird Ihnen nach einer gründlichen Befragung und Beobachtung Ihres Kindes beim Spiel und während einer alltäglichen Situation vielleicht erste Gründe für dessen Verhalten nennen. Er bespricht mit Ihnen, wie Sie als Eltern auf das Verhalten Ihres Kindes reagieren und ihm helfen können.

Die Spanne dessen, was als »normales« Verhalten gilt, ist sehr groß und jedes Kind wird stark von seiner Umgebung, den Eltern, Geschwistern und z.B. seiner Kindergartenbetreuung geprägt. Wenn Sie unsicher sind, ob das Verhalten Ihres Kindes von der »Norm« abweicht, zögern Sie nicht, mit Ihrer Verunsicherung an Menschen heranzutreten, die Ihr Kind ganz gut kennen (Freunde, Betreuungspersonal aus Kindergarten oder Schule), oder mit Ihrem Kinderarzt zu sprechen, der häufiger mit solchen Problemen konfrontiert wird.

> ## Beschwerden von A–Z
>
> Abgeschlagenheit (→ S. 52), ADHS (→ S. 57), Aggressionen (→ S. 60), Angst (→ S. 72), Bauchschmerzen (→ S. 92), Depressionen (→ S. 112), Einnässen (→ S. 122), Essstörungen (→ S. 136), Fieber (→ S. 143), Konzentrationsstörungen (→ S. 222), Kopfschmerzen (→ S. 227), Kopfverletzungen (→ S. 232), Krampfanfälle (→ S. 233), Kryptopyrrolurie (→ S. 113), Lernprobleme (→ S. 243), niedriger Blutdruck (→ S. 294), Schlafstörungen (→ S. 326), Schreien (→ S. 335), Übergewicht (→ S. 359)

Augen

Leuchtende Kinderaugen nehmen jeden für sich ein. Doch die Augen strahlen nicht immer: Sehstörungen müssen frühzeitig erkannt, Augenbeschwerden behandelt werden, sonst droht eine langfristige Einschränkung der Sehfähigkeit.

Der Aufbau des Auges ähnelt dem einer Kamera – dieser oft benutzte Vergleich ist für das Verständnis sehr hilfreich. Betrachtet man die Augen seines Gegenübers, fällt neben der Augenform, den Wimpern und Augenbrauen besonders die Iris auf, die bei jedem Menschen eine andere Farbe hat. Neugeborene haben oft noch blaue Augen, doch ihre Augenfarbe ändert sich in den ersten 12 Monaten meist noch – so lange dauert es, bis der Farbstoff Melanin in ausreichender Menge produziert wird und die Pigmentschicht in der Iris einfärbt.

Durch die runde Öffnung der Iris fällt Licht ins Augeninnere und wird in Nervenimpulse umgewandelt. Diese werden an das Gehirn weitergeleitet und dort zu Informationen verarbeitet. Das Licht trifft auf die Augenlinse, die ihre Form so verändert, dass Interessantes in der Nähe oder in der Entfernung scharf gesehen wird. Sie gibt dieses Bild an die Netzhaut weiter, die den Augapfel von innen auskleidet. Dort nehmen zwei unterschiedliche Sinneszellarten die Lichtimpulse auf: die Zapfen und die Stäbchen. Zapfen nehmen Farbe wahr, Stäbchen Schwarzweiß. Diese Fotorezeptoren sind auf der Netzhaut nicht gleichmäßig verteilt, sondern es gibt eine Stelle schärfsten Sehens (Makula oder »gelber Fleck«) mit vielen Zapfen – weiter außen sieht man unschärfer. Daneben existiert eine Stelle, an der man gar nichts sieht: der »blinde Fleck«. Dort zieht der Sehnerv (Optikus) zum Gehirn.

Schon Babys drehen ihren Kopf einer Lichtquelle zu. Neben der Fokussierung durch die Augenlinse werden vor allem Augenmuskeln benötigt, um den Augapfel so zu drehen, dass das jeweilige Objekt des Interesses genau vor der Linse erscheint.

Anfangs eingeschränkte Funktion

Zwar werden die Augen komplett in der Schwangerschaft ausgebildet, doch richtig sehen kann ein Kind erst im Laufe der ersten Lebensjahre. Während in den ersten Lebenswochen nur Schatten und Schemen erkannt werden, verbessert sich das Sehvermögen in den nächsten Monaten immer mehr. Ab dem 4. Lebensmonat ist das Farbensehen so weit entwickelt, dass buntes Spielzeug mit Einzelheiten wahrgenommen wird.

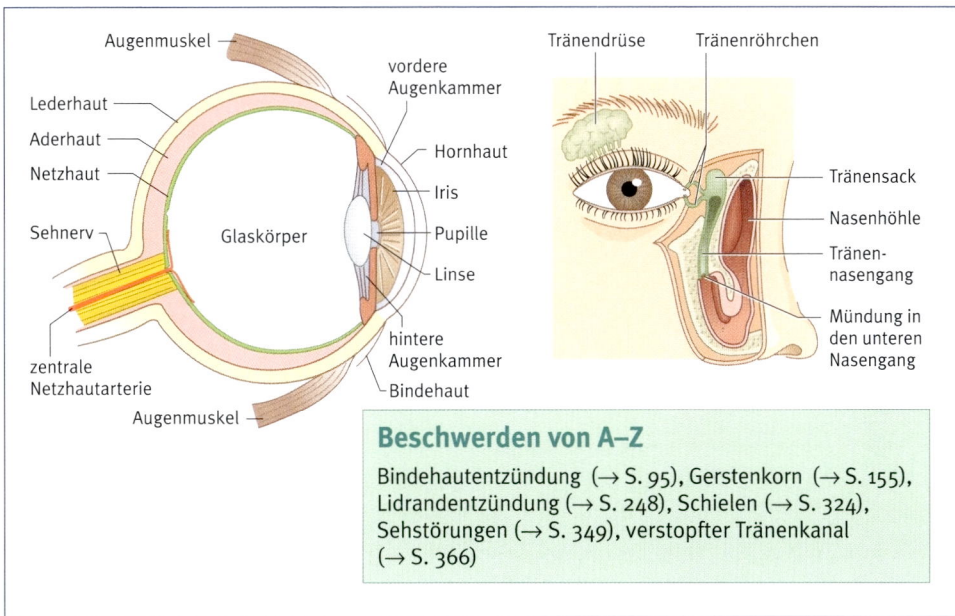

Beschwerden von A–Z

Bindehautentzündung (→ S. 95), Gerstenkorn (→ S. 155), Lidrandentzündung (→ S. 248), Schielen (→ S. 324), Sehstörungen (→ S. 349), verstopfter Tränenkanal (→ S. 366)

▲ Aufbau der Augen

Kinder werden weitsichtig geboren, was mit der relativen Länge des Augapfels und des als Linse funktionierenden Glaskörpers zusammenhängt. Während der ersten Lebensjahre wird die Länge des Augapfels korrigiert, so dass sich die Weitsichtigkeit bis spätestens zum 10. Lebensjahr weitgehend zurückbildet.

Später wichtiges Sinnesorgan

Mehr als die Hälfte aller Sinneseindrücke nehmen wir über die Augen auf. Doch daneben spiegeln sie auch wider, ob es uns gut oder schlecht geht: Wenn wir lachen und unseren Gegenüber sympathisch finden, erweitern sich die Pupillen, bei Stress, Angst oder Aufregung verengen sie sich.

BEIM ARZT

Kinderarzt oder Augenarzt?

Das Sehvermögen Ihres Kindes wird im Rahmen der üblichen Vorsorgeuntersuchungen (U3–U9) wiederholt getestet: Anfangs durch Beobachtung, wie ein Gegenstand verfolgt wird, später werden auch Sehtafeln mit Bildern, Symbolen oder Buchstaben benutzt. Auch werden mit einem Augenspiegel (Ophthalmoskop – im Prinzip eine spezielle Taschenlampe) die Augenlinse und die Achsstellungen beider Augen überprüft. Augenerkrankungen wie eine einfache Bindehautentzündung be-

handelt auch Ihr Kinderarzt, bei allen problematischen Beschwerden verweist er Sie an einen augenärztlichen Kollegen.

Deutsche und amerikanische augenärztliche Gesellschaften empfehlen übrigens bei allen jüngeren Kindern, am besten bis zu Beginn des 3. Lebensjahres, eine augenärztliche Grunduntersuchung, um Sehstörungen wie ein latentes Schielen (→ S. 324) möglichst frühzeitig zu entdecken und zu behandeln, und Folgeschäden zu vermeiden.

Bei allen Symptomen, die auf Augenprobleme deuten, sollten Sie unverzüglich einen Kinderarzt aufsuchen. Auch hinter vermeintlich harmlosen Beschwerden an diesem wichtigen Organ können sich schwerwiegende Erkrankungen verbergen, deren Nichtbehandlung zu einer Einschränkung der Sehfähigkeit, einer Entwicklungsverzögerung oder sogar dem Verlust eines Auges führen kann.

Ohren

Ob Mamas helle Stimme, Papas tieferer Tenor oder ein lautes Martinshorn – Gehörtes vermittelt Geborgenheit, signalisiert Gefahr und stellt eine wichtige Verbindung zwischen dem Hörenden und seiner Umwelt dar.

Damit wir etwas hören, müssen verschiedene Strukturen zusammenarbeiten: Das äußere Ohr mit Ohrmuschel und Gehörgang nimmt die Schallwellen aller uns umgebenden Geräusche auf und versetzt das Trommelfell in Schwingungen. Diese werden im Mittelohr von den Gehörknöchelchen auf das Innenohr übertragen, wo sie die feinen Sinneshärchen der Hörschnecke (Cochlea) bewegen. Diese Bewegung wird registriert und als Nervenimpuls ans Gehirn weitergegeben – dort entsteht aus der Information ein Höreindruck. Während der Schall im äußeren Ohr und im Mittelohr durch die Luft übertragen wird, treffen die Schwingungen im Innenohr auf Flüssigkeit. Sobald sich Flüssigkeit im äußeren Ohr (wie oft nach dem Schwimmen) oder im Mittelohr befindet, hat man den Eindruck, man höre »unter Wasser«. Das Mittelohr hat über eine kleine Röhre, die Tube, eine Verbindung zum Nasenrachenraum: So gelangen Luft – und leider auch Krankheitserreger – ins Mittelohr, es wird »belüftet«. Im Alltag nutzen wir diese Verbindung zum Druckausgleich (z. B. beim Schlucken im Flugzeug). Im Innenohr liegt neben der Hörschnecke auch das Gleichgewichtsorgan (»Labyrinth«) das im Stehen, Liegen und bei Bewegung jede Veränderung unserer Lage im Raum registriert und ans Gehirn meldet.

Hören und Sprechen lernen

Hören ist nicht nur ein wichtiger Sinn, der uns mit unserer belebten Umwelt verbindet, sondern auch eine unabdingbare Voraussetzung für unsere Sprachentwicklung. Schon vor der Geburt werden Grundlagen für das Sprechen

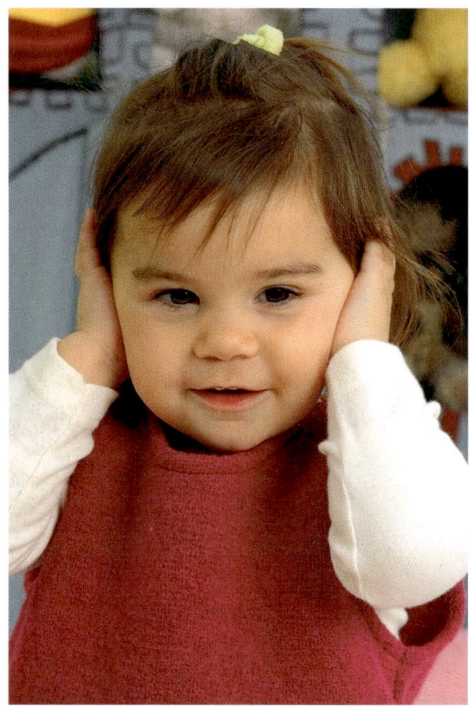

▲ »Mein Kind hört nicht« – manchmal steckt tatsächlich eine Störung im Ohr dahinter

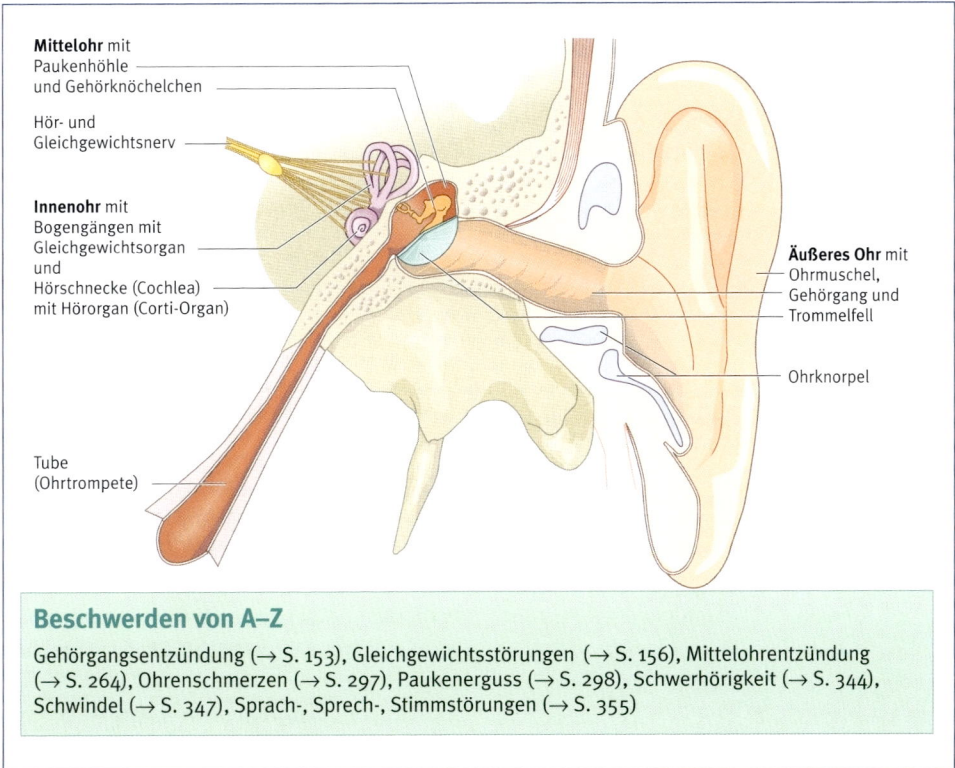

Mittelohr mit
Paukenhöhle
und Gehörknöchelchen

Hör- und
Gleichgewichtsnerv

Innenohr mit
Bogengängen mit
Gleichgewichtsorgan
und
Hörschnecke (Cochlea)
mit Hörorgan (Corti-Organ)

Äußeres Ohr mit
Ohrmuschel,
Gehörgang und
Trommelfell

Ohrknorpel

Tube
(Ohrtrompete)

Beschwerden von A–Z

Gehörgangsentzündung (→ S. 153), Gleichgewichtsstörungen (→ S. 156), Mittelohrentzündung (→ S. 264), Ohrenschmerzen (→ S. 297), Paukenerguss (→ S. 298), Schwerhörigkeit (→ S. 344), Schwindel (→ S. 347), Sprach-, Sprech-, Stimmstörungen (→ S. 355)

▲ Aufbau der Ohren

geschaffen: Das Ohr ist das einzige Organ, das bereits im Mutterleib vollständig ausgebildet ist, das Ungeborene unterscheidet anhand der Frequenzen die Stimme der Mutter von anderen Stimmen und Geräuschen. Das Gehirn des Neugeborenen kann Sprachklänge nach Häufigkeit unterscheiden, nach einigen Monaten ahmt der Säugling Wortteile nach.

BEIM ARZT

Kinderarzt oder HNO-Arzt?

Das Hörvermögen wird in vielen Krankenhäusern das erste Mal bereits bei der U2 getestet, wenn dort die technische Ausrüstung (OAE-Test) vorhanden ist. Ansonsten sollten Sie insbesondere bei Zweifeln das Hörvermögen Ihres Kindes im 1. Lebenshalbjahr bei einem entsprechend ausgerüsteten Kinder- oder HNO-Arzt prüfen lassen. Falls Ihr Kind eine eingeschränkte Hörfähigkeit hat, gibt es inzwischen Möglichkeiten zur Hörfrühförderung.

Wenn Ihr Kind eine Erkältung hat, sich immer wieder an die Ohren fasst oder über Ohrenschmerzen klagt, kann Ihr Kinderarzt helfen. Eine Mittelohrentzündung als Mitbeteiligung bei einer Infektionskrankheit wird er ebenso behandeln wie der HNO-Fachkollege. Bei immer wiederkehrenden Ohrenbeschwerden oder Zeichen einer Schwerhörigkeit überweist der Kinderarzt Sie zur Abklärung zum HNO-Arzt. Leider werden Hörprobleme oft erst spät festgestellt.

Ab dem elften Lebensmonat beginnt das Kind, mit ersten Wortschöpfungen Kontakt zu seiner Umwelt herzustellen.

Im zweiten Lebensjahr nimmt der Sprachumfang dann rapide zu: Die gehörte Sprache, vor allem die der Eltern wird analysiert, das Kind beachtet langsam die Grammatik, seine Sätze werden zunehmend komplexer, sein Vokabular umfangreicher.

Schlecht hören – schlecht lernen

Eine Einschränkung des Gehörs beeinträchtigt nicht nur das alltägliche Leben, sondern auch die Chancen eines Kindes in Schule, Ausbildung und Beruf. Deshalb ist das frühzeitige Erkennen eines Hörfehlers besonders wichtig. Immerhin liegt in Deutschland bei zwei bis fünf von 1000 Neugeborenen eine Hörstörung vor.

Nase

Die Stupsnasen von kleinen Kindern finden wir oft ganz entzückend – doch häufig triefen sie vor sich hin und werden so zu weniger ansehnlichen Rotznasen. Neben vergrößerten Rachenmandeln sind Erkältungen mit Schnupfen die häufigsten Erkrankungen im Nasenrachenraum.

Die Nase ist beim normalen Atemvorgang der erste Bereich des Körpers, der mit der eingeatmeten Luft in Berührung kommt. Darin wird die Luft gereinigt, gewärmt und angefeuchtet, bevor sie über den Rachenraum in die Luftröhre gelangt. Die Nase ist innen mit gut durchbluteter Schleimhaut ausgekleidet, auf der unzählige Flimmerhärchen sitzen, die Staub- und Schmutzpartikel einfangen. Im Naseninneren kann man drei Nasenmuscheln sehen – das sind knöcherne Vorsprünge, hinter denen die Nasennebenhöhlen und die beiden Tränenkanälchen mit kleinen Öffnungen münden.

Die Nasennebenhöhlen sind luftgefüllte Hohlräume des Schädels, die über kleine Kanäle (Tuben) mit dem Nasenraum verbunden sind. Sie sind auch von Schleimhaut überzogen, die sich ebenso erkälten kann wie die Schleimhaut der Nase. Allerdings sind nur die hinter der Nase liegenden Siebbeinzellen bereits bei der Geburt vorhanden. Die anderen Nasennebenhöhlen entwickeln sich erst im Laufe der ersten Lebensjahre: die Kieferhöhlen bis zum vierten die Stirnhöhle bis zum sechsten und die Keilbeinhöhlen bis zum zehnten Lebensjahr.

Ganz oben in der Nasenhöhle befinden sich die Riechzellen, die den Geruch der Luft, der nichts anderes als eine chemische Mischung ist, aufnehmen, analysieren und dem Gehirn als Geruchseindruck übermitteln.

Nasenatmung und Schluckakt

Atmen und Schlucken üben wir schon im Mutterleib, und Neugeborene können beide Tätigkeiten auch noch bis zum 4. Monat gleichzeitig ausüben, ohne sich zu verschlucken: Kehlkopf und Kehldeckel liegen noch hoch oben im Rachenraum und trennen Luft- und Speiseröhre voneinander.

Riechen zur Orientierung

Im Gegensatz zu anderen Sinnen ist der Geruchssinn bei der Geburt bereits vollständig ausgereift: Für das Neugeborene löst der Geruch der mütterlichen Brust den Such- und Saugreflex aus.

In den ersten Lebenswochen beruhigt allein die Anwesenheit der Mutter im Raum den

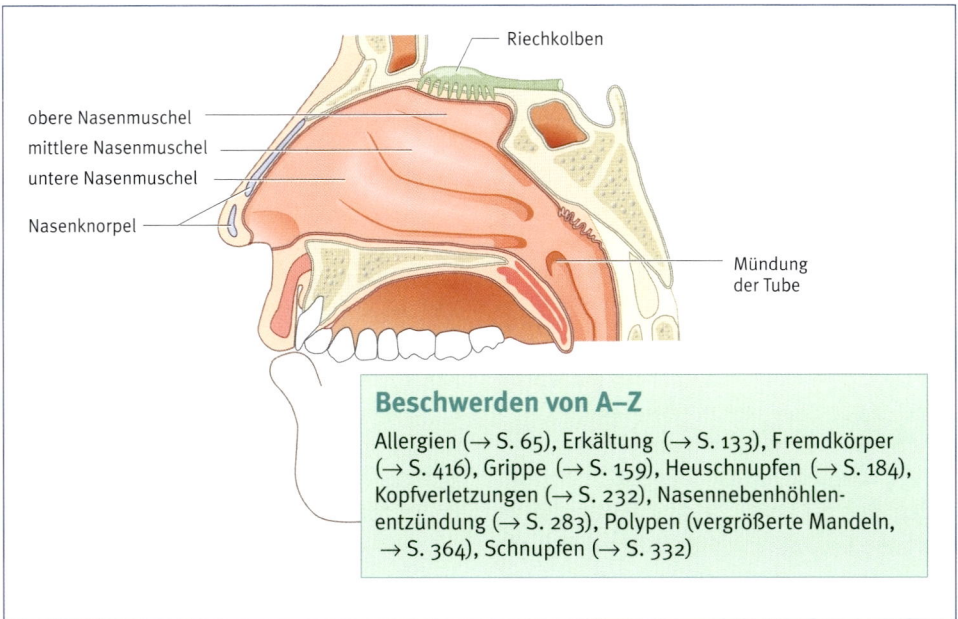

Riechkolben

obere Nasenmuschel
mittlere Nasenmuschel
untere Nasenmuschel

Nasenknorpel

Mündung
der Tube

Beschwerden von A–Z

Allergien (→ S. 65), Erkältung (→ S. 133), Fremdkörper
(→ S. 416), Grippe (→ S. 159), Heuschnupfen (→ S. 184),
Kopfverletzungen (→ S. 232), Nasennebenhöhlen-
entzündung (→ S. 283), Polypen (vergrößerte Mandeln,
→ S. 364), Schnupfen (→ S. 332)

▲ Aufbau der Nase mit Nasennebenhöhlen

Säugling – »Mamas Duft« ist unschlagbar und frustriert oft engagierte Väter bei der Babybetreuung. Kleiner Tipp zur Abhilfe: Tragen Sie einfach Mamas möglichst oft benutzte Lieblings-T-Shirt.

Der Geruchssinn ist vermindert, wenn bei einer Erkältung die Schleimhaut anschwillt und weniger Geruchsmoleküle an die Riechzellen gelangen. Auch die Atmung durch die Nase ist dann nur eingeschränkt möglich.

BEIM ARZT

Kinderarzt oder HNO-Arzt?

Die Nase ist »verstopft«, wenn die Schleimhaut anschwillt und das Luftholen durch die Nase unmöglich wird. Eine verstopfte Nase führt außerdem zu einer nasalen Sprache – den gleichen Effekt erzielt man, wenn man sich die Nase zuhält. Meist tritt eine verstopfte Nase im Duett mit einer vermehrten Sekretabsonderung auf: Die Nase »läuft«.

Um die Nase wieder frei zu bekommen, putzen wir uns die Nase oder wir müssen niesen. Dieser Reflex wird bereits von Säuglingen eingesetzt, um nach dem Trinkvorgang die Nase von Milch zu reinigen, die

irrtümlich nach oben und nicht nach unten geflossen ist.

Bis zu acht Erkältungen pro Jahr sind im Vorschulalter noch normal, es können auch mal zwölf Episoden werden, ohne dass Sie sich sorgen müssen. Hat Ihr Kind mehr Erkältungen im Jahr und ist die Dauer der einzelnen Schnupfenepisoden verlängert, fahndet Ihr Kinderarzt nach der Ursache der geschwächten Immunabwehr. Auch wird ggf. ein HNO-Arzt mit ins Boot geholt, wenn immer wieder die Nasennebenhöhlen entzündet sind oder Ihr Kind ausgeprägte Rachenmandeln (Polypen) entwickelt.

Mund und Zähne

Ein lachender Kindermund, erst zahnlos, später mit strahlend weißen Zähnen, ist aus gutem Grund so werbewirksam – er führt beim Gegenüber reflexartig wenigstens zu einem Lächeln, wenn nicht zum Mitlachen. Vor diesem spektakulären Auftritt steht jedoch tägliche regelmäßige Zahnpflege.

Das Lippenrot des Mundes geht in die Mundschleimhaut über, die die Mundhöhle auskleidet. Sie bedeckt den Gaumen, die Gaumenmandeln, die an der Grenze zum Rachen liegen, und die Kauleiste, aus der die Zähne wachsen. Am Boden der Mundhöhle liegt die muskulöse Zunge, die mit kräftigen Bewe-

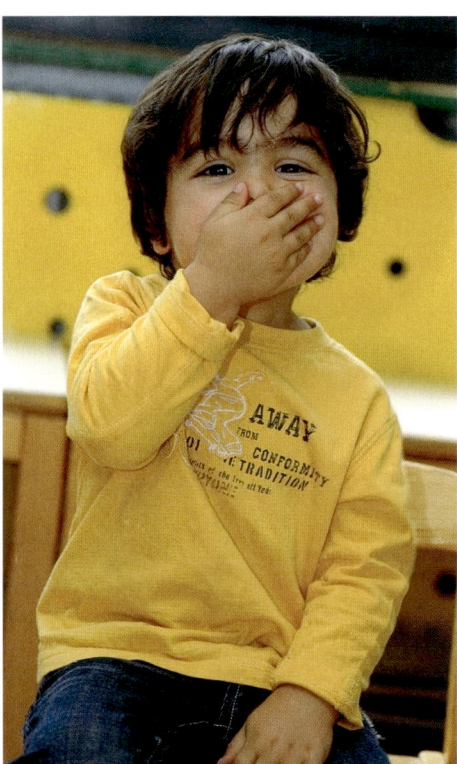

▲ Nichts sagen – das fällt Kindern oft ganz schön schwer

gungen jeden Bissen, den wir während eines Essens in den Mund nehmen, in Richtung der Zahnreihen schiebt und für das Sprechen mitverantwortlich ist.

In die Mundschleimhaut münden die Ausführungsgänge der Speicheldrüsen, die tief im Zungengrundgewebe, am Unterkiefer und auf den Wangenmuskeln kurz vor dem Ohr liegen. Sie produzieren am Tag bis zu 1,5 Liter Speichel. Er verflüssigt die Nahrung, sorgt für die erste Verdauungsstufe und enthält Abwehrstoffe, die von außen eingeschleppte Keime abtötet.

Spucken und Sprechen

Während die Arbeit der Speicheldrüsen fast immer ungestört verläuft – nur bei Mumps (→ S. 269) nehmen wir die Existenz der dann geschwollenen Ohrspeicheldrüse wahr –, steht die Sprachentwicklung wesentlich stärker im Mittelpunkt unseres Interesses. Um Laute zu bilden, müssen sich Mund, Zunge und später auch die Zähne (vor allem für die S-Lautbildung) altersgerecht entwickeln. Während die Lautbildung bei Neugeborenen noch reflektorisch verläuft, produziert ein Säugling mit 2–4 Monaten bereits bewusst Geräusche. Meist kommen erst Vokale, dann Silben; ab dem 5. Lebensmonat führt die Verdopplung der Silben zum kanonischen Lallen, das eine Vorstufe der Wortbildung darstellt. Ab dem 10.–12. Monat sprechen viele Kinder einfache Worte und nehmen so mit ihrer Umwelt Kontakt auf. Im Verlauf des 2. Lebensjahres vergrößert sich der aktive Sprachwortschatz und Zweiwort-Sätze kommen hinzu. Allerdings ist die Sprachentwicklung in diesem Zeitraum sehr unterschiedlich: Gerade Jungen sprechen oft erst später als Mädchen.

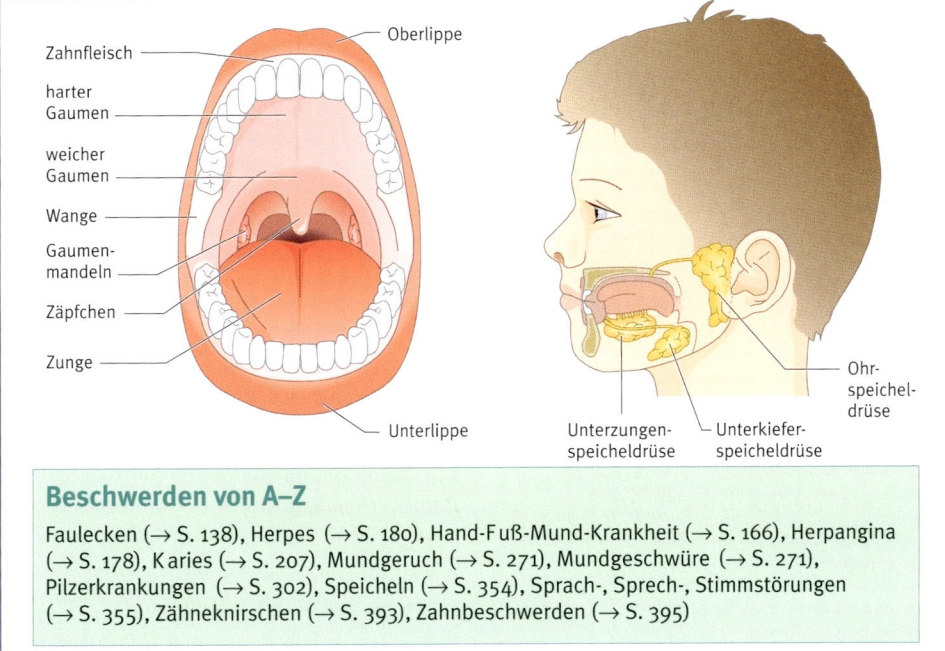

Zahnfleisch

harter Gaumen

weicher Gaumen

Wange

Gaumen-mandeln

Zäpfchen

Zunge

Oberlippe

Unterlippe

Unterzungen-speicheldrüse

Unterkiefer-speicheldrüse

Ohr-speichel-drüse

Beschwerden von A–Z

Faulecken (→ S. 138), Herpes (→ S. 180), Hand-Fuß-Mund-Krankheit (→ S. 166), Herpangina (→ S. 178), Karies (→ S. 207), Mundgeruch (→ S. 271), Mundgeschwüre (→ S. 271), Pilzerkrankungen (→ S. 302), Speicheln (→ S. 354), Sprach-, Sprech-, Stimmstörungen (→ S. 355), Zähneknirschen (→ S. 393), Zahnbeschwerden (→ S. 395)

▲ Aufbau des Mundes mit Zähnen und Speicheldrüsen

Küssen und Kauen

Bei Säuglingen ist ein zahnloses Lachen sympathisch, doch ab dem 2. Lebensjahr werden Eltern in der Regel unruhig, wenn noch keine Milchzähne zu sehen sind. Bis zum 3. Lebensjahr sind meist alle 20 Milchzähne durchgebrochen, doch die Variationsbreite des Zahnens ist enorm: Das erste Zähnchen kann zwischen dem ersten und dem zwölften Lebensmonat erscheinen!

BEIM ARZT

Kinderarzt oder Zahnarzt?

Sicher wird Ihr Kinderarzt einige Worte über die richtige Zahnpflege verlieren; auch über Sinn und Unsinn eines verlängerten »Aus-dem-Fläschchen-Trinkens« und den Dauerbrenner »Daumen oder Schnuller« können Sie mit ihm diskutieren. Sobald der Zahnstatus Ihres Kindes kontrolliert werden muss, sollten Sie einen Zahnarzt, besser noch Kinderzahnarzt aufsuchen. Am besten gehen Sie mit Ihrem Kind zum ersten Mal, bevor eine Behandlung nötig ist, etwa zwischen dem 3. und 4. Lebensjahr. So baut Ihr Kind Vertrauen auf und Sie können in Ruhe beobachten, ob Ihnen der Umgang des Zahnarztes mit dem Kind gefällt. Es kommt auch vor, dass die Zähne Ihres Kindes nicht gerade aus dem Kiefer wachsen, der Kiefer zu eng ist oder die zweiten Zähne kommen, obwohl die Milchzähne noch nicht ausgefallen sind. Bei Milchzähnen ist eine Zahnfehlstellung noch nicht behandlungsbedürftig; erst bei den bleibenden Zähnen entscheiden Zahnarzt und Kieferorthopäde gemeinsam, ob und wie lange eine regulierende Zahnspange benötigt wird.

Die Zähne werden übrigens schon vor der Geburt im Kiefer angelegt, sie erscheinen nicht alle auf einmal, sondern oft in Zweiergruppen. Als Erstes wagen sich bei den meisten Kindern die beiden unteren mittleren Schneidezähnchen nach draußen.

Zähne werden nicht nur für den Essvorgang, sondern auch für die Stimmbildung benötigt; sie haben einen Überzug aus Zahnschmelz, der trotz seines zart klingenden Namens die härteste Substanz im menschlichen Körper darstellt.

Ab dem fünften Lebensjahr werden die 20 Milchzähne von bleibenden Zähnen verdrängt, hinter den Backenzähnen erscheinen auch noch die Mahlzähne, so dass ein vollständiges Gebiss des Erwachsenen aus 32 Zähnen besteht.

Hals

Beim Baby ist der Hals zwischen den Pölsterchen noch gut versteckt, im Laufe der ersten Lebensjahre werden sowohl der äußere Hals als auch der Rachen für das Erkennen von Krankheiten immer wichtiger.

Der Hals ist die bewegliche Verbindung zwischen Kopf und Oberkörper, die Halswirbel und -muskeln drehen und kippen den Kopf in die gewünschte Richtung. Auf der linken und rechten Halsseite kann man kräftige Blutgefäße tasten, die das Gehirn und das Gesicht mit Sauerstoff versorgen. Sie werden von vielen Lymphknoten begleitet, in denen unzählige Abwehrzellen auf Krankheitserreger aus dem Mund- und Rachenraum warten. Vorn am Hals liegt der Kehlkopf, der sich beim Schlucken auf und ab bewegt. Der Kehlkopf markiert den Beginn der Luftröhre; unterhalb von ihm liegt die Schilddrüse, deren Hormone für unseren Stoffwechsel (→ S. 46) lebenswichtig sind.

Wenn ein Arzt »in den Hals schaut«, interessiert ihn neben der Mundhöhle besonders der Rachen, der Bereich hinter dem Gaumenbogen. Oben im Nasenrachenraum sitzt die Rachenmandel, deren Wucherungen als Polypen (vergrößerte Mandeln, → S. 364) bezeichnet werden. Seitlich zwischen vorderem und hinterem Gaumenbogen sitzen die Gaumenmandeln, die oft bei Halsentzündungen mitreagieren (→ S. 161). Der gesamte Rachenraum ist von Schleimhaut bedeckt, unter der viele Lymphbahnen verlaufen. Er reicht bis zum Kehlkopf, der beim Schluckakt vom Kehldeckel verschlossen wird. Hinter dem Kehlkopf und der Luftröhre zieht die Speiseröhre nach unten in Richtung Magen.

Atmen und Schlucken

Die Nahrung wird mit dem Mund aufgenommen, die Luft mit der Nase eingeatmet – schwierig wird es erst im Rachenraum, wo sich ihre Wege kreuzen: Die Luft muss vorn durch den Kehlkopf in die Luftröhre, die Nahrung in die hinten liegende Speiseröhre. Nur ein Neugeborenes kann in den ersten vier Lebensmonaten noch gleichzeitig Schlucken und Atmen, später liegt der Kehlkopf mit dem Kehldeckel (Epiglottis) so weit unten im Rachen, dass die Nahrung nur dann sicher daran vorbeigleiten kann, wenn der Kehldeckel die Luftröhre verschließt.

Lymphbahnen im Rachen

Der Rachen ist für das Abwehrsystem des Körpers besonders wichtig. Mit jedem Atemzug und jedem Bissen gelangen Krankheits-

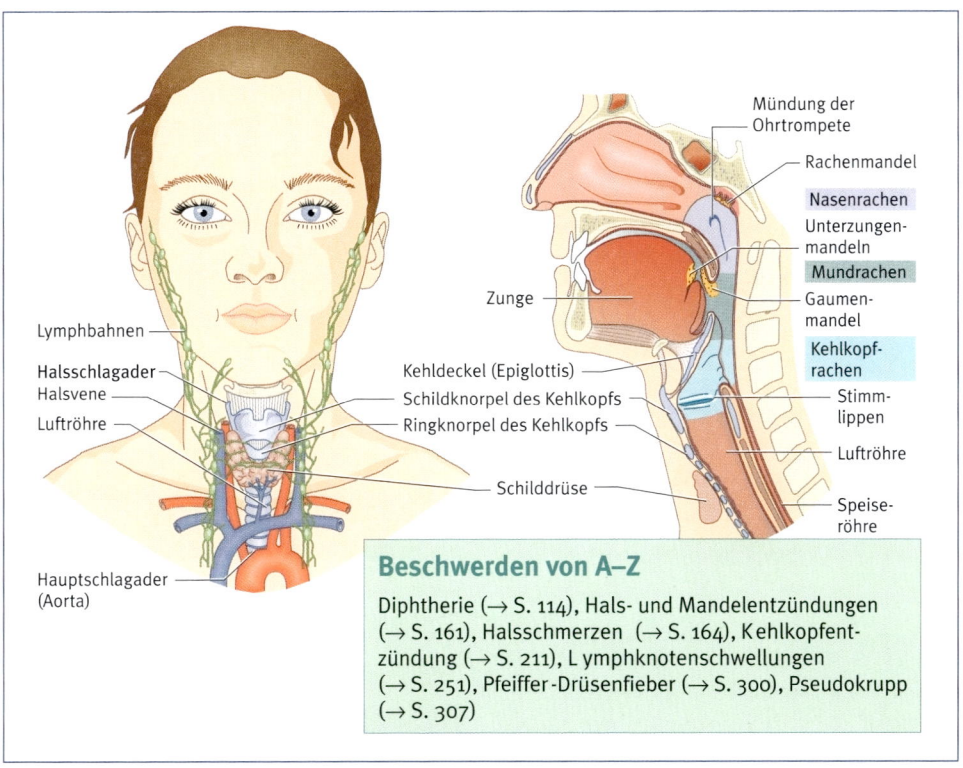

Beschwerden von A–Z

Diphtherie (→ S. 114), Hals- und Mandelentzündungen (→ S. 161), Halsschmerzen (→ S. 164), Kehlkopfentzündung (→ S. 211), Lymphknotenschwellungen (→ S. 251), Pfeiffer-Drüsenfieber (→ S. 300), Pseudokrupp (→ S. 307)

▲ Aufbau der Hals- und Rachenregion

BEIM ARZT

Kinderarzt oder HNO-Arzt?

Das »Ahhhh«-Sagen ist eine typische Aufforderung beim Arzt für Groß und Klein, denn der Blick in den Rachenraum zeigt dem Arzt recht genau, ob Lymphbahnen und Mandeln am Krankheitsgeschehen teilnehmen. Oft werden für die bessere Sicht ein Zungenspatel – er sieht in etwa so aus wie ein Eisstiel – und eine Lampe benutzt. Wenn der Zungenspatel hinten gegen das Gaumenzäpfchen stößt, wird der Würgereflex ausgelöst.

Normale Erkältungskrankheiten behandelt der Kinderarzt; bei starken Wucherungen der Rachenmandel und chronischen Entzündungen der Gaumenmandeln überweist er Ihr Kind zur weiteren Behandlung an den HNO-Arzt.

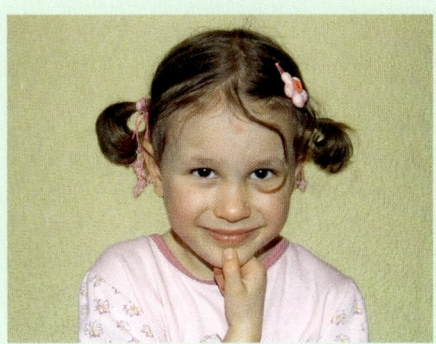

▲ Mit Akupressur gegen den Würgereflex: Pressen Sie den Punkt KG 24 in der Mitte der Hautfalte zwischen Kinn und Unterlippe während der Racheninspektion kräftig mit dem Daumennagel (oder lassen Sie das Ihr Kind selbst tun)

erreger in den Körper – die Natur hat deshalb genau dort besonders viele Abwehrzellen und -organe gebündelt. In der Rachenschleimhaut verlaufen zahlreiche Lymphbahnen, über die blitzschnell Abwehrzellen transportiert werden, und neben Rachen- und Gaumenmandeln gibt es auch noch Unterzungenmandeln, die Abwehrzellen speichern und bei Bedarf gegen Keime einsetzen. Dieser Abwehrverbund nennt sich Waldeyer-Rachenring – an keinem anderen Ort im Körper ist die Immunabwehr so präsent. Die Lymphbahnen haben daneben engen Kontakt zu den Lymphknoten im Halsgewebe; so werden auch Abwehrzellen aus anderen Körperorganen über eine Infektion informiert.

Haut, Haare und Nägel

Von streichelzarter Babyhaut über den typischen Ausschlag vieler Kinderkrankheiten bis hin zu den Pickeln in der Pubertät – die Erscheinungsform kindlicher Haut zeigt ein breites Spektrum.

Betrachtet man die Haut im Querschnitt, sind drei Schichten erkennbar. Oben liegt die **Oberhaut**, die aus mehreren übereinander liegenden Zellreihen besteht. Die obersten Zellen werden abgestoßen oder sie verlieren den Kontakt zu den anderen Zellen durch Reibung, z.B. an Kleidung oder benachbarten Hautstellen. An den Fußsohlen und auch den Handinnenflächen bilden die Zellreihen eine dickere Hornschicht, die die Füße und die Hände unempfindlich macht. Die Oberhaut ist beim Kind wesentlich dünner als beim Erwachsenen und wirkt dadurch so zart. Das macht die Haut insgesamt aber auch viel empfindlicher, z.B. gegen Sonneneinstrahlung. Wird nur die Oberhaut verletzt, entstehen keine Narben – die gibt es erst, wenn die nächste Hautschicht, die **Lederhaut**, mit betroffen ist. In ihr verlaufen viele kleine Blutgefäße, die die Hautschichten versorgen; auch die Talgdrüsen, die Haarfollikel, aus denen die Haare sprießen, und die Schweißdrüsen befinden sich dort. Zwischen diesen ganzen Strukturen liegt viel Bindegewebe, das der Haut ihre Elastizität gibt, und es gibt

Temperaturregler, die dem Gehirn melden, ob die Umgebung kalt oder warm ist. Darunter befindet sich die **Unterhaut,** die neben Bindegewebe auch Fettzellen enthält. Dieses Unterhautfettgewebe ist die Unterlage für die darüber liegenden Schichten, wärmt den

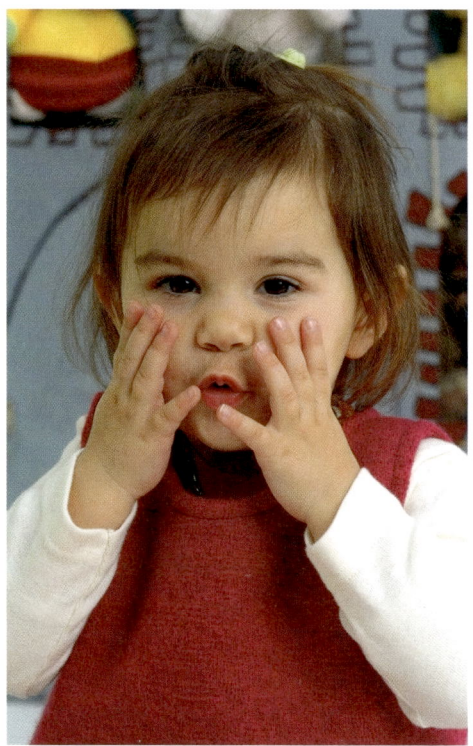

▲ Kinderhaut ist streichelzart – und deshalb besonders empfindlich

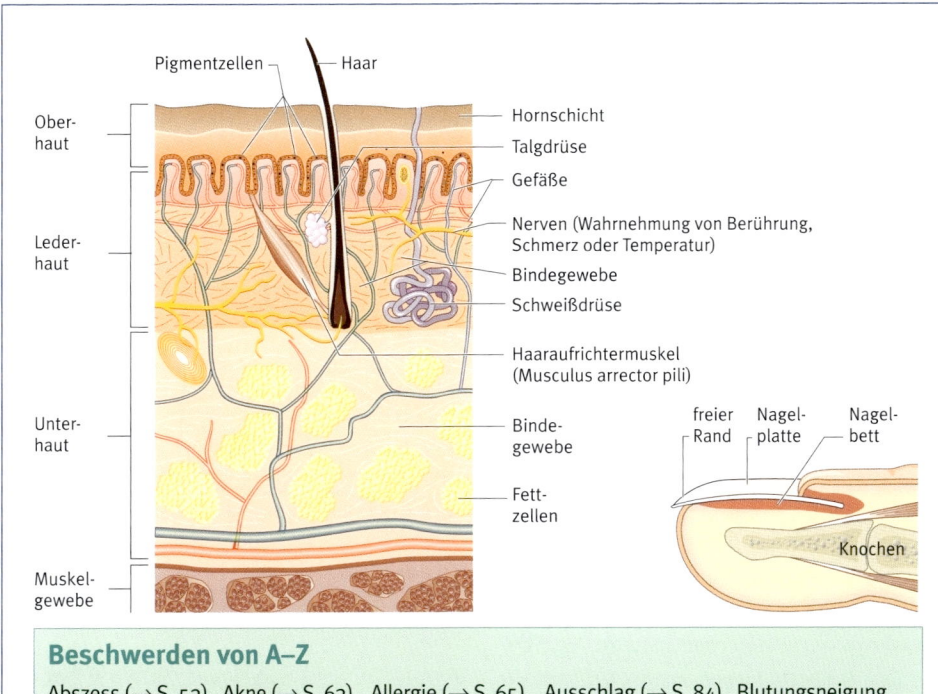

Pigmentzellen — Haar

Ober-
haut

Leder-
haut

Unter-
haut

Muskel-
gewebe

Hornschicht
Talgdrüse
Gefäße
Nerven (Wahrnehmung von Berührung,
Schmerz oder Temperatur)
Bindegewebe
Schweißdrüse
Haaraufrichtermuskel
(Musculus arrector pili)
Binde-
gewebe
Fett-
zellen

freier   Nagel-   Nagel-
Rand   platte   bett

Knochen

Beschwerden von A–Z

Abszess (→ S. 53), Akne (→ S. 63), Allergie (→ S. 65), Ausschlag (→ S. 84), Blutungsneigung
(→ S. 102), Dreitagefieber (→ S. 118), Gneis (→ S. 157), Hand-Mund-Fuß-Krankheit (→ S. 166),
Juckreiz (→ S. 205), Kopfläuse (→ S. 224), Krätze (→ S. 236), Kryptopyrrolurie (→ S. 113),
Leukämie (→ S. 247), Masern (→ S. 258), Milchschorf (→ S. 263), Nabelprobleme (→ S. 277),
Nagelveränderungen (→ S. 279), Nesselsucht (→ S. 285), Neurodermitis (→ S. 287),
Pilzerkrankungen (→ S. 302), Ringelröteln (→ S. 312), Röteln (→ S. 314), Scharlach (→ S. 317),
Schuppen (→ S. 340), Schuppenflechte (→ S. 341), Schwitzen (→ S. 348), Sonnenbrand
(→ S. 412), Warzen (→ S. 376), Windelausschlag (→ S. 386), Windpocken (→ S. 388), Zeckenstiche
(→ S. 411)

▲ Aufbau der Haut mit Haaren und Nägeln

Körper und enthält Sensoren, die auf starken Druck reagieren.

Nägel und Haare nennt man Hautanhangsgebilde. An den Fingern und Zehen bilden die **Nägel** einen stabilen Abschluss der Fingerkuppen. Sie bestehen aus verhornten Zellen der Oberhaut und liegen als feste Platte dem Nagelbett auf. Dieses ist gut durchblutet und verleiht so dem Nagel seine rosa Färbung. **Haare** bestehen aus Hornfäden und werden von Hornzellen im Haarfollikel gebildet. Je nach Körperregion gibt es pro Quadratzentimeter bis zu 200 Haarfollikel (auf dem behaarten Kopf) oder keine (auf den Handinnenflächen, den Fußsohlen, den Lippen und den Brustwarzen).

Die Haut als Multifunktionstalent

Die Haut ist neben dem Darm mit seiner riesigen Oberfläche das größte und schwerste Organ im menschlichen Körper – kein Wunder also, dass sie auch viele Aufgaben zu erfüllen hat. Sie grenzt den Körper zur Umwelt

Kinderarzt oder Hautarzt?

Dass Ihr Kind ein Hautproblem hat, erkennen Sie meist am Ausschlag (→ S.84), der oft mit Juckreiz (→ S.205) einhergeht. Häufig ist die Beschaffenheit der Haut oder ihrer Anhangsgebilde verändert – zu trocken, zu schuppig oder zu talghaltig. Vermehrtes Schwitzen (→ S.348) kann zu Hautirritationen führen. Auch andere Erkrankungen und psychische Anspannung können sich an der Haut zeigen.

Bei vielen Infektionskrankheiten ist Hautausschlag ein wichtiges Zeichen, das Ihrem Kinderarzt – zusammen mit Begleitsymptomen wie Fieber oder geschwollene Lymphknoten – meist die Diagnose weist. Auch lästigen Mitbewohnern wie Kopfläusen (→ S.224) oder Krätzmilben (→ S.236) macht er (oder Ihr Apotheker) den Garaus.

Bei chronischen Hautkrankheiten wie der Neurodermitis überweist Sie Ihr Kinderarzt ggf. an einen Kinderallergologen, damit bei Ihrem Kind eine gründliche Diagnostik durchgeführt wird. Die Langzeittherapie erfolgt meist durch den Kinderarzt.

ab, schützt ihn vor dem Eindringen von Keimen, Strahlung und chemischen Substanzen, bewahrt ihn aber auch vor dem Verlust von Körpersubstanz, Blut oder Eiweißen. Die Oberfläche der Kinderhaut ist im Verhältnis zum Körpervolumen mehr als doppelt so groß wie bei Erwachsenen, d.h., Schäden an der Haut sind schneller lebensbedrohlich und z.B. Wirkstoffe in Cremes werden stärker aufgenommen und entwickeln schneller systemische Nebenwirkungen, auch kühlt ein Kind schneller aus.

Daneben reguliert sie die Körpertemperatur – bei Hitze arbeiten die Schweißdrüsen vermehrt, die abgesonderte Flüssigkeit verdunstet auf der Haut und kühlt sie, bei Kälte wird das Unterhautfettgewebe wenig durchblutet, so bleibt die Wärme im Körper.

Der Strahlenschutz kommt dadurch zustande, dass sich die Hornschicht der Oberhaut verdickt und die in der Oberhaut gelegenen Pigmentzellen Melanin bilden, und zwar abhängig von der UV-Einstrahlung. Die Pigmente absorbieren die UV-Strahlung und schützen so die tiefer liegenden Körperschichten vor Strahlenschäden.

Die Haut enthält viele Sinnesrezeptoren, die dem Gehirn Schmerzen, Druck- und Temperaturveränderungen mitteilen. Tastrezeptoren, die z.B. besonders dicht an den Fingerspitzen und den Lippen sitzen, zeigen jeden Kontakt der Haut an.

Abwehr- und Stoffwechselaufgaben

Die Haut ist ähnlich wie die Darmschleimhaut mit Bakterien besiedelt, die beim Aufbau des Säureschutzmantels der Haut eine wichtige Rolle spielen. Sie halten zusammen mit dem Schweiß den pH-Wert bei 5,5 – so haben Keime, die nicht zur normalen Hautflora gehören, wenig Chancen, sich anzusiedeln und eine Infektion auszulösen.

Außerdem wird in der Haut die Vorstufe eines für den Knochenstoffwechsel wichtigen Hormons gebildet, das Vitamin D_3. Dessen Produktion hängt von der Sonneneinstrahlung ab. Vor allem im Winter ist diese bei uns viel zu gering. Das kann nicht nur zur Knochenerweichung (Rachitis) führen, sondern auch mit einer erhöhten Infektanfälligkeit und der Neigung zu Allergien und rheumatischen Erkrankungen einhergehen.[209–211] Möglicherweise erhöht ein langjähriger Vitamin-D-Mangel das Krebsrisiko. Deshalb wird mittlerweile empfohlen, dass auch ältere Kinder und Jugendliche regelmäßig vorbeugend Vitamin D einnehmen.

Brust

Hinter dem Brustkorb liegen zwei lebens-
wichtige Organsysteme: die Lungen und das
Herz. Das Herz leistet bereits ab der sechsten
Schwangerschaftswoche unermüdlich seinen
Dienst, die Lungen werden bei der Geburt von
einem Moment auf den anderen gefordert.

Die Sauerstoffaufnahme und der Bluttrans-
port sind die Hauptaufgaben von Lunge und
Herz. Sind diese Funktionen gestört, ist unser
Leben gefährdet.
Die Atemluft gelangt über Nase und Rachen in
die Luftröhre. Diese teilt sich nach ca. 10 cm
zu den zwei Hauptbronchien, die sich zu immer kleineren Bronchien verzweigen – bis
die Luft am Ende der kleinsten Bronchiolen
zu den Lungenbläschen gelangt. Dort wird

der in der Luft enthaltene Sauerstoff ins Blut
aufgenommen und Kohlendioxid aus dem
Blut in die Luft abgegeben. Sauerstoff wird
von allen Körperzellen zum Überleben benötigt, Kohlendioxid entsteht als Abfallprodukt
bei den meisten Stoffwechselvorgängen in
den Zellen.
Obwohl dem Herzen viele Eigenschaften
(z. B. steht es für Liebe, Mut und Gewissen)
zugeschrieben werden, ist das Organ an sich
eigentlich nur ein Muskel, der mit einem
eigenen Schrittmacher versehen ist und so
das hindurchfließende Blut ständig in Bewegung hält. Dabei werden zwei Kreisläufe
unterschieden: der große Körperkreislauf, in
dem das sauerstoffreiche Blut aus der Lunge
von der linken Herzhälfte mit viel Druck in

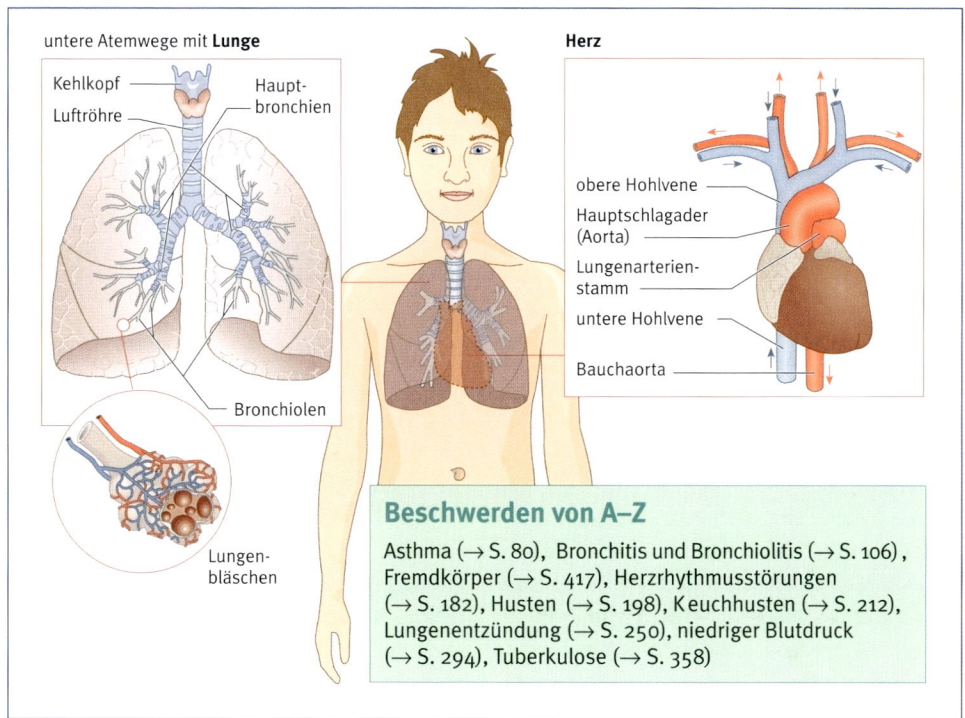

untere Atemwege mit **Lunge**

Kehlkopf
Haupt-
bronchien
Luftröhre

Bronchiolen

Lungen-
bläschen

Herz

obere Hohlvene
Hauptschlagader
(Aorta)
Lungenarterien-
stamm
untere Hohlvene

Bauchaorta

Beschwerden von A–Z

Asthma (→ S. 80), Bronchitis und Bronchiolitis (→ S. 106),
Fremdkörper (→ S. 417), Herzrhythmusstörungen
(→ S. 182), Husten (→ S. 198), Keuchhusten (→ S. 212),
Lungenentzündung (→ S. 250), niedriger Blutdruck
(→ S. 294), Tuberkulose (→ S. 358)

▲ Organe des Brustkorbs

GUT ZU WISSEN

BEIM ARZT

Kinderarzt oder anderer Spezialist?

Symptome, die bei Erkrankungen der Atemwege auftreten, sind Husten, Atembeschwerden, Atemgeräusche und Schmerzen im Brustkorb vor allem beim Atmen – der Kinderarzt hört dann die Lungen ab. So stellt er fest, ob auch die Bronchien von der Erkrankung betroffen sind oder sogar eine Lungenentzündung vorliegt.

Schmerzen im Brustkorb sind meist auf Muskelverspannungen zurückzuführen. Treten sie allerdings direkt hinter dem Brustbein auf, sollten Sie den Arzt bald aufsuchen, da sie durch Herzprobleme (z.B. eine Herzbeutelentzündung) bedingt sein können. Dann wird der Kinderarzt wie bei den Vorsorgeuntersuchungen mit dem Ste-

thoskop horchen, ob neben den normalen Herzgeräuschen noch andere, krankhafte Geräusche über dem Herz zu hören sind. Herzprobleme äußern sich auch dadurch, dass ein Kind weniger belastbar ist als gleichaltrige Kinder, schneller ermüdet oder sich spät entwickelt. Bei Babys ist auch starkes Schwitzen beim Trinken ein mögliches Symptom eines Herzfehlers. Daher befragt Sie der Arzt bei Verdacht auf eine Herzerkrankung eingehend über Ihr Kind.

Bei Asthma oder Herzproblemen überweist er Sie bei Bedarf an einen Lungen- oder Herzspezialisten, damit Ihr Kind eine intensive, auf seine speziellen Bedürfnisse zugeschnittene Therapie erhält.

den gesamten Körper gepumpt wird, und der kleine Lungenkreislauf, in dem sich das sauerstoffarme Blut, das viel Kohlendioxid enthält und aus dem ganzen Körper zurückkommt, im rechten Herzen sammelt und von dort mit weniger Druck in die Lungen gepumpt wird. Hier wird es wieder mit Sauerstoff angereichert und tritt dann erneut seinen Weg durch den Körper an.

Empfindliche Bronchialschleimhaut

Die Bronchien und Bronchiolen sind von Schleimhaut bedeckt. Dort sitzen Flimmerhärchen, die Staub, Schmutzpartikel und auch Krankheitskeime abfangen, doch viele chemische Verbindungen z.B. des Zigarettenrauchs oder der Autoabgase gelangen ungehindert tief in das Lungensystem. Die kindliche Bronchialschleimhaut reagiert gerade auf das Passivrauchen besonders empfindlich, entwickelt durch diese permanente Reizung eine chronische Entzündung und ebnet damit Erkrankungen wie Asthma (→ S.80) den Boden. Außerdem ist das Vorkommen

des plötzlichen Kindstodes (→ S.306) bei rauchenden Eltern erhöht.

Die kindliche Atemfrequenz unterscheidet sich von der des Erwachsenen. Beim Baby sind noch 40–50 Atemzüge pro Minute normal, bis zur Pubertät sinkt die Frequenz auf ca. 16.

Leistungsstarkes Herz

Das kindliche Herz leistet bereits mit dem Moment der Geburt Enormes. Während das Blut vorher nicht durch die Lungen geleitet wird, sondern größtenteils durch einen Kurzschluss (Ductus Botalli) daran vorbei, ändern sich mit dem ersten Atemzug die Druckverhältnisse im Brustkorb und das Blut wird durch beide Kreislaufsysteme gepumpt. Der Ductus Botalli schließt sich innerhalb weniger Tage nach der Geburt und verkümmert zu einem bindegewebigen Strang. Falls er offen bleibt – was bei jedem 1000. Kind passiert –, können ernste Probleme entstehen.

Übrigens ist auch die Herzfrequenz bei Kindern fast doppelt so hoch (bis zu 120 Schläge pro Minute) wie bei Erwachsenen (70/Min.).

Bauch

Auf keine andere Körperregion zeigen Kinder bei Beschwerden aller Art so oft wie auf den Bauch. Egal, ob es sich um Ohrenschmerzen, Halsweh oder eine Blase am Fuß handelt – der Bauch ist für Kinder der Nabel der Welt.

Zwar beginnt die Verdauung bereits im Mund, wo jeder Bissen zerkaut und eingespeichelt wird, doch den Hauptanteil an der Nahrungsverarbeitung übernehmen Magen und Darm. Die Nahrung gelangt über die Speiseröhre in den Magen, wo sie durch die Magensäure angesäuert wird und die Nahrungseiweiße von Verdauungsenzymen in kleinere Bestandteile zerlegt werden. Der Nahrungsbrei wird dann in kleinen Portionen durch den Magenausgang, den Pförtner, in den Darm entlassen.

Im Zwölffingerdarm, dem ersten, recht kurzen Abschnitt des Darms, wird dem Brei Galle und Sekret aus der Bauchspeicheldrüse zugemischt, um die Nahrungsfette für die Aufnahme in den Körper vorzubereiten. Im gut durchbluteten Dünndarm werden aus der

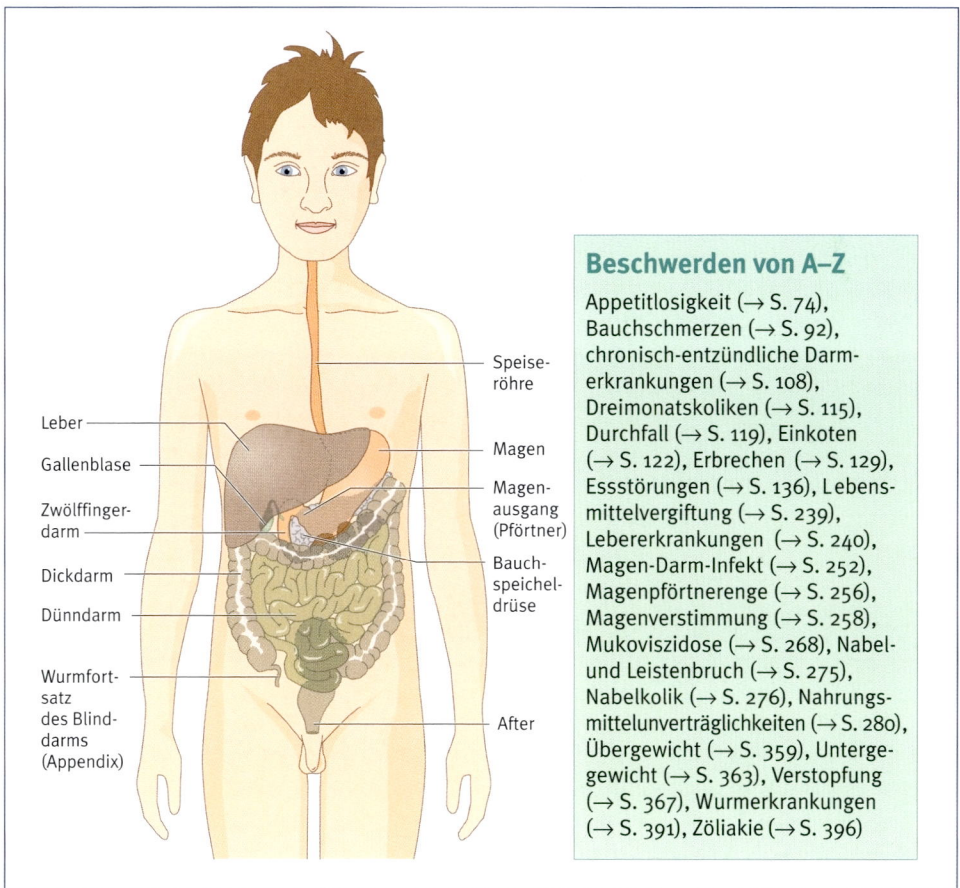

Leber

Gallenblase

Zwölffingerdarm

Dickdarm

Dünndarm

Wurmfortsatz des Blinddarms (Appendix)

Speiseröhre

Magen

Magenausgang (Pförtner)

Bauchspeicheldrüse

After

Beschwerden von A–Z

Appetitlosigkeit (→ S. 74), Bauchschmerzen (→ S. 92), chronisch-entzündliche Darmerkrankungen (→ S. 108), Dreimonatskoliken (→ S. 115), Durchfall (→ S. 119), Einkoten (→ S. 122), Erbrechen (→ S. 129), Essstörungen (→ S. 136), Lebensmittelvergiftung (→ S. 239), Lebererkrankungen (→ S. 240), Magen-Darm-Infekt (→ S. 252), Magenpförtnerenge (→ S. 256), Magenverstimmung (→ S. 258), Mukoviszidose (→ S. 268), Nabel- und Leistenbruch (→ S. 275), Nabelkolik (→ S. 276), Nahrungsmittelunverträglichkeiten (→ S. 280), Übergewicht (→ S. 359), Untergewicht (→ S. 363), Verstopfung (→ S. 367), Wurmerkrankungen (→ S. 391), Zöliakie (→ S. 396)

▲ Aufbau des Magen-Darm-Trakts mit Leber, Gallenblase und Bauchspeicheldrüse

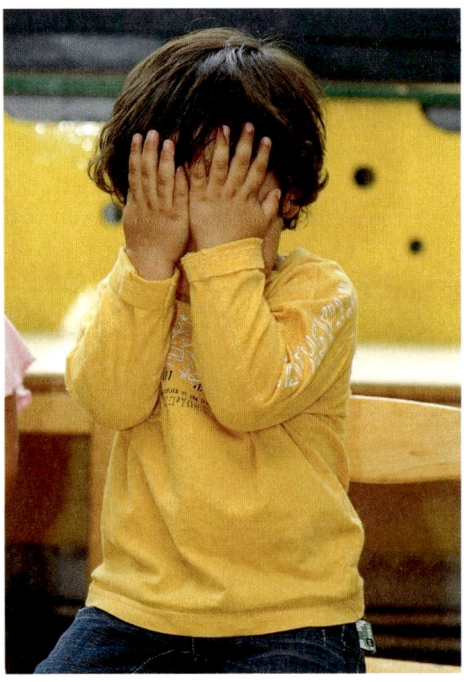

▲ Ohrenschmerzen, Kopfschmerzen, Halsweh? Das merke ich auch im Bauch

die nicht verwertbaren Nahrungsreste werden über den After als Stuhl ausgeschieden. Ein Verdauungsprozess dauert im Normalfall zwischen 48 und 96 Stunden, ist jedoch von vielen Faktoren abhängig: Man muss genug trinken, damit ausreichend Flüssigkeit in den Darm gelangt, die Leber muss Galle, die Bauchspeicheldrüse Sekret produzieren, damit die Nahrungsbestandteile aufgespalten und aufgenommen werden, und der Darm muss sich ungehindert bewegen können, um den Nahrungsbrei Richtung Ausgang zu transportieren.

Darmbakterien: nützliche Helfer

Der Magen-Darm-Trakt ist innen mit Schleimhaut ausgekleidet, die bei der Verdauung eine wichtige Rolle spielt. Bei genauerer Betrachtung erkennt man darauf einen Teppich aus millimetergroßen Ausstülpungen, den Zotten, und viele kleine Einbuchtungen, den Krypten. Dadurch wird die Darmoberfläche beim Erwachsenen ungefähr so groß wie ein Fußballfeld, kann einerseits viel Sekret zur Entgiftung abgeben und andererseits effektiv die Nährstoffe aufnehmen.

inzwischen sehr dünnflüssigen Mischung die Nährstoffe über die Schleimhaut aufgenommen und in das Blut abgegeben. Im Dickdarm gewinnt der Körper die Flüssigkeit zurück, die er durch Speichel, Magensaft, Galle und Verdauungssekret mit der Nahrung vermischt hatte (zwischen 5 und 7 Liter am Tag);

In den Einbuchtungen der Schleimhaut leben unzählige Bakterien: Bei der Geburt ist der Darm zwar noch keimfrei, aber bereits nach einer Woche sind im kindlichen Darm die

Kinderarzt oder Kinder-Gastroenterologe?

Sie werden sicher nicht bei jedem Bauchweh zu Ihrem Kinderarzt Kontakt aufnehmen – recht schnell lernen Sie in Ihrer Elternzeit zu unterscheiden, ob Ihr Kind »normale« Bauchschmerzen oder »außergewöhnliche« Verdauungsprobleme hat, denen Sie mit Ihren Hausmitteln nicht beikommen können. Ihr Kinderarzt wird Sie darüber aufklären, welche Krankheitserreger im Moment gerade durch Krippen und

Kindergärten kreisen und wie Sie Ihr Kind und sich schützen.

Er überweist Ihr Kind evtl. an einen Fachkollegen, sobald die Verdauungsstörung die Entwicklung zu beeinträchtigen droht. Außerdem weist er Ihr Kind frühzeitig in ein Krankenhaus ein, wenn z. B. eine schwere Infektion des Magen-Darm-Trakts zu einer Austrocknung und damit einer Gefährdung Ihres Kindes führt.

ersten Bakterien nachweisbar. Meist sind es Keime, die das Kind auf dem Weg durch den mütterlichen Geburtskanal aufnimmt. Anfangs findet man Bifidobakterien und Laktobazillen, später auch Escherichia coli und Enterokokken. Laktobazillen werden später die Leitflora im Dünndarm, die Bifidobakterien im Dickdarm. Bakterien produzieren einerseits Vitamine und Fettsäuren, andererseits scheinen sie eine wichtige Rolle für das Immunsystem zu spielen.

Der Darm und das Immunsystem

Die Besiedlung des Darms mit für den Menschen nützlichen Bakterien hilft bei der Reifung des Immunsystems – man konnte zeigen, dass sich der permanente immunologische Reiz durch die Bakterienflora auf die Anzahl der IgA-produzierenden Zellen auswirkt. IgA sind bestimmte Antikörper, die besonders auf der Körperschleimhaut vorkommen und dort der Abwehr von Krankheitserregern dienen.

Die Bakterienflora trägt dazu bei, dass das Immunsystem zu unterscheiden lernt, welche Bestandteile der Nahrung »gut« und welche »böse« sind. So wird die Darmwand für unerwünschte Stoffe »dicht« gemacht, wohingegen wichtige Nährstoffe passieren dürfen, ohne dass es zu einer Abwehrreaktion kommt.

Niere, Harnblase und Genitalien

Von der Zeit, wenn die lästigen Windeln nicht mehr alle Hosen ausbeulen, träumen alle Eltern. Doch der Weg dahin ist oft länger als man denkt.

Mit dem Blut werden zahlreiche lösliche Abfallprodukte transportiert, die den Körper verlassen müssen, da es sonst zu einer Vergiftung mit diesen Substanzen kommt. Hier ist – neben dem Darm – vor allem die Niere im Einsatz: In ihren Nierenkörperchen (Glomeruli) werden zuerst wie durch ein grobes Sieb Flüssigkeit und viele gelöste Substanzen aus dem Blut herausgefiltert – es entsteht der sogenannte Primärharn –, so dass das Blut von schädlichen Substanzen gereinigt ist. Im zweiten Schritt werden dann aktiv alle noch verwertbaren Stoffe und das meiste der Flüs-

BEIM ARZT

Kinderarzt oder Urologe?

Eine erste Kontrolle des Urogenitalsystems findet bereits vor der Geburt statt, und zwar während des »Organ-Ultraschalls« um die 20. Schwangerschaftswoche: Sind beide Nieren vorhanden? Kann man ein Geschlecht erkennen? Im weiteren Schwangerschaftsverlauf werden die Nieren erneut kontrolliert, da gerade Jungen öfter eine Harnleiterenge entwickeln, die sich aber meist innerhalb der ersten Lebensmonate zurückbildet.

Der Kinderarzt kontrolliert bei Ihrem Jungen bereits bei der U2, ob die Hoden regelrecht aus dem Bauch durch den Leistenkanal in den Hodensack gewandert sind. Später prüft er, ob Ihr Sohn eine Vorhautverengung hat, und überweist Ihr Kind ggf. an einen Urologen oder Kinderchirurgen.

Bei wiederkehrenden Entzündungen von Harnröhre, -blase oder Niere zieht der Kinderarzt ggf. auch einen Urologen hinzu, um die Ursache abzuklären.

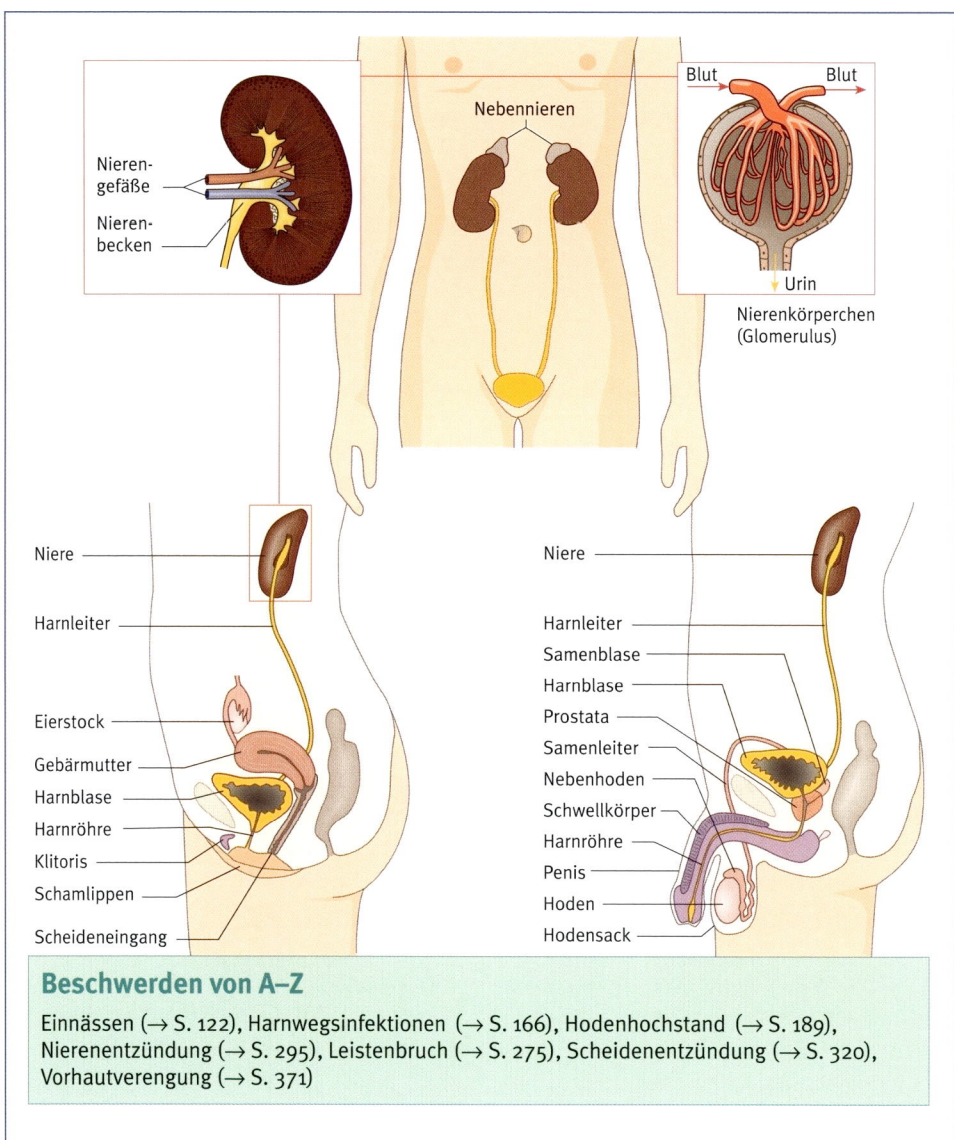

Blut   Blut

Nebennieren

Nieren-
gefäße

Nieren-
becken

Urin

Nierenkörperchen
(Glomerulus)

Niere

Harnleiter

Eierstock

Gebärmutter

Harnblase

Harnröhre

Klitoris

Schamlippen

Scheideneingang

Niere

Harnleiter

Samenblase

Harnblase

Prostata

Samenleiter

Nebenhoden

Schwellkörper

Harnröhre

Penis

Hoden

Hodensack

Beschwerden von A–Z

Einnässen (→ S. 122), Harnwegsinfektionen (→ S. 166), Hodenhochstand (→ S. 189),
Nierenentzündung (→ S. 295), Leistenbruch (→ S. 275), Scheidenentzündung (→ S. 320),
Vorhautverengung (→ S. 371)

▲ Aufbau der Harnwege und Geschlechtsorgane

sigkeit wieder aufgenommen, so dass nur
eine kleine, mit Abfall beladene Flüssigkeitsmenge den Körper verlässt: der eigentliche
Urin.
Der Feinbau der Niere ist hoch kompliziert,
anders könnte sie auch nicht täglich viele Liter
Primärharn produzieren und diesen auf etwa

ein Hundertstel Urin herunterkonzentrieren
– beim 3-Jährigen von 30 Litern auf 300 Milliliter, beim 10-Jährigen von fast 90 Litern auf
ca. 1 Liter und beim Erwachsenen von etwa
180 Liter Primärharn auf 1,5 Liter Urin. Dabei
ist die Niere zusätzlich in der Lage, den Harn
stärker oder schwächer zu konzentrieren, je

nachdem wie viel wir trinken und wie hoch der aktuelle Blutdruck ist.

Der Urin sammelt sich in den Nierenbecken, läuft über die Harnleiter in die Harnblase, von dort gelangt er über die Harnröhre hinaus ins Freie.

Urogenitalsystem

Eng mit diesem letzten Abschnitt der Harnwege verbunden ist ein Teil der Geschlechtsorgane – darum spricht man auch vom Urogenitalsystem.

Beim Jungen endet die Harnröhre im Penis, der zusammen mit dem Hodensack die äußeren Geschlechtsorgane bildet. Aus den im Hodensack liegenden Hoden und Nebenhoden führen die Samenleiter durch den Leistenkanal zu der Samenblase hinter der Harnblase und dann zur darunter liegenden Prostata, bevor sie in die Harnröhre münden. Ab der Pubertät werden in den Hoden die Spermien produziert und in den Nebenhoden gelagert, in Samenblase und Prostata wird ein nährendes und schützendes Sekret produziert, das zusammen mit den Spermien das Ejakulat bildet.

Beim Mädchen mündet die Harnröhre zwischen Klitoris und Scheideneingang, die zusammen mit den großen und kleinen Schamlippen die äußeren Geschlechtsorgane darstellen. Scheide, Gebärmutter, Eileiter und Eierstöcke sind die inneren Geschlechtsorgane, die ihre Funktion erst mit Eintritt der Pubertät aufnehmen.

Vom Wasser lassen und halten

Die Harnblase ist das Sammelbecken für den von den Nieren produzierten Urin, sie kann beim Säugling ca. 30 Milliliter, beim Erwachsenen etwa einen Liter Urin aufnehmen. Beim Säugling und Kleinkind wird das Wasserlassen noch reflektorisch gesteuert – wenn der Füllungsdruck zu groß ist, wird die Windel oder die Umgebung nass. Etwa ab dem dritten Lebensjahr können die Muskeln, die die Harnröhre verschließen, immer stärker durch den eigenen Willen beeinflusst werden, so dass langsam eine Kontrolle über das Wasserlassen möglich ist: oft erst tagsüber, später auch nachts, mit vielen »Wasserschäden« bei Aufregung, Krankheit und Wachstumsschüben und mit großen individuellen Unterschieden.

Genitalien im Wandel

Ein Kind entdeckt meist zwischen dem zweiten und dritten Geburtstag, dass es einen Unterschied gibt zwischen sich, Mama und Papa und vielleicht auch den Geschwistern. Es nimmt seine Scheide, seinen Penis, die Geschlechtsbehaarung der Eltern und den Busen der Mutter erstmals bewusst wahr – ein Geschlechtsverständnis entsteht. Diese Phase prägt auch seine spätere Rolle in der Gesellschaft, denn das Kind beginnt die Unterschiede zwischen männlichen und weiblichen Rollen und ihre Selbstverständlichkeit wahrzunehmen.

Im Kindergarten und in der Schule wird in den verschiedenen Altersstufen mehrfach und möglichst altersgerecht über Sexualität und die Geschlechtsorgane gesprochen und darüber, dass diese sich in der Pubertät verändern. Dass Ihr Kind wirklich in die Pubertät kommt, zeigt Ihnen häufig die abgesperrte Badezimmertür an, bevor sich das Aussehen Ihres Sprösslings verändert.

Der Beginn der Pubertät wird genetisch gesteuert, es kommt beim Jungen zur Spermienbildung, beim Mädchen zur Menstruation und zur Reifung der ersten befruchtungsfähigen Eier im Eierstock. Daneben bilden sich die sekundären Geschlechtsmerkmale aus, zu denen Körperbehaarung, Statur und Stimmfrequenz gehören.

Muskeln, Knochen und Gelenke

»Na, du bist aber groß geworden« – kein anderer Ausspruch der Erwachsenen zeigt deutlicher, dass gerade der Bewegungsapparat im Kindesalter ein Maßstab für Wachstum und Entwicklung ist.

Muskeln, Knochen und Gelenke bilden zusammen den Bewegungsapparat, der die Bewegungen unseres Körpers ermöglicht.

Knochen und Gelenke

Beim Kind sind es noch über 300, beim Erwachsenen nur noch an die 200, da einige von ihnen zusammenwachsen – die Rede ist von den Knochen, die als lange Röhren, kurze

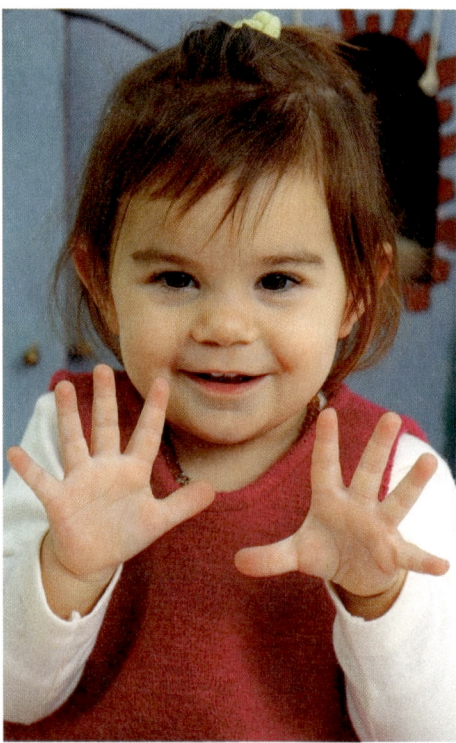

▲ Mit den zehn kleinen Zappelmännern erkunden Kinder oft die Welt

Rundlinge oder dünne Platten unterschiedliche Formen haben. Sie schützen das empfindliche Körperinnere vor Stößen, geben uns grob unsere Gestalt und dienen den Muskeln als Ausgangsbasis. Die meisten Knochen sind durch Gelenke, einige durch straffes Bindegewebe miteinander verbunden – je nach Lage und Funktion der Knochen.

Das Besondere an den kindlichen Knochen ist, dass die für das Längenwachstum wichtigen langen Röhrenknochen an ihrem Anfang und Ende nicht aus Knochen-, sondern Knorpelmaterial bestehen. Dies bringt zum einen eine große Elastizität mit sich – bei den vielen Stürzen im Kindesalter auch dringend nötig –, zum anderen wächst der Knochen in diesen Bereichen in die Länge, bis die endgültige Körpergröße erreicht ist. Werden allerdings diese so genannten Wachstumsfugen verletzt, kann das Körperwachstum vorzeitig zum Stillstand kommen.

Knochen besteht außen aus einer kompakten Knochenschicht und innen aus einer porös scheinenden Substanz, den Knochenbälkchen, zwischen denen das Knochenmark liegt. Die Knochenbälkchen werden permanent auf- und abgebaut; dabei richtet sich ihre Dicke und Lage im Knochen nach der körperlichen Belastung. Die Knochenmasse nimmt etwa bis zum 20. Lebensjahr zu und wird durch Bewegung und Ernährung beeinflusst. Eine wichtige Rolle für den Knochenstoffwechsel spielt – neben Mineralien wie Kalzium – das Vitamin D_3 (→ S. 32).

Um die Knochen herum liegt die empfindliche Knochenhaut, die Nerven, Arterien und Venen enthält, den Knochen so mit Nährstoffen versorgt und eine Verletzung des Knochens an das Gehirn meldet. Diese Knochenhaut ist bei Kindern besonders widerstandsfähig und bleibt oft auch bei einem Knochenbruch in-

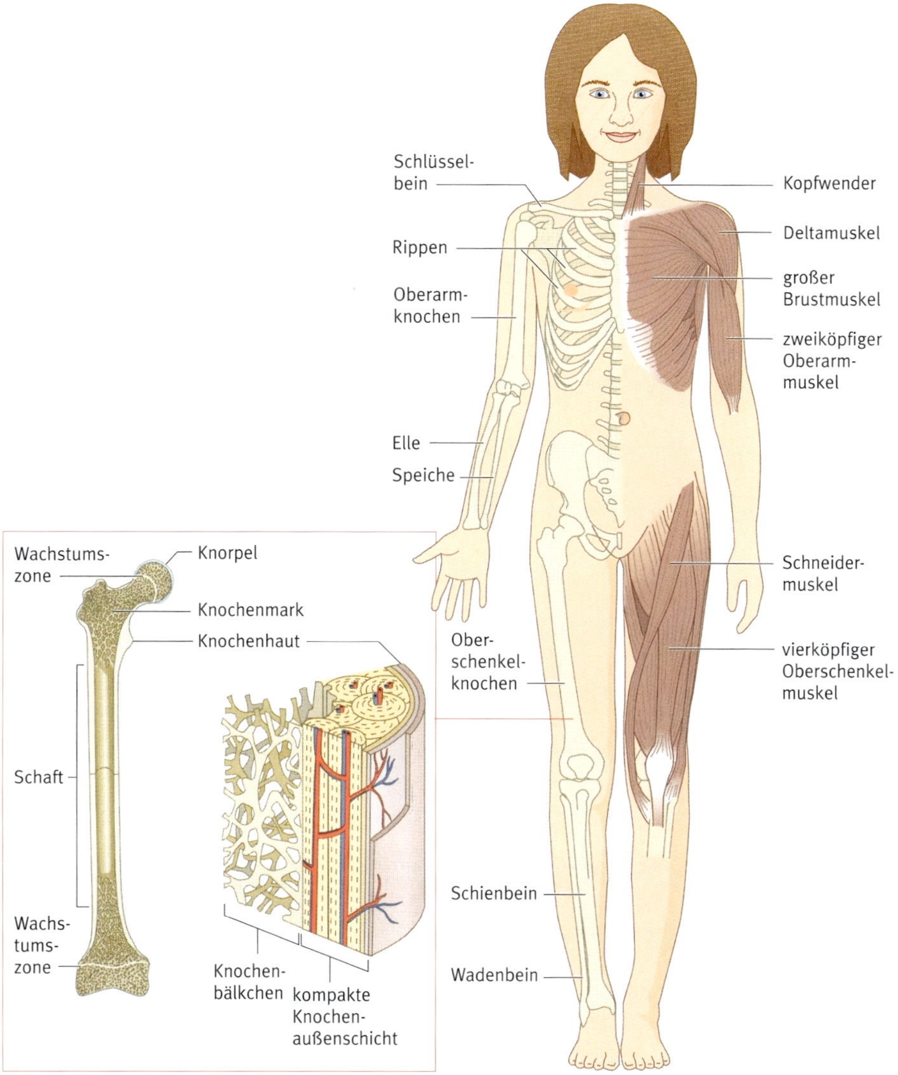

Schlüssel-
bein

Kopfwender

Deltamuskel

Rippen

großer
Brustmuskel

Oberarm-
knochen

zweiköpfiger
Oberarm-
muskel

Elle

Speiche

Schneider-
muskel

Wachstums-
zone

Knorpel

Knochenmark

Knochenhaut

Ober-
schenkel-
knochen

vierköpfiger
Oberschenkel-
muskel

Schaft

Wachs-
tums-
zone

Knochen-
bälchen

kompakte
Knochen-
außenschicht

Schienbein

Wadenbein

Beschwerden von A–Z

Gangstörungen (→ S. 149), Hüftdysplasie (→ S. 202), Hüftschnupfen (→ S. 204), Kinderlähmung (→ S. 218), KiSS-Syndrom (→ S. 219), Knochen- und Knochenmarkentzündungen (→ S. 221), Knochenbrüche (→ S. 405), Lähmungen (→ S. 238), Muskelbeschwerden (→ S. 272), Perthes-Krankheit (→ S. 299), Rheuma (→ S. 310), Rückenschmerzen (→ S. 315), Scheuer-mann-Krankheit (→ S. 322), Schiefhals (→ S. 323), Skoliose (→ S. 353), Tetanus (→ S. 357), Übergewicht (→ S. 359), Wachstumsschmerzen (→ S. 373)

▲ Aufbau des Skelettsystems

takt. Solche Grünholzfrakturen (weil sich der Knochen mit seiner Haut wie grünes Holz mit der elastischen Rinde verhält) verheilen wesentlich besser als Brüche des Erwachsenen.

Muskeln, Sehnen, Schleimbeutel

Die Muskeln bestehen aus unzähligen Zellen, die im Muskel zu Muskelfasern gebündelt werden. Sie gehen in sehnige Ausläufer über, die aus straffem Bindegewebe bestehen und sind an den Knochen oder anderen Muskelgruppen befestigt. Zwischen einigen großen Muskelgruppen liegen Schleimbeutel, die die Verschieblichkeit der Muskeln zueinander gewährleisten. Muskeln können sich zusammenziehen und so die Knochen gegeneinander bewegen, sie sind also für die aktive Beweglichkeit des Körpers verantwortlich.

Bewegung ist alles

Der Bewegungsapparat mit all seinen Bestandteilen ist ein komplexes Gebilde, das nur dann optimal seinen Aufgaben nachkommen kann, wenn Knochen, Muskeln und Gelenke störungsfrei zusammenarbeiten.

Der Grundstein für einen funktionierenden Bewegungsapparat wird bereits in der Kindheit gelegt: Da die Knochenmasse nach der Pubertät ihr Maximum erreicht und dann über die nächsten Jahrzehnte langsam, aber stetig abnimmt, kommt ihrem Aufbau eine besondere Bedeutung zu. Neben einer kalziumreichen Ernährung ist die Bewegung der wichtigste Faktor für eine starke Knochenmasse. Und nicht nur dafür: Bewegungsmangel führt zu einer Unterforderung der kindlichen Muskulatur mit der Folge einer Verkürzung ganzer Muskelgruppen, was wiederum Rückenschmerzen und Verspannungen fördert – Knochen und Muskeln werden also gleichermaßen geschädigt. Sekundär bahnt Bewegungsmangel auch anderen Erkrankungen den Weg, allen voran dem Übergewicht (→ S. 359), an dem immer mehr Kinder immer früher leiden; auch die Zuckerkrankheit (→ S. 398) tritt immer häufiger auf.

Kinderarzt oder Orthopäde?

Auch wenn die meisten Muskelbeschwerden (→ S. 272) eine harmlose Ursache haben, sollten Sie den Kinderarzt aufsuchen. Bei Gelenk- und Knochenschmerzen (→ S. 154) wird er Sie fragen, wie akut diese aufgetreten sind – Knochenbrüchen liegt meist ein akutes, einmaliges Ereignis zugrunde, Knochen- und Knochenmarkentzündungen (→ S. 221) erstrecken sich eher über Wochen, Wachstumsschmerzen (→ S. 373) treten typischerweise in Intervallen auf. Fehlhaltungen werden meist im Rahmen der U-Untersuchungen festgestellt.

Ihr Kinderarzt testet den Bewegungsspielraum Ihres Kindes und bestellt Sie ggf. nach einigen Wochen zur erneuten Prüfung ein. Er gibt Ihnen Tipps, wie Sie mit einfachen Mitteln die Motorik Ihres Kindes fördern und verordnet in manchen Fällen unterstützend Physiotherapie.

Bereits nach 4–6 Lebenswochen wird per Ultraschall kontrolliert, ob sich das Hüftgelenk regelrecht ausbildet (→ Hüftdysplasie, S. 202). Ihr Kinderarzt kontrolliert die Entwicklung des Skelettsystems wiederholt und überweist Sie bei einer Abweichung an einen Orthopäden. Gerade Fehlstellungen der Füße und des Rückens benötigen oft eine langfristige Therapie, bis das Wachstum abgeschlossen ist. Anhaltende Schmerzen im Bereich von Knochen und Gelenken sollten in jedem Fall vom Arzt abgeklärt werden, um auszuschließen, dass sich ernste Erkrankungen dahinter verbergen.

Blut und Immunsystem

Unablässig strömt es durch die Adern, transportiert Sauerstoff, Nährstoffe, Abfall und außerdem viele Abwehrzellen, ohne die wir jeder Krankheit hilflos ausgeliefert wären – außerdem enthält das Blut Botenstoffe und ist damit der flüssige Nachrichtendienst für alle Körperzellen.

Blut sieht zwar wie eine einheitliche tiefrote Flüssigkeit aus. Bei genauerer Betrachtung zeigt sich jedoch, dass es zu ungefähr 50 % aus Blutzellen besteht und zu ungefähr 50 % aus Blutplasma, einer wässrigen Lösung, in der sich die verschiedensten Stoffe befinden. Bei den **Blutzellen** unterscheidet man drei Gruppen: Rote Blutkörperchen geben dem Blut die Farbe und transportieren Sauer-

stoff und Kohlendioxid zwischen den Körperzellen und der Lunge hin und her. Weiße Blutkörperchen sind Abwehrzellen des Immunsystems und schützen den Körper vor Krankheitserregern, Giftstoffen und bösartig veränderten Zellen. Blutplättchen benötigt der Körper für die Blutgerinnung. Diese und verschiedene Gerinnungsfaktoren werden bei Verletzungen aktiviert, verklumpen daraufhin und bewahren so den Körper vor größeren Blutverlusten.

Im **Blutplasma** sind Nährstoffe wie Glukose, Spurenelemente wie Zink, Selen und Iod, Fettverbindungen wie Cholesterin und viele Eiweißverbindungen enthalten. Letztere haben vielfältige Funktionen – sie transportieren Eisen oder Fettsäuren, sind Botenstoffe

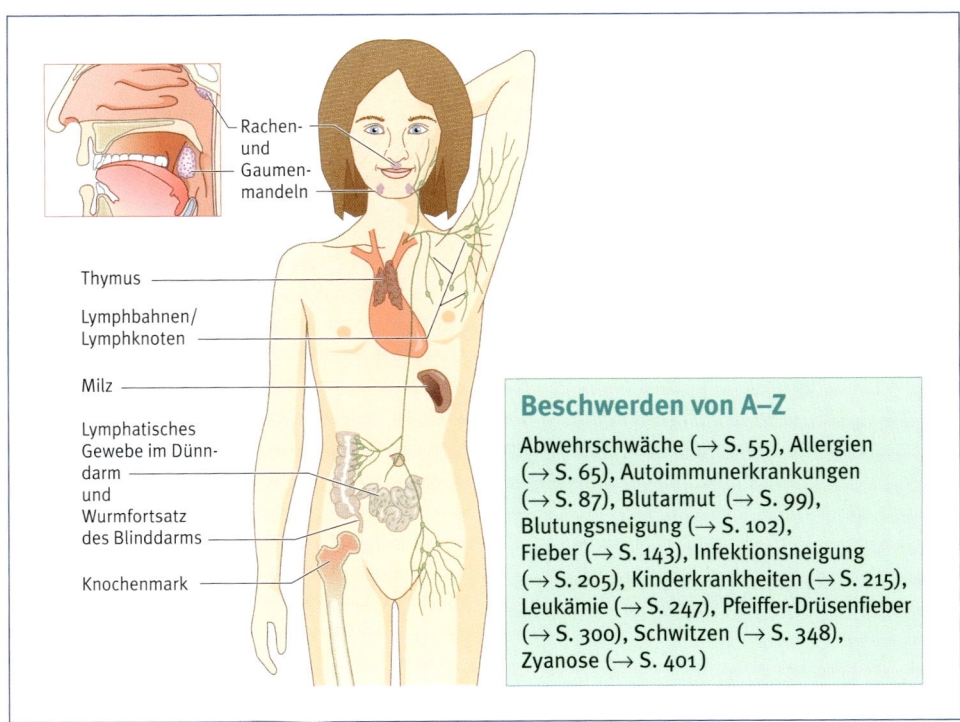

Rachen- und Gaumen- mandeln

Thymus

Lymphbahnen/ Lymphknoten

Milz

Lymphatisches Gewebe im Dünn- darm und Wurmfortsatz des Blinddarms

Knochenmark

Beschwerden von A–Z

Abwehrschwäche (→ S. 55), Allergien (→ S. 65), Autoimmunerkrankungen (→ S. 87), Blutarmut (→ S. 99), Blutungsneigung (→ S. 102), Fieber (→ S. 143), Infektionsneigung (→ S. 205), Kinderkrankheiten (→ S. 215), Leukämie (→ S. 247), Pfeiffer-Drüsenfieber (→ S. 300), Schwitzen (→ S. 348), Zyanose (→ S. 401)

▲ Strukturen des Immunsystems

43

Kinderarzt oder anderer Spezialist?

Wenn Ihr Kind schlapp und müde ist, auf bestimmte Nahrungsmittel Juckreiz entwickelt oder zu Blutergüssen neigt, nimmt Ihr Kinderarzt erste Blutuntersuchungen vor, um zu klären, ob Blut- oder Gerinnungswerte verändert sind. Je nach Befund überweist er Sie ggf. an einen Fachkollegen für Bluterkrankungen, einen Hämatologen, oder für Erkrankungen des Immunsystems, einen Allergologen oder Immunologen –

einige Erkrankungen wie z. B. eine leichte Blutarmut bei einer Infektion oder eine vermehrte Neigung zu Infektionen wird er selbst behandeln.

Auch über Sinn und Unsinn von Impfungen können Sie mit Ihrem Kinderarzt diskutieren, denn im Rahmen der U4-Untersuchung bespricht er mit Ihnen, ob und zu welchem Zeitpunkt Ihr Kind welche Impfungen erhalten soll.

und regulieren so als Hormone den Stoffwechsel oder wehren als Antikörper Krankheitserreger ab.

Das Immunsystem – die Körperpolizei

Das Immunsystem ist anders als z.B. Herz oder Gehirn kein Organ, sondern eine Ansammlung von im ganzen Körper verteilten Zellen, Zellverbänden und kleinen Partikeln, die den Organismus gemeinsam vor Krankheitserregern, Giftstoffen und bösartigen Körperzellen schützen. Neben den weißen Blutkörperchen, die sich wie die Verkehrswacht auf Dauerpatrouille befinden, sind im Blut sogenannte Antikörper enthalten, die sich wie kleine Parkkrallen auf passende Eindringlinge stürzen. In allen Organen existieren außerdem immer zwischen den einzelnen Zellschichten Abwehrzellen, die auf alles Fremde reagieren. Sie werden von Eiweißstoffen unterstützt, die bei einem Eindringen von Erregern Abwehrzellen aus dem Blut in diese Gegend locken.

In den Lymphknoten – quasi der lokalen Polizeizentrale – tauschen sich die Abwehrzellen aus, so dass alle die gleichen Informationen über aktuelle Infektionen erhalten. Eingefangene Fremdkörper werden dort vorgeführt, so dass neue Antikörper entstehen kön-

nen, die den Fremdkörper das nächste Mal schnell erkennen und durch »Handschellen« unschädlich machen können – vergleichbar mit dem Erstellen eines »Gesucht«-Posters, das jeder Polizist mit sich herumträgt. Einige Antikörper sind nur kurze Zeit im Blut nachweisbar, andere hingegen jahrzehntelang als immunologisches Gedächtnis vorhanden.

Die Lymphknoten sind durch Lymphbahnen verbunden – auf diesem Weg gelangen Krankheitsinformationen durch den ganzen Körper. In einigen Körperbereichen gibt es sehr viele lymphatische Organe: im Hals, wo der Körper häufig durch die Atmung und Nahrungsaufnahme Kontakt zu Keimen hat, und im Magen-Darm-Trakt, da die Darmschleimhaut ebenfalls viel Kontakt zu Fremdmaterial, nämlich unserer Nahrung, hat.

Auch das Knochenmark und der Thymus gehören zum Immunsystem, darin werden die Abwehrzellen hergestellt und ausgebildet. In der Milz werden einerseits alte Blutkörperchen abgebaut, andererseits werden in ihr auch Abwehrzellen aktiviert – in der Kindheit kann sie sogar selbst Zellen der Immunabwehr bilden.

Die Körperabwehr unterstützen

Eigentlich ist unser Immunsystem sehr gut in der Lage, unseren Körper vor Feinden zu schützen: Mit den meisten Infektionen wird es glücklicherweise ohne Einbußen an Leib und Leben fertig – und zusätzlich ist die moderne Medizin inzwischen in der Lage, potenziell lebensgefährliche Krankheiten abzuwehren. Doch hier beginnt auch die Problematik: Vor welchen Krankheiten sollte man sich z. B. durch eine Impfung schützen? Welche Infektion muss man schnell mit einem Antibiotikum behandeln?

- Eine Impfung regt den Körper an, Antikörper gegen bestimmte Krankheitskeime zu bilden: Wenn man dann in Kontakt z. B. mit Masernerregern kommt, ist man geschützt. Allerdings existieren inzwischen Impfempfehlungen für Kinder zu sehr vielen Krankheiten, nicht nur zu den klassischen Kinderkrankheiten (→ S. 215). Welche dieser Impfungen für Sie in Frage kommt, dürfen Sie sehr wohl kritisch hinterfragen und mit Ihrem Kinderarzt besprechen.

- Ein ähnliches Problem ist die frühzeitige Gabe eines Antibiotikums bei einem Infekt, meist der oberen Atemwege: Die meisten grippalen Infekte und Schnupfenerkrankungen werden von Viren verursacht, gegen die ein Antibiotikum wirkungslos ist. Oft ist die Unterscheidung, welche Keime vorliegen, jedoch auch für den Fachmann nicht so einfach.

Begriffe rund um das Immunsystem und ihre Bedeutung	
Allergie	Überempfindlichkeit des Immunsystems gegenüber Stoffen, die eigentlich für den Menschen harmlos sind
Intoleranz	Unvermögen des Körpers, bestimmte, normalerweise geeignete Stoffe aufzunehmen und zu verwerten. Beispielsweise werden bei einer Nahrungsmittelintoleranz bestimmte Kohlenhydrate oder Eiweiße nicht verwertet, weil im Körper Enzyme fehlen. Auch bei Intoleranzen treten Beschwerden auf, die manchmal einer Allergie ähneln. Bei der weiteren Abklärung helfen Laboruntersuchungen.
Pathogene / apathogene Keime	Mikroorganismen wie z. B. Bakterien, Pilze oder Viren. Für ihre Vermehrung sind sie teilweise auf andere Lebewesen angewiesen. Wenn sie bei der Besiedlung eines Lebewesens eine Krankheit auslösen, spricht man von pathogenen, sonst von apathogenen Keimen. Man schätzt, dass auf und in dem Menschen über 500 verschiedene apathogene Arten leben, die für die Haut- und Schleimhautfunktionen lebenswichtig sind.
Kolonisation	Besiedlung von Haut und Schleimhaut von Mund, Rachen, Darm, Blase und Genitalien mit apathogenen Keimen
Infektion	Pathogene Keime setzen sich auf der Haut, der Schleimhaut oder in Knochen, Lunge oder Harnblase fest und vermehren sich dort
Infektionskrankheit	Alle Symptome, mit denen der Körper auf die Infektion reagiert, z. B. Fieber, Abgeschlagenheit, vergrößerte Lymphknoten
Inkubationszeit	Zeitraum zwischen Ansteckung mit einem Keim und dem Auftreten der Infektionskrankheit
Virulenz	»Bösartigkeit« des pathogenen Keims, also seine Fähigkeit, sich im Körper anzusiedeln, zu vermehren und auszubreiten sowie Stoffwechselprodukte an den Körper abzugeben

Begriffe rund um das Immunsystem und ihre Bedeutung	
Antimykotikum	Ein Wirkstoff gegen Pilze
Virostatikum	Ein Wirkstoff gegen Viren; es gibt allerdings nur wenige Viren (z. B. Herpes, HIV), gegen die ein Virostatikum (vorübergehend) hilft
Antibiotikum (Mehrzahl Antibiotika)	Ein Wirkstoff, der gegen Bakterien und andere einzellige Mikroorganismen, z. B. Amöben, gerichtet ist (aber nicht gegen Viren wirkt!)
Resistenz, Multiresistenz	Unempfindlichkeit von Bakterien gegen Antibiotika; erstreckt sich die Widerstandsfähigkeit auf viele der herkömmlichen Antibiotika, spricht man von Multiresistenz. Dies wird zum Problem, wenn solche Bakterien ihre Unempfindlichkeit auf andere Stämme weitertragen und gegen die Erreger dann kaum noch Antibiotika wirken (z. B. bei der Tuberkulose).

Stoffwechsel und Hormone

Täglich laufen Abermillionen von Stoffwechselvorgängen gleichzeitig ab – präzise wie ein Uhrwerk greifen die biochemischen Rädchen ineinander, denn nur so ist das Funktionieren unseres Körpers gewährleistet.

Zum Stoffwechsel zählen alle Vorgänge in unserem Körper, bei denen aus Sauerstoff, Nährstoffen, Mineralstoffen und Spurenelementen die Strukturen zusammengebaut werden, die unser Körper benötigt. Stoffwechsel bedeutet auch das Entsorgen von Abfallprodukten in Leber, Niere und über den Darm und das Bereitstellen von Energie für die gesamten Stoffwechselreaktionen. Viele dieser Vorgänge finden parallel in den Körperzellen statt. Daran sind Enzyme beteiligt, die die biochemischen Reaktionen beschleunigen und aus zwei oder mehr Komponenten einen dritten Stoff herstellen.

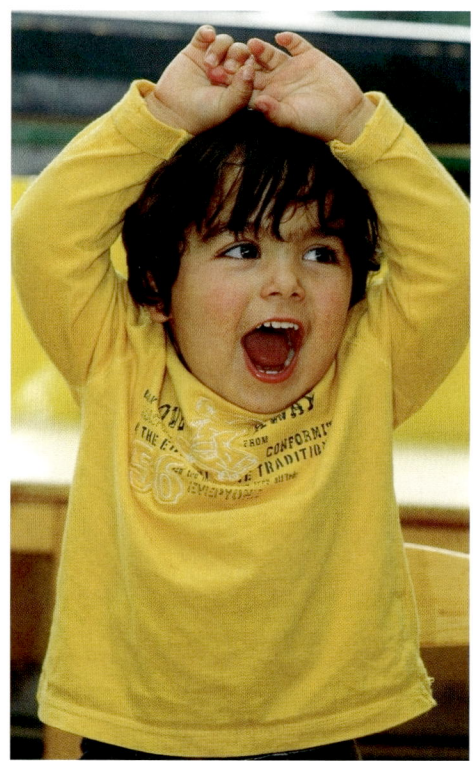

▲ Besonders in den Wachstumsphasen ist der Stoffwechsel gefordert

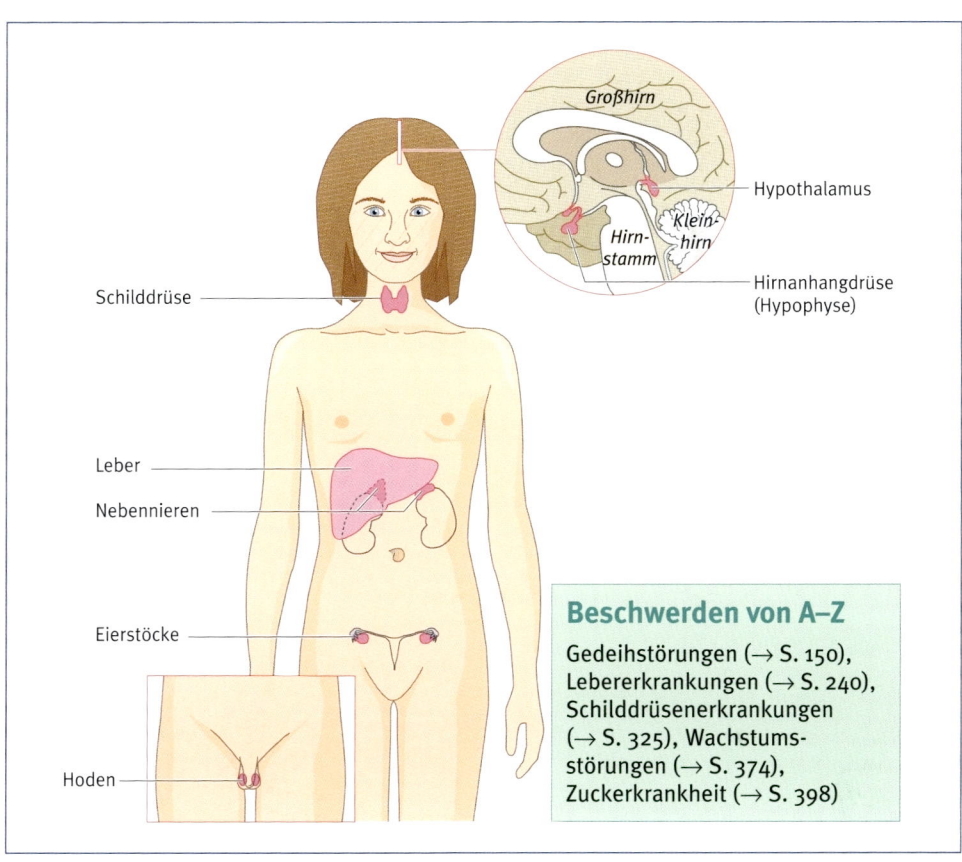

Großhirn

Hypothalamus

Klein-
hirn

Hirn-
stamm

Hirnanhangdrüse
(Hypophyse)

Schilddrüse

Leber

Nebennieren

Eierstöcke

Hoden

Beschwerden von A–Z

Gedeihstörungen (→ S. 150),
Lebererkrankungen (→ S. 240),
Schilddrüsenerkrankungen
(→ S. 325), Wachstums-
störungen (→ S. 374),
Zuckerkrankheit (→ S. 398)

▲ Hormonproduzierende Drüsen

Messen und Steuern

Um diese riesige »Fabrik« zu steuern, existiert im Körper ein fein abgestimmtes System, das quasi wie eine Messstation funktioniert. So wird im Gehirn und an anderen Stellen die Menge von Boten- oder Signalstoffen gemessen – und je nach Situation gegenreguliert. Zu den Botenstoffen zählen die Hormone, die vom Hypothalamus, einer speziellen Hirnregion, und der Hirnanhangdrüse gesteuert werden. Sie wirken auf andere Organe ein, entweder bestimmte Hormone (z.B. in der Schilddrüse) herzustellen oder Stoffwechselvorgänge einzuleiten (z.B. den Eisprung im Eierstock). Zu den Signalstoffen zählen

beispielsweise der Anteil an gelöstem Kalzium im Blut, das den Knochenstoffwechsel beeinflusst, oder der Blutzucker, der bei Unterschreitung eines bestimmten Wertes ein Hungergefühl auslöst.

Eine zentrale Rolle im Stoffwechsel spielt die Leber: Sie dient der Entgiftung, Produktion und Speicherung von Substanzen und sitzt als Schaltstelle zwischen Verdauungssystem und Körper. Damit sie ihre lebenswichtigen Aufgaben erledigen kann, fließt ein Viertel der gesamten Energie, die der Organismus im Alltag braucht, in die Leber – und das, obwohl ihr Anteil an der Körpermasse nur 2–3 % ausmacht!

Kinderarzt oder anderer Spezialist?

Viele Stoffwechselstörungen zeigen anfangs nur sehr vage Symptome. Wenn ein Säugling oder Kleinkind schlecht trinkt, nur wenig Körperspannung zeigt oder eine Gedeihstörung (→ S. 150) vorliegt, kann auch eine Stoffwechselstörung dahinterstecken.

Bei den Vorsorge-Untersuchungen (→ S. 16) kontrolliert Ihr Kinderarzt, ob sich Ihr Kind hinsichtlich Größe, Gewicht und Fortschritten altersentsprechend entwickelt – ist das nicht der Fall, wird er der Ursache auf den Grund gehen. Sollte eine hormo-

nelle Fehlregulation hinter den Symptomen stecken, wird er einen Fachkollegen aus der Endokrinologie hinzuziehen. Dieser wird als Hormonspezialist eine spezielle Diagnostik und ausgefeilte Therapie für Ihr Kind zusammenstellen.

Entwickelt Ihr Kind eine Zuckerkrankheit, ist eine langfristige Betreuung durch einen Diabetologen angezeigt. Ihr Kinderarzt hilft Ihnen bei akuten Fragen weiter und kontrolliert die Blutzuckerwerte, die umfassende Behandlung erfolgt jedoch meist durch den Spezialisten.

Die Ausnahmesituationen

In bestimmten Lebensphasen wird der Stoffwechsel besonders gefordert.

Wachstumsphasen Die größte Wachstumsleistung hat ein Kind bereits mit seinem ersten Schrei hinter sich, denn während der Schwangerschaft verdoppeln sich das Gewicht und die Körpergröße des Embryos und Fetus so schnell wie später nie wieder. Doch auch die weiteren Wachstumsphasen fordern unseren Organismus. Sie werden durch bestimmte Gene gesteuert, die auf die hormonproduzierenden Drüsen im Gehirn einwirken und so quasi als Schrittmacher fungieren. Dadurch werden die Stoffwechselvorgänge beschleunigt, das Zellwachstum und die Zellteilungen nehmen zu.

Pubertät Besonders ausgeprägt ist dieses Geschehen von Wachstum und beschleunigten Stoffwechselvorgängen während der Pubertät, die in Europa heute um das 8.–13. Lebensjahr einsetzt. In dieser Zeit fördert die Hirnanhangdrüse die Produktion von Geschlechtshormonen durch Nebennieren, Hoden und Eierstöcke, was zur Ausbildung der sekundären Geschlechtsmerkmale wie

Geschlechtsbehaarung, Brustentwicklung und erste Menstruation beim Mädchen sowie erster Samenerguss beim Jungen führt. Neben diesen körperlichen Veränderungen

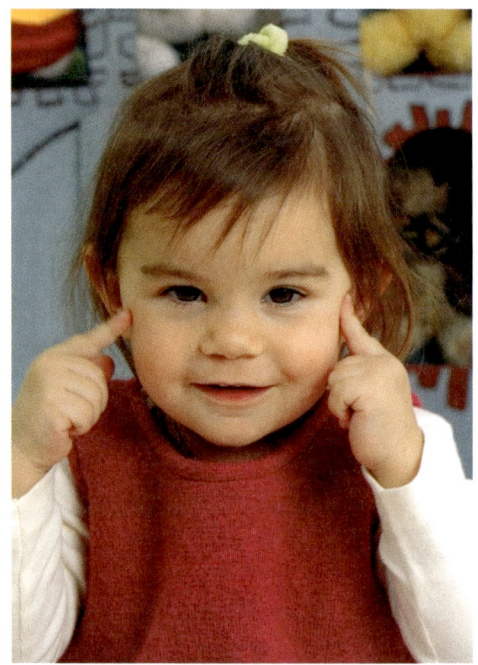

▲ Nur wenn die Stoffwechselprozesse im Gehirn richtig funktionieren, fällt auch das Denken leicht

geht die Pubertät auch mit Veränderungen der Psyche (→ S. 18) einher.

Ablauf und Dauer der Pubertät hängen von verschiedenen Faktoren ab. Zum einen wird die Pubertät genetisch gesteuert, zum anderen wirken sich auch der Ernährungsstatus und das Allgemeinbefinden aus. So ist bei Übergewicht oft eine beschleunigte Pubertät zu beobachten, da die Fettzellen die Produktion von Geschlechtshormonen fördern (umgekehrt verzögert eine Magersucht die Pubertät). Armut und häufige Erkrankungen führen zu einer späten Pubertät, während eine problematische Familiensituation eine frühe Pubertät begünstigt.

Krankheit ist ein Sonderfall für den Stoffwechsel, da dann viele Stoffwechselvorgänge unter widrigen Bedingungen ablaufen: Die Nahrungszufuhr ist wegen Appetitlosigkeit häufig eingeschränkt, d. h., es stehen weniger Nährstoffe zur Verfügung und die Abwehrzellen benötigen von bestimmten Spurenelementen oder z. B. Vitaminen besonders große Mengen, um ihre Funktion zu erfüllen. Um den Stoffwechsel zu unterstützen, erhöht der Körper seine Temperatur – man bekommt Fieber (→ S. 143). Viele biochemische Reaktionen laufen bei erhöhter Temperatur schneller ab, Viren und Bakterien scheinen schneller abzusterben.

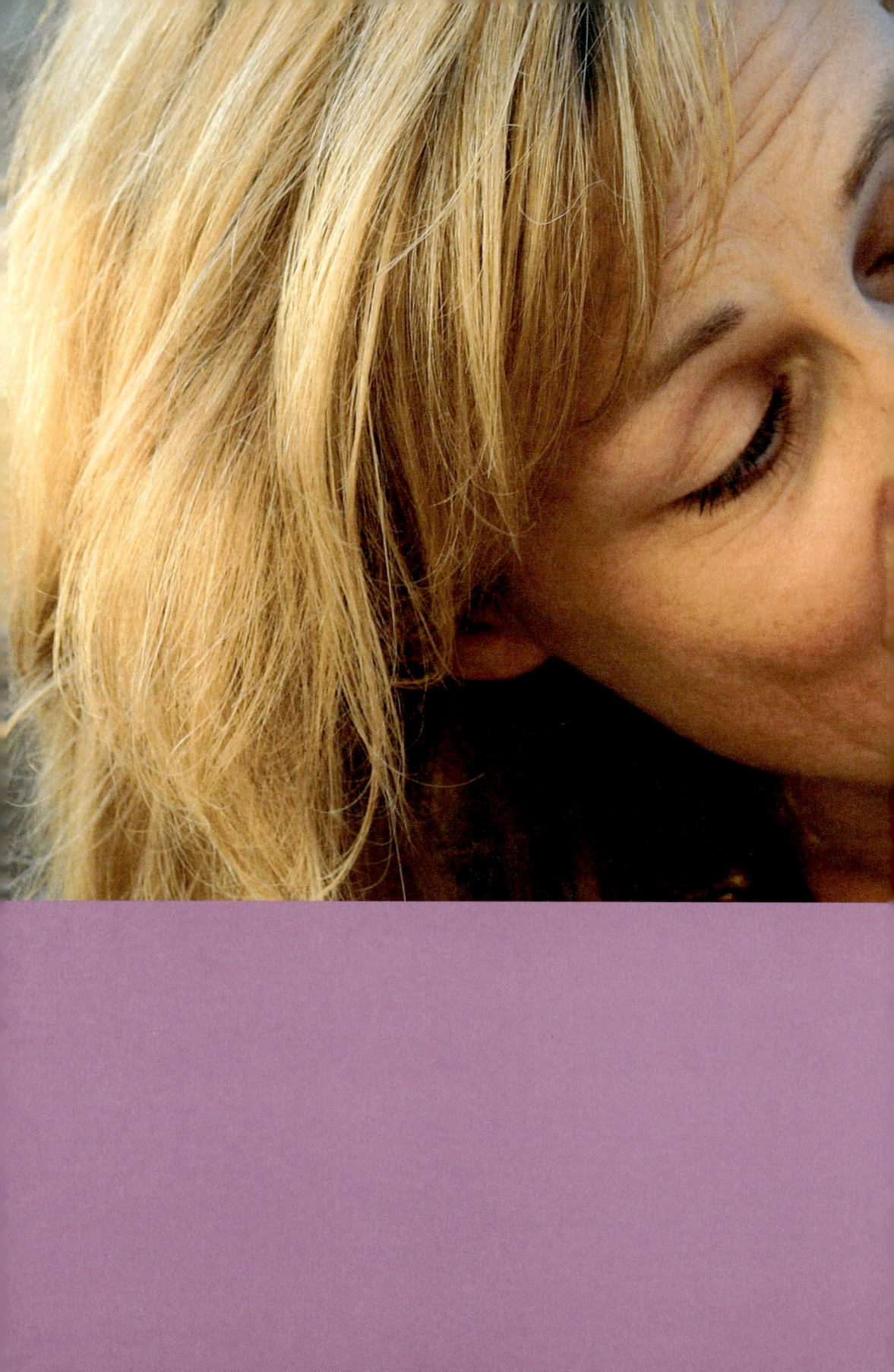

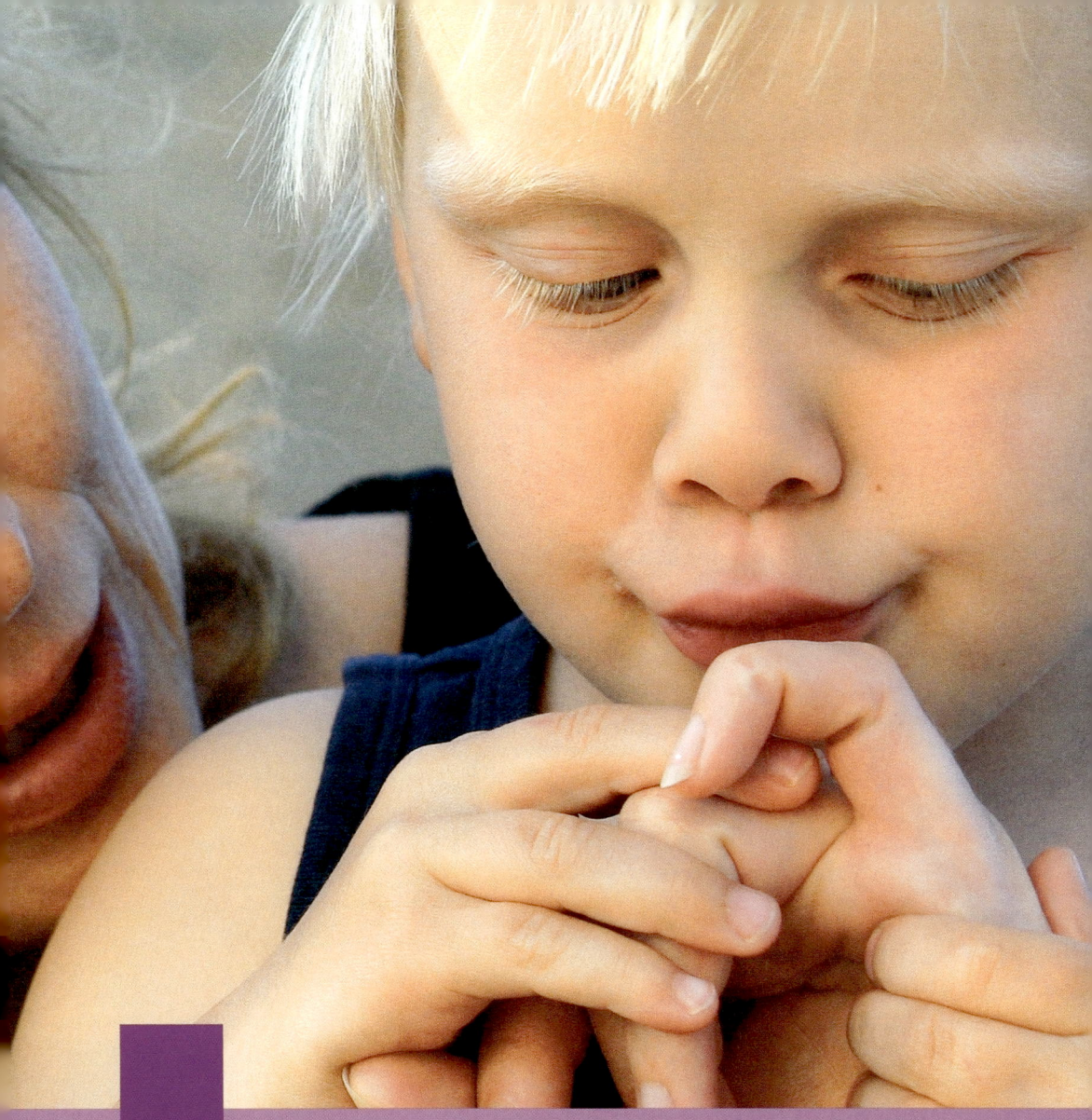

2

Gesund werden

Nicht jeder Sturz ist gleich ein Beinbruch, Bauchweh nur selten eine Blinddarmentzündung – lernen Sie, typische Krankheitszeichen zu erkennen. Praktische Tipps helfen Ihnen, bei kleinen und größeren Wehwehchen Ihres Kindes richtig zu reagieren. Sie können so die ärztliche Behandlung unterstützen oder manchmal sogar vermeiden.

Abgeschlagenheit

Ihr Kind fühlt sich müde und lustlos? Es möchte am liebsten gar nichts tun oder ist schnell erschöpft? Das Spektrum möglicher Ursachen ist groß.

Kinder sind eigentlich immer in Aktion: Ob körperlich oder geistig, gerade kleine Kinder sind ständig auf Entdeckungsreisen – wenn nicht, brauchen sie vermutlich einen Arzt.

Mattigkeit ist zunächst eine normale Reaktion des Organismus, wenn es ihm an etwas mangelt oder er erschöpft ist. Das Spektrum reicht von der wohligen Müdigkeit nach einem anstrengenden Wandertag über die schnelle Ermüdbarkeit nach einer gerade durchgemachten Infektion bis hin zu Erschöpfung nach einer stressigen Zeit mit neuen Eindrücken (z.B. nach einem Schulwechsel). Hält das gesteigerte Verlangen nach Ruhe jedoch an, nehmen körperliche und geistige Leistungsfähigkeit ab und Reizbarkeit zu, sind das Alarmzeichen.

▪ Abgeschlagenheit ist oft das erste Symptom, das eine Infektionskrankheit einläutet und währenddessen auch anhält – ein Schutzmechanismus des Körpers, der seine Energie zur Abwehr braucht. Vermutlich dämpft einer der Stoffe, die das Immunsystem bei Entzündungen im Körper aktivieren (TNF-alpha) gleichzeitig die Funktion der inneren Uhr, die ja unseren Schlaf-Wach-Zyklus steuert.[1]

▪ Ähnliches gilt für die Zeit nach einer durchgemachten Erkrankung – mit der Erschöpfung holt sich der Körper die Ruhe, die er noch zur Erholung braucht. Besonders lange dauert diese Phase beim Pfeiffer-Drüsenfieber (→ S. 300).

▪ Müdigkeit und eingeschränkte körperliche Leistungsfähigkeit sind typische Zeichen einer Blutarmut (→ S. 99), meist infolge eines Eisenmangels, können aber auch durch einen Mangel an andere Mineralstoffen wie Zink (z.B. im Rahmen einer Kryptopyrrolurie, → S. 113) bedingt sein.

▪ Autoimmunkrankheiten und andere chronische Erkrankungen gehen oft mit Abgeschlagenheit einher, z.B. Rheuma (→ S. 310), Zuckerkrankheit (→ S. 398), Schilddrüsenunterfunktion (→ S. 325), Leukämie (→ S. 247).

▪ Aus der Umweltmedizin sind z.B. Holzschutzmittel, Lösemittel oder Schwermetalle bekannt, die zu anhaltender Müdigkeit mit Leistungsabfall führen können, wenn der Organismus ihnen ständig ausgesetzt ist.

▪ Überlastungen in der Schule oder seelische Belastungen sind nicht selten der Grund für Unlust und Müdigkeit. Besonders bei älteren Kindern kann auch eine depressive Verstimmung (→ S. 112) vorliegen. Und nicht zu vergessen: Vielleicht bekommt Ihr Kind einfach nicht genug Schlaf, weil es abends nicht ins Bett findet oder Probleme beim Einschlafen (→ S. 326) hat?

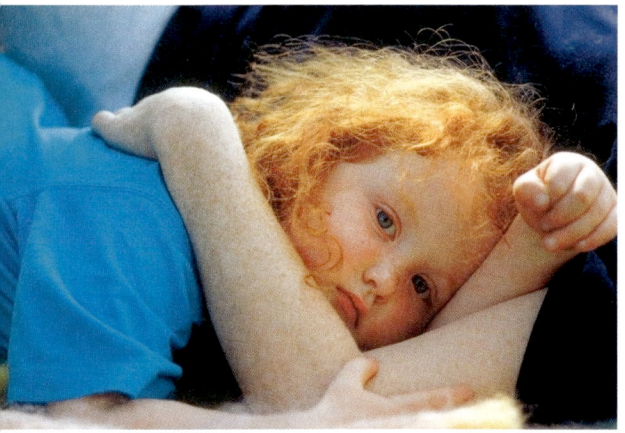

▲ Abgeschlagenheit ist oft das erste Zeichen eines Infekts

Was Sie für Ihr Kind tun können

Bessern sich die Beschwerden nicht innerhalb von 1–2 Wochen, ist Ihnen die Ursache unklar oder hat Ihr Kind weitere Beschwerden, suchen Sie den Kinderarzt auf.

Unterstützend können Sie Maßnahmen zur Stärkung des Immunsystems (→ S. 57) ergreifen. Als homöopathische Mittel eignen sich Gelsemium, wenn sich Ihr Kind zittrig und schwach fühlt, Ferrum metallicum, wenn es bei Aktivitäten rasch erschöpft ist, oder Zincum metallicum, wenn es tagsüber müde und gleichzeitig angespannt ist (alle D12, 2-mal tgl.). Als Bach-Blüten können Sie Olive und Hornbeam einsetzen.

Abszesse und andere Eiteransammlungen

Wenn Bakterien in Gewebe eindringen, reagiert das Immunsystem. Als Zeichen der Abwehrprozesse gegen die Bakterien bildet sich Eiter.

Am Ort des Geschehens wandern weiße Blutkörperchen ein und rufen eine Entzündungsreaktion hervor, bei der nicht nur die Keime, sondern auch Gewebe zerstört wird. Aus Entzündungszellen, Blutserum und Gewebetrümmern entsteht zäher, gelber Eiter, die Umgebung ist rot, geschwollen und schmerzhaft – wie bei einem »blühenden« Pickel (→ Akne, S. 63).

▌ Entsteht um die Eiteransammlung eine Gewebskapsel (»Eiterbeule«) – womit die Entzündung nur auf diesen Ort beschränkt bleibt –, spricht man von einem **Abszess**. Am Boden eines Haarbalgs wird er als **Furunkel** bezeichnet, am Lidrand auch als Gerstenkorn (→ S. 155). Sind mehrere Haarbälge und das umliegende Gewebe betroffen, nennt man dies **Karbunkel**. Sammelt sich der Eiter in bereits vorhandenen Hohlräumen (wie der Gallenblase) an, ist das ein **Empyem**.

▌ Bei manchen Bakterien breiten sich die Keime recht schnell flächenhaft im Binde-

HAUPTSYMPTOME

Rot, warm, weh

▌ **Abszess, Furunkel:** An der betroffenen Stelle entsteht zuerst ein hellroter, druckschmerzhafter Knoten, der sich später mit Eiter füllt.
Als Zeichen der Entzündung spannt die Haut, die Umgebung ist gerötet, geschwollen und warm. Bei einem Furunkel kann sich auf der Spitze des Haarbalgs eine rahmig-gelbe Pustel zeigen. Innerhalb von zwei Wochen kapselt sich der Eiter ab (»Reifung«), platzt dann oft von selbst auf und heilt anschließend ab.

▌ **Phlegmone:** Sie fühlt sich teigig-weich an, ist stark geschwollen, gerötet und sehr schmerzhaft, wobei die Grenze zum gesunden Gewebe nicht auszumachen ist. Später können sich Blasen und Geschwüre entwickeln und das Gewebe stirbt ab.
Die Lymphknoten in der Umgebung können geschwollen sein. Bei ausgeprägten Entzündungen hat das Kind Fieber und fühlt sich krank – bei Abszessen im Körperinnern evtl. das einzige Krankheitszeichen.

53

gewebe aus (**Phlegmone**). Im Bereich des Nagels spricht man dann auch von Nagelumlauf (→ Nagelveränderungen, S. 279), im Bereich des Auges von einer Orbitalphlegmone, einer seltenen, aber gefährlichen Komplikation einer Nasennebenhöhlenentzündung (→ S. 283).

Abszesse kommen meist an der Körperoberfläche vor, selten im Körperinnern – im Kindesalter am ehesten als Komplikationen von Hals- und Mandelentzündungen (→ S. 161), Blinddarmentzündungen (→ S. 98), Knochen- und Knochenmarkentzündungen (→ S. 221), Lungenentzündungen (→ S. 250) oder chronisch-entzündlichen Darmerkrankungen (→ S. 108). Furunkel entstehen oft an den behaarten Körperstellen und im Gesicht.

Was Sie für Ihr Kind tun können

Bei einem Abszess oder Furunkel im Gesicht, bei Größenzunahme, wenn Sie den Verdacht auf eine Phlegmone haben oder sich Ihr Kind krank fühlt, sollten Sie den Arzt aufsuchen. Drücken Sie keinesfalls an eitrigen Stellen herum: Dies kann die Entzündung verschlimmern und zur Blutvergiftung (→ S. 103) führen. Vorsicht besonders bei Furunkeln von Lippen und Nase: Der Blutabfluss von Gesicht und Gehirn ist miteinander verbunden, sodass schnell eine Hirnhaut- oder Gehirnentzündung (→ S. 186 bzw. S. 152) oder Hirnvenenverstopfung auftreten kann.

Damit sich der Eiter entleeren kann, wird der Arzt den Abszess evtl. aufschneiden müssen. Bei sehr großen Eiteransammlungen legt er dafür zusätzlich eine Drainage ein – meist ein kleiner Schlauch, der die Wunde so lange offen hält, bis das gesamte Sekret nach außen abgeflossen ist. Manchmal (bei einer Phlegmone immer) sind zusätzlich Antibiotika nötig.

Folgende Maßnahmen lassen den Abszess oder das Furunkel »reifen«:

▪ »Zugsalbe« aus der Apotheke – der darin enthaltende Wirkstoff Ammoniumbituminosulfat lockt mehr Abwehrzellen zur Entzündungsstelle. Die Wirkung wird durch heiße, feuchte Umschläge oder einen in heißem Wasser erhitzten Fenchelteebeutel verstärkt.

▪ Wärme einer Infrarotlampe (Bestrahlung 3-mal tgl. 5–10 Min., Abstand 30–50 cm) hat den gleichen Effekt.

▪ Brei aus 1 EL pulverisiertem Bockshornkleesamen (aus der Apotheke) und heißem Wasser: Streichen Sie ihn auf ein Tuch und legen Sie dieses so heiß wie möglich auf (20 Min. belassen, 1-mal tgl., bis zu 5 Tage).

Falls sich die Eiterbeule entleert, an die Hygiene denken – das Sekret enthält evtl. Bakterien, die weitergetragen werden können. Also: sorgfältiges Händewaschen, tägliches Wechseln von Handtüchern und Waschlappen und diese nur für das Kind nehmen.

Homöopathie

Zu Beginn der Entzündung, wenn noch kein Eiter sichtbar, aber die betroffene Stelle bereits geschwollen, heiß und rot ist, geben Sie Belladonna D6 (4- bis 5-mal). Bei stechenden Schmerzen hilft Apis mellifica D4 (3-mal tgl.). Zeigt sich ein Eiterpfropf, ist Hepar sulfuris D12 (2-mal tgl.) angezeigt. Fühlt sich die Stelle »reif« an, will sich aber nicht von selbst entleeren, können Sie mit Myristica sebifera D6 (3-mal tgl.) nachhelfen. Zeigt sich ein Nagelumlauf, versuchen Sie Silicea D6 (3-mal tgl.). Bei wiederkehrenden eitrigen Entzündungen ist eine homöopathische Konstitutionsbehandlung zu erwägen.

Abwehrschwäche

Andere Bezeichnung: Immunschwäche
Reagiert das Immunsystem auf das Eindringen körperfremder Stoffe nur eingeschränkt, ist man anfälliger für Infektionen. In bestimmten Lebensphasen ist das jedoch normal.

Das Immunsystem kann aus vielen Gründen schlappmachen, z.B. bei Leukämie, seltener liegt ein angeborener Immundefekt zugrunde. Körperlicher oder seelischer Stress, Bewegungsmangel oder Fehlernährung schwächen zusätzlich die Schutzfähigkeit des Körpers. Normal ist eine vorübergehende Abwehrschwäche nach Kinderkrankheiten (→ S.215) oder nach einer Impfung – da hat das Immunsystem gerade eine Höchstleistung hinter sich. Ebenso normal sind häufige Atemwegsinfekte bei Klein- und Vorschulkindern, insbesondere bei Neulingen in Krabbelgruppe oder Kindergarten. Als Durchschnitt gelten jährlich 8–12 Infektionen im 2. Lebensjahr und 6–8 Infektionen bis zum Schulalter. Das mag Eltern und Kind anstrengen, zeigt aber eine sinnvolle Auseinandersetzung des Immunsystems mit immer neuen Trainingseinheiten.

Folge einer geschwächten Abwehr ist eine erhöhte Infektionsneigung mit häufig wiederkehrenden oder chronischen Infekten. Neben einer Immunschwäche sind auch veränderte Mechanismen der Immunreaktion möglich, z.B. Allergien (→ S.65) und Autoimmunerkrankungen (→ S.87).

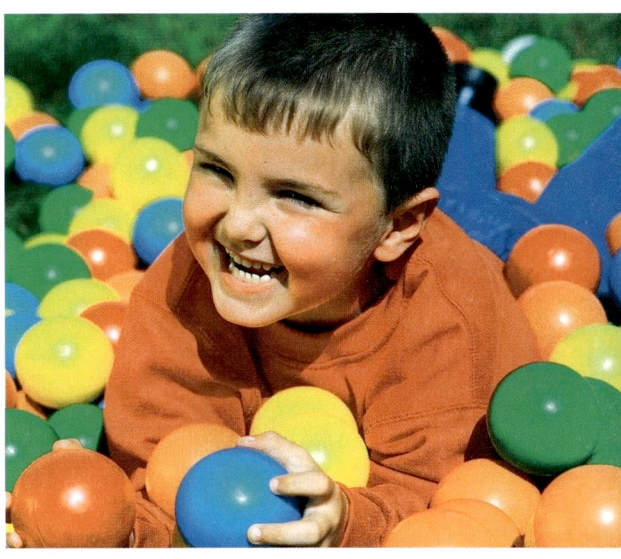
▲ Bewegung hält auch das Immunsystem auf Trab

Ich bin dauernd krank

HAUPTSYMPTOME

▪ Häufige Infekte, sonst **aber gutes Gedeihen und keine Beschwerden**: vermutlich Zeichen des normalen Lernprozesses des Immunsystems.
▪ Häufige Infekte **an immer wieder der gleichen Stelle**, evtl. mit weiteren Beschwerden: z.B. Mukoviszidose (→ S.268), Asthma (→ S.80), vergrößerte Rachenmandeln (→ S.364), Harnwegsinfektionen als Folge eines Blasen-Harnleiter-Rückflusses (→ S.167), verstopfter Tränenkanal (→ S.366).

▪ Häufige **Infekte, die besonders hartnäckig sind,** mit ungewöhnlichen Beschwerden (z.B. Abszessen) und oft ungewöhnlichen Keimen oder Pilzen, evtl. weitere Beschwerden oder Gedeihstörungen: Mangelernährung, schwere oder chronische Krankheiten wie Leukämie oder eine angeborene Abwehrschwäche (bei der bestimmte Anteile des Immunsystems nicht richtig funktionieren) – diese ist evtl. bereits bei Familienmitgliedern bekannt.

GESUND WERDEN

Das Immunsystem stärken

Sie können Ihr Kind nicht vor Keimen bewahren – aber Sie können zumindest seinem Immunsystem helfen, die Selbstheilungskräfte noch besser zu aktiveren. Der Lohn? Weniger Schniefnasenattacken sowie kürzere und mildere Krankheitsverläufe. DIE Wunderpille gibt es jedoch nicht: Zur Stärkung der Abwehr müssen mehrere Faktoren ineinandergreifen. Verschaffen Sie Ihrem Kind schon einen guten Start: Achten Sie auf sich in der Schwangerschaft, verzichten Sie auf das Rauchen und stillen Sie Ihr Baby möglichst die ersten 6 Monate seines Lebens.

Bewegung und Entspannung
Wer jemals beobachtet hat, wie ausdauernd ein Baby versucht, sich zu drehen, weiß: Bewegung ist ein kindliches Grundbedürfnis. Sie ist wichtig für die Leistungsfähigkeit, setzt positive Gefühle frei, führt zur Entspannung und fördert das Denken. Körperlicher und seelischer Stress schwächen das Immunsystem, umgekehrt gilt: Fitness, ausreichend Schlaf und Zufriedenheit stärken es.

Abhärtungsmaßnahmen
Spätestens seit Pfarrer Kneipp ist bekannt: Wasseranwendungen (→ S. 379) stärken unsere Körperabwehr. Ob Taulaufen, Wechselduschen und Saunagänge oder die – von Kindern oft eher akzeptierte – Abhärtung durch kalte Arm- und Beingüsse, z. B. am Ende der Badewannenzeit: Welche Reize das Immunsystem auch stimulieren, wichtig ist, dass sie regelmäßig einwirken. Und: Abhärten ist nur in gesundem Zustand erlaubt!

Ernährung
Eine ausgewogene Vollwerternährung, reich an Vitaminen und Mineralstoffen, ist für die Gesundheit enorm wichtig. Auch das Immunsystem braucht Energie zum Arbeiten: Wichtig sind Vitamin C und E, aber auch Vitamin A, Zink, Eisen, Selen und andere Vitamine und Mineralien. Auch wenn es diese als wirksame Nahrungsergänzungsmittel in Tablettenform gibt, versuchen Sie zunächst die natürliche Variante. Machen Sie Ihrem Kind normales Essen schmackhaft – Vitaminbomben wie Acerola- oder Holundersaft, Hagebutten-Sanddorn-Marmelade, Johannisbeerquark oder Erdbeer-Shake schmecken auch kleinen Leckermäulern.

Hilfen aus der Natur
Eine 4- bis 6-wöchige Frühjahrskur mit Frischpflanzenpresssäften (Löwenzahn, Brennnessel, Birke) dient der allgemeinen Stärkung. Der Rote Sonnenhut stimuliert das Immunsystem, Kapuzinerkresse Meerrettich, Wasserdost, Propolis (Kittharz der Honigbiene) und Lindenblüten (Fertigpräparate) steigern die Abwehrkräfte. In der Homöopathie werden bei einer Konstitutionstherapie zahlreiche Mittel zur Kräftigung der Abwehr eingesetzt. Bewährt ist auch die Mikrobiologische Therapie (→ S. 71), die das Immunsystem stimuliert und das Allgemeinbefinden verbessert.

Besser vorbeugen
In unserer kinderärztlichen Praxis hat sich seit vielen Jahren ein »Piratensaft« bewährt, um vor allem in den Herbst- und Wintermonaten Infekten vorzubeugen und dem Immunsystem zu helfen, mit solchen besser fertig zu werden.[212] Der Mix besteht aus zwei Probiotika (→ Mikrobiologische Therapie, S. 71) und Vitamin D (→ S. 32). Er wird während der Wintermonate täglich morgens zubereitet ($^1/_2$ Beutel Symbiolact comp., 15 Tropfen Symbioflor 1 und $^1/_2$ Tab. Vigantoletten 1000 IE, gemischt mit 2–3 TL Wasser). Er ist geschmacksneutral und wird von den meisten Kindern gerne getrunken – vor allem aus einem richtigen Piratenbecher. Bei einem Atemwegsinfekt mit Schnupfen und Husten kann man für dessen Dauer die Dosis auf je eine Gabe morgens und abends steigern.

Was Sie für Ihr Kind tun können

Sind Sie sich nicht sicher, ob sich die Infektionsneigung noch im üblichen Rahmen bewegt oder für eine ernste Abwehrschwäche spricht, suchen Sie Ihren Arzt auf, ebenso bei z. B. Gedeihstörungen (→ S. 150) oder ständiger Abgeschlagenheit (→ S. 52).

Auch wenn sich die Infekte selbst nur in manchen Fällen (z. B. durch hygienische Maßnahmen oder eine Impfung) verhindern lassen, können Sie mit zahlreichen Maßnahmen das Immunsystem Ihres Kindes unterstützen (→ Immunsystem stärken, S. 57).

ADHS

Andere Bezeichnungen: Aufmerksamkeitsdefizit-Hyperaktivitätssyndrom, hyperkinetisches Syndrom, Zappelphilipp-Syndrom
Mein Kind zappelt permanent herum, kommandiert seine Spielkameraden unfreundlich umher, redet dazwischen und hört nicht zu – so oder ähnlich beschreiben Eltern das Verhalten ihres Kindes mit ADHS.

ADHS als psychische Störung zeichnet sich dadurch aus, dass Betroffene leicht ablenkbar und unkonzentriert sind, ein aufbrausendes und unüberlegtes Wesen an den Tag legen

und dazu meist ruhelos und überaktiv sind (ohne Hyperaktivität heißt das Krankheitsbild ADS). Problematisch ist, dass Anzahl und Ausprägung der Beschwerden sehr unterschiedlich sind, viele mögliche Ursachen und Behandlungsformen existieren und neue Forschungsergebnisse das Bild der Krankheit immer wieder verändern.

Erkrankungsbeginn und Formen
Betroffene Kinder fallen frühzeitig durch ihr Verhalten auf – meist sind sie schon als Babys

---

HAUPTSYMPTOME

Ruhelos rennen, reden, raufen

Ein Kind unter 6 Jahren mit mehreren der folgenden Beschwerden über mindestens ein halbes Jahr könnte an ADHS leiden.
- **Aufmerksamkeitsdefizit:** Das Kind ist leicht ablenkbar, macht viele Flüchtigkeitsfehler, kann nicht zuhören, bringt Aufgaben nicht zum Abschluss, verliert häufig selbst z. B. lieb gewonnene Spielsachen, Werkzeuge, Schulbücher, Garderobe? Gelegentlich ist das normal, gehäuft allerdings bedenklich.
- **Überaktivität (Hyperaktivität):** Es wird permanent gezappelt und gehampelt, vom Stuhl aufgesprungen, viel geredet und gehandelt. Wenn das Kind wie ge-

trieben wirkt und nicht ruhig spielen kann, kann der Grad zwischen sehr aktiv und hyperaktiv überschritten sein.
- **Störung der Impulskontrolle:** Das Kind handelt oft unüberlegt, ist aufbrausend, aggressiv auch gegenüber Schwächeren, wenig mitfühlend und kann nicht warten, bis es an der Reihe ist? Wenn dieses Benehmen regelmäßig auftritt, ist Handeln gefragt.
- ADHS kann sich auch als alleinige **Teilleistungsstörung** (Lernprobleme, → S. 243), **Depression** (→ S. 112), **Angststörung** (→ S. 72) oder **Sprach- und Sprechstörung** (→ S. 355) äußern.

ADHS – eine Modediagnose?

ADHS bekam erst 1980 seinen Namen, vorher hieß die Verhaltensstörung »minimale zerebrale Dysfunktion« oder »Psychoorganisches Syndrom«. Heute wird die Erkrankung bei deutlich mehr Betroffenen erkannt – so entsteht der Eindruck, dass heute mehr Kinder an ADHS erkranken. Neurologen und Psychologen meinen jedoch, dass sich die Erkrankungsrate nicht wesentlich erhöht hat – allerdings scheint die ADHS-Symptomatik heute gerade in Gruppenprozessen stärker aufzufallen.

Die starke Vernetzung der Gesellschaft mit Reizüberflutung und einem Überangebot an Informationen, die hohen Anforderungen an das Individuum kombiniert mit einer stärkeren Strukturlosigkeit von Familie, Beruf und Gesellschaft erfordern vom Einzelnen oft eine angepasste Haltung, starke Eigenmotivation und die Fähigkeit, Prioritäten zu setzen – mit diesen Eigenschaften tut sich ein ADHS-Patient möglicherweise schwerer als ein Gesunder.

3–10 % aller Kinder zeigen Symptome eines ADHS; bei Jungen wird diese Verhaltensauffälligkeit öfter diagnostiziert als bei Mädchen, vermutlich weil sie häufiger an der hyperaktiven Form leiden. Allerdings hat sich das Geschlechterverhältnis zwischen Mädchen und Jungen von 1:9 auf 1:3 verringert – wahrscheinlich wegen der verfeinerten Diagnosekriterien.

---

unruhig, schreien viel und erkunden aktiver als andere ihre Umgebung. Im Kleinkindalter gehören überschießende Aktivität, Aggressivität und Aufmerksamkeitsmangel vorübergehend auch zur normalen Entwicklung. Im Schulalltag, wo Stillsitzen und Aufmerksamkeit gefordert sind, tritt die Symptomatik stärker zutage – oft zeigt sich dann in der Rückschau, dass erste Symptome schon länger bestanden. Einige Kinder, meist Jungen, zeigen die eher hyperaktiv-impulsive Symptomatik (Zappelphilipp). Andere, oft Mädchen, sind eher verträumt und unaufmerksam (»Hans-Guck-in-die-Luft«, »Träumerle«). Viele Betroffene haben allerdings Kennzeichen beider Formen.

Mögliche Ursachen und Folgen

Mehrere Faktoren müssen wohl zusammentreffen, damit ADHS entsteht: Zum einen scheint die Neigung zu ADHS genetisch bedingt zu sein – die Hälfte aller ADHS-Patienten hat eine vererbbare Störung der Signalübertragung im Gehirn. Daneben ist möglicherweise eine erhöhte Konzentration des biochemischen Stoffes Cholin an der Krankheitsentstehung beteiligt.[2]

Auch zeigt sich bei Kindern mit Hyperaktivität eine verzögerte Hirnreifung – gerade das Frontalhirn, das für Aufmerksamkeit und Konzentration zuständig ist, scheint um bis zu 5 Jahre langsamer zu reifen, während sich die Hirnrinde, die die Motorik koordiniert, schneller entwickelt;[3] übrigens verzögert auch Rauchen während der Schwangerschaft die Hirnreifung. Zum anderen verstärken wohl äußere Faktoren wie permanente Überforderung, Stress im familiären Umfeld und ein Erziehungsstil, der wenig Grenzen und Regeln kennt, bei entsprechender Krankheitsbereitschaft die Erkrankung.

Fast die Hälfte aller ADHS-Betroffenen scheint auch im Erwachsenenalter noch unter ADHS zu leiden – allerdings äußert sich dann z. B. Hyperaktivität eher als starke innere Unruhe. Oft treten neben ADHS andere psychische Probleme auf, z. B. Depressionen und Angststörungen, das Risiko für Drogenmissbrauch ist erhöht.

Was Sie für Ihr Kind tun können

Sollten Sie auch von Erzieherinnen oder Lehrern die Rückmeldung bekommen, dass Ihr Kind zunehmend durch sein Verhalten in der Gruppe auffällt, sprechen Sie offen mit dem Kinderarzt über Ihre Bedenken und Ihren Verdacht auf ADHS. Ob Ihr Kind wirklich daran leidet, klärt am besten ein in ADHS-Diagnostik versierter Kinder- und Jugendpsychiater – vielleicht durchläuft es auch nur in seiner Entwicklung gerade eine schwierige Phase, die sich durch familiären Stress und zu wenig Bewegung und altersgerechte Tätigkeiten verstärkt? Lassen Sie Ihren Arzt auch wenig bekannte Auslöser wie die **Kryptopyrrolurie** (→ S. 113) oder ein **KiSS-Syndrom** (→ S. 219) ausschließen – die einfache Therapie dieser Krankheitsbilder kann allein schon zu anhaltenden Verbesserungen bei den Kindern und den ADHS-Symptomen führen.

Diverse Tests geben einen Überblick über die geistigen Fähigkeiten, das Verhalten in bestimmten Situationen und die Konzentrationsfähigkeit Ihres Kindes, daneben werden auch Bezugspersonen Ihres Kindes zu Wort kommen, damit Ihr Arzt ein möglichst umfassendes Bild Ihres Kindes erhält.

Kombinationstherapie Bei leichten Konzentrationsstörungen reicht manchmal eine alleinige verhaltenstherapeutische Behandlung aus, bei starken Aggressionen kann die medikamentöse Therapie vielleicht erst den Weg für eine psychotherapeutische Behandlung ebnen.

Meist werden mehrere Behandlungsstränge gleichzeitig eingesetzt: Psychotherapeutisch sind eine Verhaltenstherapie Ihres Kindes, die oft das Marburger Konzentrationstraining (eine dem autogenen Training ähnliche Methode) beinhaltet, eine Familientherapie für Sie und Geschwisterkinder, um passende Verhaltensstrategien zu erlernen, sowie ergotherapeutische Maßnahmen sinnvoll. Medikamente mindern die Symptomatik bei regelmäßiger Einnahme; in Kindergarten oder Schule wird Ihrem Kind eine spezielle Förderung zuteil. Eine wichtige Rolle kommt der Aufklärung aller Betroffenen über den Krankheitscharakter zu: Die Diagnose ADHS ist weder eine Geisteskrankheit, noch ist das betroffene Kind dumm oder faul!

Reizwort Ritalin®

Seit fast 50 Jahren wird in der ADHS-Behandlung Methylphenidat eingesetzt, besser bekannt unter seinem Handelsnamen Ritalin. Dieser stimulierende, amphetaminähnliche Wirkstoff erhöht die Konzentration der Botenstoffe Dopamin und Noradrenalin an den Zielzellen im Gehirn und wirkt bei Gesunden aufputschend und anregend. Bei ADHS scheint die Stimulation bestimmte Hirnregionen zu aktivieren, die Kontrollfunktionen innehaben: Nach der Einnahme des Medikaments ist ein ADHS-krankes Kind für 3–5 Stunden konzentrierter, ruhiger und weniger impulsiv – verlockend für überanstrengte Eltern und alle, die unter dem aggressiven Verhalten zu leiden haben.

Zwar folgt die Gabe dieses Wirkstoffs klaren Behandlungsgrundsätzen, doch haben sich in den letzten 15 Jahren die Verschreibungen von Ritalin und Artverwandten verdreifacht – in den USA nimmt bereits jedes 25. Kind entsprechende Medikamente. Kritiker bemängeln die zu schnelle Gabe bei »Normabweichungen« – wer aus der Reihe tanzt, wird medikamentös behandelt, zu Lasten der individuellen Charakterbildung.

Umstritten ist die Medikamentengabe auch wegen der möglichen, noch zu wenig erforschten Langzeitfolgen. Methylphenidat fällt in Deutschland unter das Betäubungs-

GESUND WERDEN

mittelgesetz und begünstigt möglicherweise eine Sucht. Daneben wird seit Jahren kontrovers diskutiert, ob sich die Langzeitgabe eines Wirkstoffs, der in den Hirnstoffwechsel eingreift, nicht negativ auf die Gehirnentwicklung auswirkt.

Das passende Umfeld

Ein regelmäßiger Tagesablauf und ausreichend Schlaf verbessern die Gesamtsituation und führen manchmal dazu, dass die Medikamentendosis reduziert werden kann.

ZUM WEITERLESEN

Buchtipp

Udo Baer, Waltraut Barnowski-Geiser: Innenwelten hyperaktiver Kinder, Affenkönig Verlag, 2005

Das Autorenduo zeigt anhand von 15 Fallgeschichten auf, wie sich Menschen mit ADHS fühlen und in welchen Umgebungskonstellationen welche Therapie was bewirkt.

Mit Entspannungsverfahren (→ S. 124) und ausreichend Bewegung (→ Aktivität fördern, S. 400) können Sie Ihrem Kind helfen, ruhiger zu werden und Aggressionen (→ S. 60) abzubauen; daneben können Sie gezielt den häufigen Konzentrationsstörungen (→ S. 222) entgegenwirken.

ADHS-Patienten haben nicht nur anstrengende Eigenschaften – oft sind sie sehr sensibel mit ausgeprägtem Mitgefühl und starkem Gerechtigkeitssinn, ihre Begeisterungsfähigkeit kann sich in Kreativität und Offenheit äußern, die Hyperaktivität bahnt manchmal den Weg zum Leistungssport. Stärken Sie in Zusammenarbeit mit einem Verhaltenspsychologen die positiven Eigenschaften Ihres Kindes und damit sein Selbstwertgefühl.

Ernährung

Vielen Kindern hilft eine Ernährungsumstellung auf gesunde Vollkost. Studien konnten zwar bisher keinen eindeutigen Zusammenhang belegen, aber schaden wird eine bewusste Ernährung Ihrem Kind garantiert nicht. Farb- und Konservierungsstoffe in Süßigkeiten (wie Gummibärchen), Limonaden oder bunt gefärbten Nahrungsmitteln führen durchaus zu einem Hyperaktivitätsanstieg; verantwortlich gemacht werden hier vor allem Natriumbenzoat und Phosphate.[4]

Aggressionen

Aggressionen gehören genauso zum normalen Verhaltensrepertoire eines Menschen wie Angst, Trauer oder Fröhlichkeit – doch man muss damit umgehen können.

Aggressionen werden eingesetzt, um sich mit Gewalt von anderen abzusetzen, diese zu schädigen und einen Wettbewerbsvorteil zu erlangen – dieses Verhalten ist im Tierreich bei der Balz oder auf Beutezug sinnvoll. In der menschlichen Gesellschaft wird aggressives Verhalten nicht nur negativ gesehen, sondern in der Geschäftswelt als Durchsetzungsvermögen und Energie umgedeutet – interessanterweise schärft Wut das Urteilsvermögen, was die Strategie erfolgreicher Menschen erklären könnte.[5]

Mehrere Faktoren zusammen scheinen aggressives Verhalten auszulösen. Die Neigung zu Aggressionen ist wohl von der Aktivität des Botenstoffes Serotonin im Gehirn abhängig – und die wird vererbt.[6] Auch Alkohol-

und/oder Nikotingenuss der Mutter während der Schwangerschaft erhöhen das Risiko für Verhaltensauffälligkeiten.[7] Daneben hat aggressives Verhalten von Bezugspersonen Vorbildfunktion und wird nachgeahmt – vor allem, wenn es erfolgreich ist. Außerdem produzieren wiederholte Misserfolge zunehmend eine schlechte, gereizte Stimmung, die ab einem gewissen Punkt in Aggressivität umschlagen kann.

Kindliche Aggressionen

Kinder müssen lernen, Aggressionen zu beherrschen, da sonst mit negativen Auswirkungen zu rechnen ist: Dreijährige, die im Kindergarten durch aggressives Verhalten auffallen, bleiben oft überdurchschnittlich aggressiv und werden als junge Erwachsene häufiger straffällig. Daneben wirkt sich Aggressivität auch negativ auf Schulleistung und Berufsleben aus: Aggressive Kinder erreichen häufig nicht den Schulabschluss, den sie aufgrund ihres Intelligenzquotienten erreichen könnten, und sie erhalten seltener eine ihrem Abschluss entsprechende Arbeitsstelle.[8] Daneben erkranken Menschen mit aggressivem Verhalten eher an Bluthochdruck, Diabetes und Arteriosklerose.

Während Kinder bis zum 3. Lebensjahr Wut und Zorn nur körperlich ausdrücken können, sind sie ab dann in der Lage, Kompromisse einzugehen, ihr Missfallen verbal zu äußern oder sich zurückzuziehen. Ab dem Schulalter vermögen sie, eine Situation anders zu bewerten, sich in die Gegenseite einzudenken oder sich abzulenken.

Schläger und Zicken

Aggressionen äußern sich bei Jungen eher körperlich, bei Mädchen eher verbal oder sozial ausgrenzend. Mädchen ordnen die Mimik eines Gegenübers viel besser dessen Stimmung zu, doch scheinen aggressive Kinder oft die Absichten ihres Gegenübers zu missdeuten – sie unterstellen schnell negative Absichten und nehmen Sympathiebekundungen nicht wahr.

Grundsätzlich fallen etwa 5 % aller Jungen, aber nur 0,5 % aller Mädchen eines Vorschul- oder Schuljahrgangs durch aggressives Verhalten auf. Jungen haben oft ein besseres räumliches Vorstellungsvermögen, können besser in Kategorien denken und haben mehr Kraft. Heute sind diese angeborenen Fähigkeiten weniger gefragt als die soziale Kompetenz von Mädchen, die sich besser in andere eindenken und gut in der Gruppe arbeiten können. Diese geschlechtsspezifischen Unterschiede scheinen mit dafür verantwortlich zu sein, dass eher Jungen ein aggressives Verhalten zeigen: Ihnen bleiben aufgrund ihres wenig teamorientierten Verhaltens in Kindergartengruppen und Schule soziale Erfolgserlebnisse verwehrt.

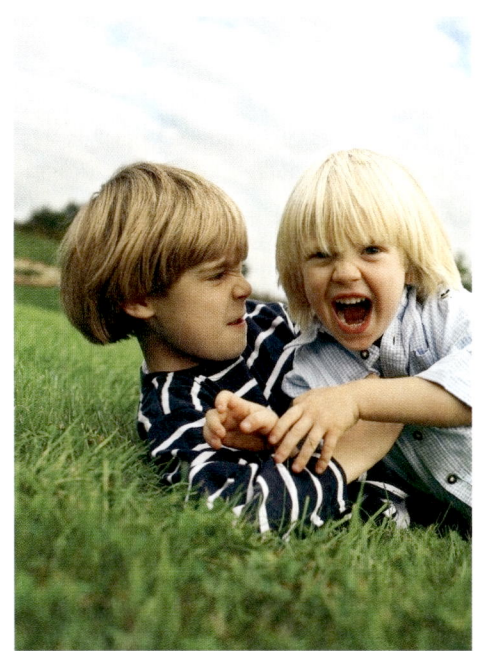

▲ Wenn Raufen alltäglich wird, sollten Sie handeln

Hauen, schlagen, treten

An diese Handlungen denkt man zuerst, doch Aggressionen können sich auch anders äußern:

▌ Auseinandersetzungen werden regelmäßig körperlich ausgetragen; das Kind verhält sich jüngeren oder kleineren Kindern oder Tieren gegenüber aggressiv, wird regelmäßig ausfallend und beschimpft andere bei kleinsten Anlässen wüst.

▌ Das Kind kann das Verhalten anderer Kinder nicht einordnen, z.B. ignoriert es

Weinen oder Friedensangebote, missachtet eindeutige Signale der Unterlegenheit, schlägt z.B. ein bereits am Boden liegendes Kind.

▌ Es fügt sich selbst Verletzungen zu oder isst aus Wut über einen längeren Zeitraum nichts mehr.

▌ Es grenzt durch sein Verhalten ein anderes Kind aus.

▌ Es zeigt nie Aggressionen und ist sehr harmoniesüchtig.

Was Sie für Ihr Kind tun können

Ist Ihr Kind über mehrere Wochen körperlich oder verbal aggressiv, sollten Sie nach Ursachen forschen (z.B. Spannungen im familiären Umfeld durch Trennung, Geldmangel, Umzug) und auch mit Ihrem Kinderarzt darüber sprechen. Oft stecken hinter Aggressionen auch wiederholte Misserfolge, z.B. schlechte Noten in der Schule, unfreundliche Mitschüler, eine Ausgrenzung im Sportverein. Ihr Arzt wird mit Ihnen entweder Strategien zur Ursachenbekämpfung erarbeiten oder Ihnen eine verhaltenstherapeutische Behandlung empfehlen.

Mit gutem Beispiel voran

Eltern haben Vorbildfunktion – wenn Sie in unangenehmen Situationen mit Ihren Aggressionen angemessen umgehen, kann Ihr Kind von Ihnen lernen. Kontraproduktiv sind aggressive Kurzschlussreaktionen Ihrerseits; legen Sie besser zusammen mit Ihrem Kind fest, was bei bestimmten Verhaltensmustern passiert, z.B. kein Fernsehen, keine Gutenachtgeschichte oder Mithilfe bei ungeliebter Hausarbeit, und setzen Sie dann diese Strafe konsequent um.

▌ Lassen Sie Wut und Zorn zu und äußern Sie Verständnis, wenn Ihr Kind sich aus gutem Grund ärgert. Lenken Sie dann aber die Reaktion Ihres Kindes in geordnete Bahnen und entwickeln Sie mit ihm gemeinsam eine Ausweichstrategie, z.B. die private »Schreitherapie«: Ihr Kind soll den Grund für seine Wut äußern, seine Wut auf einer Skala von 1 bis 10 abschätzen und darf dann genauso so oft schreien.

▌ Eine gereizte Stimmung entsteht schnell bei Müdigkeit oder Hunger. Treten die Aggressionen immer zur gleichen Zeit auf, ist Ihr Kind vielleicht gelangweilt oder müde. Auch eine Reizüberflutung führt zu Aggressionen – eine kurze Auszeit ohne Ansprache, Spielzeug etc. kann helfen.

▌ Auch wenn Sie sich vorbildlich verhalten, sind Aggressionen in den Medien nicht nur präsent, sondern werden oft auch positiv (als erfolgreiches Verhalten) bewertet – Fernsehen, DVD-Gucken und Playstation-Spielen sollten also einer gewissen Kontrolle unterliegen.

▌ Reagieren Sie auf Aggressionen mit Körperkontakt, Zuwendung und leisen Tönen – Ihr Kind beruhigt sich schneller.

Und sonst

Bewegung hilft, Spannungen abzubauen und überschüssige Kraft in positive Bahnen zu lenken (Aktivität fördern → S. 400). Auch autogenes Training und andere Entspannungsverfahren (→ S. 124) wirken schlech-

ter Stimmung entgegen. Als Bach-Blüten (→ S. 88) werden hauptsächlich Cherry Plum, Holly und Agrimony eingesetzt, bei zu wenig Mitgefühl ist Beech geeignet. Auch homöopathische Mittel können helfen, sollten aber im Rahmen einer Konstitutionstherapie ausgewählt werden.

Akne

Andere Bezeichnung: Acne vulgaris
Jugendliche haben es nicht leicht: Die Stimmung fährt Achterbahn, der Körper verändert sich – und dann sprießen auch noch diese furchtbaren Pickel …

Männliche Geschlechtshormone werden besonders in der Pubertät vermehrt ausgeschüttet, worauf die Talgdrüsen der Haut mit gesteigerter Talgsekretion (**Seborrhö**) reagieren. Zugleich verhornen bei vielen Jugendlichen die Ausführungsgänge der Talgdrüsen: Talg und abgeschilferte Hautzellen können nicht mehr nach außen und sammeln sich im Gang an (weißer Mitesser). Dort lagert sich dann Pigment ein und färbt den Mitesser in der Mitte dunkel (schwarzer Mitesser). Die verstopfte Talgdrüse bietet ideale Bedingungen für Bakterien, allen voran das

Propionibacterium acnes. Wenn sie die Drüse besiedeln, entsteht eine Entzündung, ein (Eiter-)Pickel. Sind nur Mitesser (Komedonen) vorhanden, spricht man von der **Acne comedonica**, entwickeln sich zusätzlich Pickel (Papulopustel), von **Acne papulopustulosa**. Bei der seltenen schweren Form, der **Acne conglobata**, bilden sich riesige Mitesser und Abszesse, die große Narben hinterlassen. Die Veränderungen finden sich überwiegend dort, wo besonders viel Talg produziert wird: an der Stirn, den Wangen und dem Kinn, am oberen Rücken und am Dekolleté.
Normal ist eine Neugeborenenakne in den ersten Lebenswochen als Folge der mütterlichen Hormone. Tritt Akne dagegen in einem anderen Lebensalter auf, sollte ärztlich abgeklärt werden, ob Krankheiten oder schädliche Substanzen als Auslöser dahinterstecken.

Was Sie für Ihr Kind tun können

Akne ist selten ein gesundheitliches, sondern eher ein psychologisches Problem. Was nutzt einem in der Pubertät die Behauptung der Eltern, das wachse sich aus? Zu allem Überfluss verschlimmert sich Akne häufig zu Beginn der Behandlung und es dauert Wochen, bis sich eine Besserung bemerkbar macht. Nehmen Sie also Ihr Kind ernst, selbst wenn aus Ihrer Sicht kaum etwas zu sehen ist. Deshalb sollten Sie mit ihm einen Arzt aufsuchen,

auch wenn sich zumindest bei den leichten Formen die ärztlich empfohlenen Therapiemöglichkeiten nicht von denen der Selbsthilfe unterscheiden.

Allgemeine Hautpflege Die betroffene Haut wird 2-mal täglich mit einem weichen, fettaufsaugenden Kosmetiktuch und eventuell speziellen Reinigungsmitteln (milde Waschsyndets, antiseptische Reinigungsgele, Ge-

sichtswaschcreme) gereinigt. Fettreiche Salben und Kosmetika sind ebenso wie das Herumquetschen an Mitessern und Pickeln zu vermeiden. Milde Sonneneinstrahlung verbessert meist das Hautbild.
Bei sehr leichten Formen können die oberen Hornschichten mit einer Peelingcreme (die mechanische Schleifmittel enthält) abgerubbelt werden, um die Öffnungen der Drüsengänge freizulegen.

Medikamentöse Therapie Je nach Akneform und Hauttyp wird zunächst mit einer Basistherapie begonnen. Tritt darunter innerhalb von 3 Monaten keine Besserung ein, wird der Arzt eine erweiterte Therapie empfehlen. Nach weiterer 4–6 Monaten kommen dann ggf. Präparate zum Einnehmen zum Zug. Die Wirkstoffe für die äußere Anwendung gibt es in Form von Gel, Salbe oder Tinktur. Fast alle Substanzen haben mehrere Wirkungen, oft werden auch mehrere Substanzen kombiniert:
- **Schleifen und Schälen**, Verhornung lösen bzw. positiv beeinflussen: Vitamin-A-Säure und Abkömmlinge (z. B. Isoretinoin), Benzoylperoxid (BPO), Ammoniumdodecylsulfat, Azelainsäure, Salizylsäure

- **Entzündung hemmen**, Desinfektion, antibakterielle Wirkung: alle Schälmittel sowie – mit stärkerer Wirkung – Antibiotika (Erythromycin, Clindamycin, Tetracyclin)
- **Verbesserung der Wundheilung**, Hautschutz: Zink
- **Antiandrogene Wirkung**, also Hemmung der männlichen Geschlechtshormone: Hormonpräparate (»Pille«); wird nur bei Mädchen eingesetzt.

Heilpflanzen, Wasser & Wickel
Für die äußere Anwendung eignen sich entzündungshemmende Pflanzen, für die innere solche, die den Stoffwechsel anregen. Wissenschaftlich untersucht ist die Mahonienrinde, die als Creme oder Salbe (Rubisan®) und auch kombiniert mit Stiefmütterchenkraut und Wassernabelkraut – gut gegen Narbenbildung – erhältlich ist (Ekzevowen®). Hamamelis (Zaubernuss) wirkt zusätzlich zusammenziehend, ist deshalb in vielen naturkosmetischen Rasierwässern enthalten und bei ersten Bartstoppeln zu empfehlen. Seesand und Weizenkleie wirken schälend und werden statt Peeling-Cremes oder für ein Vollbad eingesetzt. Bei großflächiger

Wildes Stiefmütterchen für zarte Haut
Das Ackerstiefmütterchen regt den Stoffwechsel an, hemmt die Entzündung und schützt die Hautzellen vor schädigenden Einflüssen.
- **Teekur:** Neben Stiefmütterchenkraut helfen Kamillenblüten, Brennnesselkraut, Löwenzahnwurzel, Pfefferminz- oder Brombeerblätter, Fenchelfrüchte, Johanniskraut, Schachtelhalm, Quecke, Gänseblümchen, Walnussblätter und/ oder Ringelblumen. Setzen Sie 1 TL der Mischung (z. B. Stiefmütterchen, Gänseblümchen und Brennnessel) mit 1 Tasse

heißem Wasser an, die 10 Minuten bedeckt zieht. Ihr Kind soll etwa 6 Wochen lang täglich 2–3 Tassen des frisch aufgebrühten Tees trinken.
- **Waschung:** Mit stärkerem Tee (8 TL mit $1/_2$ Liter kochendem Wasser, 5 Min. ziehen, dann abkühlen lassen) kann sich Ihr Kind morgens und abends das Gesicht waschen.
- **Gesichtspackung:** Tunken Sie ein sauberes Tuch in den Tee, wringen es aus und legen es für 10 Min. auf das Gesicht (Nase bleibt frei; 1- bis 2- mal pro Woche).

Akne helfen Bäder mit Zinnkraut (Schachtelhalm) oder Schwefel. Empfehlenswert sind Gesichtsdampfbäder 2-mal pro Woche, z. B. mit Kamillenblüten (1 EL mit 1 l heißem Wasser übergießen, 8–10 Min. Kopf über den Dampf halten und dabei mit einem großen Handtuch abdecken), die die Poren öffnen und die Entzündung abklingen lassen. Eine anschließend für 10–15 Min. aufgelegte Gesichtsmaske (z. B. WALA Akne Gesichtsmaske®) verstärkt den Effekt. Auch regelmäßige Saunabesuche haben eine positive Wirkung.

Ernährung

Zahlreiche Studien versuchen, den Zusammenhang zwischen Akne und Ernährung nachzuweisen oder zu zeigen, dass es keinen gibt – für jede Studie, die für das eine spricht, gibt es eine andere, die das Gegenteil beweist. In der Praxis zeigt sich allerdings immer wieder: Bei manchen Betroffenen verschlimmert sich die Akne bei bestimmten, oft fettigen und süßen Nahrungsmitteln, Fast Food oder Gewürzen, zu viel Vitamin B und Jod (z. B. in jodiertem Speisesalz). Häufig verbessert sich das Hautbild durch eine konsequente Vollwertkost mit viel frischem Obst und Gemüse, evtl. im Anschluss an eine Heilfastenkur. Auch eine Darmsanierung kann über eine Stärkung des Immunsystems und Entgiftung die Akne positiv beeinflussen.

Gute Erfolge gibt es auch bei der täglichen Einnahme von Zink sowie Selen, Vitamin E, Folsäure oder Gamma-Linolensäure. Während bei dem einen Produkte mit viel Hefe die Haut verschlechtern, wirkt bei dem anderen das alte Hausmittel Hefe oder medizinische Hefe (als Fertigpräparat in der Apotheke) Wunder, insbesondere in Kombination mit einer Saft- oder Teekur von Löwenzahn – also ausprobieren, worauf die Haut wie reagiert.

Und sonst

Bei fettiger Haut hat sich das Schüßler-Salz Nr. 9 Natrium phosphoricum bewährt, das auch als Salbe über Nacht aufgetragen werden kann. Es wird häufig kombiniert mit Nr. 3 Ferrum phosphoricum und Nr. 4 Kalium chloratum (im Verhältnis 3 : 1 : 1).
Auch einige Homöopathika eignen sich im Rahmen einer Konstitutionsbehandlung zur Behandlung langanhaltender Hautveränderungen.
Einen Versuch wert sind die manuelle Medizin bei hartnäckiger Gesichtsakne (Lösen der Blockade im Bereich der oberen Halswirbel), die Bach-Blüten-Therapie besonders wenn Ihr Kind unter der Situation leidet (Crab Apple, evtl. in Kombination mit Chestnut Bud) oder die tägliche Bestrahlung mit einer Rotlichtlampe 2-mal über 15 Min. (bessere Hautdurchblutung, Austrocknen der Pickel).

Allergien

Unser Körper kann zwischen körperfremden und eigenen Zellen unterscheiden, potenziell bedrohliche Substanzen erkennen und sie vernichten. Diese Körperabwehr ist zwar überlebensnotwendig, doch schießt das Immunsystem auch schon mal über das Ziel hinaus.

Allergien sind chronische Entzündungen an Grenz- und Oberflächen des Körpers als Folge einer Überreaktion des Immunsystems auf eigentlich harmlose Substanzen. Sie nehmen vor allem in westlich geprägten Industriegesellschaften seit einigen Jahren massiv zu.[9] Nach einer aktuellen Untersuchung des

Robert-Koch-Instituts konnte bei 40 % aller Kinder und Jugendlichen eine Überempfindlichkeit gegen mindestens eine Substanz festgestellt werden und fast 17 % aller Kinder und Jugendlichen entwickelten Symptome einer allergischen Erkrankung, beispielsweise 10–15 % Heuschnupfen, 13 % Neurodermitis, knapp 5 % Asthma.[10]

Wie Allergien entstehen

Unser Immunsystem läuft am Anfang auf Sparflamme: Ein Neugeborenes besitzt nur eine Grundausstattung, um die ersten Monate zu überleben, sowie eine von der Mutter mitgegebene »Wegzehrung«. Damit überbrückt es die Zeit, bis sein Abwehrsystem einigermaßen gelernt hat, Feindliches als gefährlich und Harmloses (wie z. B. Katzenhaare) sowie Nützliches (so auch eigene Zellen) als ungefährlich einzustufen. Geht in dieser Lernphase in den ersten Lebensjahren – die sich beispielsweise durch ständige Erkältungen äußert – etwas schief, werden sich mit großer Wahrscheinlichkeit allergische Probleme ergeben.

Unzähligen Studien zum Trotz ist noch immer nicht endgültig geklärt, warum Allergien entstehen.

Zu viel oder zu wenig Kontakt?

Vor einigen Jahren postulierte die **»Umwelt-Hypothese«** einen engen Zusammenhang zwischen Umweltverschmutzung und Allergie- und Asthmaerkrankungen. Zwar bestätigte sich dies für einige Substanzen (z. B. Dieselruß, Ozon), aber es erklärte nicht, warum in der ehemaligen DDR (die eine weit höhere Luftverschmutzung hatte) die Allergierate viel geringer war als im Westen Deutschlands.[11]

Auch deshalb entstand die **»Hygiene-Hypothese«**: Das Immunsystem muss in früher Kindheit durch großen Erreger- und Aller-

genkontakt trainiert werden, übertriebene Hygiene wirkt diesem entgegen und erhöht so das Allergierisiko. Diese Theorie wird unterstützt durch Befunde, dass Kinder mit älteren Geschwistern oder die eine Krabbelgruppe bzw. den Kindergarten besuchen, auf dem Bauernhof oder von Anfang an mit einem Haustier aufwachsen, seltener an Allergien leiden.[12–16] Kinder, die eine Wurmerkrankung durchgemacht haben, scheinen seltener allergische Erkrankungen zu entwickeln; erhalten sie dagegen über einen längeren Zeitraum Wurmmittel, erhöht sich das Risiko für eine Hausstaubmilbenallergie.[17, 18] Auch Magen-Darm-Infektionen mit dem Bakterium Helicobacter pylori scheinen die Allergierate zu vermindern.[19] Zudem gibt es Hinweise, dass Impfungen das Allergierisiko erhöhen; so haben Kinder aus Familien mit anthroposophischer Lebensweise, die nicht oder kaum geimpft sind, weniger Allergien.[20]

Gene und äußere Einflüsse

Recht einig sind sich die Experten, dass mehrere Faktoren zusammenkommen müssen, damit eine Überempfindlichkeit und anschließend allergische Erkrankung entsteht. Diskutiert wird eine erbliche Komponente (**Atopie**) – das Allergierisiko für die Kinder von Eltern, die an einer Allergie leiden, ist mehr als doppelt so hoch wie das von Kindern gesunder Eltern. Dabei werden jedoch meist nicht die Störungen der normalen Bakterienbesiedlung der Mutter berücksichtigt – nur eine »darmgesunde Mutter« kann ihrem Kind wichtige Bakterien für die Darmbesiedlung weitergeben. Fehlen diese, kann es zu Störungen der Schleimhautbarriere kommen (→ Mikrobiologische Therapie, S. 71).[21] Zigarettenrauch oder Haushaltsreiniger in Sprayform können das Allergierisiko weiter erhöhen.[22, 23] So reagierten in einer schwedischen Studie Kinder, die dem Rauch ihrer Eltern ausgesetzt waren, doppelt so häufig auf Inhalationsallergene wie Kinder von Nichtrauchern, auch die Zahl derer, die überempfindlich gegenüber Allergenen in der Nahrung reagierten, war erhöht.[24]

Allergene

Allergieauslösende Substanzen gelangen auf verschiedenen Wegen in den Körper: über das Einatmen (Inhalationsallergene), den Mund und Magen-Darm-Trakt (Ingestionsallergene), die Haut (Kontaktallergene) oder durch Einspritzen (Injektionsallergene):

- **Inhalationsallergene:** In Innenräumen wirken – neben dem Rauchen – besonders der Kot der Hausstaubmilben, Schimmelpilze und chemische Substanzen z.B. in Farben, Möbeln oder Bodenbelägen allergen. In der Außenluft sind es z.B. Dieselruß und Feinstaub sowie Pollen windbestäubter Pflanzen wie Bäume, Sträucher, Gräser, Getreide und Kräuter, die fast das ganze Jahr über, v.a. aber im Frühjahr und Sommer, durch die Luft fliegen. Daneben kommen häufig Allergien gegen Eiweiße in Tierhaaren, -schuppen, -federn, oder -speichel vor, vor allem bei Tieren mit Fell (insbesondere Katzen). Selten sind Allergien gegen Medikamente zum Inhalieren.
- **Ingestionsallergene:** Besonders allergen sind über die Nahrung aufgenommene tierische Eiweiße (Nahrungsmittelallergene, z.B. in Eiern, Kuhmilch, Fisch), Soja, Nüsse und Zitrusfrüchte, aber auch Medikamente, vor allem Penicillin.
- **Kontaktallergene:** Bei Kindern eher selten, bei Jugendlichen häufiger reagiert die Haut überempfindlich auf z.B. Nickel oder Latex. Die Allergie tritt entweder als akute Hautveränderung innerhalb von 12–48 Stunden am Ort des Kontakts auf oder entwickelt sich zu einer chronischen Entzündung, die große Hautbereiche betreffen kann.
- **Injektionsallergene:** Bei Kindern ist hier vor allem das Insektengift von Bienen und

Wespen wichtig, seltener sind Reaktionen auf gespritzte Kontrastmittel und Mittel zur lokalen Betäubung.

Wie eine Allergie aussehen kann

Allergische Reaktionen zeigen sich – direkt oder mit einer Verzögerung von bis zu 72 Stunden – zwar überwiegend am Eintrittsort in den Körper, äußern sich aber äußerst vielfältig: von juckender Haut und Quaddeln über rote Augen und Schniefnase zu Atembeschwerden bis hin zu Übelkeit und Durchfall, seltener als Ohren-, Nasennebenhöhlen- oder Gelenkentzündungen oder Migräne, im Extremfall sogar als lebensgefährliches Kreislaufversagen (**anaphylaktischer Schock**).

Die häufigsten Krankheitsbilder, die allergisch bedingt oder mitbedingt sind (fach-

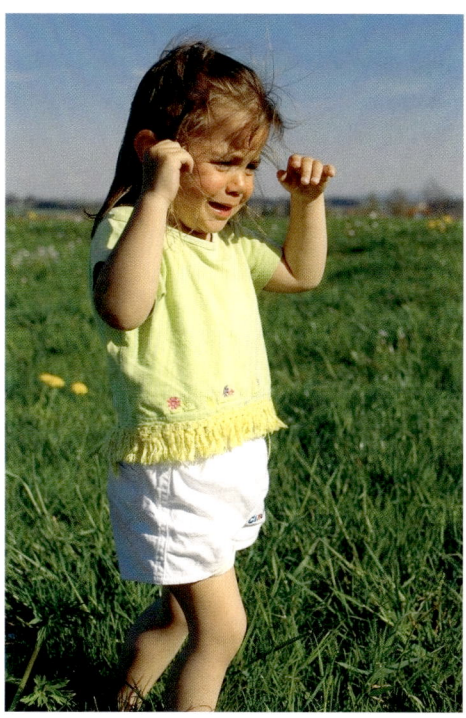

▲ Für allergiegeplagte Kinder lauern mögliche Gefahren fast überall

sprachlich: zum atopischen Formenkreis gehörend) sind: überwiegend an der Haut die Neurodermitis (→ S. 287), Kontaktallergie und Nesselsucht (→ S. 285), vor allem im Bereich der Atemwege der Heuschnupfen (→ S. 184) und das Bronchialasthma (→ S. 80). Auch Nahrungsmittelallergien (→ S. 281) und Arzneimittelallergien spielen sich nicht nur im Magen-Darm-Trakt ab, sondern können Hautsymptome oder Atembeschwerden verursachen.

Oft zeigen sich die einzelnen Formen in einem bestimmten Lebensalter – Nahrungsmittelallergien bereits bei Babys, Inhalationsallergien meist erst nach dem 3. Geburtstag. Nicht selten zeigen sich die Beschwerden zunächst in den oberen Atemwegen (z. B. als Heuschnupfen) und verlagern sich mit der Zeit in die tiefen Atemwege (als Asthma); dies wird auch als Etagenwechsel bezeichnet.

Gar nicht so selten sind auch **Kreuzallergien**: Dabei reagieren die bereits vorhandenen Antikörper auch mit anderen, ähnlichen Allergenen. So können Birken- und Beifußpollenallergiker z. B. eine Nahrungsmittelallergie auf Pinienkerne, Nüsse oder Kiwi entwickeln oder Soja- und Erdnussallergiker auf andere Hülsenfrüchte wie Lupinen (die sich zunehmend als Mehl oder Sojaersatz in Lebensmitteln verstecken).

Was Sie für Ihr Kind tun können

Haben Sie den Verdacht, Ihr Kind reagiert verstärkt auf bestimmte Substanzen, besprechen Sie das gelegentlich mit Ihrem Arzt. Hat es unerklärlichen Juckreiz, Hautausschläge, Quaddeln, Atemprobleme oder sonstige unklare Beschwerden, suchen Sie ihn bald auf.

Vorbeugung insbesondere bei familiärer Neigung

Die Lebensbedingungen haben einen nicht zu unterschätzenden Einfluss darauf, ob ein Kind eine Allergie entwickelt. Sie können einiges tun, um das Risiko zu senken. Aber: Viele Empfehlungen werden kontrovers diskutiert, andere sind im Alltag kaum praktikabel – schließlich soll Ihr Kind nicht unter einer Glasglocke aufwachsen!

- Als gesichert gilt, dass Rauchen in der Schwangerschaft und der Umgebung des Kindes die Empfindlichkeit der Schleimhäute und somit die Gefahr für eine Allergie und auch eine spätere Asthmaerkrankung erhöht.
- Während der Schwangerschaft und des Stillens von der Mutter eingenommene

Was tut der Arzt bei Allergieverdacht?

Im Mittelpunkt steht zunächst das Gespräch, um herauszufinden, ob eine familiäre Belastung (unter spezieller Berücksichtigung möglicher Störungen der Darmflora) vorliegt und welche Symptome wann auftreten; evtl. müssen Sie über einige Zeit zusammen mit Ihrem Kind ein »Allergietagebuch« führen. Der nächste Schritt sind Blutabnahmen und verschiedene Allergietests, bei denen die Reaktion auf bestimmte Substanzen geprüft wird. Allerdings sind diese Tests gerade bei kleinen Kindern nur begrenzt aussagekräftig. Bei Verdacht auf eine Nahrungsmittelallergie hilft eine Eliminationsdiät (bei der zunächst alle allergenen Lebensmittel weggelassen und dann einzeln langsam wieder eingeführt werden), die Auslöser zu finden.

AUS DEM ALLTAG

Milchsäurebakterien (z.B. LGG®, Symbio-Lact comp.®; → Neurodermitis: Probiotika, S. 291) beugen allergischen Reaktionen beim Kind vor.[25]

- Unbestritten ist, dass ausschließliches Stillen über mindestens 4–6 Monate zahlreiche positive Effekte hat. Ob damit allerdings auch Allergien vermieden werden können, wird dagegen – zumindest bei Müttern, die selbst eine Allergie haben – unterschiedlich bewertet. Insgesamt überwiegen in jedem Fall die Vorteile von Muttermilch. Kann nicht gestillt werden, wird HA-Milch empfohlen, industriell angefertigte Säuglingsnahrung, die besonders wenig allergen ist. Reis- oder Mandelmilch aus dem Reformhaus kann bei alleiniger Gabe zur Mangelernährung führen, sollten daher besser mit adaptierter Säuglingsmilch z.B. auf Sojabasis kombiniert werden.
- Das Zufüttern von Beikost erst nach dem 6. Monat beginnen, sich dabei im ersten Lebensjahr auf wenige Lebensmittel beschränken und auf solche verzichten, die häufig allergen wirken (Hühnereiweiß, Nüsse, Meeresfrüchte, Kakao).
- Ermöglichen Sie Ihrem Kind Kontakt mit der Außenwelt: Lassen Sie es mit anderen Kindern spielen, im Dreck manschen, auch mal mit seinen Fingern die volle Windel erkunden, säubern Sie nicht ständig seine Hände oder sein Spielzeug. Verzichten Sie öfter mal auf Seife – klares Wasser reicht meist. Zwar hilft Sauberkeit gegen Infektionen – übertriebene Hygiene erschwert aber auch das Training des Immunsystems. Machen Sie doch mit Ihrem Kind mal Ferien auf dem Bauernhof!
- Sprühreiniger können Atemwegsbeschwerden und asthmatische Symptome verursachen – benutzen Sie diese nicht in der Gegenwart Ihres Kindes und lüften Sie anschließend gut.

- Gegen Schimmelpilzbefall hilft ein ausreichender Luftaustausch in den Innenräumen und der Verzicht auf Topfpflanzen in den Schlafräumen.
- Renovieren Sie in der Schwangerschaft und den ersten Lebensjahren Ihres Kindes nicht die Wohnräume; achten Sie beim Kauf neuer Möbel auf deren Unbedenklichkeit.[26]
- Viele (wenn auch nicht alle) Studien zeigen, dass Tierkontakt ab der Geburt einen vorbeugenden Effekt hat.[27] Sind dagegen bereits Allergien aufgetreten, sollten Sie auf die Neuanschaffung eines Haustieres verzichten bzw. Ihr bereits vorhandenes Tier weggeben.
- Das frühe Tragen von Modeschmuck oder Ohrlochstechen erhöht das Risiko für eine Kontaktallergie.
- Verwenden Sie Antibiotika nur, wenn wirklich nötig und nach Rücksprache mit Ihrem Arzt, dann allerdings vorschriftsmäßig. Die Regeneration der Darmflora kann dabei mit mikrobiologischen Präparaten (z.B. SymbioLact®, Symbioflor®1) unterstützt werden.

Verhindern und Behandeln von Beschwerden

Reagiert Ihr Kind bereits überempfindlich auf bestimmte Auslöser, sollte es diese meiden (**Allergenkarenz**). Ist eine Milbenallergie bekannt, benutzen Sie Matratzen aus Schaumstoff oder Latex, bespannen Sie diese mit milbendichten Bettlaken und verwenden Sie Bettwäsche, die sich waschen lässt. Gönnen Sie den Kuscheltieren Ihres Kindes regelmäßig einen heißen Wasch- und Trocknergang oder eine Nacht im Tiefkühlfach – so vermindern Sie den Befall mit Hausstaubmilben, die sich von Hautschuppen ernähren und sich deshalb besonders wohl in unseren Betten fühlen. Umstritten ist dagegen, ob sich Ihr

Kind vorbeugend auch von anderen Allergenen fernhalten sollte, auf die sein Immunsystem bisher noch nicht reagiert hat (also ob es z. B. sinnvoll ist, alle Teppiche rauszureißen, damit es keine Hausstaubmilbenallergie entwickelt). Vermutlich ist dies auch wenig praktikabel, zumal sich nicht vorhersagen lässt, ob und worauf sich vorhandene Allergien ausweiten.

Immunsystem stärken Neben den »üblichen Verdächtigen« – gesunde Vollwerternährung mit Obst und Gemüse, viel Bewegung an der frischen Luft und ausreichend Schlaf – gehören dazu z. B. Wasseranwendungen (→ S. 379) und die Mikrobiologische Therapie. Auch homöopathische Konstitutionsbehandlungen, Bienenpollenpräparate oder Mineralstoffe können einen positiven Effekt haben. Daneben wird auch Omega-3-Fettsäuren (in Fisch, Leinöl, Muttermilch) ein vorbeugender, Fleisch dagegen ein allergiefördernder Effekt zugeschrieben.

Hyposensibilisierung Bei einer Allergie gegen (wenige) Pollen oder Insektengifte gibt es die Möglichkeit einer Hyposensibilisierung (spezifische Immuntherapie = SIT), die einem Teil der Betroffenen hilft. Dabei wird dem Körper die Substanz, auf die er so stark reagiert, regelmäßig in zunächst sehr kleinen, dann immer weiter ansteigenden Dosen als Spritze (SCIT) oder unter der Zunge (SLIT) zugeführt. So soll sich das Immunsystem an das Allergen gewöhnen, statt es aggressiv zu bekämpfen.

Autovakzinetherapie Einen ganzheitlicheren Ansatz verfolgt die Autovakzinetherapie (→ Grippe, S. 160), bei der körpereigene Bakterien zur positiven Beeinflussung einer »Schieflage des Immunsystems« zum Einsatz kommen. Vorteil der Autovakzinetherapie ist insbesondere die gute Verträglichkeit und dass die Wirkung nicht nur auf ein paar spezifische Allergene begrenzt ist.

Medikamente Mastzellstabilisatoren (Cromoglicinsäure, Nedocromil) hemmen die Entzündung und verhindern, dass bestimmte Botenstoffe (v. a. Histamine) ausgeschüttet werden, die am Zustandekommen einer allergischen Reaktion beteiligt sind. Sie werden als Nasenspray, Augentropfen oder zum Inhalieren v. a. bei Heuschnupfen und Asthma eingesetzt. Antihistaminika wirken gegen bereits ausgeschüttete Botenstoffe und lindern so den Juckreiz und die Entzündung. Ähnliches gilt für die neueren Leukotrien-Hemmer, die vor allem bei Asthma eingesetzt werden. Bei schwereren Allergien müssen die Kinder manchmal auch regelmäßig Kortisonspray inhalieren, das gegen die chronische Entzündung wirkt. Auch bei starken Akutreaktionen wird Kortison gegeben, zur Kreislaufstabilisierung zusätzlich Adrenalin. Antihistaminika, Kortison und Adrenalin sind auch im **Notfallkit** enthalten, das bei schweren Allergien vom Arzt verschrieben wird, damit auch vom Laien schnell lebensrettende Maßnahmen ergriffen werden können. Der Arzt wird dazu auch einen **Allergiepass** ausstellen und Sie genau über die Therapie aufklären.

Homöopathie Mehrere Studien zeigten, dass besonders bei Heuschnupfen, aber auch anderen Allergien Homöopathika gut wirken, vor allem Galphimia glauca allein oder in Kombination.[28–31] Allerdings sollten Sie diese Präparate nur in Absprache mit dem Arzt und begleitend zur sonstigen Therapie einsetzen. Bei Quaddelbildung hilft bis zum Arztbesuch Apis D12 viertelstündlich.

Mikrobiologische Therapie – den Darm im Fokus

Unser Organismus ist keine abgeschlossene Einheit, sondern steht in ständigem Austausch mit der Umwelt. Dafür gibt es etliche Grenzflächen: außen die Haut, innen die Schleimhäute im Verdauungstrakt, in den Atemwegen und den Harnwegen. Sie stehen alle in sehr enger funktioneller Verbindung und wirken damit im Prinzip als ein gemeinsames System. Sie müssen sowohl schützen und stabil sein als auch durchlässig und flexibel.

Schützende Darmflora

Damit die Grenzflächen ihre Aufgabe erfüllen können, gibt es dort Schutzbarrieren, und unser Immunsystem ist in ständigem Einsatz: Bedrohliches wird erkannt und abgewehrt, Harmloses ignoriert, Nützliches durchgelassen. Das passiert sowohl an der äußeren, als auch an unserer inneren Haut – dem Darm (der ja letztlich auch nur eine Einstülpung des Außen ist). Dort entwickelt sich während der ersten Lebensmonate auf der Schleimhaut ein effektives Schutzsystem mit unzähligen »guten« Mikroben – 100-mal so viel wie unser Organismus Zellen hat! Diese Darmflora erschwert es krank machenden Keimen, sich anzusiedeln und zu vermehren, trainiert das Immunsystem für den Ernstfall, versorgt die Schleimhaut mit Nährstoffen und Vitaminen.

Schleimhautbarriere in Gefahr

Das Neugeborene bekommt von der Mutter für die ersten Wochen nicht nur etliche Antikörper mit ins Gepäck, sondern erbt auf seinem Weg durch den Geburtskanal auch ihre hilfreichen Schleimhautbakterien. Diese bilden in den ersten Lebensmonaten eine schützende Darmflora. Doch nicht immer verläuft dieser Prozess problemlos. Das Schutzsystem kann z.B. durch eine Kaiserschnittgeburt, schwere Krankheiten oder Scheideninfektionen der Schwangeren, fehlendes Stillen, zu frühes Zufüttern, schwere Magen-Darm-Infekte des Kindes oder Antibiotikatherapie beeinträchtigt werden.

Ist die Schleimhautflora gestört, wird auch die Schleimhautbarriere geschwächt. Unerwünschte Substanzen (z.B. Pollen) gelangen in die tieferen Darmschichten und das Blut. Diese versetzen das Immunsystem in Alarmbereitschaft und können letztlich eine überschießende Abwehr – und damit Entzündungsreaktion (Pollenallergie) hervorrufen. Die Folgen sind eine allergische Erkrankung, erhöhte Infektanfälligkeit oder eine chronisch-entzündliche Darmerkrankung (→ S. 108).

Akute Hilfe und Vorbeugung

Die seit über 50 Jahren eingesetzte Mikrobiologische Therapie beeinflusst die Zusammensetzung der Darmflora positiv und stärkt so das Immunsystem. Dazu werden Probiotika, »gute« Bakterien, zugeführt – u.a. solche, die die Schleimhaut schützen (Laktobazillen, Bifidobakterien), und solche, die das Immunsystem trainieren (Enterokokken, Escherichia coli).[212, 214] Die Behandlung einer allergischen Erkrankung erfolgt meist mittels Stufenplan mit Fertigpräparaten und ggf. einer individuellen Autovakzinetherapie (→ Grippe, S. 106). Auch ist oft eine Ernährungsumstellung erforderlich. Suchen Sie zur Mikrobiologischen Therapie einen darauf spezialisierten Therapeuten auf; entsprechende Adressen finden Sie auf der Internetseite des Arbeitskreises für Mikrobiologische Therapie (www.amt-herborn.de).

ALTE

Diese Abkürzung steht für den englischen Begriff »apparent life-threatening event«, übersetzt »lebensbedrohlich erscheinendes Ereignis«. Eine andere, nicht minder komplizierte Bezeichnung ist **Near-SIDS** (»near sudden infant death syndrome«). Alle Benennungen meinen einen plötzlichen lebensbedrohlichen Zustand des Säuglings oft unbekannter Ursache, der aber – im Gegensatz zum plötzlichen Kindstod (→ S. 306) – überlebt wurde.

Angst

Andere Bezeichnung: Furcht
Angst ist ein Grundgefühl, das – so quälend es ist – durchaus seinen Sinn hat. Es warnt uns vor Gefahren und gibt uns so die Möglichkeit, uns diesen zu entziehen oder auch bewusst auszusetzen. Zu starke Ängste hingegen können das tägliche Leben beeinträchtigen.

Hält man sich vor Augen, wie viele neue Dinge, Fähigkeiten und Situationen Kinder in einer kurzen Zeitspanne kennenlernen und meistern, ist es geradezu erstaunlich, wie wenig Furcht sie empfinden. Dafür braucht ein Kind in dieser großen wundersamen Welt aber auch Sicherheiten, z. B. die unerschütterliche liebevolle Zuwendung der Eltern und Routinen im Tagesablauf.
Angst ist – neben Freude und Ärger – eines der ersten wahrgenommenen Gefühle überhaupt und entwickelt sich im Lauf des 1. Lebensjahres. Voraussetzung dafür ist, dass etwas als bedrohlich eingestuft werden kann. Erstes Zeichen ist oft das »Fremdeln« um den 8.–10. Monat herum. Weitere normale, je nach Kind unterschiedlich ausgeprägte Ängste sind z. B. die Angst vor Gewitter, Gespenstern oder Dunkelheit, die Trennungsangst, wenn das Kind in Kindergarten oder Schule kommt, oder die Existenzangst bei Jugendlichen. Viele dieser Ängste haben damit zu tun, Vertrautes zu verlassen und eigene Schritte hinaus in die fremde Welt zu wagen.

Wie Ängste entstehen

Im jedem Alter müssen Entwicklungsschritte bewältig werden – dazu gehört auch, dass das Kind lernt, mit seinen Gefühlen umzugehen. Bei Babys übernimmt dies noch stellvertretend die Bezugsperson, je älter das Kind wird, desto mehr reguliert es seine Emotionen selbst. Schulkinder können sich z. B. selbst beruhigen, ablenken, der Quelle ihrer Emotionen entziehen oder sie bauen Gefühlsturbulenzen durch körperliche Betätigung ab. Jugendliche suchen sich zusätzlich aktiv Beistand und sind fähig, ihre Gefühle auch verstandesmäßig zu verarbeiten.
Ab dem 3. Lebensjahr heißt eine der Entwicklungsaufgaben »Autonomie«: Das Kind muss lernen, sich zunehmend von seinen Bezugspersonen abzunabeln – nur so entwickelt es Selbstvertrauen und ihm ist später ein selbstbestimmtes Leben möglich. Wird dieser Prozess nur unzureichend bewältigt (z. B. durch sehr autoritäre und strafende Eltern), kann es nach heutigem Verständnis vieler Entwicklungspsychologen zu Störungen wie krankhafter Trennungsangst kommen. Bestehen starke Ängste länger, entwickelt das Kind Strategien, entsprechende Situationen

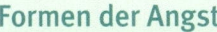

HAUPTSYMPTOME

Formen der Angst

Normale Ängste können sich so verstärken, dass sie den kindlichen Alltag einschränken – man spricht dann von **Angststörungen**. Der Übergang von normaler Angst (wie Lampenfieber) zu krankhafter Angst (wie der Unfähigkeit, sich der Situation dann auszusetzen) ist fließend. Die Fachleute unterscheiden mehrere Formen:

- **Panikstörung:** Angstattacken ohne erkennbare Auslöser, oft verbunden mit körperlichen Beschwerden wie Herzklopfen, Schweißausbrüchen, verstärkter Darm- und Blasentätigkeit, Zittern, Schwächegefühl, Schwindel.

- **Phobie:** ständige Angst vor einem bestimmten Objekt oder einer konkreten Situation; dazu gehören z.B. die Angst vor großen Plätzen (Agoraphobie), die Angst vor bestimmten »sozialen Situationen« (z.B. vorm Erröten oder Sprechen vor anderen Menschen) oder spezifische Phobien (z.B. vor der Schule, der Höhe oder Tieren wie Spinnen); tritt etwa ab dem Grundschulalter auf.

- **Generalisierte Angststörung:** ständige Sorge um sich oder Angehörige, die Angstinhalte wechseln häufig; tritt meist erst ab dem Jugendalter auf.

zu vermeiden. Die Flucht vor seiner Angst führt letztlich zur Furcht vor der Angst. Neben dieser existieren zahlreiche andere Theorien zur Angstentstehung. Zudem kommen ausgeprägte Ängste auch bei anderen Störungen vor – so bei Depressionen, Süchten, chronischen Krankheiten, aber auch als Reaktion auf belastende seelische Situationen.

Was Sie für Ihr Kind tun können

Nehmen Sie die Angst Ihres Kindes ernst. Schlimm ist nicht, Angst zu haben, sondern nicht zu lernen, wie man sie bewältigen kann! Versuchen Sie, die Welt durch die Augen Ihres Kindes zu sehen und so Lösungen zu finden: Angst vorm Gewitter? Nehmen Sie Ihren Liebling auf den Arm, schauen Sie den Blitzen zu und kommentieren Sie das Spektakel – es ist schließlich nicht nur laut, sondern auch hell (und irgendwie auch schön). Ihr Kind hat Angst vor Monstern unter dem Bett? Kontrollieren Sie zusammen vor dem Schlafengehen alle Versteckplätze der Ungeheuer und lesen Sie gemeinsam ein Buch über nette Monster oder kleine Helden. Weitere Tipps zu Ängsten rund ums Schlafen finden Sie auf S. 326. Ist Ihr Kind länger besonders ängstlich und vermeidet bestimmte Situationen, suchen Sie Ihren Kinderarzt auf.

Homöopathie

Akute Angstzustände können Sie gut in Eigenregie behandeln; ansonsten ist eine Konstitutionstherapie angeraten.

- Angst vor anstehenden, möglicherweise unangenehmen Situationen wie einem Zahnarztbesuch lindern Sie mit Aconitum D6 am Abend zuvor und morgens kurz vorher. Wird Ihr Kind vor lauter Angst aggressiv und schlägt z.B. um sich, geben Sie alternativ Chamomilla.

- Bei Lampenfieber und akuter Angst in engen Räumen hilft Argentum nitricum D6, geht die Prüfungsangst mit Schwindel einher, geben Sie Gelsemium D6.

- Bei Angst vor einem Gewitter oder einer Spritze versuchen Sie Phosphorus D6, gegen Spritzenangst hilft alternativ auch Silicea D6.

Bach-Blüten

Ängste sind eine der Domänen der Bach-Blüten-Theraie. Grundblüte ist Mimulus, die je nach Form der Angst mit anderen Blüten gemischt wird, z. B. Larch bei Versagensangst und dem Gefühl, alles falsch zu machen, Agrimony und Red Chestnut bei Angst vor dem Alleinsein, Aspen bei allgemeiner Angst vor Unbekanntem oder davor, dass lieben Menschen etwas zustößt, und Gentian, wenn die Ängste mit einer pessimistischen Grundhaltung einhergehen. In akuten Situationen sind Rescue-Tropfen sehr gut geeignet.

Und sonst

Bei ängstlicher, angespannter Grundstimmung haben sich Entspannungsverfahren bewährt, hilfreich ist auch ausreichend körperliche Bewegung (→ S. 400). Bei krankhaften Ängsten sollte ein psychotherapeutisch arbeitender Spezialist hinzugezogen werden.

Appetitlosigkeit

Ihr Kind schiebt sein Essen lieber auf dem Teller hin und her als in den Mund? Appetitmangel kommt im Kindesalter häufig vor.

Dass einem akut der Appetit vergeht, wenn der Körper gerade mit einer Erkältung kämpft oder sich davon erholt, kennt wohl jeder. Doch auch der typische »schlechte Esser«, der Suppenkaspar, ist für viele Eltern ein Problem. Doch anders als dieser Junge aus dem Struwwelpeter wird ein sonst gesundes Kleinkind nicht verhungern, nur weil es seine Suppe nicht isst!
Häufig rührt lustloses Rumstochern im Essen nicht von echtem Appetitmangel, sondern daher, dass das Kind sich die benötigte Energie bereits aus anderen Quellen zugeführt hat. Ob Fruchtsäfte zwischendurch, Snacks und Milchgetränke auf dem Nachhauseweg oder das ständige Naschen aus der Süßigkeitenkiste: Im Lauf des Tages kommen oft unbemerkt einige Kalorien zusammen (die nicht unbedingt zur ausgewogenen Ernährung beitragen). Oder vielleicht verlangt Ihr kleiner Schlawiner gerade wieder nachts alle 2–3 Stunden nach seiner Milchflasche? Auch dann ist es kein Wunder, dass er tagsüber keinen Hunger hat.

Essen als Druckmittel

Gar nicht so selten wird das Essen auch instrumentalisiert: Als Bestechungs- oder Druckmittel verselbstständigt sich das Thema manchmal mit der Zeit, so dass ein unbe-

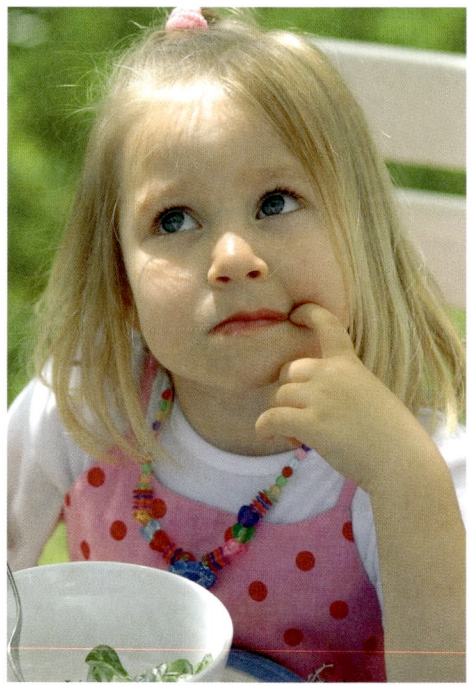

▲ Lustloses Rumstochern im Essen ist selten krankhaft

schwerter Umgang mit der Nahrungsaufnahme unmöglich wird. Wenn Eltern betteln, damit ihr Sprössling doch noch ein bisschen isst, kann das Kind umgekehrt das Nichtessen prima zur Erpressung einsetzen.

Weitere Ursachen

Daneben ist Appetitlosigkeit häufig ein Zeichen psychischer Belastung – aus Angst oder Stress bleibt der Bissen im Hals stecken. Grund für einen Arztbesuch besteht, wenn Sie sich die plötzliche oder andauernde Appetitlosigkeit Ihres Kindes nicht erklären

können oder es weitere Symptome und Gedeihstörungen zeigt. So kann jede chronische Erkrankung auch zu Appetitmangel führen, insbesondere aber eine Unterfunktion der Schilddrüse (→ S. 325), chronisch-entzündliche Darmerkrankungen (→ S. 108), eine Blutarmut (→ S. 99) oder Krebs wie Leukämie (→ S. 247). Ständige Verstopfung (→ S. 367) kann ein Völlegefühl und dadurch Appetitlosigkeit verursachen, auch Nabelkoliken (→ S. 276) mindern oft den Appetit. Bei älteren Kindern muss auch an eine Depression (→ S. 112) und, vor allem bei Mädchen, an eine Essstörung (→ S. 136) gedacht werden.

Was Sie für Ihr Kind tun können

Überprüfen Sie die Essgewohnheiten Ihres Kindes und der übrigen Familie. Ihre Vorbildfunktion ist nicht zu unterschätzen – wenn Sie viel im Stehen und zwischendurch essen, häufig Fertiggerichte aufwärmen und dauernd Diät halten, sind das nicht die Signale, die Ihr Kind für seine gesunde Ernährung braucht.[32] Umgekehrt wurde in einer Studie festgestellt, dass Kinder, bei denen die Familie mindestens 5-mal pro Woche eine gemeinsame Mahlzeit einnimmt, weniger gefährdet für spätere Essstörungen sind.[33] Sorgen Sie außerdem dafür, dass sich Ihr Kind ausreichend bewegt.

Lassen Sie Ihren Essensverweigerer beim Aussuchen der Gerichte, Einkaufen und Kochen helfen: Das macht stolz und Appetit. Kinder sind kleine Ästheten: Bei liebevoll, farbenfroh und ungewöhnlich angerichteten Speisen stellt sich oft von ganz allein Appetit ein, besonders wenn der Teller nicht zu voll ist. Räumen Sie Reste ohne Kommentar ab. Beherzigen Sie die Regel, dass Eltern das Was, Kinder das Wieviel bestimmen. Und nicht zuletzt: Gestalten Sie die gemeinsame Mahlzeit als schönes Ritual.

Heilpflanzen, Wasser & Wickel

In der Volksheilkunde schon lange bekannt sind die appetitanregenden Wirkungen von pflanzlichen Bitterstoffen und zahlreichen Gewürzen. Bereiten Sie Ihrem Kind doch 2-mal täglich 20 Minuten vor den Mahlzeiten einen Tee aus Orangenschalen, Tausendgüldenkraut und Kalmuswurzelstock zu; Zimt oder Ingwer unterstützen deren Wirkung, etwas Honig mildert das Bittere. Mediterrane Gewürze wie Thymian, Rosmarin und Majoran regen ebenfalls den Appetit an. Oder lösen Sie 20 Tropfen Pomeranzentinktur in einem kleinen Glas mit lauwarmem Wasser auf und lassen Sie Ihr Kind diesen Zaubersaft eine halbe Stunde vor dem Essen trinken.

Homöopathie

Besonders bewährt hat sich Medicago sativa D3 (3-mal tgl.), ist der Appetitmangel Folge einer schweren Erkrankung, auch Abrotanum D3 (3-mal tgl.).

Wenn Ihr Kind isst, dann hauptsächlich Würziges? Hier könnte Calcium phosphoricum D12 (2-mal tgl.) helfen.

Fernöstliche Medizin

In der TCM spricht Appetitlosigkeit für eine Schwäche der Milz. Diese kann durch die Akupressur des Punktes Mi 6 gestärkt werden (→ S. 141). Auch kann hier eine sogenannte Farbakupunktur durchgeführt werden. Dazu wird eine normale Taschenlampe mit einer roten Klarsichtfolie (Bürobedarf) überzogen und der Punkt wird dann »rot« für 2–3 Minuten bestrahlt.

Aromatherapie – Düfte für die Sinne

Düfte graben sich tief ins Gedächtnis ein – ein gerade aus dem Backofen kommender Kuchen, kürzlich geschlagenes Holz im Wald, aber auch der typische Geruch eines Erkältungsmittels, mit dem einem als Kind Brust und Rücken eingerieben wurde.

In der Aromatherapie werden Pflanzenextrakte verwendet, die einen für die jeweilige Pflanze ganz typischen Geruch haben. Diese Pflanzenextrakte sind aus vielen Inhaltsstoffen zusammengesetzte **ätherische Öle**, die sich in der Luft verflüchtigen und dabei größtenteils über die Schleimhäute, z. B. beim Einatmen, Inhalieren oder Gurgeln, oder über die Haut in den Blutkreislauf und das Gehirn gelangen. Im Körper wirken sie gleich zweifach: Zum einen stimulieren Düfte und Gerüche eine Hirnregion, das sogenannte limbische System, das u. a. allen Geruchseindrücken eine Empfindung zuordnet und unter Umständen auch für eine passende Körperreaktion sorgt. So kann eine ekelerregende Geruchsnote, z. B. an verdorbenem Essen, ein spontanes Zurückweichen oder den Würgreflex auslösen. Zum andern scheinen einige Öle auch desinfizierende und keimabtötende Wirkungen zu haben. Oft beeinflussen wohlriechende Düfte die Stimmung positiv, einige beleben, andere beruhigen, mindern Ängste oder fördern das allgemeine Wohlbefinden.

Riechen, fühlen und erinnern

Die Verbindungen zwischen dem Riechhirn und den Hirnarealen, die für Erinnerungen zuständig sind, sind komplex. Oft sind bestimmte Gerüche untrennbar mit gewissen Lebenssituationen und Erinnerungen verbunden. Dabei funktioniert unser Duftgedächtnis sowohl bei positiven als auch bei negativen Gerüchen (Kuchenduft versus Krankenhausgeruch) und jeder Duft ist individuell unterschiedlich belegt – so kann ein Parfüm für den einen himmlisch duften, für den anderen eher zum Himmel stinken.

Wie die Aromatherapie funktioniert

Ätherische Öle werden aus Pflanzen gewonnen – einige davon wie Anis, Kamille oder Lavendel werden nicht nur in der Aromatherapie, sondern auch als Heilpflanze (→ S. 169) verwendet.

Achten Sie beim Kauf eines ätherischen Öls darauf, dass das Öl naturbelassen oder natürlich ist. Naturidentische und künstliche Öle enthalten wesentlich weniger Inhaltsstoffe als ihre Vorbilder in der Natur. Aromaöle sind unterschiedlich lang haltbar – während zitrushaltige Öle nach zwei Jahren nicht mehr duften, reifen Rosenöle oft wie alter Wein mit den Jahren nach.

Dosierung

Egal, wie Sie ätherische Öle verwenden, es reichen immer wenige Tropfen des Öls Ihrer Wahl für eine Wirkung aus. Je nach Therapeut werden 2–6 Tropfen Öl für eine Anwendung empfohlen. Wichtig ist, dass das Öl mit einer Trägersubstanz vermischt wird, bevor es zur Anwendung kommt – das sind meist Wasser oder eine fetthaltige Lösung wie Milch oder Sahne für ein Bad sowie ein neutrales Trägeröl wie Mandel- oder Olivenöl für eine Massage.

Duftlampe oder Aromastein Um Öl in der Raumluft zu verteilen, eignen sich Duftlampe und Aromastein. Vorteil der Duftlampe ist die leichtere Handhabung – Sie geben das Öl auf eine mit Wasser gefüllte Schale, zünden das darunterstehende Teelicht an und beduften den Raum. Nach 30 Minuten löschen Sie die Kerze und reinigen die Schale unter fließendem Wasser. Nachteile der Duftlampe sind das offene Feuer und die offene Schale mit dem Aromaöl – Sie dürfen die Duftlampe nicht unbeaufsichtigt lassen, solange Kinder in der Nähe sind. Diese Nachteile haben Sie mit einem Aromastein nicht. Er besteht aus poröser Keramik, wird mit Aromaöl beträufelt und gibt dann langsam die ätherischen Inhaltsstoffe an die Raumluft ab. Er kann nur für ein Öl benutzt werden – falls Sie mehrere Aromen verwenden wollen, benötigen Sie mehrere Steine. Nach 30 Minuten sollten Sie ihn in ein luftdicht geschlossenes Gefäß legen, da sonst die Konzentration an ätherischem Öl in der Raumluft zu hoch wird.

Badezusatz Ob als Voll- oder Fußbad – Sie können die Öle auch ins Badewasser geben und so eine Wirkung erzielen. Doch Vorsicht: Da ätherische Öle bei direktem, unverdünntem Kontakt die Haut reizen, müssen Sie Ihr Öl mit einer fettlöslichen Substanz wie Honig, Milch oder Sahne mischen.

Inhalieren Heißer Wasserdampf gemischt mit ein paar Tropfen Eukalyptus- oder Kamillenöl befreit Nase und Atemwege. Geben Sie heißes Wasser und das Aromaöl in eine Schüssel, nehmen Sie Ihr Kind am besten auf Ihren Schoß, so dass es sein Gesicht über die dampfende Lösung halten kann. Die Wirkung wird verstärkt, indem Sie den Kopf mit einem Tuch bedecken. Wenn Ihrem Kind der heiße Dampf in den Augen unangenehm ist, können Sie auch in der Apotheke einen Inhalator erstehen, dessen Mundstück nur Mund und Nase umschließt. Inhalationen eignen sich nur für ältere Kinder, da sie abschätzen können, ob der Wasserdampf zu heiß ist; bei kleineren Kindern besteht Verbrennungsgefahr, weil sie das heiße Wasser mit einer unbedachten Bewegung über sich ausgießen können.

Gurgeln und den Mund spülen Die innere Anwendung von Aromaölen ist wegen der unkontrollierbaren Aufnahme des Öls mit Vorsicht zu genießen, aber Sie können z.B. Ihr Kind mit stark verdünntem Rosenöl gurgeln oder den Mund spülen lassen (3 Tropfen auf ein Glas Wasser) und so die Anzahl der Krankheitskeime verringern.

Einreiben, Massage und Kompressen Zum Einreiben mischen Sie Trägeröl oder Salbe mit dem Aromaöl. Dabei können Sie auch Öle oder Salben wählen, die bereits Wirkstoffe enthalten, und so einen doppelten Nutzen erzielen. Gut eignet sich z.B. Olivenöl als Trägeröl bei Magen-Darm-Beschwerden, in das Sie einige Tropfen Kümmelöl geben. Für Kompressen mischen Sie Öl mit etwas kaltem oder heißem Wasser und befeuchten damit ein Baumwolltuch. Legen Sie diese Kompresse dann auf die zu behandelnde Körperpartie, bis das Tuch Körpertemperatur erreicht hat. Viele Kompressen werden pragmatisch mit Tee getränkt, dabei wirken die ätherischen Öle, die im Teeaufguss gelöst sind.

GESUND WERDEN

Buchtipp

Heidi Velten, Bruno Walter: **Große Düfte für kleine Nasen.** *Räucherrituale, Dufterlebnisse und Gesundheitstipps für Kinder. Kösel, München 2003*

Die Journalistin und Fotografin Velten und der Aromatherapeut und der Masseur Walter geben Hilfestellung, wie sich Aromaöle hilfreich und ungefährlich bei Kindern einsetzen lassen.

Besonderheiten

Die ätherischen Öle ergänzen andere Therapien oder wirken allein, sie ersetzen natürlich keine ärztliche Therapie. Bei akuten Beschwerden tritt oft schon nach einer Anwendung eine Besserung ein. Sonst führen Sie die Behandlung mehrere Tage durch, wegen der möglichen Nebenwirkungen sollten Sie sich auf täglich eine Anwendung beschränken.

Wenn Sie Aromaöle parallel zu einer medikamentösen Behandlung einsetzen, informieren Sie Ihren Arzt – einige Öle beeinflussen die Medikamentenwirkung. Einige Homöopathen befürchten auch eine Wechselwirkung mit homöopathischen Mitteln und raten von einer Kombination beider Therapien ab.

Ätherische Öle sind hoch konzentrierte Stoffe und haben starke Wirkungen. Leider können sie auch Nebenwirkungen entwickeln.

Zu viel des Guten Weniger ist hier immer mehr – und zwar für Ihre Gesundheit und die Ihres Kindes. Wenn Sie eine zu starke Konzentration des Öls gewählt haben, treten Kopfschmerzen und Übelkeit auf. Falls Ihnen ein Fläschchen mit Öl zerbricht, sorgen Sie am besten mindestens einen Tag lang für ständige Frischluftzufuhr, bis der Duft vollständig verflogen ist.

Bei Säuglingen und Kleinkindern dürfen Sie keine ätherischen Öle verwenden, die Cineol, Kampfer oder Menthol enthalten wie z.B. Eukalyptus. Diese Stoffe können zu einem Kehlkopfkrampf, zu Luftnot und Erstickungsanfällen führen. Wenn Kinder eine größere Menge Kampfer zu sich nehmen, sind Krampfanfälle, Nervenschäden oder eine Bewusstlosigkeit mögliche Folgen.

Welches Aromaöl wofür	
Angelikawurzel 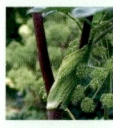	Wenn Ihr Kind erschöpft ist oder Angst vor dem Alleinsein hat, hilft dieses Öl. Es stärkt die Kraftreserven und das Selbstvertrauen.
Basilikum 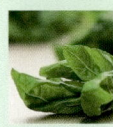	In der Duftlampe fördern einige Tropfen Öl die Konzentration. Gegen Bauchschmerzen hilft eine Massage mit 2–3 Tropfen Basilikumöl im Olivenöl.
Bergamotte 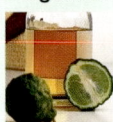	Sie wollen Ihr Kind motivieren, so dass es mit Spaß in die Schule geht? Bergamotte fördert die Konzentration, entspannt und gibt neue Energie. **Aber:** Vorsicht, bei gleichzeitiger Sonneneinstrahlung können Hautverfärbungen auftreten.

Welches Aromaöl wofür

Blutorange 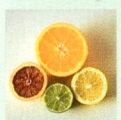	Wenn Ihr Kind weinerlich ist oder bei Meinungsverschiedenheiten auf Konfrontation geht, hilft Blutorangenöl, einzulenken und die Stimmung zu stabilisieren.
Dill 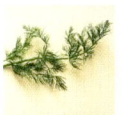	Ihr Kind hat Blähungen, Bauchweh oder Nabelkoliken? Massieren Sie seinen Bauch vorsichtig mit einer Mischung aus einem Tropfen Dillöl und etwas Trägeröl, z.B. Mandelöl.
Eukalyptus 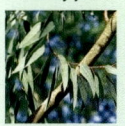	Bei einer Erkältung helfen bereits 2 oder 3 Tropfen in der Raumluft, auch als Unterstützung beim Lernen hilft Eukalyptusöl. **Aber:** Eukalyptus reizt Schleimhäute, darf nicht in die Hände von Kindern gelangen, kann bei Kindern unter 2 Jahren zu Kehlkopfkrämpfen und Erstickungsanfällen führen.
Litsea cubeba (May Chang)	Das Öl aus den pfefferähnlichen Früchten des noch recht unbekannten asiatischen Immergrüns fördert die Konzentration. Es kräftigt bei körperlicher Schwäche.
Mandarine 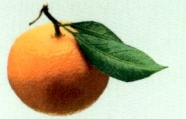	Ist Ihr Kind in der Trotzphase, schläft es unruhig oder brauchen Sie Harmonie auf dem Kindergeburtstag, im Kindergarten oder der Schule? Mandarinenöl fördert die Umgänglichkeit.
Neroli (Bitterorangenblüte)	Auch Neroliöl entspannt und beruhigt. Sowohl bei Angst vorm Alleinsein als auch bei zu viel Trubel, z.B. bei einem Fest, ist es geeignet. Es verbreitet eine optimistische Stimmung.
Rose 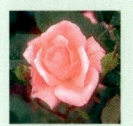	Wenn Ihr Kind sehr unruhig schläft, helfen 2–3 Tropfen Rosenöl in der Raumluft. **Aber:** Zu viel kann Benommenheit und Kopfschmerzen auslösen.
Zitrone 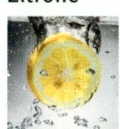	Zitronenöl hilft bei Konzentrationsschwäche und motiviert Ihr Kind für alle seine Vorhaben. **Aber:** Bei gleichzeitiger Sonneneinstrahlung reizt es die Haut.

Weitere für die Aromatherapie oft eingesetzte Pflanzen sind Anis, Fenchel, Kamille, Kümmel, Lavendel und Salbei. Mehr Informationen dazu finden Sie unter → Heilpflanzen, S. 169

Allergien Empfindliche Menschen können allergische Reaktionen auf ätherische Öle entwickeln – meist einen Hautausschlag, es sind aber auch schwere Kreislaufreaktionen möglich. Ist bei Ihrem Kind eine allergische Neigung bekannt, verzichten Sie am besten ganz auf ätherische Öle.

Lichtüberempfindlichkeit Einige Öle wie das von Angelika, Anis, Fenchel, Karotte, Litsea cubeba und vieler Zitrusfrüchte führen dazu, dass die Haut lichtempfindlich wird und mit Rötung oder Quaddelbildung reagiert; diese Öle deshalb nicht vor einem Aufenthalt im Freien benutzen.

Arthritis

Arthritis ist der Fachbegriff für eine Entzündung des Gelenks, die fast immer mit Schmerzen (→ Gelenk- und Knochenschmerzen, S. 154) einhergeht und die akut oder chronisch verläuft. Bei Kindern treten meist folgende Formen auf:

▪ **Reaktive Arthritis:** eine vorübergehende Mitbeteiligung der Gelenke zu Beginn oder während eines meist viralen Infekts (z. B. als → Hüftschnupfen, S. 204) oder auch nach einer Infektion besonders mit Bakterien, z. B. Borrelien (→ Borreliose, S. 104) oder Yersinien wird auch als Begleitarthritis verzeichnet. Sie ist Zeichen

der Immunprozesse, aber ohne dass sich die Erreger im Gelenk befinden.

▪ **Entzündlich-rheumatische Erkrankungen** (→ S. 310), besonders als juvenile rheumatoide Arthritis, aber auch als Begleitarthritis bei anderen entzündlichen (Autoimmun-)Prozessen, z. B. bei der Schuppenflechte oder bei chronisch-entzündlichen Darmerkrankungen.

▪ **Septische Arthritis** (also durch Keime bedingt): tritt meist als Komplikation im Rahmen einer Knochenentzündung (→ S. 221) oder nach einem Unfall mit Gelenkverletzung auf.

Asthma

Andere Bezeichnungen: Asthma bronchiale, Bronchialasthma

Ihr Kind leidet nach Infekten lange unter Husten oder hat Hustenattacken, die mit pfeifenden Atemgeräuschen einhergehen? Das kann auf Asthma hinweisen.

Asthma ist die häufigste chronische Erkrankung bei Kindern – fast jedes 10. Kind ist davon betroffen. Diese chronische Schleimhautentzündung der Bronchien kann durch Infekte oder Allergien verschlimmert werden; verschiedene weitere Faktoren (Trigger)

tragen dazu bei, dass das Bronchialsystem überhaupt erst überempfindlich wird und dass Auslöser dann tatsächlich zu einem Asthmaanfall führen. Zu den Triggerfaktoren gehören v. a. schädliche Substanzen in der Umwelt (z. B. Zigarettenrauch, Smog), wiederholte Infekte im Bereich der Atemwege, Störungen der Darmflora, feuchte Kälte und Nebel, körperliche Anstrengung und psychische Belastungen von Kind und Mutter.[34] Auch frühzeitige Antibiotikatherapien stehen im Verdacht, als Trigger zu wirken[35]; möglicherweise schädigen sie nachhaltig die für die Entwicklung der Abwehr benötigte Darmschleimhaut. Eventuell besteht auch ein Zusammenhang mit Impfungen: Wird die Impfung gegen Keuchhusten über 2 Monate später als empfohlen verabreicht, sinkt das spätere Asthma-Risiko der Kinder um mehr als die Hälfte.[36] Häufige Erkältungen bei kleinen Kindern scheinen das Asthma-Risiko zu mindern.[213]

Formen

Bei Babys und Kleinkindern werden akute Asthmaanfälle eher durch Infekte ausgelöst (**Infektasthma**), bei Schulkindern eher durch Allergien (→ S.65) (**allergisches Asthma**); häufig sind Mischformen. Nicht selten treten vorher oder gleichzeitig andere allergische Erkrankungen wie Heuschnupfen (→ S.184) oder Neurodermitis (→ S.287) auf. Die meisten Kinder sind zwischen den Anfällen beschwerdefrei. Asthma beginnt besonders häufig im 2.–4. Lebensjahr, der Verlauf ist unterschiedlich: Es kann sich komplett »auswachsen«, aber auch im Erwachsenenalter fortbestehen. Tendenziell bedeutet ein späterer Beginn einen langfristigen Verlauf.

Drei Ursachen – ein Problem

Bei Kindern, die an Asthma leiden, reagieren die Bronchialwände prinzipiell überempfindlicher auf Reize (bronchiale Hyperreagibilität): Ihre zahlreichen kleinen Muskeln krampfen sich übereilt zusammen (Spasmus) – Grund für die häufigen Hustenattacken. Zudem führt die ständige Entzündung in den Bronchien dazu, dass die Bronchialschleimhaut anschwillt (Ödem) und ihre Drüsen große Mengen an zähem Schleim produzieren (Dyskrinie).

Diese drei Faktoren führen beim Asthmaanfall zu einer Verengung der Atemwege, wodurch das Kind Probleme beim Einatmen und vor allem beim Ausatmen hat. Da die Luft »gefangen bleibt«, führt dies auf Dauer auch zu einer Überblähung der Lungen.

Übrigens: Der Übergang von einer spastischen Bronchitis (→ S.106) zum Infektasthma ist fließend – bei der Bronchitis erholen sich die Atemwege zwischen den Infekten, beim Asthma sind die Atemwege chronisch entzündet. Diese Grenze ist allerdings in der Praxis nicht leicht zu erkennen, zumal Kleinkinder oft einen Atemwegsinfekt nach dem anderen haben.

HAUPTSYMPTOME

Husten, Atemgeräusche, Luftnot

- Husten ist ein Zeichen dafür, dass sich etwas in den unteren Atemwegen abspielt. Immer wiederkehrende Hustenattacken ohne offensichtlichen Grund sind häufig der erste Hinweis auf das Vorliegen überempfindlicher Atemwege.
- Im akuten Anfall gehen die Hustenanfälle meist mit pfeifenden Atemgeräuschen (Giemen) beim Ausatmen einher. Mit fortschreitender Entzündung und Schwellung der Schleimhäute bekommen die Kinder zunehmend schlecht Luft. Sie sitzen deshalb typischerweise vornübergebeugt und stützen die Arme auf.

- Da das sauerstoffarme Blut immer schlechter abgeatmet und durch sauerstoffreiches Blut ausgetauscht werden kann, verfärben sich die Lippen (und später die Haut) bläulich, die Atmung wird schneller, das Kind hat nicht mehr ausreichend Luft zum Sprechen. Angst und Unruhe, später Teilnahmslosigkeit nehmen zu.
- Beim Baby äußert sich die Atemnot infolge des überempfindlichen Bronchialsystems durch Einziehungen zwischen den Rippen beim Atmen, bläuliche Hautfarbe und Trinkschwierigkeiten.

Was Sie für Ihr Kind tun können

Leidet Ihr Kind immer wieder unter Reizhusten, plötzlichen Hustenanfällen oder hartnäckigem Husten nach Infekten, stellen Sie es Ihrem Kinderarzt vor. Hat es einen akuten Husten- und Atemnotanfall, rufen Sie sofort den Notarzt. Setzen Sie Ihr Kind aufrecht hin und versuchen Sie, es zu beruhigen.

Medikamente

Der Arzt gibt Akutmedikamente zur Bronchienerweiterung und Hemmung der entzündlichen Reaktion – entweder als Inhalation oder Tropfen, in ausgeprägteren Fällen auch als Infusion in die Vene. Je nach Schwere des akuten Anfalls sind evtl. auch eine Einweisung ins Krankenhaus und weitere Untersuchungen (Röntgenbild, Bluttest, Lungenfunktionsprüfung) nötig. Um die genauen Ursachen zu finden und ggf. andere Krankheiten (z. B. → Mukoviszidose, S. 268) auszuschließen, werden viele Untersuchungen gemacht. Wichtig sind Allergietests, um Auslöser zu entdecken und diese dann vermeiden zu können.

Wird tatsächlich Asthma diagnostiziert, hängt die Therapie von der Häufigkeit und Schwere der Anfälle ab. Treten diese nur selten und in bestimmten Situationen auf (z. B. beim Schulsport), reicht die vorbeugende Gabe eines Medikaments, das die Muskeln entkrampft. In den anderen Fällen ist eine Dauerbehandlung mit entzündungshemmenden Medikamenten (Kortisonabkömmlinge, Leukotrien-Hemmer) und Atemwegserweiterern wie Theophyllin nötig.

Damit die nützlichen Wirkungen die möglichen Nebenwirkungen überwiegen, sollte die Therapie in den Händen eines pneumologisch erfahrenen Kinderarztes liegen – er wird Ihnen die Behandlung genau erklären, zeigen, wie man die Medikamente richtig anwendet und Tipps geben, wie sich der Zustand Ihres Kindes einschätzen lässt. Darüber hinaus wird er mit Ihnen und Ihrem Kind besprechen, was Sie tun können, damit die chronische Krankheit die Lebensqualität möglichst wenig einschränkt. Außerdem kennt er Adressen für Asthmaschulungen und Selbsthilfegruppen.

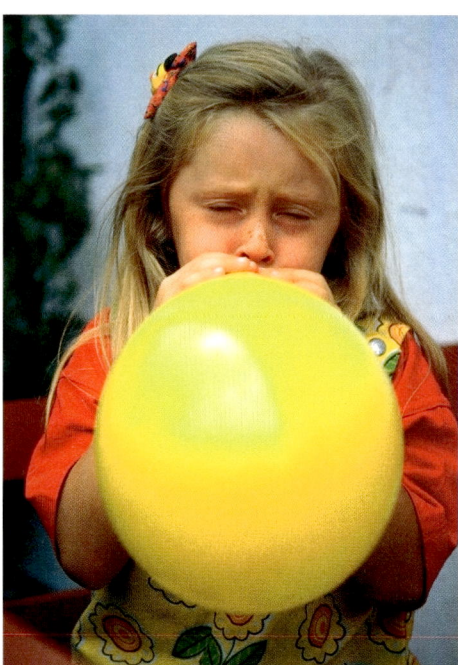

▲ Zum Aufblasen eines Luftballons fehlt Asthmatikern oft die Puste

Und sonst

Wie bei allen allergischen Erkrankungen gilt: bekannte Auslöser meiden. Das gilt sowohl für Allergene wie Tierhaare als auch für Triggerfaktoren wie nebliges, feucht-kaltes Wetter. Verzichten Sie auf das Rauchen in der Umgebung Ihres Kindes – es ist einer der wichtigsten negativen Einflüsse auf das Asthmarisiko.

Buchtipps

Stephan Theilig, Rüdiger Szczepanski, Thomas Lob-Corzilius: **Der Luftkurs für Kinder mit Asthma.** *Dustri, München 2011*

Luftkurs ist ein Betreuungskonzept, das sich aus der jahrelangen Arbeit der Autoren mit asthmakranken Kindern und deren Familien entwickelt hat. Dieses Buch fasst das Wissen und die praktischen Tipps daraus zusammen, sodass ein Lern- und Lesebuch für alle Interessierten entstanden ist.

Norbert Enders: **Enders Homöopathie bei Atemwegserkrankungen.** *Haug, Stuttgart 2003*

Enders, seit 30 Jahren praktizierender Arzt und Schüler des berühmten Wiener Homöopathen Dorcsi, gibt praktische Empfehlungen für homöopathische Behandlungsmöglichkeiten bei Asthma, Allergien und anderen Atemwegserkrankungen. Dieser Ratgeber ist im Hauptteil nach Symptomen gegliedert und führt Sie schnell und sicher zum richtigen Mittel für Ihr Kind.

Richtig atmen Regelmäßiges Spielen v.a. von hohen Blasinstrumenten (z.B. Klarinette, Trompete und Oboe) über mehrere Jahre verbessert die Lungenfunktion und körperliche Leistungsfähigkeit.[37] Ähnliches gilt auch für die Atemtherapie beim Qigong der fernöstlichen Medizin (→ S.139).

Sport Ihr Kind darf (und soll) sich sportlich betätigen: Geeignete Sportarten gehen mit einer langsamen Aufwärmphase und eher kontinuierlichen Belastung einher, z.B. Schwimmen, Radfahren, Joggen; kurzfristig nötige Leistungsspitzen wie beim Squash sind dagegen weniger geeignet. Dem einen oder anderen Kind geht es auch mit Entspannungsverfahren (→ S.124) besser.

Alternativmedizin Alternative Heilverfahren sollten zumindest anfangs nur begleitend zur schulmedizinischen Therapie eingesetzt werden. Sie können die Häufigkeit von Asthmaanfällen und damit auch den Medikamentenverbrauch reduzieren. Wasseranwendungen (→ S.379) und die Mikrobiologische Therapie (→ S.71) stärken das Immunsystem, auch mit Akupunktur lassen sich Erfolge erzielen. Versuchen Sie auch, den Husten (→ S.198) zu lindern. Homöopathisch ist eine Konstitutionstherapie bei einem erfahrenen Therapeuten möglich. Halten Sie für den akuten Fall immer ein schnell wirksames atemwegserweiterndes Medikament (z.B. Salbutamol) griffbereit, um die Zeit bis zum Eintreffen ärztlicher Hilfe zu überbrücken.

Atemwegsinfekt

Dieser Oberbegriff umfasst durch Erreger hervorgerufene Entzündungen der **oberen Atemwege**, also der Nase, der Nasennebenhöhlen und des Rachenraums (→ Schnupfen, S.332; → Nasennebenhöhlenentzündungen, S.283; → Hals- und Mandelentzündungen, S.161) sowie der **unteren Atemwege**, zu denen der Kehlkopf, die Luftröhre, die Bronchien und die Lunge gehören (→ Kehlkopfentzündung, S.211; → Bronchitis und Bronchiolitis, S.106; → Lungenentzündung, S.250; → Tuberkulose, S.358).
Oft wird der Begriff synonym mit Erkältung (→ S.133) benutzt.

83

Augentränen

Tränenträufeln kann ein Symptom verschiedener Augenerkrankungen sein: bei Babys fast immer Zeichen eines verstopften Tränenkanals (→ S. 366), bei älteren Kindern meist Zeichen einer Bindehautentzündung

(→ S. 95). Insbesondere trübes Sekret spricht für eine bakterielle Infektion.
Daneben führt auch ein ins Auge geratener Fremdkörper zu einer vermehrten Tränenbildung.

Ausschlag

Andere Bezeichnung: Exanthem
Hautveränderungen sind ein häufiger Grund für einen Arztbesuch und haben zahlreiche mögliche Ursachen. Manchmal genügt dem Fachmann ein Blick für die Diagnose, oft ist diese jedoch gar nicht so einfach.

Die Haut hat ihre eigene Sprache – sie errötet vor Scham, erblasst vor Neid, wird schweißnass bei Stress oder zeigt eine Gänsehaut bei Furcht. Sie entwickelt sich aus dem gleichen Ursprungsgewebe wie das zentrale Nervensystem: kein Wunder also, dass auch sie Gefühle zeigen kann. Und dass Berührungen zur gesunden kindlichen Entwicklung unabdingbar sind, ist schon lange bekannt.

In der Alternativmedizin wird die Haut als Mittler zwischen innen und außen angesehen. Nur wenn sie intakt ist, ist auch das Individuum unversehrt. Bei hartnäckigen Hautveränderungen wird deshalb ein Gesamtkonzept entwickelt, das nicht nur die Symptome lindert, sondern die Regulationsfähigkeit des Organismus verbessert und die Haut stärkt.
Viele Hautauffälligkeiten verschwinden nach kurzer Zeit von selbst wieder, ohne das Wohlgefühl zu beeinträchtigen. Andere zeigen Juckreiz oder Fieber und andere Allgemeinsymptome (z. B. bei einer Kinderkrankheit) oder bleiben dauerhaft wie bei chronischen Hautveränderungen.

Was könnte es sein?

Ist Ihr Kind nicht allzu schlecht dran, können Sie Ihren Kinderarzt auch zunächst telefonisch um Rat fragen. Beschreiben Sie dafür den Ausschlag möglichst genau:
- Sind die Hautveränderungen eher Punkte, Flecken, Knötchen, Blasen oder Schuppen?
- Sind die Hautveränderungen klein oder groß? Stehen sie einzeln oder in Gruppen zusammen? Sind die Grenzen genau zu sehen oder fließen die Ausschläge ineinander? Welche Farben haben sie?

- Liegen die Hautveränderungen im Hautniveau oder sind sie eher erhaben?
- Fühlen sich die Hautausschläge weich oder hart an?
- Wo befinden sich die Ausschläge – an einer bestimmten Stelle oder am ganzen Körper?
- Haben sie ihr Aussehen oder ihre Lokalisation im Lauf der letzten Stunden oder Tage verändert?
- Hat Ihr Kind Juckreiz oder weitere Beschwerden?

Was Sie für Ihr Kind tun können

Ausschläge bei Babys, mit Blasen, zunehmender Schwellung und Rötung, Eiterbildung oder Nässen sowie z.B. Fieber, Durchfall oder Gelenkschmerzen, aber auch zahlreiche blaue Flecken oder kleine Hautblutungen sollten Grund für einen baldigen Arztbesuch sein.

Beim **Kontaktekzem** – Rötung, Schwellung, nässende Bläschen nach Kontakt z.B. mit Pflanzen, Kosmetika, Schmuck, Quallen – geben Sie zunächst das Urtica urens D6 (3-mal halbstündlich, dann alle 3 Std.). Tritt keine Besserung ein oder zeigen sich weitere Beschwerden, sollten Sie ebenfalls einen Arzt aufsuchen.

Heilpflanzen

Besonders die Pflanzenheilkunde bietet zahlreiche Schätze zur Behandlung von Ausschlägen: Eichenrinde (oder auch Schwarztee) kommt besonders bei nässenden Ekzemen,
Kamille bei allergischen Kontaktekzemen und Johanniskraut bei trockenen Ekzemen zum Einsatz, Ringelblume und Bittersüßer Nachtschatten hemmen die Entzündung. Stiefmütterchen und Gänseblümchen haben sich bei Milchschorf und Akne bewährt und besitzen insgesamt – z.B. als Tee getrunken – eine stoffwechselstimulierende Wirkung.

Und sonst

Bei chronischen Hautproblemen kann eine homöopathische Konstitutionsbehandlung helfen, als Schüßler-Salze eignen sich besonders Nr.11 Silicea und N.9 Natrium Phosphoricum.

Bei den Bach-Blüten hilft Crab Apple bei Hautkrankheiten allgemein, Beech bei allergischer Hautirritation. Impatiens geben Sie gegen den Juckreiz, Larch baut das Selbstwertgefühl trotz angegriffener Haut auf.

Ausschlag und mögliche Begleitsymptome	Vermutliche Ursachen
Punkte und Flecken – begrenzt auf einen Bereich	
Fleck- bis ringförmige Rötung an einer Stelle, evtl. Quaddel oder juckendes Knötchen	Zeckenstich (→ S. 411), Insektenstich (→ S. 410)
Gerötete Stellen am Kopf, starker Juckreiz	Kopfläuse (→ S. 224)
Zahlreiche kleine rot-braune Pickelchen, vor allem am Dekolleté und den Armen	Hitzepickel (Reizung der Schweißdrüsen); bilden sich von selbst zurück
Bei Babys nässende Rötung um den Nabel, unangenehmer Geruch	Nabelentzündung (→ S. 278)
Höckeriges gelbliches Knötchen oder verhornte schmerzhafte Stelle an der Fußsohle	Warze (→ S. 376)
Punkte und Flecken – an mehreren Stellen oder am ganzen Körper	
Leichtes Fieber	Ringelröteln (→ S. 312)
Fieber, Lymphknotenschwellung	Scharlach (→ S. 317), Röteln (→ S. 314), Pfeiffer-Drüsenfieber (→ S. 300)

Ausschlag und mögliche Begleitsymptome	Vermutliche Ursachen
Punkte und Flecken – an mehreren Stellen oder am ganzen Körper	
Fieber, Bindehautentzündung, schwere Erkältung	Masern (→ S. 258)
Rote Flecken, evtl. Juckreiz	Allergie (→ S. 65)
Gerötete, schuppige, juckende Flecken	Neurodermitis (→ S. 287)
Rundliche, rosafarbene bis bräunliche Flecken mit Schuppen am Rand, evtl. Juckreiz	Hautpilz (→ S. 304)
Flächenhafte Rötung evtl. mit Bläschen und Schmerzen	Sonnenbrand (→ S. 412)
Gerötete, nässende Stellen und Krusten; evtl. feine, kommaartige Gänge, starker Juckreiz	Krätze (→ S. 236)
Hautfarbene Knötchen, perlenförmig oder flach	Warzen (→ S. 376)
Punktförmige Hautflecken, evtl. Allgemeinbeschwerden	Blutvergiftung (→ S. 103), Blutungsneigung (→ S. 102), Leukämie (→ S. 247)
Pusteln, Bläschen, Quaddeln – begrenzt auf einen Bereich	
Gruppierte Bläschen, oft schmerzhaft	Lippenbläschen (→ Herpes, S. 180), Gürtelrose (→ Windpocken, S. 388)
Bläschen an Händen, Füßen, im und am Mund, evtl. leichtes Fieber	Hand-Mund-Fuß-Krankheit (→ S. 166)
Pusteln bei Babys im Gesicht	Neugeborenenakne; heilt innerhalb weniger Wochen ohne Behandlung von selbst ab
Pusteln und Blasen, dann honiggelbe Krusten, meist um den Mund	Grind (→ S. 158)
Rötung, Schwellung, nässende Bläschen nach Kontakt z. B. mit Pflanzen, Kosmetika, Schmuck, Quallen	Kontaktekzem (→ S. 85)
Pusteln im Windelbereich	Windelausschlag (→ S. 386)
Schwellung von Augenlidern und Lippen, evtl. Atembeschwerden	Angioödem (Form der → Nesselsucht, S. 285)
Mitesser, kleine Pusteln, Eiterpickel, v. a. im Gesicht, am oberen Rücken und Dekolleté	Akne (→ S. 63)

Ausschlag und mögliche Begleitsymptome	Vermutliche Ursachen
Pusteln, Bläschen, Quaddeln – an mehreren Stellen oder am ganzen Körper	
Starker Juckreiz, gerötete Flecken, dann Bläschen und Pusteln	Windpocken (→ S. 388)
Blassrosa Quaddeln an wechselnden Stellen, starker Juckreiz; evtl. weitere Symptome (Fieber, Übelkeit, Atembeschwerden)	Nesselsucht (→ S. 285), z. B. bei Nahrungsmittelallergie (→ S. 280)
Schuppung – begrenzt auf einen Bereich	
Bei Babys und Kleinkindern am Kopf	Gneis (→ S. 157), Milchschorf (→ S. 263)
Schuppung – an mehreren Stellen oder am ganzen Körper	
Bei Babys am ganzen Körper in den ersten Tagen nach der Geburt	Normales Austrocknen und Abschilfern der Hornschicht
Gerötet, silbrige Schuppen	Schuppenflechte (→ S. 341)
Rundliche, leicht erhabene Flecken mit Schuppen am Rand, meist Juckreiz	Hautpilz (→ S. 304)
Gerötete, trockene, schuppige Hautstellen, meist Juckreiz	Neurodermitis (→ S. 287)

Autoimmunerkrankungen

Bei dieser Gruppe von Störungen bildet das Immunsystem Abwehrstoffe (Antikörper), die sich gegen körpereigenes Gewebe richten, sogenannte Autoantikörper (»auto« = »selbst«). Das, was normalerweise eine lebensnotwendige Funktion ist, nämlich mit Antikörpern schädliche Substanzen und Keime zu attackieren und zu eliminieren, richtet sich in diesem Fall gegen den eigenen Organismus (deshalb auch »Autoaggressionskrankheiten«) und macht krank. Ursache ist vermutlich eine Kombination aus angeborener Empfänglichkeit und bestimmten Umweltfaktoren, die als Auslöser dienen.

Symptome und Krankheitsbilder sind vielgestaltig – je nachdem, welches Gewebe angegriffen wird. So kann nur ein einzelnes Organ betroffen sein (z. B. die Schilddrüse oder Nebenniere), es können aber auch mehrere Organe oder der gesamte Organismus befallen sein (z. B. wenn die Gefäße betroffen sind). Krankheiten, die im Zusammenhang mit Autoantikörpern stehen, sind beispielsweise → Rheuma (S. 310), Diabetes Typ 1 (→ Zuckerkrankheit, S. 398) und manche → Nierenentzündungen (S. 295).

Arbeitet die Abwehr nicht – wie bei Autoimmunkrankheiten – zu stark, sondern im Gegenteil nicht effektiv genug, kommt es zu **Immunmangelkrankheiten**. Diese können als angeborene Immundefekte oder erworbene Störungen (z. B. durch chronische Erkrankungen, Medikamente) auftreten und zu einer Infektionsneigung (→ S. 205) führen.

Bach-Blüten – Essenzen für das Gemüt

38 Blütenessenzen für 38 negative Einstellungen und Gemütszustände – die Bach-Blütentherapie konzentriert sich auf die Befindlichkeit der Seele und wirkt sich so auf den gesamten Körper aus.

Vor ungefähr 80 Jahren entwickelte der englische Arzt Edward Bach das nach ihm benannte Heilverfahren zur seelischen Gesundheitsvorsorge, für die Akutbehandlung psychischer Stresssituationen und als Begleitbehandlung bei vielen akuten und chronischen Krankheiten.
Bach kam in seiner Funktion als Arzt mit der Homöopathie in Berührung, was sich auch in seiner Therapie niederschlägt: Sie behandelt die seelische Verfassung (analog zur homöopathischen Konstitutionsbehandlung, → S. 191), die Diagnose wird nach einem ausführlichen Gespräch gestellt und Einnahme und Wirkungen der Mittel werden ähnlich wie in der Homöopathie beschrieben. Allerdings sah Bach Krankheit als Folge einer Un-

stimmigkeit zwischen dem Wesen eines Menschen und seinem täglichen Verhalten, das auch von seiner Umgebung abhängt. Kommt es hier zu einem seelischen Ungleichgewicht, treten negative Verhaltensweisen auf, die in körperliche Störungen münden können. Bach war überzeugt, dass sich ein seelischer Missstand durch natürliche Heilmittel, nämlich 38 verschiedene Blütenkonzentrate, beheben lässt, und zwar mittels Stimulation der Selbstheilungskräfte.

Die Blüten-Essenzen

Für die Herstellung der Bach-Blüten werden 37 verschiedene Pflanzenblüten an bestimmten Fundorten zu einer bestimmten Zeit gesammelt und nach einem speziellen Vorgehen mit Quellwasser und Alkohol behandelt. Die 38. Blüte (Rock water) enthält reines Quellwasser. Die Blüten-Essenzen sind als Konzentratflaschen, sogenannten Stockbottles, in der Apotheke erhältlich.

Wie die Blüten funktionieren

Überlegen Sie, welche der folgenden Beschreibungen in der Tabelle (S. 89–91) auf den Gemütszustand Ihres Kindes am besten zutrifft. Kombinieren Sie dabei ruhig 4–8 verschiedene Blüten.
Wenn Sie die Bach-Blüten erst einmal ausprobieren wollen, bestellen Sie in der Apotheke nur die von Ihnen benötigten Blüten, vielleicht stellt man Ihnen auch direkt die gewünschte Mischung her. Oft ändern sich die Beschwerden während der Behandlung, so dass Sie dann nach und nach weitere Blüten benötigen werden – so erweitert sich Ihr Vorrat ganz automatisch.

Dosierung
Von den gewählten Essenzen oder der Mischung daraus geben Sie Ihrem Kind 4-mal täglich 3 Tropfen – entweder direkt in den Mund oder in ein Glas Wasser. Gut ist, wenn Ihr Kind die Tropfen oder das Wasser vor dem Schlucken kurz im Mund behält. Bei akuten Beschwerden reicht meist eine Behandlung über 3 Tage, bei einer starken psychischen Belastung oder chronischen Beschwerden können Sie die Tropfen auch mehrere Wochen bis Monate geben. Dabei treten oft erste Veränderungen nach einigen Wochen auf, die auch zur Umstellung auf andere Blüten führen können.

Besonderheiten

Neben den 38 Essenzen existiert ein Kombinationspräparat mit der Bezeichnung **Rescue**(-**Remedy**). Gerade bei Kindern passieren öfter Unfälle, die kaum körperliche Verletzungen nach sich ziehen, jedoch die »Kinderseele erschüttern«. Die Tropfen werden bei solchen Notfällen erfolgreich eingesetzt, um die seelische Verletzung abzumildern. Auch bei schwereren Notfällen ist die Gabe parallel zu jeder anderen medizinischen Therapie erlaubt. Können die Tropfen nicht eingenommen werden, reiben Sie die Stirn mit 2–3 Tropfen ein.

Rescue in flüssiger Form enthält Star of Bethlehem, Rock Rose, Impatiens, Cherry Plum und Clematis. Rescue als Creme enthält außerdem noch Crab Apple. Viele Anwender schwören auf diese Mischung bei Schürfwunden, nach Verstauchungen, plötzlichen Hautausschlägen oder Insektenstichen. In manchen Reformhäusern wird Rescue auch als Gummibärchen angeboten – eine Darreichungsform, die viele Kinder sehr zu schätzen wissen.

Ein großer Vorteil der Bach-Blütentherapie ist, dass keine Nebenwirkungen bekannt sind. Auch treten keine Wechselwirkungen auf, wenn Ihr Kind eine andere Behandlung erhält – allerdings sollten Sie dem behandelnden Therapeuten mitteilen, dass Ihr Kind parallel Bach-Blüten nimmt.

Welche Bach-Blüte wofür?	
Agrimony (Odermennig)	Wenn Ihr Kind Konflikte scheut und Unangenehmem ausweicht, hilft diese Blüte, aufrichtiger zu werden.
Aspen (Zitterpappel)	Ihr Kind hat oft Angst, die Ihrer Meinung nach unbegründet ist? Diese Blüte hilft, Angstzustände realistischer einzuschätzen.
Beech (Rotbuche)	Wenn Ihr Kind wenig Mitgefühl und Einfühlungsvermögen zeigt, steigert Beech die Toleranz und zeigt Ihrem Kind seine eigenen Schwächen.
Centaury (Tausendgüldenkraut)	Ihr Kind ist willensschwach, gutmütig oder lässt sich manipulieren? Centaury hilft bei der Abgrenzung und erleichtert das Neinsagen.
Cerato (Bleiwurz)	Wenn Ihr Kind sich nichts zutraut und immer eine zweite Meinung einholen muss, stärkt Cerato das Vertrauen in die eigenen Ansichten.
Cherry Plum (Kirschpflaume)	Ihr Kind ist jähzornig, neigt zu Wutausbrüchen und Unbeherrschtheit? Diese Blüte macht in spannungsreichen Situationen gelassen.
Chestnut Bud (Knospe der Rosskastanie)	Ihr Kind lernt nicht aus seinen Erfahrungen und macht immer wieder die gleichen Fehler? Diese Blüte hilft, aus Problemen schlauer zu werden.
Chicory (Wegwarte)	Wenn Ihr Kind sich oft ausgenutzt fühlt oder sehr besitzergreifend ist, hilft Chicory zu einer selbstloseren Einstellung.
Clematis (Weiße Waldrebe)	Ihr Kind ist in Gedanken oft woanders und unaufmerksam? Clematis hilft, sich Problemen zu stellen.
Crab Apple (Holzapfel)	Ihr Kind ist schon fast zwanghaft ordentlich, achtet stark auf seine Sauberkeit oder ergeht sich in Nebensächlichkeiten? Crab Apple verbessert die Fähigkeit, Wichtiges von Unwichtigem zu trennen.

Welche Bach-Blüte wofür?	
Elm (Ulme)	Ihr Kind scheut kurz vor entscheidenden Prüfungen und vertraut plötzlich nicht mehr in seine Fähigkeiten? Elm verhilft zu Selbstvertrauen.
Gentian (Herbstenzian)	Wenn Ihr Kind sich leicht entmutigen lässt, skeptisch ist oder oft pessimistisch, verhilft diese Blüte zu einer positiven Lebenseinstellung.
Gorse (Stechginster)	Ihr Kind ergibt sich schnell in sein Schicksal und kämpft nicht um seine Belange? Gorse motiviert ihr Kind, nach neuen Auswegen oder Problemlösungsstrategien zu suchen.
Heather (Heidekraut)	Wenn Ihr Kind sehr ichbezogen agiert und immer Publikum braucht, gibt Heather mehr Einfühlungsvermögen in andere.
Holly (Stechpalme)	Ist Ihr Kind aggressiv, eifersüchtig oder schnell gereizt? Holly lässt es verständnisvoller werden und mit den Mitmenschen netter umgehen.
Honeysuckle (Geißblatt)	Wenn Ihr Kind ein Tagträumer ist und Sie das Gefühl haben, dass es sich gedanklich wenig in der Gegenwart aufhält, lässt diese Blüte die Wahrnehmung für das Hier und Jetzt wachsen.
Hornbeam (Weißbuche)	Wirkt Ihr Kind geistig erschöpft oder überfordert, z. B. nach vielen Schulklausuren? Diese Blüte gibt geistige Frische.
Impatiens (Drüsentragendes Springkraut)	Ist Ihr Kind ungeduldig und gegenüber Kindern, die besonnener sind, überheblich? Impatiens lässt es geduldig werden, gibt innere Ruhe und schafft Verständnis für andere Charaktere.
Larch (Lärche)	Bei Minderwertigkeitsgefühlen und einem Mangel an Selbstvertrauen schenkt Larch ein gesundes Selbstwertgefühl. Dieses Mittel ist besonders in der Pubertät gut geeignet.
Mimulus (Gefleckte Gauklerblume)	Ist Ihr Kind schüchtern, ängstlich und zurückhaltend? Mimulus verhilft zu Mut, lässt Ihr Kind über seine Ängste hinauswachsen.
Mustard (Wilder Senf)	Wenn Ihr Kind grundlos traurig ist, steigert Mustard die Lebensfreude und Lebensenergie.
Oak (Eiche)	Ihr Kind ist sehr ehrgeizig und kann keine Schwäche eingestehen? Oak hilft, eigene Grenzen zu erkennen und sie zu akzeptieren.
Olive (Olive)	Wenn Ihr Kind erschöpft ist und sich überanstrengt hat, versorgt Olive es mit neuer Kraft.
Pine (Schottische Kiefer)	Ihr Kind nimmt immer die Schuld anderer auf sich? Pine sorgt für ein realistischeres Bild der Verantwortlichkeiten.
Red Chestnut (Rote Kastanie)	Ihr Kind sorgt sich zu sehr um Sie, die Familie und seine Freunde? Diese Blüte wandelt die Ängste in positive Gedanken um.
Rock Rose (Gelbes Sonnenröschen)	Diese Blüte beruhigt bei Aufregung mit Schweißausbrüchen und schnellem Puls.
Rock Water (Wasser aus heilkräftigen Quellen)	Wenn Ihnen Ihr Kind zu diszipliniert für sein Alter erscheint und nicht wirklich Kind sein kann, bringt diese Blüte etwas mehr Leichtigkeit und Lebensfreude in den Alltag.

Welche Bach-Blüte wofür?

Scleranthus (Einjähriger Knäuel)	Ihr Kind ist sprunghaft und kann sich nicht entscheiden? Scleranthus stabilisiert Stimmungen und hilft, eine Entscheidung zu finden.
Star of Bethlehem (Doldiger Milchstern)	Diese Blüte ist ein Seelentröster – z. B. nach dem Tod einer Oma, dem Verlust eines Haustiers, aber auch in Scheidungssituationen kann sie Ihrem Kind helfen.
Sweet Chestnut (Esskastanie)	Ihr Kind empfindet Situationen als aussichtslos und hat Schwierigkeiten, Hilfe einzufordern? Diese Blüte schenkt Hoffnung.
Vervain (Eisenkraut)	Wenn Ihr Kind oft als Wortführer anderen seine Meinung aufdrängt, sich bei Sport und Spiel sehr verausgabt, hilft Vervain im Umgang mit anderen und dass die eigene Energie gezielter eingesetzt wird.
Vine (Weinrebe)	Ihr Kind ist es gewohnt, seinen Willen durchzusetzen, ist ehrgeizig und ein kleiner Tyrann? Vine lässt es zwischen gesundem und krankem Ehrgeiz unterscheiden und es großmütiger werden.
Walnut (Walnuss)	Wenn Ihr Kind sich leicht verunsichern lässt, vor entscheidenden Situationen wie Schulbeginn oder Klassenwechsel leicht beeinflussbar ist, verhilft Walnut zu Charakterstärke und mehr Sicherheit.
Water Violet (Sumpfwasserfeder)	Ihr Kind kann nicht um Hilfe bitten, ist ein Einzelgänger und fühlt sich anderen überlegen? Diese Blüte hilft bei der Kommunikation und mindert Überheblichkeitsgefühle.
White Chestnut (Weiße Rosskastanie)	Ihr Kind kann nicht loslassen und beschäftigt sich immer wieder mit schon längst Vergangenem? Diese Blüte ordnet die Gedanken und stoppt das Gedanken-Karussell.
Wild Oat (Waldtrespe)	Wenn Ihr Kind nicht weiß, was es will, und darunter leidet, gibt diese Blüte Orientierung und hilft, eine Richtung festzulegen.
Wild Rose (Heckenrose)	Wild Rose baut Lebensfreude auf. Es ist das Richtige für Ihr Kind, wenn es teilnahmslos erscheint und an nichts mehr Freude hat.
Willow (Gelbe Weide)	Ihr Kind ist verbittert, empfindet sich als Pechvogel und seinem Schicksal ausgeliefert? Willow hilft, Eigenverantwortlichkeit zu entwickeln.

ZUM WEITERLESEN

Buchtipps

Sigrid Schmidt: **Bach-Blüten für Kinder.** *Gräfe & Unzer, München 2010*

Ein schönes Buch, das speziell auf die Mittelwahl und Anwendungen im Kindesalter zugeschnitten ist. Sie finden Hilfen für den Alltag und für spezielle Situationen.

Mechthild Scheffer: **Die Original-Bach-Blütentherapie.** *Irisiana, München 2005*

Scheffer ist seit Jahren DIE Bach-Blüten-Expertin. Ihr Standardwerk behandelt alle Pflanzen erschöpfend, dazu gibt es einen Fragebogen zur Mittelwahl.

GESUND WERDEN

Bauchschmerzen

Bauchschmerzen beim Kind kommen häufig vor, haben nicht immer etwas mit dem Bauch zu tun und sind meist harmlos.

»Mein Bauch tut weh« – fast alle Eltern hören diese Aussage wohl mehr als einmal, bis ihre Kinder groß sind. Je kleiner das Kind, desto eher »schmerzen« auch Zähne und Ohren, Halsinfekte, Blasenentzündungen oder psychische Anspannungen im Bereich des Nabels – kein Wunder, ist er doch Mittelpunkt des Körpers. Oft helfen eher die Begleitsymp-

tome auf die richtige Fährte: Übelkeit und Erbrechen deuten auf eine Magenbeteiligung hin, Durchfall und Krämpfe sind meist durch Störungen im Darm bedingt, Fieber spricht für eine entzündliche Ursache.

Bei Babys ist es noch schwerer, Bauchschmerzen zu erkennen – mögliche Hinweise sind anhaltendes Weinen, oft schrilles Schreien sowie das Anziehen der Beinchen. Deshalb: Schreit Ihr Kind über Stunden, ohne dass Sie wissen warum, oder kommt es Ihnen anders als sonst vor, suchen Sie einen Arzt auf.

Was Sie für Ihr Kind tun können

Meist helfen klassische Hausmittel: Wärme vor allem bei Krämpfen, Kamille gegen Entzündungen und Krämpfe, Pfefferminze hilft gegen Übelkeit und wirkt verdauungsfördernd nach fettreichem Essen, Schafgarbe hilft gegen Infekte und Appetitlosigkeit. Bereiten Sie aus der passenden Pflanze einen Tee zu (1 TL auf 200 ml kochendes Wasser, 10 Min. ziehen lassen) – Pfefferminze allerdings erst ab dem 3. Geburtstag. Bei Blä-

hungen wirkt oft eine sanfte Bauchmassage (→ S. 262) mit Kümmelöl Wunder. Einen Arzt sollten Sie aufsuchen, wenn die Bauchschmerzen länger als 6 Stunden anhalten, sich der Zustand des Kindes zunehmend verschlechtert, der Bauch sehr hart ist und beim Anfassen schmerzt. Solange Ihr Kind entspannt hocken oder hüpfen kann, besteht in der Regel kein Grund zur Sorge.

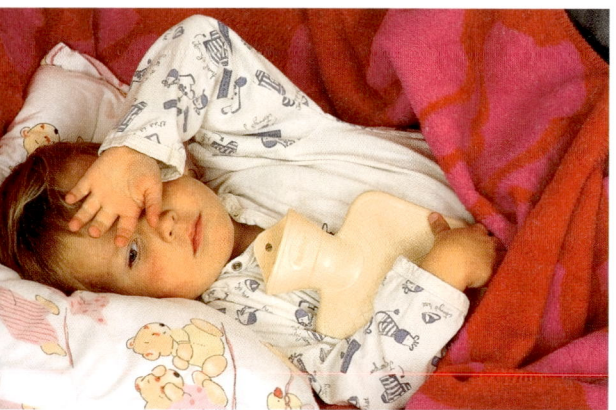

▲ Glücklicherweise haben Bauchschmerzen selten eine ernste Ursache

Der Bauchschmerzkalender

Treten Bauchschmerzen immer wieder auf, führen Sie mit Ihrem Kind über einige Wochen einen Bauchschmerzkalender. Tragen Sie dort ein, wann wie stark Schmerzen auftreten, ob auslösende Faktoren erkennbar sind und welche Nahrungsmittel gegessen wurden, welche Begleitsymptome auftreten und wie lange die Attacke dauert. Dieses Tagebuch zeigt Ihrem Kind, dass seine Beschwerden ernst genommen werden, gibt bereits erste Hinweise auf mögliche Zusammenhänge und dient dem Kinderarzt als Grundlage für weitere Fragen und Untersuchungen.

Ausprägung	Mögliche Begleit- symptome	Vermutliche Ursachen	Was tun?
Akute Bauchschmerzen			
Leicht bis mäßig	Erkältung (→ S. 133), Ohrenschmerzen (→ S. 297), andere fiebrige Erkrankungen	Unspezifische Mit- reaktion z. B. bei Infektion der Atem- wege oder Ohren	Behandeln der zugrunde liegenden Ursache, Arzt- besuch je nach sonstigen Beschwerden
	Übelkeit, Erbrechen	Zu viel durch- einander gegessen (→ Magenverstim- mung, S. 258)	**Nux vomica** D6 geben – stdl. (4-mal), danach 4-mal tgl.
	Übelkeit, Erbrechen, Durchfall, Fieber	Magen-Darm-Infekt (→ S. 252), Lebens- mittelvergiftung (→ S. 239)	Arztbesuch, bis dahin Flüs- sigkeit in kleinen Portionen und **Veratrum album** D6 oder – bei Reisedurchfall – **Okoubaka** D4: erst stdl. (4-mal), dann 4-mal tgl.
	Völlegefühl, Appe- titlosigkeit, kein Stuhlgang	Verstopfung (→ S. 367)	
	Übelkeit und Durch- fall bei Medikamen- teneinnahme	Nebenwirkung der Medikamente	Enden meist nach kurzer Zeit von selbst. Bei starken Beschwerden Arzt aufsu- chen; das Medikament nicht ohne Rücksprache absetzen; geben Sie **Okou- baka** D4 3-mal tgl.
Zunehmend – erst am Nabel, später im rech- ten Unterbauch	Kind fühlt sich krank, mäßiger Durchfall, evtl. Fieber	Blinddarmentzün- dung (→ S. 98)	Sofort in die Klinik! Kind nüchtern lassen
Leicht bis stark	Kind baut ab, mag sich nicht mehr bewegen, Bauch wird hart	Ausbreiten der Entzündung aufs Bauchfell, z. B. bei Blinddarmentzün- dung (→ S. 98) oder Darmverschluss (→ S. 111)	Sofort in die Klinik! Kind nüchtern lassen
	Blutiger, evtl. dünner Stuhl	Darmeinstülpung (→ S. 111), schwerer Magen-Darm-Infekt (→ S. 252), chro- nisch-entzündliche	Ausschließen, dass Blut nicht durch vorübergehen- de, harmlose Reizungen im Bereich des Afters durch Durchfall oder Verstopfung

(Fortsetzung →)

GESUND WERDEN

Ausprägung	Mögliche Begleit-symptome	Vermutliche Ursachen	Was tun?
Akute Bauchschmerzen			
Leicht bis stark	Blutiger, evtl. dünner Stuhl	Darmerkrankun-gen (→ S. 108), Blutungsneigung (→ S. 102)	bedingt ist (dann abwarten und evtl. zinkhaltige Creme oder Ringelblumensalbe auftragen); ansonsten Arztbesuch am selben Tag
	Nach Unfall	Innere Verletzung	Sofort in die Klinik; bis zum Eintreffen **Arnica** D12, **Veratrum album** D6 und **Carbo vegetabilis** D6 (ab-wechselnd alle 10 Min.)
Krampfartig, stark	Baby oder Klein-kind, zunehmender Verfall und Apathie	Darmeinstülpung, Darmverschluss (→ S. 111)	Sofort in die Klinik! Kind nüchtern lassen
Krampfartig, sehr stark, in Leiste oder Rücken aus-strahlend	Eher älteres Kind, Erbrechen	Nierensteine (selten)	Sofort in die Klinik! Kind nüchtern lassen
Stark, eher Unterbauch	Schwellung von Hoden oder Leisten, Übelkeit	Eingeklemmter Nabel- oder Leisten-bruch (→ S. 275), Hodendrehung	Sofort in die Klinik! Kind nüchtern lassen
Über einen längeren Zeitraum oder immer wieder auftretende Bauchschmerzen			
Leicht bis mäßig	Völlegefühl, Appe-titlosigkeit, kein Stuhlgang, hin und wieder Durchfall	Verstopfung (→ S. 367)	Kein akutes Handeln nötig
	Zunächst Husten, leichte Übelkeit, Durchfall, Appetit-mangel	Wurmerkrankungen (→ S. 391)	Bald Arztbesuch zur Ursachenabklärung
	Gedeihstörungen, Durchfälle, Blähun-gen	Chronisch-entzünd-liche Darmerkran-kungen (→ S. 108), Zöliakie (→ S. 396), Nahrungsmittelun-verträglichkeiten (→ S. 280), Mukovis-zidose (→ S. 268)	Bald Arztbesuch zur Ursa-chenabklärung; bis dahin **China** D6 3-mal tgl. geben

Ausprägung	Mögliche Begleit-symptome	Vermutliche Ursachen	Was tun?
Leicht bis mäßig	Gelbsucht	Leberentzündung (→ S. 240)	Bald Arztbesuch zur Ursachenabklärung
	Übelkeit, Durchfall, Blähbauch, Aus-schlag – Beschwer-den kurze Zeit nach dem Essen	Nahrungsmittel-unverträglichkeit, Allergie (→ S. 65)	Gelegentlich Arztbesuch zur genauen Abklärung; bis dahin darauf achten, welche Kost Ihr Kind nicht verträgt (Schmerzkalen-der)
	Jüngeres Kind; Übelkeit, Erbrechen, Müdigkeit, Blässe	Atypische Migräne (→ S. 227)	Legen Sie Ihr Kind in einen abgedunkelten, ruhigen Raum. Probieren Sie **Iris versicolor** D6 stdl. (4-mal). Bei Beschwerdezunahme oder Vorhandensein am nächsten Morgen: Arzt-besuch
Krampfartig	Baby (1–3 Monate alt), v. a. abends starkes Schreien, wirkt sonst fit	Dreimonatskoliken (→ S. 115)	Kein akutes Handeln nötig
	Älteres Kind, sonst fit	Nabelkoliken (→ S. 276)	Kein akutes Handeln nötig
Zusammen-hang mit Schule oder Aufregung	Kopfschmerzen, Durchfall, Appetit-losigkeit	Seelische Anspan-nung, Schulangst, Lampenfieber = funktionelle Bauchschmerzen (→ S. 276)	Beruhigen, akut **Argentum nitricum** D6 stdl. (4-mal); bei wiederholtem Auf-treten Ursache abklären (Schmerzkalender)

Bindehautentzündung

Andere Bezeichnung: Konjunktivitis

Eine Entzündung der Augenbindehaut kommt bei Kindern jeglichen Alters recht häufig vor. Sie kann akut oder chronisch verlaufen, die Ursachen sind vielfältig.

Die Bindehaut der Augen ist wie alle anderen Schleimhäute Grenzfläche zwischen innen und außen. Deshalb ist sie ständig verschie-denen Reizen ausgesetzt, die zu einer Entzün-dung führen können. Zu diesen gehören Erre-ger wie Bakterien, Viren und – selten – Pilze, allergieauslösende Substanzen wie Pollen, Tierhaare und Kontaktlinsen sowie nichtin-fektiöse Ursachen wie trockene Augen, grel-les Licht, starker Wind, Dämpfe, Staub und andere Fremdkörper. Auch bei Allgemein-erkrankungen wie Masern (→ S. 258) oder rheumatischen Erkrankungen (→ S. 310) können die Bindehäute mitreagieren.

Formen

Die häufigste Form bei Schulkindern ist die **Konjunktivitis epidemica**, eine durch Adenoviren ausgelöste Bindehautinfektion, die zusätzlich die Hornhaut des Auges (**Keratokonjunktivitis**) befallen kann. Ihren Namen verdankt sie der Tatsache, dass sie sehr ansteckend ist und sich überall dort, wo sich viele Kinder aufhalten, geradezu epidemieartig ausbreitet – im Sommer z. B. beim Baden. Deshalb wird sie manchmal auch als Schwimmbadkonjunktivitis bezeichnet (verwirrend ist allerdings, dass dieser Begriff in vielen Fachbüchern ausschließlich für die durch bestimmte Chlamydien verursachte Bindehautentzündung benutzt wird). Die

Keime werden durch Schmier- oder Tröpfcheninfektion bei Kontakt mit dem Augensekret direkt von Mensch zu Mensch (z. B. über die Hände) oder über Gegenstände (z. B. Handtücher) übertragen. Die Beschwerden beginnen etwa 1–2 Wochen nach der Ansteckung.

Gelegentlich werden vom Scheidenbereich der Mutter während der Geburt Keime auf das Baby übertragen, die ab dem 2.–5. Lebenstag eine **Neugeborenenkonjunktivitis** hervorrufen können. Dazu gehören vor allem Chlamydien und seltener Herpesviren und Gonokokken. Eine weitere häufige Ursache für eine Bindehautentzündung im Säuglingsalter ist ein verstopfter Tränenkanal (→ S. 366).

Mein Auge brennt und juckt

Da die Augenbindehaut viele Nerven enthält, ist ihre Entzündung sehr unangenehm. Bei bakteriellen Infektionen sind die Augen morgens besonders oft verklebt, bei Viren und Allergien stehen oft Rötung, Juckreiz und Tränen im Vordergrund.

▌ Viele Kinder klagen über ein Fremdkörpergefühl und Brennen im Auge, häufig sind sie lichtscheu. Besonders bei allergischer Bindehautentzündung, z. B. im

Rahmen eines Heuschnupfens (→ S. 184), tritt starker Juckreiz auf, so dass sich das Kind ständig die Augen reibt (was die Entzündung wiederum verstärkt).

▌ Das betroffene Auge ist gerötet, geschwollen und tränt, es entleert sich immer wieder wässrige Flüssigkeit oder Eiter. Bei einer Infektion ist oft zunächst ein Auge, 1–2 Tage später dann häufig auch das andere betroffen.

Was Sie für Ihr Kind tun können

Suchen Sie den Kinderarzt auf. Je nach Alter des Kindes und Schwere der Erkrankung wird er sich die Augen anschauen, evtl. weitere Tests (z. B. Abstrich) machen und wenn nötig Medikamente, z. B. desinfizierende oder antibiotikahaltige Augentropfen, verordnen. Behandelt werden immer beide Augen. Stellen Sie Ihr Kind dem Arzt erneut vor, wenn sich die Beschwerden nicht innerhalb von 2 Tagen bessern oder sogar verschlimmern.

Ein Fremdkörper wird (→ S. 416) entfernt, ggf. eine Allergie (→ S. 65) behandelt.

Verdunkeln Sie in den ersten Tagen die Innenräume ein wenig. Lassen Sie Ihr Kind beim Aufenthalt im Freien eine Sonnenbrille mit UV-Schutz tragen – das hilft im Akutfall gegen die Blendempfindlichkeit und beugt bei Kindern, die zu wiederholter Bindehautentzündung neigen, einer erneuten Reizung durch das Sonnenlicht vor.

Heilpflanzen, Wasser & Wickel

Brennen und Juckreiz lindern Sie mit feuchten, kühlen Kompressen (ein sauberes, fusselfreies Tuch, in abgekochtem, abgekühltem Wasser getränkt) oder vorsichtig mit Kältepacks (aus der Tiefkühltruhe, eingewickelt in ein Handtuch).

Statt Wasser können Sie auch Augentrosttee (1 TL Kraut auf 1 Tasse kochendes Wasser, 10 Min. ziehen lassen) nehmen. Benutzen Sie für jedes Auge ein separates und bei jeder Anwendung ein frisches Tuch.

Spülen Sie mehrmals täglich die Augen mit einer sterilen 0,9 %igen Kochsalzlösung aus der Apotheke, am besten mit einer Tropfpipette (wegen der Keimverschleppung nicht die Bindehaut berühren!). Auch Augentropfen mit Augentrost (Euphrasia) sind geeignet. Wunde Lidränder können mit einer Augensalbe (z.B. Bepanthen®) eingecremt werden.

Homöopathie

Folgende homöopathische Mittel sind einen Versuch wert:

- Augentrost ist auch das in der Homöopathie wichtigste Arzneimittel bei der Bindehautentzündung: Euphrasia D6 ist angezeigt im Akutstadium.
- Bei starker Eiterbildung könnten Hepar sulfuris D6 (wenn Wärme die Beschwerden lindert) oder Pulsatilla D6 bzw. Calcium sulfuricum D6 (wenn frische Luft diese bessert) helfen.
- Bei immer wiederkehrenden Bindehautentzündungen könnte eine Konstitutionsbehandlung angezeigt sein.

Aus der **Sanum-Therapie** (Isopathie, → S. 194) haben sich bei einer eitrigen Bindehautentzündung besonders Notakehl D5 Tropfen bewährt (3-mal tgl. 1 Tropfen auf das geschlossene Augenlid einreiben/auftropfen).

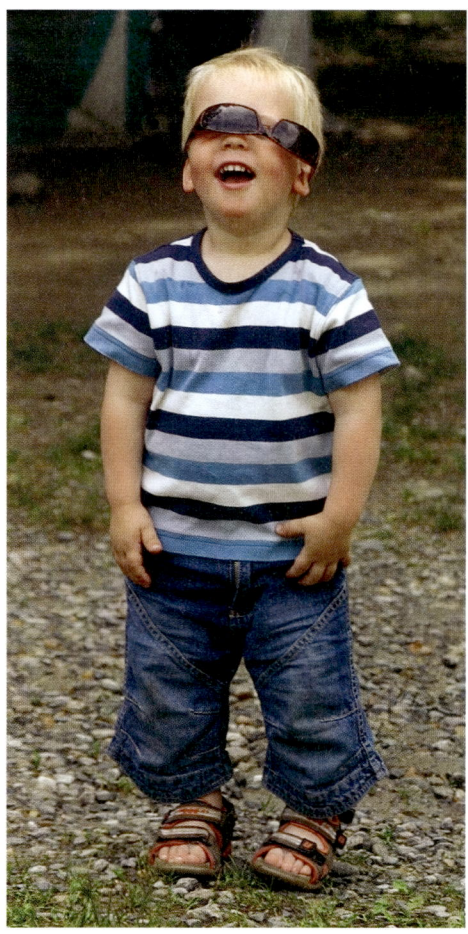

▲ Eine Sonnenbrille schützt empfindliche Augen. Sie sollte dafür allerdings auch gut passen und richtig aufgesetzt werden

Und sonst

Eine durch Keime bedingte Bindehautentzündung ist ansteckend, und zwar solange die Erreger im Augensekret nachweisbar sind – Viren etwa 10 Tage, Bakterien 1–2 Tage nach Beginn der antibiotischen Behandlung. In dieser Zeit sollte Ihr Kind weder Kindergarten noch Schule besuchen. Für die Kindertagesstätte brauchen Sie in der Regel eine Gesundschreibung vom Kinderarzt.

Blähungen

Das Entweichen von Darmgasen (**Flatulenz**) oder ein geblähter Bauch, bei dem sich Luft in den Darmschlingen sammelt (**Meteorismus**), entstehen durch Gärungs- und Fäulnisvorgänge im Dickdarm und hängen von dessen bakteriellen Besiedlung ab. Meist sind Kohl, Hülsenfrüchte, Zwiebeln und andere ballaststoffreiche Nahrung die Ursache, auch starkes Luftschlucken (z.B. beim Trinken mit dem Strohhalm oder Kaugummikauen) führt beim Gesunden zu Blähungen.

Daneben sind Blähungen möglich bei Erkrankungen im Bereich des Verdauungstrakts, z.B. Magen-Darm-Infekt (→ S.252), chronisch-entzündliche Darmerkrankungen (→ S.108), Zöliakie (→ S.396), Verstopfung (→ S.367), Darmverschluss (→ S.111), Nahrungsmittelunverträglichkeit (→ S.280) oder Wurmerkrankungen (→ S.391), beim Baby oft Dreimonatskoliken (→ S.115). Sie treten dann häufig mit Bauchschmerzen (→ S.92) oder Durchfall (→ S.119) auf.

Was Sie für Ihr Kind tun können

Gegen akute Blähungen helfen Bauchmassagen (→ S.262) oder feuchtwarme Bauchwickel (→ S.383), beispielsweise mit einem Öl aus Melisse, Lavendel, Koriander und Fenchel, Fenchel- oder Kümmeltee (1 TL Fenchelsamen oder Kümmelkörner auf 250 ml Wasser) sowie viel Bewegung. Diese Maßnahmen fördern die Darmtätigkeit und so-

mit das Entweichen der Darmgase. Auch Anisplätzchen (gründlich kauen!) sind einen Versuch wert. Homöopathisch können Sie Carbo vegetabilis geben, wenn Ihr Kind auch an Aufstoßen leidet, sonst Lycopodium (beide D12, 2-mal tgl.). Bestehen die Blähungen länger, sollte ein Arzt ernstere Ursachen ausschließen.

Blinddarmentzündung

Andere Bezeichnung: Appendizitis

Der Name täuscht: Nicht der Blinddarm ist gemeint, sondern sein blind endendes Anhängsel, der Wurmfortsatz. Er heißt lateinisch Appendix vermiformis – so entsteht die fachsprachliche Bezeichnung Appendizitis.

Die akute Entzündung des Wurmfortsatzes ist im Kindesalter eine der häufigsten Erkrankungen, die das Messer des Chirurgen erfordert. Betroffen sind besonders Schulkinder. Wie und warum eine Blinddarmentzündung entsteht, bleibt oft im Dunkeln. Manchmal

wird die Öffnung verlegt – durch ein festes Stück Stuhl (Kotstein), einen Fremdkörper (z.B. einen Obstkern), Parasiten (→ Wurmerkrankungen, S.391) oder geschwollene Lymphknoten infolge einer Allgemeininfektion. Dadurch ist die Blutversorgung beeinträchtigt, die Appendix schwillt an, Darmkeime setzen sich fest und verursachen die Entzündung. Oder die Entzündung entsteht im Rahmen einer Abwehrschwäche, weil das Immunsystem z.B. gerade mit einer schweren Virusinfektion kämpft. Oft bleibt die Ursache jedoch unklar.

Mein rechter, rechter Bauch tut weh

▪ Das Kind fühlt sich krank, hat keinen Appetit, ihm ist übel oder es muss sogar erbrechen. Die Zunge ist trocken und belegt. Manche Kinder haben leichtes Fieber (ca. 38 °C).

▪ Es treten Schmerzen auf – zunächst im Oberbauch oder um den Nabel herum, diese wandern dann innerhalb weniger Stunden in den rechten Unterbauch.

Draufdrücken tut weh, Hüpfen ebenfalls. Oft liegt das Kind mit angezogenen Beinen auf der Seite.

▪ Spätestens wenn die Schmerzen plötzlich nachlassen, nach wenigen Stunden jedoch wieder zunehmen und das Kind teilnahmslos und fiebrig wird, sollten die Alarmglocken schrillen: Dies sind Zeichen für einen Blinddarmdurchbruch!

Komplikationen

Wenn der Wurmfortsatz platzt (**Durchbruch**), breitet sich die Entzündung auf das Bauchfell aus – je kleiner das Kind, desto schneller kommt es dazu. Manchmal kapselt sich der Eiter auch ab (→ Abszess, S. 53). Zwar heilt solch ein **perityphlitischer Abszess** manchmal ohne Therapie aus, jedoch würden ohne Operation die tödlichen Verläufe deutlich überwiegen.

Was Sie für Ihr Kind tun können

Wichtig ist, dass Sie bei unklaren Bauchschmerzen oder Verdacht auf einen Durchbruch schnell einen Arzt konsultieren und Ihrem Kind nichts mehr zu essen oder trinken geben. Verzichten Sie auf Schmerzmittel – diese erschweren die Diagnose.

Leider ist die Tastuntersuchung vor allem am Beginn der Erkrankung oft nicht eindeutig. Im Zweifelsfall wird der Arzt Ihr Kind deshalb ins Krankenhaus einweisen, damit dort der zeitliche Verlauf beobachtet und ggf. weitere Untersuchungen (Ultraschall, Computertomografie, Bluttests) durchgeführt werden können. Manchmal ist auch nur ein quer sitzender fester Stuhlbrocken der Übeltäter und nach einem Einlauf ist der »Blinddarmverdacht« verschwunden. Liegt jedoch eine akute Blinddarmentzündung vor, wird der Wurmfortsatz in Vollnarkose operativ entfernt (Appendektomie). Dies ist meist mit einem mehrtägigen Krankenhausaufenthalt verbunden.

Blutarmut

Andere Bezeichnung: Anämie

Ihr Kind ist ständig müde und schnell erschöpft, hat keinen Appetit und sieht blass aus? Vielleicht hat es einen Mangel an roten Blutkörperchen oder deren Farbstoff, dem Hämoglobin.

Die roten Blutkörperchen (Erythrozyten) befördern Sauerstoff und Kohlendioxid zwischen den Körperzellen und der Lunge hin und her. Zum Transport des lebenswichtigen Sauerstoffs dient ihnen dabei der Blutfarbstoff, das Hämoglobin. Dieser wird nur dann gebildet, wenn Eisen vorhanden ist. Nach etwa vier Monaten werden die Erythrozyten abgebaut, weshalb im Knochenmark ständig neue gebildet werden.

Bei einer Blutarmut enthalten die Blutkörperchen nicht ausreichend Blutfarbstoff; meist ist auch ihre Zahl vermindert. Als Folge gelangt nicht mehr genug Sauerstoff in die Körpergewebe – als Ausgleich pumpt das Herz schneller, um pro Zeiteinheit mehr Blut und Sauerstoff umzuwälzen. Eine Anämie entsteht auch dann, wenn die roten Blutkörperchen nicht richtig funktionieren oder zu früh abgebaut werden.

Fehlerhafte Produktion

▪ Mit Abstand die häufigste Ursache ist die **ungenügende Bildung des Blutfarbstoffes** infolge eines Eisenmangels (Eisenmangelanämie), vor allem in den ersten Lebensjahren und während der Pubertät. Dieser entsteht überwiegend durch eine unzureichende Zufuhr (auch wegen des erhöhten Bedarfs), z. B. bei ausschließlichem Stillen nach dem 8. Monat, kann aber auch nach einer verletzungsbedingten Blutung (Blutungsanämie) oder bei einer chronischen Darmentzündung (→ S. 108) auftreten. Interessanterweise scheinen übergewich-

tige Kinder ein erhöhtes Risiko für eine Eisenmangelanämie zu haben.[38] Manchmal wird das Eisen nicht ausreichend in die roten Blutkörperchen eingebaut. Dies kommt vor allem im Rahmen von Infektionen (Infektanämie) und chronischen Krankheiten wie Rheuma vor. Weitere Ursachen sind Mangel an Vitamin B_{12} oder Folsäure durch ungenügende Zufuhr mit dem Essen oder infolge verminderter Aufnahme im Darm, z. B. bei der Zöliakie (→ S. 396).

▪ Die **Produktion der Blutkörperchen** kann **gestört** sein, z. B. bei einer Erkrankung des Knochenmarks oder der Nieren, da dann Erythropoetin fehlt (das in den Nieren hergestellt wird und die Blutbildung unterstützt).

Rasanter Abbau

Werden die Erythrozyten bereits vor dem Ablauf ihres »Verfallsdatums« abgebaut (hämolytische Anämie), fehlt es an Nachschub. Dies tritt im Rahmen von Infektionen, bei Vergiftungen, bei bestimmten Medikamenten oder als fehlgesteuerte Autoimmunreaktion (→ S. 87) auf. Daneben können Stoffwechselstörungen und andere angeborene Krankheiten (z. B. Sichelzellanämie, Thalassämie) die Blutkörperchen schneller zerstören.

Keine Puste und keine Lust

▪ Die verminderte Sauerstoffversorgung und der ständig erhöhte Puls machen schlapp: Das Kind ist ständig müde und erschöpft, gerät schnell aus der Puste, hat keine Lust zu spielen und keinen Appetit. Besonders beim schnellen Aufstehen wird ihm schwindelig.

▪ Das Kind sieht häufig blass aus – doch ist Hautblässe ein unzuverlässiges Zeichen. Recht verlässlich ist dagegen die Farbe der Schleimhäute, z. B. an der Innenseite

des unteren Augenrandes. Sind die dort vorhandenen kleinen Blutgefäße von kräftiger Farbe, ist eine Anämie unwahrscheinlich.

▪ Gelegentlich treten vermehrt Faulecken (→ S. 138) auf, bei längerer Anämie auch Gedeihstörungen (→ S. 150).

Eine leichte Anämie, die sich über einen längeren Zeitraum entwickelt, kann vom Körper so kompensiert werden, dass keine Beschwerden auftreten.

Was Sie für Ihr Kind tun können

Suchen Sie einen Arzt auf, wenn Sie bei Ihrem Kind eine Blutarmut vermuten. Mit Hilfe verschiedener Bluttests lässt sich diese recht einfach nachweisen. Die Behandlung orientiert sich an der Form und Ursache der Anämie. Liegt eine Eisenmangelanämie vor, wird diese mit Eisenpräparaten (als Tropfen oder Tabletten) behoben. Die Einnahme über mehrere Monate ist zwar lang, aber nötig – denn chronischer Eisenmangel im Kleinkindesalter wirkt sich möglicherweise negativ auf die geistige Entwicklung aus.[39]

Ernährung

Vorbeugend und therapiebegleitend ist eine eisenreiche Ernährung anzustreben. Das Eisen aus Fleisch kann der Körper um ein Vielfaches besser verwerten als das aus pflanzlichen Nahrungsmitteln; geeignet sind deshalb insbesondere Fisch, rotes Fleisch und Geflügel. Da Vitamin C die Aufnahme von Eisen im Darm verbessert, sollten Sie trotzdem beides kombinieren – ein gutes Beispiel dafür, wie sinnvoll eine ausgewogene Ernährung ist, die aus verschiedenen Anteilen besteht.

Als Getränke eignen sich – neben Obst- und Gemüsesäften allgemein – besonders roter Traubensaft und im Reformhaus erhältliche Frischpflanzensäfte aus Löwenzahn oder Brennnessel. Mischen Sie Letztere mit Fruchtsäften im Verhältnis 1:5 als schmackhaften »Hexentrunk«. Auch Rooibos-(Rotbusch-)Tee eignet sich mit seinem vergleichsweise hohen Gehalt an Eisen und Vitamin C für Kinder, zumal er koffeinfrei ist, wenig Gerbstoffe besitzt und ein fruchtiges, leicht süßes Aroma hat.

Besprechen Sie Ihren Speiseplan am besten mit Ihrem Therapeuten. Im Reformhaus oder in der Apotheke erhalten Sie eisenhaltige pflanzliche Mischungen, z.B. Floradix Kräuterblut®, das die Versorgung mit ernährungsüblichen Mengen Eisen unterstützt.

Eisenräuber

Besonders in vielen Fertigprodukten finden sich »Eisendiebe«, die mit Eisen und anderen Mineralstoffen (Kalzium, Magnesium, Zink) schwer lösliche Verbindungen bilden, die nicht mehr gut aus dem Darm aufgenommen werden können. Solche Lebensmittelzusatzstoffe wie Alginsäure bzw. Alginate (E 400–405) und Karaya (E 416) gehören zu den Gelier- und Verdickungsmitteln, die sich besonders in Pudding, Instantsuppen und Fertigsoßen, Fleisch- und Gemüsekonserven, Lightprodukten und Speiseeis verstecken. Auch Spinat ist nicht so gut wie sein Ruf: Er enthält zwar recht viel Eisen, aber ebenso Oxalsäure, die dessen Aufnahme hemmt. Kombiniert man Spinat also mit anderen eisenhaltigen Lebensmitteln, vermindert sich auch deren Wirkung.

Vollkornprodukte und Brot, Nüsse und Hülsenfrüchte werden zwar immer wieder als Eisenspender angepriesen, enthalten aber Phytate, die ähnlich wie die Alginate schwer lösliche Komplexe bilden. Selbst wenn sie gleichzeitig ein Enzym besitzen, das diese Verbindungen wieder aufspaltet, ist die Eisenaufnahme vermutlich behindert. Was hilft ist, bei der gleichen Mahlzeit an Vitamin C reiches Obst und grünes Blattgemüse zu essen.

Blutungsneigung

Andere Bezeichnung: hämorrhagische Diathese

Kleine Entdecker spielen meist ohne Rücksicht auf Verluste – kein Wunder, dass sie oft blaue Flecken und Schrammen haben. Treten Einblutungen allerdings besonders häufig oder an untypischen Stellen auf, könnte eine Blutungsneigung vorliegen.

Auch kleinste Verletzungen der Blutgefäße stoßen verschiedene Prozesse an, um den Schaden zu begrenzen und schnellstmöglich zu beheben. Dies läuft in mehreren Schritten ab, an denen das Blutgefäß selbst, Blutplättchen (Thrombozyten) und die Gerinnungsfaktoren beteiligt sind: Zuerst zieht sich die Wand des verletzten Gefäßes zusammen – ähnlich wie eine Schnecke, deren Fühler man berührt. Dadurch wird das Loch provisorisch verschlossen. Als Nächstes eilen – u. a. angelockt durch einen Gerinnungsfaktor (Von-Willebrand-Faktor), der auf der Suche nach Defekten durch die Gefäße patrouilliert – die Blutplättchen herbei, ballen sich zusammen und stopfen die Lücke bereits etwas besser. Die durch diese Aktionen herbeigerufenen Gerinnungsfaktoren bilden schließlich Fibrin, eine Art Klebstoff, der den Blutplättchenpfropf richtig abdichtet und undurchläs-

sig macht. Die sich anschließenden Heilungsvorgänge stellen innerhalb von wenigen Tagen die Struktur der Gefäßwand wieder her. Eine erhöhte Blutungsbereitschaft kann somit drei Ursachen haben sowie angeboren oder erworben sein:

1. **Erhöhte Durchlässigkeit der Blutgefäße** (Vasopathie): Diese entsteht meist durch eine Überreaktion des Immunsystems bei manchen Infektionskrankheiten, die zu einer Entzündung an den Gefäßen im ganzen Körper führen kann (Purpura Schoenlein-Henoch).

2. **Verminderte Zahl oder Funktion der Blutplättchen** (Thrombopenie bzw. Thrombopathie): Dies hat zahlreiche Ursachen, insbesondere Überreaktionen des Immunsystems, wodurch die Blutplättchen zerstört werden, Krebs wie Leukämie, bei dem die Plättchenbildung beeinträchtigt ist, eine Blutvergiftung, bei der mehr Blutplättchen (und Gerinnungsfaktoren) verbraucht als nachgeliefert werden, oder Medikamente wie Acetylsalicylsäure, die das Verkleben der Blutplättchen verhindern (Thrombozytenaggregationshemmer).

3. **Störungen bei den Gerinnungsfaktoren** (Minus-Koagulopathie): Die häufigste,

Immer hab ich blaue Flecken

Die Blutungen sind je nach Ursache kleine stecknadelkopfgroße Stippchen bis flächige Einblutungen in der Haut.

Doch auch Organe und Gelenke können betroffen sein: So kann sich Blut im Urin zeigen, der Bauch kann schmerzen oder die Gelenke können anschwellen. An eine Blutungsneigung ist zu denken, wenn folgende Symptome auftreten:

▌ Ständig blauen Flecken, auch ohne dass sich das Kind an deren Herkunft erinnert, oder kleinen Blutungen überall in Haut und Schleimhäuten.
▌ Neigung zu starkem, häufigem Nasenbluten (→ S. 409) und heftiger, langer Blutung auch aus kleinen Wunden.
▌ Starke, lange Regelblutungen bei älteren Mädchen.

()...

meist mild verlaufende Form (schätzungsweise 1 von 100 Kindern sind betroffen) ist das angeborene Von-Wille-brand-Syndrom (vWS). Bekannter, aber seltener ist die ebenfalls erbliche Bluterkrankheit (Hämophilie A oder B).

Was Sie für Ihr Kind tun können

Suchen Sie einen Arzt auf. Die verschiedenen Störungen werden durch Bluttests erkannt. Bei einer vorübergehenden starken Blutungsneigung ist ggf. eine Therapie mit Kortison notwendig, um innere Blutungen der Organe oder des Gehirns zu vermeiden. Bis sich alle Befunde normalisieren, sollte Ihr Kind zur regelmäßigen Nachkontrolle. Selbst bei leichten angeborenen Formen müssen zumindest vor Operationen oder bei Verletzungen spezielle Maßnahmen ergriffen werden, schwerere Formen erfordern teilweise den lebenslangen Ersatz der fehlenden Gerinnungsfaktoren. Selbsthilfegruppen wie die Interessengemeinschaft Hämophiler (**www.igh.info**) oder die Deutsche Hämophiliegesellschaft (**www.deutsche-haemophiliegesellschaft.de**) bieten Rat und Unterstützung.

Blutvergiftung

Andere Bezeichnung: Sepsis

Wenn sich Keime wie Bakterien oder Pilze über den Blutstrom im gesamten Körper ausbreiten, entwickelt sich ein potenziell lebensbedrohliches Krankheitsbild. Solche eine Sepsis ist selten; betroffen sind davon fast nur abwehrgeschwächte Kinder.

Eine Sepsis ist bei Kindern glücklicherweise selten. Tritt sie aber auf, ist nur eine rasche Behandlung lebensrettend. Eine Blutvergiftung entsteht, wenn Erreger – meist Bakterien, seltener Pilze – den Organismus überschwemmen, so dass das Immunsystem nicht mehr fähig ist, an allen Stellen zugleich

Mir geht es total schlecht

- Hohes Fieber mit Schüttelfrost, wechselnde Temperaturen oder sogar Untertemperatur (unter 36 °C) sind häufig, allerdings unspezifisch.
- Entwickelt das Kind bei einer Infektion einen schnellen Puls, eine bläuliche Hautfarbe und atmet es schnell, spricht das für eine Kreislaufbeteiligung und Funktionsstörung der Lunge, wird es zunehmend unruhig, schläfrig oder verwirrt, für eine Gehirnbeteiligung.
- Gerinnungsstörungen machen sich durch zahlreiche kleine Blutungen in Form roter Hautflecken bemerkbar, die sich nicht durch ein Wasserglas oder durchsichtiges Lineal wegdrücken lassen. Bei einer Nierenbeteiligung lässt das Kind kein Wasser mehr.

Übrigens: Rote Streifen, die von einer Verletzung an den Händen oder Füßen in Richtung des Herzens ziehen, sprechen entgegen der landläufigen Meinung nicht für eine Blutvergiftung, sondern sind Zeichen einer Entzündung der Lymphgefäße (**Lymphangitis**). Auch diese bedarf der ärztlichen Therapie, ist aber nicht lebensbedrohlich.

einzugreifen. Dadurch schädigen sowohl die Erreger selbst als auch die körpereigenen Botenstoffe und Abwehrsubstanzen den Organismus: Der Kreislauf bricht zusammen, die Blutgerinnung gerät außer Kontrolle und die Organe funktionieren zunehmend schlechter. Unbehandelt verläuft eine Sepsis innerhalb von Stunden tödlich.

Was Sie für Ihr Kind tun können

Verschenken Sie keine kostbare Zeit: Rufen Sie den Notarzt bei oben genannten Symptomen oder wenn Ihr Kind gräulich, verfallen oder apathisch wirkt. Die einzig sinnvolle Therapie bei einer Blutvergiftung ist die Gabe von Antibiotika als Infusion und die Behandlung der Symptome aufgrund des Organversagens auf der Intensivstation.

Borreliose

Borreliose ist ein Oberbegriff für verschiedene Infektionskrankheiten, die durch Erreger der Gattung Borrelia übertragen werden.

Bei uns wird die Bezeichnung oft mit der durch Zecken übertragenen Lyme-Borreliose gleichgesetzt, da die anderen Formen wie das Rückfallfieber eher in Afrika und Asien vorkommen. Bakterien mit dem Namen Borrelia burgdorferi leben vor allem in größeren Wildtieren, Hunden, Katzen und Mäusen, werden von blutsaugenden Zecken aufgenommen und durch einen Stich wiederum auf den Menschen übertragen. Die Borreliose ist in Europa die häufigste durch Zecken übertragene Erkrankung; etwa 10–35 % der Zecken sind von Borrelien befallen.

Im Gegensatz zur FSME (→ S. 147) finden sich die Bakterien nicht nur in bestimmten Regionen, sondern überall, wo es Zecken gibt. In Deutschland erkranken pro Jahr schätzungsweise 50 000 bis 100 000 Menschen, besonders im Sommer und im Herbst; genaue Zahlen existieren nicht.[40, 41] Von Mensch zu Mensch wird die Borreliose nicht übertragen, eine Schutzimpfung gibt es bisher nicht.

Man schätzt, dass von 100 infizierten Zecken bei einem Stich nur 1–6 die Bakterien übertragen und wiederum nicht alle Infizierten an der Borreliose erkranken.[42, 43] Häufig verläuft der Erregerkontakt (nachweisbar durch Antikörper im Blut) symptomlos – der Organismus wird also oft ohne Unterstützung mit den Eindringlingen von außen fertig.

Die Beschwerden bei einer Infektion sind sehr variabel, außerdem sind die Nachweismethoden in Labortests (Blut, Gelenkflüssig-

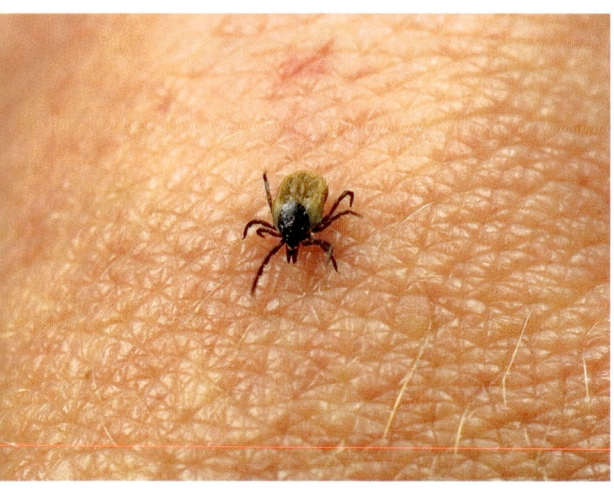

▲ Zecken suchen sich einen sicheren Platz für ihre Blutmahlzeit

Wandernde und sich wandelnde Beschwerden

▪ Bis zu 4 Wochen nach dem Zeckenstich kommt es meist (aber nicht immer!) zu einer kreisförmigen Rötung um die betroffene Stelle **(Erythema migrans)**, die sich nach außen ausbreitet und innen verblasst; die Haut fühlt sich warm an. Gleichzeitig sind Erkältungsbeschwerden möglich. Die Symptome gehen nach 2–3 Wochen langsam zurück.

▪ Einen Monat nach dem Stich zeigt sich bei etwa 10–20 % der Betroffenen eine Beteiligung des Nervensystems **(Neuroborreliose)** mit einer Lähmung von Hirnnerven (meist des Gesichtsnervs, was zur Unbeweglichkeit einer Gesichtshälfte führt), einer Entzündung der Hirnhäute (→ S. 186) oder – bei Kindern sehr selten – der Nervenwurzeln im Rückenmark. Auch sind bis zu 2 Jahre danach Entzündungen der Kniegelenke, seltener der Schulter oder Ellenbogengelenke **(Lyme-Arthritis)** möglich.

▪ Monate bis Jahre später treten sehr selten chronische Hautentzündungen **(Akrodermatitis chronica atrophicans)** und Gelenkbeschwerden auf.

keit oder Nervenwasser) oft nicht eindeutig. Typische Fälle erkennt der Kinderarzt per Blickdiagnose und leitet hieraus eine Behandlungsnotwendigkeit mit Antibiotika ab; evtl. behandelt er auch bei Verdacht mindestens 2 Wochen mit Antibiotika. Bei schweren Verläufen werden Antibiotika als Infusionen gegeben. Bei Kindern ist der Verlauf meist gut und die Borreliose heilt unter antibiotischer Therapie vollständig aus.

Was Sie für Ihr Kind tun können

Hat Ihr Kind Beschwerden, die mit dem Zeckenstich in Zusammenhang stehen könnten, suchen Sie Ihren Kinderarzt auf. Die immer wieder propagierte alleinige Selbst-

Häufige Fragen

Warten Zecken wirklich auf ihre Opfer?

Nein, Zecken lauern nicht auf Bäumen, sondern bevorzugen mittelfeuchtes, üppiges Unterholz in Laub- und Mischwäldern sowie Gräser, Farne und Büsche an Waldrändern und -wegen. Sie mögen keine Höhen über 1,50 Meter und werden von Mensch (oder Tier) im Vorbeigehen abgestreift. Hungerkünstler sind sie allerdings: Bis zu 5 Jahre können sie ohne Blutmahlzeit ausharren.

Wie vermeide ich Zeckenstiche?

Ziehen Sie Ihrem Kind helle, einfarbige Kleidung an – so entdecken Sie wandernde Zecken besser. Wählen Sie Kleidung mit langen Armen und Beinen, Socken (über den Hosen!) und feste Schuhe sowie eine Kopfbedeckung. Einen gewissen Schutz verleihen auch Insektenschutzmittel (Repellents), allerdings erst bei Kindern ab 2 Jahren. Laut Stiftung Warentest ist Anti Brumm Naturel® am wirksamsten.[44] Spannen Sie ein Mückennetz über den Kinderwagen. Suchen Sie Ihr Kind nach dem Aufenthalt im Freien gründlich auf Zecken ab. Kontrollieren Sie auch die Kleidung – Zecken überleben sogar Waschmaschine und Trockner. Entfernen Sie vorhandene Zecken so schnell wie möglich (→ S. 411).

behandlung mit Pflanzen wie Karde oder Goldrute (statt Antibiotika) ist nicht ratsam. Naturheilkundliche Methoden, von einem erfahrenen Therapeuten ausgewählt, können allenfalls die Beschwerden lindern und die sonstige Behandlung unterstützen.

Bronchitis und Bronchiolitis

Bei einer Infektion der oberen Atemwege kann sich die Entzündung auch bis in die Schleimhäute der tiefen Atemwege ausbreiten. Besonders kleine Kinder können dabei schwere Symptome entwickeln.

Stellt sich während einer Atemwegsinfektion Husten ein, ist dies ein Zeichen dafür, dass die Entzündung auch in die Bronchien vorgedrungen ist (**Bronchitis**). Betrifft die Infektion auch die kleinen Bronchien tief in der Lunge, die sogenannten Bronchiolen, spricht man von einer **Bronchiolitis**, die besonders Säuglinge und Kleinkinder trifft.

Erreger sind fast immer die Viren, die auch eine Erkältung (→ S. 133) hervorrufen. Bakterien sind seltener von Beginn an beteiligt, lassen sich oft aber nach einigen Tagen auf der durch die Viren geschädigten Schleimhaut nieder (eitrige Bronchitis).

Formen

Neben der **akuten Bronchitis**, die meist innerhalb von 1–2 Wochen ohne weitere Probleme abheilt, spricht länger andauernder Husten für überempfindliche Atemwege. Bessern sich die Symptome nicht, liegt der Verdacht einer chronischen Atemwegsentzündung (→ Asthma, S. 80) nahe. Der Arzt wird auch einen Fremdkörper in den Atemwegen, angeborene Fehlbildungen der Atemwege und eine Mukoviszidose ausschließen. Besteht neben der Entzündung auch eine Verengung der Bronchien, spricht man von einer spastischen (**obstruktiven**) **Bronchitis**: Die beeinträchtigte Atmung geht mit Pfeifgeräuschen und mehr oder weniger Atemnot einher. Wiederholte Episoden von spastischen Bronchitiden können gelegentlich der Beginn einer Asthmaerkrankung sein.

AUS DER FORSCHUNG

Schadet frische Luft?

Vielerorts ist die Luft mit polyzyklischen aromatischen Kohlenwasserstoffen (PAK) und deren Hauptvertreter Benzopyren belastet. PAK sind Bestandteil von Dieselabgasen und Zigarettenrauch und entstehen bei der Verbrennung von Kunststoffen und fossilen Brennstoffen (z. B. beim Grillen). Benzopyren ist Hauptverursacher für Lungenkrebs bei Rauchern – und lässt Kinder im Alter zwischen 2 und 4,5 Jahren eher an einer akuten Bronchitis erkranken; besonders wenn sie viel draußen spielen.[45]

Was Sie für Ihr Kind tun können

Hält der Husten länger als 1–2 Wochen an, geht er mit Atemnot, Atemgeräuschen oder Fieber und gelb-grünem Auswurf einher, sollte Ihr Arzt eine Lungenentzündung ausschließen. Bakterielle Infekte erfordern evtl. ein Antibiotikum.

GESUND WERDEN

Husten und Auswurf

Zu einer Erkältung gehört oft auch ein zunächst trockener Husten. Sind Viren die Verursacher, entsteht nach einigen Tagen ein weißlicher, schleimiger Auswurf, bei Bakterien ist dieser eher trüb und gelbgrün. Kleinere Kinder verschlucken den Schleim, statt ihn auszuspucken, oder erbrechen ihn bei heftigen Hustenattacken. Daneben sind Schmerzen hinter dem Brustbein möglich.

▮ Schreitet die Entzündung fort, schwellen die Schleimhäute an, die Luftwege werden enger und der Hustenreiz stärker. Die Muskeln in den Atemwegen verkrampfen

sich, was die Situation verschlimmert. Beim Ausatmen entwickeln sich pfeifende Atemgeräusche (Giemen), die Kinder bekommen schlecht Luft. Auch eine Lungenentzündung (→ S. 250) ist möglich.

▮ Nach dem Abklingen der akuten Beschwerden ist die Atemwegsschleimhaut oft überempfindlich; auch kalte Luft löst dann Husten aus.

▮ Atemnot mit Einziehungen zwischen den Rippen beim Atmen, bläuliche Hautfarbe und Trinkschwierigkeiten bei Säuglingen sprechen für eine Bronchiolitis, die meist im Krankenhaus behandelt wird.

Viele Möglichkeiten

Feuchte, kühle Luft vor allem im Schlafraum und eine ausreichende Trinkmenge sind wichtig. Tees oder Säfte aus Thymian, Süßholz und Efeu, Inhalationen mit Salzwasser oder Kamille, Bäder oder Einreibungen mit ätherischen Ölen, Wickel mit Schweineschmalz, Kartoffeln oder Quark, Bestrahlungen mit Infrarotlicht, Homöopathika, Schüßler-Salze und das Meiden bestimmter Nahrungsmittel mildern den Hustenreiz und lösen den Schleim (→ Husten, S. 198). Auch Maßnahmen zur Unterstützung der Immunabwehr können helfen (→ S. 56).

Inhalieren

Bei Atemwegsinfekten helfen mehrmals tägliche Inhalationen mit einer Kochsalzlösung (NaCl 0,9 %) über einen Druckluft- oder Ultraschallvernebler (in vielen Apotheken ausleihbar). Zum einen wird einer Austrocknung der Schleimhaut entgegengewirkt, zum anderen wird fester und zäher Schleim lockerer und kann besser abgehustet werden. Bei einer Verengung der Atemwege (Obstruktion) werden atemwegserweiternde Medikamen-

te nach ärztlicher Verordnung zugesetzt. Aus der **Sanum-Therapie** (Isopathie, → S. 194)

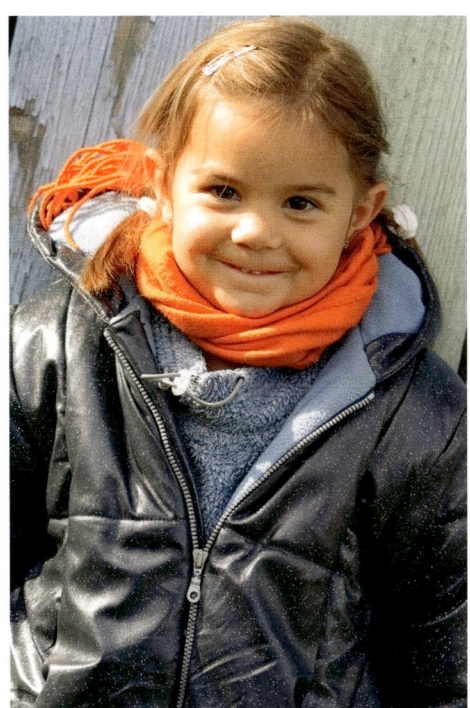

▲ Feucht-kühle Luft lindert den Hustenreiz – warm eingepackt darf Ihr Kind auch in der kalten Jahreszeit nach draußen

haben sich besonders Quentakehl D5 Tropfen bewährt; bei gelbem Auswurf auch im Wechsel mit Notakehl D5. Haben Sie kein Inhaliergerät zur Hand, können diese auch eingenommen werden.

Benutzen Sie zur Inhalation vor allem bei Säuglingen und Kleinkindern nie ätherische Öle! Sie können schwere Atemstörungen verursachen, ein positiver Effekt bei Bronchitis ist nicht belegt.

Und sonst

Besonders wenn Ihr Kind zu einer spastischen Bronchitis neigt, sollten Sie in seinen ersten beiden Lebensjahren möglichst auf eine Renovierung der Innenräume verzichten. Möglicherweise führen die Lösungsmittel von Wandfarben bei entsprechend vorbelasteten Kindern häufiger zu akuter Bronchitis. Das Risiko erhöht sich weiter durch Tabakrauch, feuchte Wände und Schimmelpilze.[46, 47]

Brüche

Umgangssprachlich wird der Begriff sowohl für die **Knochenbrüche** (→ S. 405) als auch die **Eingeweidebrüche** (Hernien) gebraucht, also die Vorlagerung von Baucheingeweiden an schwachen Bindegewebsstellen.

Eingeweidebrüche treten bei Kindern vor allem am Nabel oder im Bereich der Leiste (→ Nabel- und Leistenbruch, S. 275) auf, kommen aber auch z. B. an Zwerchfell, Oberschenkel oder Narben vor.

Chronisch-entzündliche Darmerkrankungen

Andere Bezeichnung: CED

Die meisten Kinder machen ihr großes Geschäft einfach, Patienten mit einer chronischentzündlichen Darmerkrankung hingegen machen sich viele Gedanken über ihre Darmtätigkeit. Und das ein Leben lang.

Für Gesunde ist kaum vorstellbar, was es bedeutet, mit einer Darmerkrankung zu leben, deren Verlauf nicht vorhersehbar und die meist nicht heilbar ist. Jeder, der schon mal an einem Magen-Darm-Infekt gelitten hat, hat vielleicht eine ungefähre Vorstellung von der ständigen Angst, keine Toilette zu finden, und den schmerzhaften Bauchkrämpfen. Aber dies ist meist nach ein, zwei Tagen überstanden – eine CED dagegen besteht das ganze Leben.

Ein Name, zwei Krankheiten

Unter dem Oberbegriff »chronisch-entzündliche Darmerkrankungen« sind – aufgrund zahlreicher Gemeinsamkeiten – die Krankheiten **Colitis ulcerosa** und **Crohn-Krankheit** zusammengefasst. Beide gehen mit ständigen oder immer wiederkehrenden Entzündungsprozessen im Magen-Darm-Trakt einher. Bis vor kurzem glaubte man, dass die chronischentzündlichen Darmerkrankungen zu den Autoimmunerkrankungen (→ S. 87) gehören, sich das Immunsystem also gegen eigene (Darm-)Zellen richtet. Mittlerweile geht man eher von einer gestörten Barrierefunktion der Schleimhaut aus: Vermutlich bedingt ein genetischer Defekt, dass normalerweise harmlose Darmbakterien durch die Schleimhaut hindurchwandern und zu weiter innen

HAUPTSYMPTOME

Durchfall und Bauchweh

▪ Hauptsymptom sind häufige, schwere Durchfälle über einen längeren Zeitraum, evtl. mit Blut und/oder Schleim im Stuhl, die oft von mehr oder weniger starken Bauchschmerzen begleitet sind. Die Kinder haben häufig keinen Appetit oder es ist ihnen sogar übel.

▪ Manchmal kommt es im akuten Entzündungsschub zu Fieber.
▪ Bei längerer Erkrankung werden nicht genug Nährstoffe aufgenommen, und es kommt zu Gewichtsabnahme, Wachstumsstörungen, Blutarmut und – bei älteren Mädchen – zur Verzögerung der Pubertät.

gelegenen Darmschichten gelangen. Dort lösen sie einen Alarm aus, der das Immunsystem aktiviert, um die Eindringlinge zu eliminieren. Leider wird bei dieser Entzündungsreaktion auch die Darmschleimhaut zerstört, was wiederum mehr Bakterien das Eindringen ermöglicht und so einen Teufelskreis in Gang setzt.

Komplikationen

Beide Krankheiten verlaufen chronisch, mit akuten – leichten oder schweren – Schüben. Bei der Colitis ulcerosa herrscht dazwischen meist Ruhe, bei der Crohn-Krankheit bleiben dagegen fast immer leichte Beschwerden bestehen. Beide Formen zeigen teilweise unterschiedliche Begleiterscheinungen und Komplikationen:

▪ **Colitis ulcerosa:** Entzündungen der Gelenke (vor allem Knie und Sprunggelenke) und Augen, schmerzhafte Knoten oder Geschwüre der Haut an den Unterschenkelstreckseiten, Leberentzündungen; Darmblutungen, lebensgefährlicher Darmdurchbruch mit Bauchfellentzündung, Darmverengungen bis hin zum lebens-

gefährlichen Darmverschluss (→ S.111); nach längerer Krankheitsdauer erhöhtes Risiko für Dickdarmkrebs.

▪ **Crohn-Krankheit:** Entzündungen der Gelenke, Augen und Haut, Fisteln (Verbindungsgänge) zwischen Darm und Haut, Scheide oder Harnwegen, Darmverengungen bis hin zum lebensgefährlichen Darmverschluss, Abszesse (→ S.53) im Bauchraum.

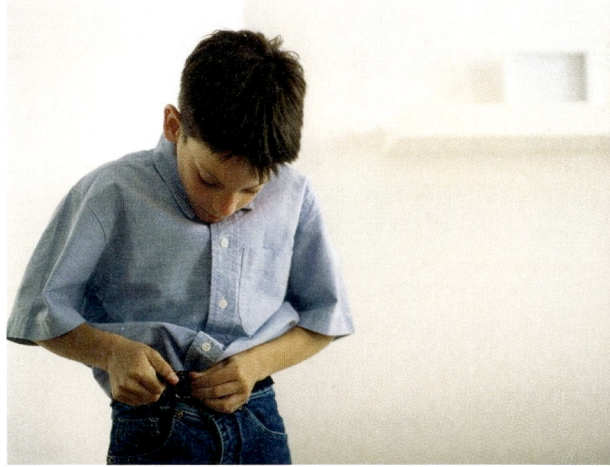

▲ Die ständige Angst, nicht rechtzeitig eine Toilette zu finden, ist zermürbend

Was Sie für Ihr Kind tun können

Die Colitis ulcerosa beginnt immer im Mastdarm und breitet sich dann auf den gesamten Dickdarm aus, bleibt aber auf diesen beschränkt. Die Crohn-Krankheit kann dagegen den gesamten Magen-Darm-Trakt vom Mund bis zum After befallen. Doch die beiden Krankheiten können oft nicht einmal Fachleute nur anhand der Symptome unterscheiden. Deshalb: Zeigt Ihr Kind die genannten Beschwerden, müssen Sie einen Arzt aufsuchen – zum einen, damit es aufgrund der Durchfälle nicht austrocknet, zum anderen, um die genaue Diagnose zu stellen (was Konsequenzen für die Therapie und Prognose hat). Dazu wird in der Regel eine Darmspiegelung durchgeführt und dabei eine Gewebeprobe entnommen, oft schließen sich Bluttests an.

Entzündung hemmen

Der individuelle Behandlungsplan richtet sich danach, ob ein akuter Schub vorliegt (**Akuttherapie**) oder dieser nur verhindert werden soll (**Erhaltungstherapie**). Salizylsäureabkömmlinge und Kortison hemmen die Entzündung, wenn möglich am Ort des

AUS DER FORSCHUNG

Unterdrücken oder stärken?

Bisherige Therapiestrategien unterdrücken den Entzündungsprozess. Da die Entzündung aber eine korrekte Reaktion des Immunsystems auf Bakterien ist, die sich am falschen Platz befinden, könnte es wirkungsvoller sein, die Barrierefunktion des Darms und die dort befindlichen »natürlichen Antibiotika«, sog. Defensine sowie die Körperabwehr zu stärken. So zeigte sich bereits eine schützende und vorbeugende Wirkung von Probiotika (z.B. Escherichia coli Nissle 1917, Mutaflor®). [48, 49]

Eine vielversprechende Alternative sind regelmäßig eingenommene Eier des Schweine-Peitschenwurms.[50, 51] Der »Cocktail« (der wie Wasser aussieht und schmeckt) stimuliert wohl das Immunsystem.

Geschehens als Zäpfchen, andere Mittel unterdrücken das Immunsystem; ggf. unterstützt von einem Antibiotikum. Manchmal wird während eines akuten Schubs eine spezielle Kost gegeben (ähnelt Astronautenkost), um den Darm zu entlasten und dem Kind ausreichend Nährstoffe zuzuführen. Ansonsten wird zu ausgewogener, leichter Vollwertkost geraten, evtl. zusätzlich zu Eisen-, Kalzium- und Vitamin-D-Präparaten. Erlaubt ist, was guttut.

Späte Operation

Oft müssen später entweder Teile des Darms, der gesamte Dickdarm (die einzige Methode, eine Colitis ulcerosa zu heilen) oder auch Fisteln operativ entfernt werden. Außerdem müssen bei der Colitis ulcerosa ab dem achten Erkrankungsjahr regelmäßig Kontroll-Darmspiegelungen durchgeführt werden, um Krebsvorstufen frühzeitig zu erkennen.

Und sonst

Bei Durchfall (→ S. 119) helfen z.B. Heidelbeersaft und Heilerde, bei Blähungen (→ S. 98) und Bauchschmerzen (→ S. 92) Kümmel-Anis-Fenchel-Tee und Kümmel-Bauchwickel. Neben Entspannungsmethoden (→ S. 124) wird auch die Schröpfkopfmassage am Rücken empfohlen (→ S. 262). Eine homöopathische Behandlung und eine mikrobiologische Therapie in der Hand erfahrener Therapeuten ergänzen die übrigen Maßnahmen und beeinflussen den Krankheitsverlauf positiv. Psychotherapeutische Unterstützung und Selbsthilfegruppen helfen Ihrem Kind und Ihnen, besser mit der Krankheit zu leben. Eine kompetente Anlaufstelle mit viel Informationsmaterial ist die DCCV – Deutsche Morbus Crohn / Colitis ulcerosa Vereinigung (**www.dccv.de**).

Darmverschluss

Andere Bezeichnung: Ileus
Ihr Kind hat starke Bauchschmerzen und erbricht Galle oder Blut? Sein Allgemeinzustand verschlechtert sich innerhalb kürzester Zeit? Rufen Sie einen Arzt!

Ein Darmverschluss bedeutet, dass an einer Stelle des Dünn- oder Dickdarms der Nahrungsbrei nicht mehr weitertransportiert wird und so ein lebensgefährlicher Stau entsteht. Prinzipiell gibt es zwei Ursachen des Passagestopps:

▪ **Mechanischer Ileus:** ein verstopfter Weg durch ein Hindernis (z.B. Fremdkörper, Knäuel von Würmern, → S.391), eine Darmverschlingung (Volvulus), einen eingeklemmten Leistenbruch (→ S.275) bzw. eine Darmeinstülpung. Beim Neugeborenen kann eine angeborene Darmenge oder zähes Kindspech (v.a. bei → Mukoviszidose, S.268) die Ursache sein.

▪ **Paralytischer Ileus:** eine Funktionsstörung, bei der sich der Darm nicht mehr oder nicht mehr effektiv zusammenzieht, um die Nahrung vorwärts zu bewegen (Darmlähmung z.B. durch Entzündungen oder Gifte).

▪ **Gemischte Form:** Bei einem länger bestehenden mechanischen Ileus erschöpft sich der Darm und die Störung geht in eine Darmlähmung über.

▪ Beim Neugeborenen gibt es eine **Sonderform**, bedingt durch Störungen der Darmnerven (Hirschsprung-Krankheit, → Verstopfung, S.367).

Häufigste Ursache eines Darmverschlusses bei älteren Babys und Kleinkindern ist – neben einem eingeklemmten Leistenbruch – die **Darmeinstülpung** (Invagination), bei der sich ein Darmabschnitt wie ein Teleskop in den dahinterliegenden Teil hineinschiebt. Durch den nachfolgenden Stuhl und die Darmbewegungen wird der Abschnitt weiter hineingetrieben, bis die Blutzufuhr abgeschnürt wird. Eine Ursache für die Invagination wird meist nicht gefunden.

HAUPTSYMPTOME

Mein Bauch tut weh und ich muss brechen

▪ Das Kind hat plötzlich (z.B. bei der Einstülpung) oder allmählich kolikartige Schmerzen, der Bauch ist aufgetrieben oder angespannt und entweder rumpelt es darin sehr laut oder es ist total still. Bei Babys äußern sich die Schmerzen durch anhaltendes Schreien, evtl. zieht das Kind dabei die Beinchen an.

▪ Es kommt kein Stuhlgang mehr, das Kind erbricht, z.T. massiv, bei längerer Dauer auch Kot.

▪ Bei fortdauerndem Verschluss kommt es zur Schocksymptomatik mit Unruhe, schnellem Puls, starker Blässe und Kaltschweißigkeit. Die betroffene Darmwand wird durch den Stau überdehnt und dadurch nicht ausreichend durchblutet; letztlich stirbt sie ab, die Darmbakterien können in den Bauchraum einwandern und dort eine lebensgefährliche Entzündung hervorrufen.

Achtung: Auch hier gilt, ähnlich wie bei der Blinddarmentzündung: Lassen die ersten Beschwerden nach einiger Zeit nach und setzen nach einigen Stunden Ruhe erneut und stärker ein, müssen Ihre Alarmglocken schrillen. Dies ist Zeichen für ein lebensgefährliches Übergreifen des lokalen Entzündungsprozesses auf das Bauchfell und den gesamten Bauchraum!

Was Sie für Ihr Kind tun können

Ihr Kind muss sofort ins Krankenhaus – nur dort lassen sich die Ursachen eingrenzen und die Therapie einleiten. Bei der Darmeinstülpung ist die diagnostische Maßnahme – eine Röntgenaufnahme des Darms nach Einbringen von Kontrastmittel durch den Po – zumindest in der frühen Phase oft gleichzeitig die Behandlung: Durch den umgekehrten Druck des Einlaufs stülpt sich das betroffene Darmstück wieder aus. Da allerdings in den ersten Stunden Rückfallgefahr besteht, muss das Kind meist 2 Tage in der Klinik bleiben. In fortgeschrittenen Fällen oder bei vielen anderen Ursachen muss operiert werden.

Egal, welche Form eines Darmverschlusses vorliegt: Selbsthilfemaßnahmen sind hier fehl am Platz. Sie verzögern nur die Therapie und erhöhen das Risiko für Ihr Kind.

Depression

Traurig ist jeder mal, auch ohne triftigen Grund. Dauern die Phasen von Niedergeschlagenheit und Lustlosigkeit jedoch an, kann eine krankhafte Depression bestehen.

Ein vorübergehendes Stimmungstief wird durch einschneidende Erlebnisse wie die Trennung der Eltern ausgelöst (depressive Reaktion), aber auch durch eine Über- oder Unterforderung, zu wenig Licht im Winter oder einfach mal so. Hält die Traurigkeit aber länger an, ohne dass sich das Kind daraus befreien kann, kann eine Depression dahinterstecken. Dies ist eine ernst zu nehmende Störung, die auf Dauer die Persönlichkeit, Alltagsbewältigung und das körperliche Wohlbefinden massiv beeinflusst und fachlicher Betreuung bedarf.

Ich habe zu nichts Lust

Nicht immer stehen bei einer Depression die seelischen Symptome im Vordergrund:
- Das Lieblingsspielzeug liegt in der Ecke und das Kind hat keine Lust, Dinge zu tun, die ihm sonst wichtig waren. Es wirkt niedergeschlagen, kann sich nicht freuen und hat kein Interesse mehr, sich mit Freunden zu treffen. Jede Entscheidung fällt ihm schwer.
- Das Kind fürchtet sich plötzlich vor Situationen, die es früher ohne Probleme bewältigt hat, oder wird plötzlich zum aggressiven Raufbold. Es bringt auf einmal schlechte Noten nach Hause. Es äußert Sätze wie »Das kann ich ja doch nicht« oder »Immer mach ich alles falsch«, die auf ein angeschlagenes Selbstwertgefühl deuten.
- Es fühlt sich ausgelaugt, ist ständig müde oder leidet unter Schlafstörungen. Morgens kommt es nicht aus dem Bett. Es fällt ihm schwer, sich zu konzentrieren.
- Es ist entweder sehr unruhig und zappelig oder bewegt sich besonders wenig und langsam.
- Sein früher normaler Appetit ist plötzlich schlecht oder im Gegenteil sehr groß. Auch Verdauungsbeschwerden, Bauch-, Kopf- oder Rückenschmerzen können auftreten.

Kryptopyrrolurie – eine unbekannte Krankheit

In unserem Körper spielen sich ständig unzählige Stoffwechselvorgänge ab – dafür werden u. a. Vitalstoffe benötigt, deren Mangel Beschwerden verursacht.

Kryptopyrrolurie (KPU) – was ist das?

Seit etwa 50 Jahren wird über eine Störung diskutiert, die im Stoffwechselweg des Blutfarbstoffes stattfindet. Der – vermutlich erbliche – Mangel eines Enzyms führt zur vermehrten Bildung von Pyrrolen, Substanzen, die in größeren Mengen giftig sind. Deshalb versucht der Körper, diese zu eliminieren – an die Gallensäuren gebunden über den Darm sowie über den Urin. Um Pyrrole im Blut unschädlich zu machen, bilden vor allem Zink, Vitamin B_6 und Mangan mit ihnen feste Verbindungen. So entsteht ein Mangel an diesen Stoffen, der allein durch die Nahrung nicht ausgeglichen werden kann.[51a]

Ein bunter Strauß an Symptomen

Je nach Defekt können die Ausfälle sehr ausgeprägt sein oder auch nur in besonders stressigen Situationen (Pubertät!) auftreten. Die Krankheitszeichen sind so unspezifisch, dass viele Betroffene über Jahre wegen verschiedenster Störungen behandelt werden. Nicht selten wird ihnen der Stempel einer psychischen Störung aufgedrückt – kein Wunder, spielt doch gerade Vitamin B_6 bei den Prozessen im Nervensystem eine enorm wichtige Rolle. Typische Symptome der KPU sind:

▌ Betroffene können sich nicht an ihre Träume erinnern. Dies ist so typisch, dass es auch zur Therapiekontrolle herangezogen wird – ist die Traumerinnerung wieder vorhanden, stimmt die Dosis von Vitamin B_6.

▌ Häufig treten neurologische und psychiatrische Störungen auf. Betroffene leiden oft unter Stimmungsschwankungen (vor allem bei Stress), nervöser Erschöpfung oder Schlafstörungen, aber auch Kurzzeitgedächtnis- und Konzentrationsproblemen; nicht selten wird ADHS oder eine Depression, Schizophrenie oder Angststörung diagnostiziert. Umgekehrt sollte bei Verdacht auf eine dieser Erkrankungen auch an eine KPU gedacht werden.

▌ Daneben können eine erhöhte Infektanfälligkeit, eine empfindliche Haut mit Wundheilungsstörungen, Neigung zu Neurodermitis und Akne, aber auch Haarausfall und brüchige Nägel auftreten; oft auch weiße Flecken auf den Nägeln. Nicht selten sind Gelenk- und Knochenschmerzen, Allergien, Kopfschmerzen, Übelkeit und Störungen des Zahnwachstums.

Verdacht – was nun?

Die vermehrte Ausscheidung von Pyrrolen im Urin lässt sich leicht nachweisen. Ist die Konzentration erhöht, ist die Behandlung einfach: Es werden meist als Dauertherapie hohe Dosen Zink, Vitamin B_6, Mangan und einige andere Mikronährstoffe eingenommen (z.T. ein Vielfaches der empfohlenen Dosis für Gesunde, deshalb nur unter ärztlicher Kontrolle!). Viele Betroffene zeigen innerhalb von kurzer Zeit eine deutliche Besserung ihrer Beschwerden, was nach oft jahrelangen unfruchtbaren Therapien fast wie ein Wunder wirkt.

Weitere Informationen – auch zu geeigneten Labors (z. B. Orthomedis AG, Ganzimmun AG) – finden Sie unter **www.kryptopyrrolurie.info** und **www.symptome.ch** sowie in dem Buch **Leben mit KPU** des Arztes Joachim Strienz.

Was Sie für Ihr Kind tun können

Zeigt Ihr Kind grundlos über mehrere Wochen einige der zuvor genannten Zeichen, sollten Sie einen Arzt aufsuchen. Haben Sie ein älteres Kind, das Selbstmordabsichten äußert (oder im Gegenteil auf einmal sehr gut gestimmt ist – das könnte ein Zeichen dafür sein, dass es den Entschluss zum Selbstmord gefasst hat und dadurch erleichtert ist), warten Sie nicht mit dem Arztbesuch – die Gefahr der Selbsttötung ist real! Sprechen Sie mit dem Kind über Ihre Befürchtungen, das entlastet die Situation häufig für kurze Zeit. Der Arzt wird zunächst eine körperliche Ursache (z. B. eine Stoffwechselstörung) ausschließen, Ihr Kind ggf. an einen Kinder- und Jugendpsychiater überweisen und z. B. eine medikamentöse Therapie und psychotherapeutische Verfahren vorschlagen.

Unterstützende Maßnahmen

Bei einer richtigen Depression hat die Selbstbehandlung allenfalls unterstützende Funktion. Bei einem vorübergehenden Stimmungstief oder der Neigung Ihres Kindes, in anstrengenden Situationen schnell niedergeschlagen zu sein, gibt es einige Hilfen:

- **Bewegung im Freien:** Tageslicht hemmt die Produktion des körpereigenen »Müdigkeitshormons« Melatonin, justiert die innere Uhr für den regelmäßigen Schlaf-Wach-Rhythmus und verbessert die nächtliche Schlaftiefe. Regelmäßige Bewegung wirkt sich daneben positiv auf den Körper und das seelische Wohlbefinden aus.[52]
- **Heilpflanzen:** Johanniskraut beeinflusst ebenfalls die Melatoninausschüttung und daneben noch die Wirkung anderer Botenstoffe im Gehirn. Es wird bei älteren Kindern als Tee oder Fertigextrakt eingesetzt;[53] besonders bewährt hat sich die Kombination mit Baldrian und Passionsblume, z. B. Neurapas® balance).
- **Homöopathika:** Bei Traurigkeit hilft eine Konstitutionstherapie.
- **Bach-Blüten** werden je nach vorherrschenden Symptomen zusammengestellt. So wirken z. B. Sweet Chestnut gegen die tiefe Verzweiflung und Star of Bethlehem als Seelentröster. Wild Rose hilft besonders gut, wenn Ihrem Kind alles egal ist (z. B. nach einem einschneidenden Erlebnis). Mustard vertreibt grundlose Traurigkeit und Hornbeam verscheucht die morgendliche Anlaufschwäche. Larch gibt mehr Selbstvertrauen.
- **Entspannungsmethoden** (→ S. 124) wie das autogene Training verbessern nachweislich die subjektive Befindlichkeit.[54]

Diphtherie

Diphtherie ist eine gefährliche, durch Bakterien übertragene, hoch ansteckende Infektionskrankheit. Infolge der Schutzimpfung ist sie in Mitteleuropa heute sehr selten.

Die Erreger, Corynebakterien, werden vor allem durch Tröpfchen in der Atemluft übertragen. Im Gegensatz zu den meisten anderen Kinderkrankheiten kann man mehrmals erkranken. Auch Gesunde und Geimpfte können den Keim in sich tragen und diesen unbemerkt weiterverbreiten.

Die Symptome und vor allem die Komplikationen werden durch die von den Bakterien erzeugten Gifte ausgelöst und beginnen etwa 2–6 Tage nach der Ansteckung. Ihre Ausprägung hängt von der Abwehrlage ab. Der Arzt beginnt bereits bei Verdacht mit der Behandlung, da die Ergebnisse der Untersuchungen (Nachweis der Erreger auf Rachenabstrichen) erst nach Stunden bis Tagen verfügbar sind.

Komplikationen

Neben den akuten, potenziell lebensbedrohlichen Atembeschwerden können die Gifte manchmal auch erst nach Wochen Herzmuskelentzündungen, Lähmungen z.B. des Gaumensegels mit der Folge von Schluckstörungen sowie – seltener – Leber- und Nierenschädigungen hervorrufen.

HAUPTSYMPTOME

Dicke Beläge und Krupphusten

- Am häufigsten ist die **Rachendiphtherie,** die mit deutlichem Krankheitsgefühl und meist leichtem Fieber beginnt und durch dicke, flächige Mandelbeläge gekennzeichnet ist. Sie gleicht anfangs oft einer »normalen« Mandelentzündung.
- Diese grauen sogenannten Pseudomembranen bluten beim Versuch, sie zu lösen. Sie verursachen einen süßlich-fauligen Mundgeruch, eher leichte Schluckbeschwerden und eine kloßige Sprache. Sie können sich im Verlauf der Infektion im gesamten Rachenraum ausbreiten.
- Bedecken die Beläge auch den Kehlkopf **(Kehlkopfdiphtherie),** kann es zu anfangs bellendem Husten mit Heiserkeit und später Stimmlosigkeit kommen (»echter Krupp« im Gegensatz zum Pseudokrupp, → S. 307). Die Atemnot kann zum Erstickungsanfall führen.
- Bei kleinen Kindern oder Babys kann stattdessen eine **Nasendiphtherie** auftreten, bei der eitriger oder blutiger Schnupfen mit behinderter Nasenatmung (durch Membranen im Bereich der Nasenlöcher) und Unruhe vorkommt.

Was Sie für Ihr Kind tun können

Ihr Kind wird im Krankenhaus behandelt und wegen der Ansteckungsgefahr isoliert. Die Ansteckungsgefahr besteht vom Ausbruch der Erkrankung, bis keine Erreger mehr nachweisbar sind.

Gegen die Bakteriengifte im Blut wird ein Gegengift gespritzt, darüber hinaus werden Antibiotika gegeben, um die Bakterien abzutöten. Auch bei optimaler Behandlung sind Todesfälle häufig.

Dreimonatskoliken

Ihr Baby schreit in den ersten Lebenswochen immer wieder anhaltend und ohne ersichtlichen Grund? Dann gehören Sie vermutlich zu den zwanzig Prozent der leidgeprüften Eltern, deren Kinder mit Dreimonatskoliken kämpfen.

Typischerweise beginnen die Schreiattacken etwa 2 Wochen nach der Geburt und dauern etwa 3, höchstens 4 Monate, ganz selten länger an. Brüllen die Kinder mehr, als die Nerven der Eltern aushalten, werden die Kinder oft als Schreibabys bezeichnet (→ S. 336).

GESUND WERDEN

Zu jung für diese Welt?

Möglicherweise kommen Menschenkinder – damit sie durch den Geburtskanal passen – etwa 3 Monate zu früh auf die Welt. Deshalb benötigen sie noch ein paar Wochen, um reif genug für die neue Umgebung zu sein. Gerade empfindsame oder temperamentvolle Kinder reagieren in dieser Zeit besonders sensibel auf Umweltreize.

In Kulturen, in denen Dreimonatskoliken praktisch nicht vorkommen, haben Babys in den ersten Wochen und Monaten viel oder ständig Körperkontakt, z.B. im Tragetuch. Sie sind also geschützt gegen zu viele Außenreize, die sie noch nicht »verdauen« können, und in einer Position, die sehr an das Eingehülltsein im Mutterleib erinnert.

Symptome und ihre Bedeutung

Die Dreimonatskoliken treten besonders am späten Nachmittag und in den frühen Abendstunden auf, meist während oder kurz nach der Mahlzeit. Das Kind schreit herzzerreißend, krümmt sich dabei oft und zieht seine Beinchen an. Die Schreiattacken verlaufen oft wellenartig, abgehende Winde und Stuhlgang verschaffen Erleichterung, ebenso leichter Druck auf dem Bauch, Wärme und Herumgetragenwerden. Trotzdem vermutet man heute, dass Bauchschmerzen nur ein Teil der Ursachen sind. So sieht der Magen-Darm-Trakt bei »Kolikbabys« im Röntgenbild nicht anders aus als der von Babys ohne Schreiattacken, er enthält z.B. nicht mehr Gas. Auch leiden mit Flaschennahrung aufgezogene Kinder nicht häufiger an Dreimonatskoliken als Stillkinder, was gegen Nahrungsunverträglichkeiten als Ursachen spricht (auch wenn die Nahrung bei dem einen oder anderen Kind zu den Koliken beitragen mag).

Interessanterweise beginnen auch bei Frühgeborenen die Koliken erst 2 Wochen nach dem errechneten Geburtstermin – sind sie also z.B. 6 Wochen zu früh auf die Welt gekommen, nach der 8. Lebenswoche.

Ursachen

Vieles spricht dafür, dass Babys noch nicht reif genug sind und dies – je nach Charakter und Temperament – verschieden gut (oder eben schlecht) kompensieren. Die Situation wird zusätzlich dadurch erschwert, dass es für die erwachsenen Bezugspersonen nicht immer leicht ist, die Signale des Babys richtig zu deuten. Woher weiß ich, dass mein Kind schreit, weil es müde ist – vielleicht langweilt es sich ja auch nur? Und genau wie in einer Partnerschaft entstehen auch zwischen Eltern und Kind Missverständnisse, die sich immer weiter aufschaukeln und dann nicht immer leicht zu durchbrechen sind.

Was Sie für Ihr Kind tun können

Natürlich müssen zunächst ernste Ursachen für die Schreiattacken ausgeschlossen werden. Plötzliches, schrilles Schreien und z.B. Blut im Stuhl oder Gedeihstörungen sollten Sie zu einem Arztbesuch veranlassen.

Was auch immer die Schreiattacken auslöst, es gibt keine Behandlungsstrategie, die bei allen Kindern wirkt – letztlich hilft nur ausprobieren. Ein strukturierter Tagesablauf wird allerdings allgemein als sinnvoll erachtet.

Trösten und beruhigen

Schaukeln und andere rhythmische Bewegungen beruhigen seit Urzeiten – ob der wiegende Gang der Mutter und das Baby im Tragetuch auf dem Rücken, ob Wiege, Schaukelstuhl oder – moderner – das einlullende Brummen des Automotors oder die Erschütterung des Hüpfballs: Kinder lieben Schaukelbewegungen. Auch das rhythmische Klopfen auf Rücken oder Po ist eine wirkungsvolle Beruhigungsmethode. Viele Kinder mögen es, wenn die Stärke der Bewegungen der Situation angepasst ist – energisch, um das Schreien zu durchbrechen, langsamer, wenn bereits etwas Ruhe eingekehrt ist.

Festes Einwickeln Bei vielen schreienden Babys hat es sich bewährt, sie fest mit den Armen zu umfassen oder eng in eine Decke einzuwickeln. Der enge Hautkontakt vermittelt das angenehme Gefühl der Berührung, vergleichbar mit der kuscheligen Begrenztheit im Mutterleib. Darüber hinaus verhindern Sie so, dass Ihr Baby um sich schlägt und sich so noch mehr aufregt. Außerdem signalisieren Sie Ihrem Kind im Moment des Einwickelns, dass Sie etwas dafür tun, damit es sich besser fühlt.

Massage Manche Kinder mögen den Hautkontakt und die langsame Bauchmassage im Uhrzeigersinn mit Fenchel-, Melissen- oder Kümmelöl. Andere finden es wegen der Rückenlage eher unangenehm – vielleicht gefällt diesen Kindern dann das schwerelose Gefühl in einem warmen Bad?

Ablenkung Ein Umgebungswechsel kann Wunder wirken, frische Luft und die Fahrt im Kinderwagen entspannen. Vermeiden Sie allerdings, ständig neue Reize auf das Kind einströmen zu lassen – das könnte das Gegenteil bewirken.

Tragetuch Damit lassen sich viele der genannten positiven Aspekte verbinden. Und zudem haben Sie noch die Hände frei.

Rücksicht auf sich selbst Denken Sie nicht nur an Ihr Kind, sondern auch an sich – es hilft nicht, wenn Sie sich beim Austesten so unter Druck setzen, dass auch bei Ihnen »gar nichts mehr geht«! Lassen Sie ruhig mal blähende Nahrungsmittel oder Kuhmilch aus Ihrer Ernährung weg – aber erheben Sie dies nicht zum Dogma und versprechen Sie sich nicht zu viel davon. Bitten Sie bei Freunden und Verwandten um Entlastung, holen Sie sich professionelle Hilfe.

Homöopathie

Der »Klassiker« bei Dreimonatskoliken ist Colocynthis D6 (3-mal tgl.) – besonders, wenn sich die Bauchschmerzen durch Wärme, Zusammenkrümmen und Bauchlage bessern. Hilft eher Kühle, z. B. an frischer Luft, und hat Ihr Kind starke Blähungen, geben Sie stattdessen Lycopodium D12 (2-mal tgl.), überstreckt es sich nach hinten, kann Dioscorea D6 (3-mal tgl.) helfen. Schreit Ihr Kind sehr zornig und lässt sich besonders durch Umhertragen und Schaukeln beruhigen, können Sie

Buchtipp

*Christine Rankl: **So beruhige ich mein Baby.** Tipps aus der Schreiambulanz. Walter-Verlag, Düsseldorf 2010*

Ihr Baby schreit und schreit? Sie möchten wissen, woher das kommt und wie sich Schreiprobleme bewältigen lassen? Dann sei Ihnen dieses Buch von Frau Rankl ans Herz gelegt. Gut verständlich und mit viel Wärme geschrieben, vermittelt die Wiener Psychologin und Psychotherapeutin ihren reichen Erfahrungsschatz, so dass betroffene Eltern ihr Kind besser verstehen und beruhigen können.

Chamomilla D6 (3-mal tgl.) versuchen. Hilft das nicht, probieren Sie Cina D12 (1-mal tgl.). Leidet Ihr Kind zusätzlich unter häufigem, schwallartigem Erbrechen und Schluckauf, kann die Gabe von Cuprum metallicum D6 die Beschwerden bessern.

Bach-Blüten

Tun Sie sich doch selbst etwas Gutes: Stellen Sie sich eine Mischung aus Beech, Elm, Holly, Impatiens und Olive zusammen – dies verhilft zu mehr Gelassenheit beim Umgang mit der Situation und lindert Ihre Erschöpfung.

Dreitagefieber

Andere Bezeichnung: Exanthema subitum

Das Dreitagefieber ist eine durch Viren übertragene, harmlose Infektionskrankheit. Sie kommt vor allem bei kleinen Kindern bis zum dritten Lebensjahr vor.

Die Erreger gehören zu den Herpesviren und werden durch Tröpfchen in der Atem-luft übertragen. Die Krankheit bricht etwa 1–2 Wochen nach der Ansteckung mit meist hohem Fieber aus, welches drei (bis fünf) Tage anhält. Einmal am Dreitagefieber erkrankt, besteht eine lebenslange Immunität. Bis zum 3. Lebensjahr haben schätzungsweise 95 % der Kinder bereits ein Dreitagefieber durchgemacht.

Des Rätsels Lösung am 3. Tag

▌ Das erste Krankheitszeichen ist plötzliches, hohes Fieber (39°–40°C). Das Allgemeinbefinden ist dabei wenig oder gar nicht beeinträchtigt. Manche Kinder entwickeln infolge des schnellen Fieberanstiegs Fieberkrämpfe (→ S. 285).
▌ Wie der Name andeutet, verschwindet das Fieber nach drei (bis fünf) Tagen fast so schnell, wie es aufgetaucht ist.

▌ Stattdessen zeigt sich am ganzen Körper, manchmal auch nur am Bauch und Rücken ein kleinfleckiger, rötlicher Ausschlag. Er verblasst nach wenigen Stunden bis spätestens 2 Tagen.
▌ Manche Kinder klagen auch über Halsweh und Schnupfen; selten kommen Durchfall, Husten oder Schwellungen der Lymphknoten hinzu.

Was Sie für Ihr Kind tun können

Wichtig ist, dass Ihr Kind ausreichend trinkt, um den Flüssigkeitsverlust durch das Fieber auszugleichen. Ansonsten gelten die Prinzipien der Behandlung des Fiebers (→ S. 143). Bettruhe ist nur dann nötig, wenn sich das Kind krank fühlt, körperliche Schonung unterstützt den Heilungsprozess aber in jedem Fall. Sobald der Ausschlag angefangen hat, ist die Ansteckungsgefahr vorbei. Ihr Kind darf meist am nächsten Tag schon wieder mit seinen Freunden spielen.

Sie können den Heilungsprozess mit Homöopathika unterstützen: Zu Beginn einmalig eine Dosis Belladonna D6, danach eine Dosis Ferrum phosphoricum D6 kann Fieberkrämpfen vorbeugen.

Durchfall

Andere Bezeichnung: Diarrhö
Beim Durchfall kommt es zur häufigen Entleerung von breiigem oder wässrigem Stuhl,
meist gekoppelt mit krampfartigen Schmerzen, oft auch mit Übelkeit und Erbrechen. Die
Ursachen sind vielfältig.

Stuhlbeschaffenheit und Zucker

Laut chinesischer Medizin sollte der
Stuhl bei Kindern ab 3 Jahren geformt,
weich und mit einer dünnen Schleim-
schicht überzogen sein, so dass das
Toilettenpapier beim Abputzen sauber
bleibt. Je mehr zuckerhaltige Sachen
gegessen werden, desto schleimig-
klebriger und weicher wird der Stuhl –
Sie können so leicht kontrollieren, ob
der Zuckergehalt in der Nahrung Ihres
Kindes angemessen ist.

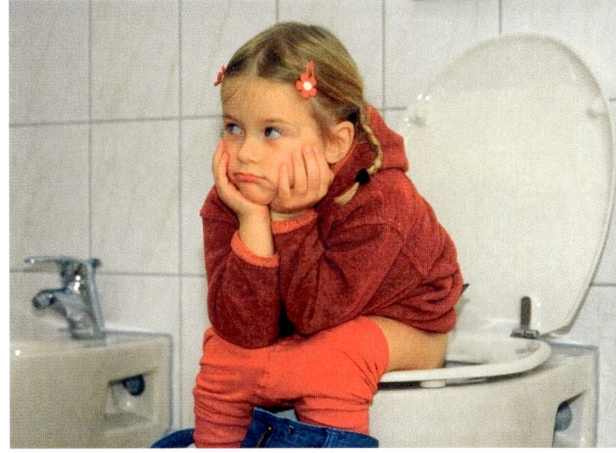

▲ Durchfall strengt an, befreit aber den Körper meist von schädlichen Substanzen

Ebenso wie Erbrechen ist akuter Durchfall
meist ein natürlicher Abwehrvorgang, mit
dem sich der Körper von schädlichen Substanzen befreit. Bei chronischen Formen liegt
meist eine Störung der Darmfunktion oder
der Verdauungsenzyme vor. Sie sind aber im
Kindesalter weitaus seltener. Nicht jeder dünne Stuhl ist Durchfall – bei gestillten Babys ist
z.B. ein dünner, gelber Stuhl, der sich mehrmals am Tag entleert, völlig normal, manche
Kleinkinder zeigen auch über Monate (bis
Jahre) häufige breiige Stühle ohne sonstige
Beschwerden. Auch bestimmte Nahrungsmittel wie Obstsäfte oder Medikamente wie
Antibiotika können vorübergehend Durchfall
auslösen. Die mit Abstand häufigste Ursache
bei Kindern sind – meist harmlose – Magen-
Darm-Infekte bzw. Lebensmittelvergiftungen; auch Infektionen der oberen Luftwege
sind oft von Durchfall begleitet.

Was Sie für Ihr Kind tun können

Beim akuten Durchfall besteht wie beim Erbrechen primär die Gefahr des Austrocknens,
insbesondere bei kleinen Kindern und vor allem dann, wenn beide Symptome zusammen
auftreten.

Deshalb ist das Wichtigste, Flüssigkeit und
Mineralstoffe zu ersetzen. Das Durchspülen
hilft gleichzeitig dabei, Keime und Gifte aus
dem Körper zu befördern (→ Magen-Darm-
Infekt, S. 252).

GESUND WERDEN

Ausprägung	Mögliche Begleitsymptome	Vermutliche Ursachen	Was tun?
Akuter Durchfall			
Plötzlicher Durchfall, v. a. im Sommer	Gurgeln und Rumoren im Bauch, sonst keine Beschwerden	Nahrungsbedingt, z. B. frisches Obst gegessen und gleichzeitig Wasser getrunken oder viel Süßigkeiten bzw. Kaugummi mit Zuckeraustauschstoffen konsumiert	Hört in der Regel nach wenigen Entleerungen von selbst wieder auf. **Ferrum phosphoricum** D6 (alle 30 Min.) kann die Dauer verkürzen
Starker, oft wässriger und stinkender Durchfall	Blähungen, Übelkeit und Erbrechen, Bauchschmerzen, evtl. Fieber	Magen-Darm-Infekt (→ S. 252), Lebensmittelvergiftung (→ S. 299)	Arztbesuch, bis dahin Flüssigkeit in kleinen Portionen; bei Schwäche **Veratrum album** D6, bei Koliken und Windabgang **Argentum nitricum** D6, bei Reisedurchfall **Okoubaka** D4: erst stdl. (4-mal), danach 4-mal tgl.
Mäßiger Durchfall	Bauchschmerzen um den Nabel und im rechten Unterbauch, Kind fühlt sich krank	Blinddarmentzündung (→ S. 98)	Sofort in die Klinik! Kind nüchtern lassen
Leichter bis mäßiger Durchfall	Erkältung (→ S. 133), Ohrenschmerzen (→ S. 297), Fieber	Unspezifische Mitreaktion z. B. bei Infektion der Atemwege oder Ohren	Behandeln der zugrunde liegenden Ursache, Arztbesuch je nach sonstigen Beschwerden; auf Flüssigkeitsersatz achten
Durchfall beim Baby bei neuer Kost	Ist wohlauf und hat Appetit	Durchfall durch Kostumstellung, selten Nahrungsmittelunverträglichkeit (→ S. 280)	Neue Nahrungsmittel langsam einführen; bei starken Symptomen prüfen, welches Nahrungsmittel die Beschwerden verursacht und dieses weglassen. Arztbesuch
Blutiger Durchfall	Bauchweh	Schwerer Magen-Darm-Infekt, ausgeprägte Nahrungsmittelallergie, chronisch-entzündliche Darmerkrankungen (→ S. 108),	Ausschließen, dass Blut nicht durch vorübergehende Reizungen am After durch Durchfall oder Verstopfung bedingt ist (dann abwarten und evtl. zinkhaltige Creme oder

Ausprägung	Mögliche Begleit-symptome	Vermutliche Ursachen	Was tun?
		hämolytisch-ur-ämisches-Syndrom (HUS, → S. 253)	Ringelblumensalbe auftra-gen); sonst Arztbesuch am selben Tag
Durchfall bei Medikamen-teneinnahme	Bauchweh, Übelkeit	Nebenwirkung der Medikamente	Hören meist nach kurzer Zeit von selbst auf. Bei starken Beschwerden Arzt aufsuchen; keinesfalls das Medikament ohne Rück-sprache absetzen
Durchfall über einen längeren Zeitraum oder immer wieder auftretend			
Durchfall oder Stuhlschmie-ren	Im Wechsel mit Ver-stopfung, Bauchweh	Paradoxer Durchfall bei Verstopfung (→ S. 368)	Kein akutes Handeln nötig
Immer wieder Durchfall kurze Zeit nach dem Essen	Bauchschmerzen, Übelkeit, Bläh-bauch, Ausschlag	Reichlicher Genuss von Obst, Cola oder Zuckeraustausch-stoffen; Nahrungsmittel-unverträglichkeit (→ S. 280), Allergie (→ S. 65)	Wenn normaler nahrungs-bedingter Durchfall ausge-schlossen ist, gelegentlich Arztbesuch zur genauen Abklärung; bis dahin darauf achten, welche Kost Ihr Kind nicht verträgt
Über Monate oder Jahre immer wieder oder phasen-weise auftre-tende Durch-fälle	Keinerlei Begleit-symptome bis zahl-reiche Beschwerden je nach Ursache	Chronisch-entzünd-liche Darmerkran-kungen (→ S. 108), Zöliakie (→ S. 396), Nahrungsmittelun-verträglichkeiten; Mukoviszidose (→ S. 268) und andere Stoffwech-selkrankheiten, Wurmerkrankung (→ S. 391)	Arztbesuch zur Ursachen-abklärung
Zusammen-hang mit Schule oder Aufregung	Kopfschmerzen, Bauchweh, Appetit-losigkeit	Seelische Anspan-nung, Schulangst, Lampenfieber – »Schiss haben«	Beruhigen, akut **Argentum nitricum** D6 stdl. (4-mal); bei wiederholtem Auftre-ten Ursache abklären

Einkoten

Einkoten ist der unkontrollierte Abgang von Stuhl bei Kindern, die entweder schon sauber waren oder es – vom Alter und der Entwicklung her – sein sollten.

Als ungefähre Grenze, wann ein Kind sauber sein sollte, gilt der 4. Geburtstag. Unwillkürliches Einkoten oder Stuhlschmieren kann vorübergehend während der Phase des Sauberwerdens, bei starkem Durchfall (→ S. 119) oder als Folge einer länger dauernden Verstopfung (→ S. 367) auftreten und wird dann auch als **Stuhlinkontinenz** bezeichnet. Das echte Einkoten (**Enkopresis**) meint dagegen das bewusste Absetzen von Stuhlgang an nicht dafür vorgesehenen Stellen. Tritt dieses nur einmalig oder kurzfristig auf, kann sich auch eine banale Ursache finden lassen, z. B. die Angst vor einer ungewohnten Toilette, ein psychisch stark belastendes Ereignis oder das »Austesten« der Eltern. Dauert die Enkopresis an, können körperliche Ursachen oder Verhaltensstörungen zugrunde liegen. Bevor das Kind den Stempel »psychische Störungen« aufgedrückt bekommt, sollten körperliche Ursachen, insbesondere Verstopfung, ausgeschlossen werden. Nicht selten sind die psychischen Auffälligkeiten nicht Ursache, sondern Folgen des Einkotens (und verschlimmern dieses).

Besprechen Sie die Situation mit Ihrem Kinderarzt; eine familientherapeutische Intervention oder auch eine homöopathische Konstitutionsbehandlung helfen.

Einnässen

Andere Bezeichnungen: Enuresis, Harninkontinenz

Ihr Kind nähert sich dem Schulalter und kann nachts seine Blase noch nicht immer kontrollieren? Kein Grund zur Panik – Bettnässen ist verbreiteter als gemeinhin angenommen! Und gibt sich in den allermeisten Fällen nach und nach von selbst.

Auch wenn Großeltern oder Nachbarn meinen, Ihr 3-Jähriger müsse nun doch so langsam trocken werden: Jedes fünfte 5-jährige und jedes zehnte 7-jährige Kind nässt regelmäßig oder immer mal wieder nachts ein.

Noch nicht oder nicht mehr trocken

Mediziner sprechen vom Einnässen, wenn ein Kind nach seinem 5. Geburtstag tagsüber (Enuresis diurna, »Hosennässen«) und/oder nachts (Enuresis nocturna, »Bettnässen«) nicht trocken ist – bei der **primären Enuresis** noch nie, bei der **sekundären Enuresis** nach einer bereits durchlaufenen »Trockenzeit« von mindestens einem halben Jahr. Allerdings sind Abweichungen durchaus normal. Meist spielt sich das Trockenwerden um den 3. Geburtstag herum ab (bei Mädchen eher als bei Jungen) – bei vielen Kindern klappt es zunächst tagsüber, danach (nach Tagen bis Jahren!) nachts. Aber auch hier gleicht kein Kind dem anderen. Strenge, zu frühe Sauberkeitserziehung ist genauso kontraproduktiv wie eine Bestrafung eines Missgeschicks. Enuresis bedeutet übrigens, dass das Einnässen länger als 3 Monate und mit einer gewissen Regelmäßigkeit auftritt (z. B. mindestens 2-mal im Monat bei unter 7-Jährigen) – ein gelegentliches Malheur ist auch bei Älteren völlig normal.

Ursachen

Beim **einfachen Bettnässen** ist das ansonsten unauffällige Kind einfach noch nicht trocken, weil sich der Tag-Nacht-Rhythmus des Hormons ADH noch nicht richtig eingespielt hat. Dieses Hormon bremst die Urinausscheidung während des Schlafs – wird es abends nicht in ausreichender Menge gebildet, produzieren die Nieren auch nachts so viel Urin, dass die Harnblase mit der Menge überfordert ist. Häufig haben die Kinder auch einen besonders festen Schlaf. Daneben scheinen interessanterweise auch erbliche Einflüsse eine Rolle zu spielen – oft haben sich die Eltern auch mit dem Trockenwerden schwergetan. Zusätzlich können auch psychische Belastungen zum Einnässen beitragen oder wieder zum Einnässen führen; ihre Rolle ist aber – zumindest beim Nicht-Trocken-Werden – geringer als früher angenommen.

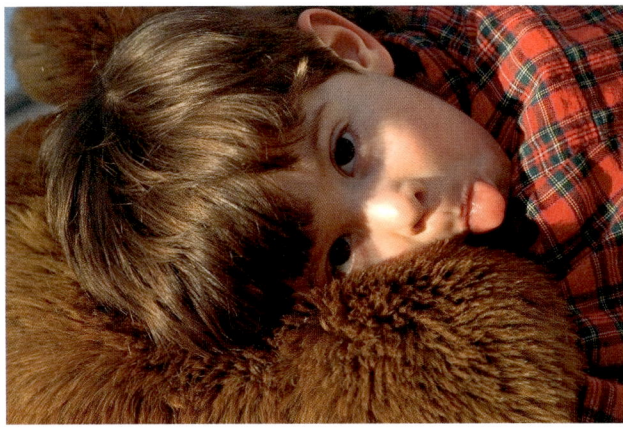

▲ Schimpfen Sie nicht – Ihr Kind nässt nicht absichtlich ein

Selten führt eine **unzureichende Blasenkontrolle** zum Einnässen – dabei funktioniert das Zusammenspiel zwischen Harnblase und den an der Entleerung beteiligten Muskeln nicht richtig. Das führt vorzugsweise zum Einnässen am Tag, weil der Harndrang so schnell einsetzt und stark wird, dass die Kinder einfach nicht mehr »anhalten« können.

Was Sie für Ihr Kind tun können

Ab dem 5. Geburtstag Ihres Kindes sollten Sie mit Ihrem Kinderarzt sprechen. Kinder leiden meist selbst unter der Situation und selten stecken organische Störungen dahinter, z. B. Fehlbildungen der Harnwege, eine Zuckerkrankheit oder eine Störung im Bereich des Rückenmarks. Wiedereinnässen wird auch durch einen Harnwegsinfekt ausgelöst. Zur Abklärung führt der Arzt eine gründliche körperliche Untersuchung, einen Ultraschall und eine Untersuchung des Harns durch. Er wird Sie bitten, ein **»Miktionsprotokoll«** zu erstellen, also über mindestens 24 Stunden genau darüber Buch zu führen, wie viel Ihr Kind getrunken hat, wann es Wasser gelassen und wann eingenässt hat.

Organische Störungen werden behandelt, Störungen der Blasenkontrolle werden mit einem speziellen Training des Beckenbodens und evtl. medikamentöser Therapie angegangen. Falls plötzliche Veränderungen oder belastende Situationen das Wiedereinnässen auslösen (z. B. ein neues Geschwisterchen oder die Trennung der Eltern), hilft oft bereits die entsprechende Aufmerksamkeit der Eltern, ggf. mit Unterstützung eines Kinderpsychologen. In 75–80 % liegt jedoch ein »einfaches Bettnässen« vor.

Gelassenheit, Offenheit und Geduld Sprechen Sie mit Ihrem Kind über die Situation. Schimpfen oder bestrafen Sie nicht – Ihr Kind nässt nicht absichtlich ein! Vermitteln Sie ihm, dass es sich nicht schämen muss und es nicht krank ist, sondern nur etwas Zeit braucht. Legen Sie eine wasserdichte Unterlage unter das Bettlaken und machen Sie um ein Missgeschick nicht zu viel Aufhebens. Windeltragen ist Geschmackssache – es könnte dem Kind das Gefühl geben, noch klein zu sein und nicht ernst genommen zu werden. Wenn es aber eher entspannt – warum nicht?

Weckmanöver Gegen Wasserlassen vor dem Ins-Bett-Schlüpfen ist nichts einzuwenden, eine hilfreiche Wirkung aber nicht erwiesen. Auch ein dogmatisches Trinkverbot ab dem späten Nachmittag bringt nichts, allerdings sollte Ihr Kind nach dem Abendbrot keine großen Flüssigkeitsmengen mehr aufnehmen. Ob nächtliche Weckmanöver und Zur-Toilette-führen helfen, ist ebenso fraglich – und zur Ausgeglichenheit und Entspannung trägt das mehrmalige Wecken pro Nacht auch nicht bei.

Klingelhose Nach mehreren Monaten ohne Besserung können Sie bei ausreichender Motivation von Eltern und Kind auch eine Klingelhose oder -matte probieren, die bei Feuchtigkeit Alarm auslöst. Wird sie länger konsequent angewandt, soll die volle Blase rechtzeitig wahrgenommen werden. Dafür muss Ihr Kind aber von dem Klingelton wach

werden, was Ihr Engagement erfordert und ggf. andere Familienmitglieder stört.

Medikamente Abends eingenommenes Desmopressin wirkt ähnlich wie ADH, drosselt die Urinproduktion über Nacht und soll die Zeit überbrücken, bis sich der körpereigene Hormonrhythmus eingependelt hat. Es wird meist über einige Wochen als Tablette eingenommen, dann nach einem festen Schema langsam reduziert. Auch helfen die Tabletten, Übernachtungen bei Freunden oder Klassenfahrten »trocken« zu überstehen!

Heilpflanzen Unterstützend können Sie regelmäßig abends einen Tee aus Fenchel, Lavendel, Linde, Melisse (je 50 g) und Orangenblüten (10 g) zubereiten – dafür 1 TL mit 250 ml kochendem Wasser übergießen und 10 Min. ziehen lassen. Ihr Kind kann vor dem Schlafengehen ein warmes Fußbad nehmen; reiben Sie seine Oberschenkel und Leistengegend mit Johanniskrautöl ein.

Und sonst

Möglicherweise kann eine homöopathische Konstitutionstherapie unter Betreuung eines erfahrenen Therapeuten helfen.
Bedenken Sie: Fast alle Kinder werden im Lauf der Jahre trocken. Bewahren Sie Ihr Kind davor, dass aus einfachem Bettnässen ein größeres seelisches Problem erwächst.

Entspannungsverfahren – Erholung pur

Manchmal reicht ein aufregender Zoobesuch aus – Ihr Kind ist aufgekratzt, unruhig, weinerlich oder aggressiv. Da sind ein paar einfache Entspannungstechniken genau das Richtige, um wieder die nötige Bodenhaftung herzustellen.

Entspannung wird viel gewünscht, ist aber oft schwer zu erreichen. Je nach Zusammenhang bedeutet sie das Lösen von Spannungen – Verspannungen der Muskulatur genauso wie eine angespannte Stimmungslage – oder auch das Verringern von Druck in einem Körper. Bauchkrämpfe lassen nach, wenn sich die Darmwand entspannt, und Aggressionen werden abgebaut, wenn »jemand Druck ablässt«, also ein Ventil für seinen Ärger findet, z. B. durch eine anstrengende Sportart oder indem er sagt, was ihn stört.

Körperliche Beschwerden mit Schmerzen und seelische Beschwerden wie Angst, Ärger, Traurigkeit oder Wut können sich gegenseitig bedingen oder verstärken und zur Anspannung beitragen.

Um körperliche Anspannung zu verringern und emotionale Erregung abzubauen, werden verschiedenste Entspannungsverfahren eingesetzt, die einerseits entspannen und andererseits einer erneuten Anspannung vorbeugen, indem sie die Belastbarkeit für Stresssituationen erhöhen.

Wie Entspannungsverfahren funktionieren

Da körperliche und seelische Anspannung oft gemeinsam vorkommen, versuchen viele Methoden, auf beide Bereiche einzuwirken. Meist fällt es leichter, sich auf den körperlichen Aspekt zu konzentrieren: Da man über diesen »körperlichen Umweg« dann auch emotional entspannt, ist die Herangehensweise letztlich egal.

Neben kindgerechten Methoden, die Sie mit einiger Übung und nach Anleitung leicht praktizieren können, beruhigen auch viele einfache Alltagsmittel Ihr Kind in Stresssituationen. Bei der Wahl der Entspannungstechnik entscheidet sowohl das Alter – mit einem 2-jährigen Kind werden Sie kein autogenes Training durchführen können – als auch der Charakter Ihres Kindes – ein zappeliges Kind wird Ihnen vielleicht nicht zuhören, wenn Sie ihm zur Entspannung eine Geschichte vorlesen wollen, während das für ein müdes, quengeliges Kind genau das Richtige ist. Einige Maßnahmen wie Tanzen oder Sporttreiben »powern« Ihr Kind zwar aus und entspannen dadurch, Ihr Kind benötigt aber anschließend etwas Zeit, um sich zu beruhigen und z. B. schlafen zu gehen.

Aromatische Düfte Viele ätherische Öle haben eine beruhigende und ausgleichende Wirkung, z. B. Bergamotte, Lavendel oder Neroli (→ Aromatherapie, S. 76).

Autogenes Training Diese Technik bedient sich Konzentrationsübungen, bei denen Sie oder Ihr Kind sich nacheinander auf einzelne Körperbereiche konzentrieren und dort Wärme, Schwere oder ein Gefühl der Ruhe erspüren sollen.

Zu diesem Zweck werden formelhaft Sätze wie »Mein rechtes Bein wird schwer« gesprochen. Für Ihr Kind können Sie auch Körperbewohner, z. B. kleine Wichtel, erfinden, die sich dann immer in die gewünschte Körperregion bewegen und entweder Steine mitschleppen (Schweregefühl), Fackeln tragen (Wärme) oder Schlafsäcke mitbringen und sich dann zur Ruhe begeben. Autogenes Training hilft besonders gut bei Stress, Schlafstörungen, Asthma und Migräne.

EFT (Emotional Freedom Techniques, vereinfacht: Klopfakupressur) Bei dieser Technik werden Akupressurpunkte nicht gedrückt oder massiert, sondern länger beklopft. EFT geht davon aus, dass alle negativen Gefühle durch eine Störung des Energiesystems im Körper verursacht werden – es wirkt bei Stress und Ängsten.[56] Sie können zur Technik in entsprechenden Büchern lesen oder sich bei einem EFT-Trainer schulen lassen.

Feldenkrais und Krankengymnastik Bei beiden Verfahren steht die Bewegung im

Ruhepausen einlegen

Ihrer Fantasie, wie Sie gemeinsam mit Ihrem Kind auch im Alltag zur Ruhe kommen können, sind keine Grenzen gesetzt. Vielleicht geben Ihnen die folgenden Tipps ein paar Ideen?

Atemübungen

Eine ruhige und tiefe Atmung spielt eine zentrale Rolle im Yoga und bei Meditationstechniken und unterstützt viele Entspannungsverfahren. Probieren Sie die »Windmaschine« mit Ihrem Kind aus: Sie setzen sich gegenüber, atmen beide tief durch die Nase ein und pusten dann durch den geöffneten Mund imaginäre Schiffe auf der Kleidung des anderen fort. Dabei befinden sich die Schiffe erst auf dem Oberkörper, dann auch auf den Beinen des Gegenübers (das führt zu einer verlängerten Ausatmungsphase). Erklären Sie Ihrem Kind, dass vor einem Sturm frischer Wind bläst, der dann an Stärke zunimmt – wenn der Sturm vorbei ist, wird der Wind schwächer und schwächer, bis schließlich Windstille herrscht. Nach einigen Wiederholungen beherrscht Ihr Kind das An- und Abschwellen des Windes und kann die Übung allein durchführen.

Baden

Lassen Sie Ihr Kind in einem warmen Bad 15 Min. planschen – selbst wenn es vorher aufgedreht war, entspannt die Wärme. Zusätze mit Lavendel, Linden- oder Melissenblüten oder ein Heublumenbad verstärken die Wirkung (→ Heilpflanzen, S. 169).

Etwas Warmes oder Beruhigendes zu sich nehmen

Heiße Schokolade und heiße Milch mit Honig enthalten einen hohen Anteil an Tryptophan und Serotonin: Substanzen, die müde und zufrieden machen. Probieren Sie auch mal Tee aus Zitronengras, Zitronenverbene oder chinesische Dattelfrüchte (Jujubenfrüchte, gibt es im Reformhaus), von denen Ihr Kind täglich bis zu 10 Stück essen kann.

Fantasiereisen unternehmen

Planen Sie mit Ihrem Kind eine Reise in ein fernes Land oder zum Mars. Ihr Kind darf aussuchen, wohin die Expedition geht und dann erzählen Sie sich gegenseitig, wie Sie dahin kommen wollen und was Sie sehen werden – lassen Sie Ihrer Fantasie freien Lauf.

Fingerspiele/Theater spielen

Ob Abzählreime, Fingerspiele mit Handpuppen, Schattenspiele an der Wand oder kleine Finger, die über den Körper laufen – lenken Sie Ihr Kind ab und richten Sie seine Aufmerksamkeit auf diese selbstgemachte Theaterbühne. Dabei müssen Sie gar nicht so erfinderisch sein. Es reicht oft, wenn Sie eine Alltagssituation, z. B. Sie gehen zum Bäcker, nachspielen.

Geschichten erzählen

Bauen Sie in alltägliche Abläufe kleine Geschichten ein, die Sie dann in Fortsetzungen erzählen. Das funktioniert z. B. beim Zähneputzen oder Ausziehen. Alternativ erzählen Sie sich abends vor dem Einschlafen gegenseitig, was am vergangenen Tag schön und

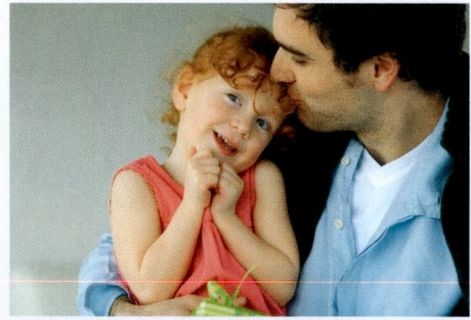

▲ Gemeinsam schmusen und reden – besser kann ein Kind kaum zur Ruhe kommen

was nervig war: Damit vermeiden Sie, dass unerledigte Dinge im Kopf rumspuken und den Schlaf stören.

Ins Bett gehen/Auf dem Sofa schmusen

Wenn für Ihr Kind das Bett/Sofa eine Ruhe-oase darstellt, legen Sie sich einfach gemeinsam für einige Minuten hin und schmusen, spielen oder reden dort. Das funktioniert allerdings nicht, wenn das tägliche Zubettgehen sowieso eine Stresssituation darstellt.

Lesen/Vorlesen

Vorlesen und später das gemeinsame Lesen hat auf viele Kinder eine beruhigende Wirkung. Selbst wenn Ihr Kind erst kein Interesse zeigt, probieren Sie das Vorlesen oder Bilderbuchzeigen immer wieder mal aus – die meisten Kinder fangen irgendwann Feuer.

Malen/Basteln/Kneten

Mit Kreide, Fingerfarbe, Tusche oder Schere und Knete – beschäftigen Sie Ihr Kind mal mit etwas anderem und fallen Sie ab und zu aus der gewohnten Rolle. Wenn Sie den Bürgersteig mit Kreide verschönern, dabei ein Hüpfkasten-Handy aufmalen und einen Springwettbewerb ausrufen, wird Ihr Kind jeglichen Kummer vergessen.

Musik hören oder machen

Ob Schlagzeug spielen, im Duett singen oder Kinderlieder auf CD hören: Musik beruhigt durch Rhythmik, Melodik und Texte und verbessert die Stimmung. Nebenbei macht Musizieren auch noch schlau.[58] Probieren Sie immer mal wieder andere Lieder aus oder erfinden Sie für bekannte Lieder Texte in einer Fantasiesprache.

Rituale pflegen/Ordnung halten

Ein immer wiederkehrender Tagesablauf gibt Ihrem Kind einen festen Rahmen und eine verlässliche Struktur. Von diesen Ritualen und dieser Ordnung geht gerade in Krisensituationen etwas sehr Beruhigendes aus. Halten Sie an immer wiederkehrenden Abläufen (z. B. An- und Ausziehen, Essen im Familienkreis, Spiel- und Schlafzeiten) fest, verbinden Sie sie mit bestimmten Zeiten und Räumlichkeiten. In einer Stresssituation halten Sie den bekannten Ablauf weitestgehend ein – Ihr Kind wird sich schneller wieder beruhigen.

Spazieren gehen

Regelmäßige Bewegung an frischer Luft beugt Stress vor und entspannt. Dabei sind keine Marathonmärsche nötig – versuchen Sie einfach, täglich mit Ihrem Kind rauszugehen: Machen Sie daraus ein kleines Ritual und singen dabei bestimmte, der Jahreszeit angepasste Lieder (z. B. »Komm, lieber Mai und mache …«, »Trarira, der Sommer, der ist da«, »Bunt sind schon die Wälder«, »Schneeflöckchen, Weißröckchen«), üben Sie Kopfrechnen oder Bäume, Autos oder Menschen mit Hunden zählen.

Sport treiben

Sport hat ausgleichende Fähigkeiten – egal, welche Sportart Sie wählen: ob Boxen, Fußball oder Ballett. Suchen Sie eine Sportart aus, die zu Ihrem Kind passt, sonst wird es relativ schnell die Lust verlieren. Wenn Ihnen ein Sportverein zu teuer ist, machen Sie mindestens einmal die Woche mit Ihrem Kind eine Gymnastik-, Ball- oder Schwimmstunde, so fördern Sie gleichzeitig die Motorik und Koordinationsfähigkeit Ihres Kindes.

Tanzen

Bewegung zu Musik hebt die Stimmung und lenkt Ihr Kind ab. Stellen Sie mehrere Musiklisten zusammen, die Sie je nach Stimmung einsetzen können: Ist Ihr Kind sehr aufgedreht, kommt die Mischung zum Einsatz, die mit schnellen Rhythmen beginnt und bei der die Musikstücke dann immer langsamer werden – ist Ihr Kind traurig, beginnen Sie mit langsamer Musik, die dann etwas schneller und fröhlicher wird.

GESUND WERDEN

Mittelpunkt. Während Feldenkraisübungen eingefahrene Bewegungsabläufe spielerisch verändern, werden die verschiedenen Krankengymnastiktechniken meist gezielt bei bestimmten Beschwerden wie Rückenschmerzen eingesetzt. Übungen beider Verfahren sollten Sie erst anwenden, wenn Ihnen ein Fachmann den Ablauf der Übung genau gezeigt hat und Sie auf Gefahren, z.B. Überdehnung bestimmter Muskelgruppen, aufmerksam gemacht hat.

Massage Massagen entspannen den massierten Körperbereich und beruhigen über Nervenverschaltungen den ganzen Menschen. Sie können aus Methoden aller Medizinrichtungen wählen, egal, ob klassische Massage der westlichen Schulmedizin oder Ölmassage im Ayurveda, Tuina aus der traditionell chinesischen Medizin oder die japanische Variante Shiatsu (→ Massagen, S. 261).
Wenn Sie feststellen, dass Ihrem Kind das Massieren gut tut und Sie diese Technik häufiger anwenden wollen, könnte für Sie ein Massage-Anleitungskurs interessant sein, der vielerorts an Volkshochschulen, in Krankengymnastikpraxen oder Hebammenschulen angeboten wird.

Progressive Muskelrelaxation nach Jacobson Bei diesem körperbetonten Verfahren

werden nacheinander verschiedene Muskelgruppen und Körperbereiche (z.B. Zehen, Füße, Unterschenkel, Knie etc.) bewusst angespannt und wieder entspannt. Diese Methode hilft besonders bei Ängsten, Migräne und Asthma, aber auch bei Schlafstörungen und allgemeiner Unruhe. Sie können sie – in einer vereinfachten Version – bereits bei Kindern ab 6–8 Jahren versuchen.

Tai-Chi Das chinesische Schattenboxen besteht aus fließenden Bewegungen, die besonders sorgfältig und konzentriert durchzuführen sind, denn der Bewegungsablauf und die dadurch dargestellten Figuren sind das Ziel dieser Methode. Tai-Chi fördert bei regelmäßiger Anwendung das Körperbewusstsein, die Konzentrationsfähigkeit und verbessert die motorischen Fähigkeiten Ihres Kindes. Tai-Chi-Kurse werden von Sportvereinen und Volkshochschulen angeboten.

Yoga Die aus einer indischen Philosophie und Lehre stammenden Körper- und Atemübungen wirken auch bei Kindern gegen Konzentrationsstörungen und Stress.[57]
Vereinfachte, kindgerechte Übungen können Sie zusammen mit Ihrem Kind inzwischen in Kinder-Yoga-Kursen erlernen. Probieren Sie als Vorgeschmack diese, dem Yoga entlehnte, einfache Übung mit beruhigender Wirkung: Ihr Kind und Sie setzen sich nebeneinander auf die Unterschenkel, spreizen die Füße dabei leicht nach außen, so dass das Gesäß zwischen den Beinen Platz hat. Beugen Sie den Oberkörper nach vorne und strecken Sie die Arme so weit wie möglich nach vorn aus (der Po darf sich dabei ruhig etwas heben). Legen Sie Arme, Oberkörper und Kopf auf dem Boden ab und führen Sie jetzt die ausgestreckten Arme seitlich an den Körper. Bleiben Sie so lange so liegen, wie es Ihnen und Ihrem Kind angenehm ist – Könner schlafen dabei sogar ein.

ZUM WEITERLESEN

Buchtipp

*Dietmar Ohm: **Progressive Relaxation für Kids**. Die praktische Anleitung: So üben Sie die Tiefenmuskelentspannung mit Ihrem Kind. Trias, Stuttgart 2000*

Schritt für Schritt erlernen Sie und Ihr Kind die Entspannungstechnik mit solch einfachen Übungen, dass Ihr Kind diese bald selbstständig beherrscht. Daneben gibt es jede Menge Informationen rund ums Entspannen.

Erbrechen

Andere Bezeichnungen: Emesis, Vomitus

Beim Erbrechen kommt es – meist nach vorangehender Übelkeit – zur jähen Entleerung des Mageninhalts infolge eines ruckartigen Zusammenziehens von Bauchmuskeln und Zwerchfell. Parallel wird vermehrt Speichel produziert, der Betroffene ist blass, fühlt sich schwach und hat oft einen Schweißausbruch.

So unangenehm es ist: Erbrechen ist letztlich ein natürlicher Abwehrvorgang, bei dem der Körper versucht, sich von schädlichen Substanzen zu befreien. Nicht umsonst tritt oft gleichzeitig Durchfall auf – die Anstrengungen werden einfach verdoppelt. Den Befehl zum Brechakt gibt das Brechzentrum im Gehirn, das entweder über den Geruchssinn direkt gereizt wird oder entsprechende Informationen aus dem Magen-Darm-Trakt (z.B. bei Lebensmittelvergiftung), dem Gleichgewichtsorgan im Innenohr (z.B. bei der Reisekrankheit) oder dem Blut (z.B. Giftstoffe bei Lebererkrankungen) erhält. Durch die Salzsäure des Magensaftes schmeckt das Erbrochene sauer und brennt im Hals. Manchmal mischen sich auch Dünndarmsekret und Galle unter, so dass der Geschmack bitter wird.

Erbrechen beim Baby

Beim Säugling muss sich der Muskel am Mageneingang erst einmal an seine Tätigkeit gewöhnen. Deshalb geben viele Babys nach dem Trinken – oft zusammen mit dem Bäuerchen – wieder einen Teil der Milch von sich, manche sogar ganz gehörige Mengen und im Schwall. Dieses Spucken ist so lange normal, solange Ihr Kind zunimmt und auch sonst unauffällig ist – bis zum 1. Geburtstag legt es sich bei fast allen Kindern. Spuckkinder sollten nach der Mahlzeit auf jeden Fall ein Bäuerchen machen, noch eine Weile aufrecht gehalten und anschließend zunächst auf die rechte Seite gelegt werden (dadurch kann sich der Magen besser entleeren).

Homöopathisch hilft Aethusa cynapium, wenn Ihr Kind nach dem Milcherbrechen gern noch mal trinkt, Antimonium crudum, wenn es danach nicht mehr trinken will, oder Bismutum, wenn es alles Flüssige (also z.B. auch Tee) schlecht verträgt, oft aufstößt und nach der Nahrungsaufnahme Bauchschmerzen zu haben scheint (alle D6 3-mal tgl.).

Erbricht Ihr Baby ständig im Schwall und gedeiht nicht richtig, muss eine Magenpförtnerenge (→ S. 256) ausgeschlossen werden; auch bei akutem Erbrechen (insbesondere mit Durchfall) sollten Sie einen Arzt aufsuchen. Übrigens: Spucken ist nicht das Gleiche wie Speicheln (→ S. 354).

Was Sie für Ihr Kind tun können

Beim Erbrechen besteht wie beim Durchfall vor allem die Gefahr des Austrocknens, insbesondere wenn beide Symptome zusammen auftreten. Deshalb ist das Wichtigste, die verlorene Flüssigkeit und Mineralstoffe zu ersetzen (→ Magen-Darm-Infekt, S. 254). Gut gegen Übelkeit wirken Kamille, Melisse und Ingwer, z.B. als Tee; unterstützend können Sie eine Wärmflasche oder feuchtwarme Bauchauflage versuchen (→ S. 383). Hat Ihr Kind bereits mehrfach erbrochen und im-

mer noch Brechreiz, helfen Zäpfchen (z. B. Vomex®). Stellen Sie Ihr Kind dann zur weiteren Abklärung beim Arzt vor.

Übelkeit und Erbrechen	Mögliche Begleitsymptome	Vermutliche Ursachen	Was tun?
Beim Baby und Kleinkind			
Spucken während oder kurz nach den Mahlzeiten	Trinkt kräftig, nimmt zu	Harmloses Hervorwürgen der Mahlzeit	s. Kasten S. 129
Erbrechen im Schwall nach den Mahlzeiten, ab der 2.–5. Lebenswoche	Gedeihstörung, leidender Gesichtsausdruck	Magenpförtnerenge (→ S. 256)	Bald Kinderarzt aufsuchen; bis dahin kleine Portionen füttern und ggf. **Cuprum metallicum** D30 (1-mal tgl.) versuchen
Erbrechen während oder kurz nach den Mahlzeiten, ab dem 4.–6. Monat	Ist wohlauf und hat Appetit	Erbrechen durch zu schnelle Kostumstellung	Neue Nahrungsmittel nur langsam einführen, Kost gut pürieren
Würgen und Erbrechen auch unabhängig von den Mahlzeiten	Symptome einer Erkältung oder anderen fiebrigen Erkrankung	Brechreiz durch verschluckten Schleim oder starken Husten, v. a. Keuchhusten (→ S. 212); unspezifische Mitreaktion bei Erkältung (→ S. 133)	Behandeln der zugrunde liegenden Ursache, bei starker Schleimbildung **Ipecacuanha** D6, bei Keuchhusten **Drosera** D6: erst stdl. (4-mal), danach 4-mal tgl.; Arztbesuch je nach sonstigen Beschwerden
Würgen und Erbrechen auch unabhängig von den Mahlzeiten	Kind ist nicht gut drauf, Appetitlosigkeit; Durchfall, Bauchweh	Magen-Darm-Infekt (→ S. 252)	Arztbesuch, bis dahin Flüssigkeit in kleinen Portionen und **Tabacum** D6, wenn die Übelkeit im Vordergrund steht, oder **Veratrum album** D6 bei zusätzlichem starkem Durchfall: erst stdl. (4-mal), danach 4-mal tgl.
Starkes, plötzliches Erbrechen	Bauch ist aufgetrieben oder angespannt, sehr laute oder keine Darmgeräusche, Bauchkrämpfe, anhaltendes Schreien	Darmeinstülpung (→ Darmverschluss, S. 111) oder eingeklemmter Leistenbruch (→ S. 275)	Sofort zum Arzt! Kind nüchtern lassen

Übelkeit und Erbrechen	Mögliche Begleitsymptome	Vermutliche Ursachen	Was tun?
Beim älteren Kind			
Flaues Gefühl, leichte Übelkeit	Hunger, Übermüdung, schummrig nach dem Aufstehen	Normales Warnsignal des Körpers, evtl. Hinweis auf Unterzuckerung oder niedrigen Blutdruck (→ S. 294)	Zu essen geben, schlafen legen bzw. Beine hochlegen; Arztbesuch, wenn häufiges Auftreten
Übelkeit und Erbrechen nach einem Fest o. ä.	Völlegefühl, Bauchweh	Magenverstimmung (→ S. 258)	**Nux vomica** D6 (3-mal tgl.)
Würgen und Erbrechen auch unabhängig von den Mahlzeiten	Durchfall, Bauchweh, Kind ist nicht gut drauf, hat keinen Appetit	Magen-Darm-Infekt (→ S. 252), Lebensmittelvergiftung (→ S. 239)	Flüssigkeit in kleinen Portionen; **Tabacum** D6, wenn die Übelkeit im Vordergrund steht, oder **Veratrum album** D6 bei zusätzlichem starkem Durchfall – erst stdl. (4-mal), danach 4-mal tgl. Baut das Kind schnell ab, rufen Sie den Arzt und geben Sie in der Zwischenzeit stdl. **Arsenicum album** D6
Übelkeit und Erbrechen während einer Fahrt (Auto, Schiff etc.)	Kind ist blass, ihm ist schwindelig, hat keinen Appetit	Reisekrankheit (→ S. 347)	**Cocculus** D6 stdl. (3- bis 4-mal), Ingwer als Tee, Bonbons oder Plätzchen; viel frische Luft
Würgen und Erbrechen auch unabhängig von den Mahlzeiten	Symptome einer Erkältung oder anderen fiebrigen Erkrankung	Brechreiz durch verschluckten Schleim oder starken Husten, v. a. Keuchhusten (→ S. 212); unspezifische Mitreaktion bei Erkältung (→ S. 133)	Behandeln der zugrunde liegenden Ursache, bei starker Schleimbildung **Ipecacuanha** D6, bei Keuchhusten **Drosera** D6 (erst stdl. [4-mal], danach 4-mal tgl.); Arztbesuch je nach sonstigen Beschwerden (bei Babys direkt, s. S. 130)
Übelkeit und Erbrechen, vor allem bei Lärm oder Helligkeit	Starke Kopfschmerzen, blass, lärm- und lichtempfindlich	Migräne (→ S. 228)	Rufen Sie beim ersten Mal einen Arzt. Bis zum Eintreffen können Sie **Iris versicolor** D6 probieren (stdl.)

(Fortsetzung →)

GESUND WERDEN

Übelkeit und Erbrechen	Mögliche Begleitsymptome	Vermutliche Ursachen	Was tun?
Beim älteren Kind			
Ständige Übelkeit mit trockener Zunge, evtl. Erbrechen	Bauchschmerzen um den Nabel und im rechten Unterbauch, Kind fühlt sich krank, Durchfall	Blinddarmentzündung (→ S. 98), Darmverschluss (→ S. 111),	Sofort in die Klinik! Kind nüchtern lassen
Übelkeit und Erbrechen nach vorausgegangenem grippalen Infekt	Fieber, starke Kopfschmerzen, Nackensteifigkeit, Verhaltensänderung	Gehirnentzündung (→ S. 152), Hirnhautentzündung (→ S. 186)	Sofort in die Klinik!
Übelkeit nach langem Aufenthalt im Freien	Starke Kopfschmerzen, heißer Kopf	Sonnenstich, Hitzschlag (→ S. 412)	Kind in den Schatten bringen, kühle Tücher auf Kopf und Nacken, lauwarmes Wasser trinken lassen. **Belladonna** D6 erst halbstdl. (3-mal), danach 4-mal tgl. Bei starken Beschwerden zum Arzt
Übelkeit nach einer Operation oder bei Medikamenteneinnahme	Kopfweh, Bauchweh, Verstopfung oder Durchfall	Folge der Narkose, Nebenwirkung der Medikamente	**Nux vomica** D6 – stdl. (4-mal), danach 3-mal tgl.
Immer wieder Übelkeit und Erbrechen kurze Zeit nach dem Essen	Bauchschmerzen, Durchfall, Ausschlag, Kribbeln im Mund, Blähbauch	Nahrungsmittelunverträglichkeit, Allergie (→ S. 65), Stoffwechselkrankheiten	Gelegentlich Arztbesuch zur genauen Abklärung; bis dahin darauf achten, welche Kost Ihr Kind nicht verträgt
Übelkeit nach Insektenstich	Schwellung der betroffenen Region, evtl. Kreislauf- und Atembeschwerden	Allergie, allergischer Schock	Treten weitere Reaktionen auf, Arzt rufen; bis zum Eintreffen **Apis** D6 (halbstdl.)
Übelkeit und Erbrechen nach Unfall/Verletzung	Schmerzen, Schwindel, blasse, kalte Haut, Apathie, Schläfrigkeit	Bedingt durch den psychischen Schock, Schmerzen, eine Gehirnerschütterung oder andere Kopfverletzung (→ S. 232)	Beruhigen, hinlegen mit angehobenen Beinen. Bei körperlicher Verletzung: sofort Arzt rufen; bis zum Eintreffen **Arnica** D12, **Veratrum album** D6 und **Carbo vegetabilis** D6 (abwechselnd alle 10 Min.). Bei psychischem Schock: **Aconitum** D6 (alle 30 Min.) oder **Rescue-Remedy**

Übelkeit und Erbrechen	Mögliche Begleitsymptome	Vermutliche Ursachen	Was tun?
Plötzliche Übelkeit und Erbrechen	Benommenheit, Krämpfe, Gelbfärbung der Haut, heller Stuhl	Vergiftung (→ S. 415), Lebererkrankung (→ S. 240)	Sofort in die Klinik!
Zusammenhang mit Schule oder Aufregung	Kopfschmerzen, Bauchweh, Appetitlosigkeit, Schwitzen	Seelische Anspannung, Schulangst	Beruhigen, akut **Argentum nitricum** D6 bei Aufregung und Prüfungsangst, **Ignatia** D12, wenn Ihr Kind über ein Kloßgefühl im Hals klagt und trotz Übelkeit Appetit hat – stdl. (4-mal); bei wiederholtem Auftreten Ursache abklären

Erkältung

Besonders Kinder im ersten Kita-Jahr haben es nicht leicht: Viele leiden 8- bis 10-mal pro Jahr an einer Erkältung, die 4–7 Tage anhält. Das bedeutet bis zu 10 Wochen jährlich eine Schniefnase, Halsweh, Kopf- und Gliederschmerzen.

Da Erkältungen vor allem in der kälteren Jahreszeit auftreten, müssen sich jüngere Kinder durchschnittlich ein Drittel der Herbst- und Wintersaison mit lästigen Beschwerden plagen. Beteiligt am Krankheitsgeschehen sind fast immer Viren, von denen es eine Vielzahl verschiedener Familien und Typen gibt. Häufigste Vertreter sind Rhinoviren, die ihren Namen – »Rhino« bedeutet im Griechischen »Nase« – nicht von ungefähr tragen: Sie besiedeln die Schleimhaut und verursachen damit eine entzündliche Schwellung. Das veranlasst die Schleimdrüsen z. B. in der Nase zu vermehrter Sekretproduktion: der für eine Erkältung typische Schnupfen. Andere Keime mit gleicher Wirkung sind z. B. Adeno-, ECHO-, Myxo- und Coxsackie-Viren.

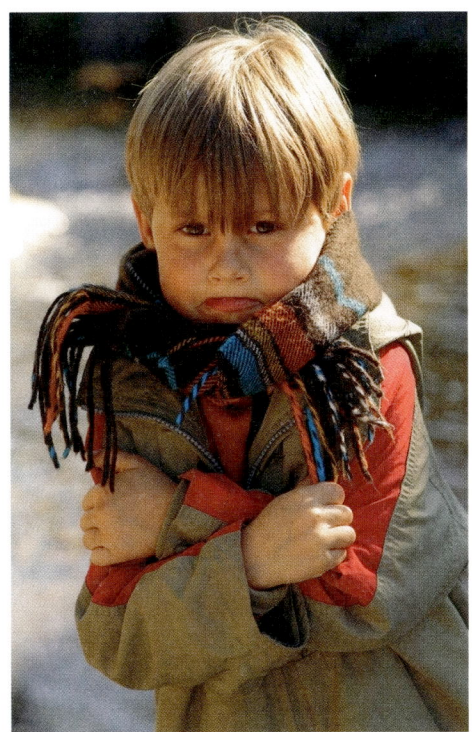

▲ Auch bei einer Erkältung macht frische Luft schneller wieder fit

Auch RS-Viren gehören zu den Erregern teils harmloser Erkältungskrankheiten, können bei Babys und Kleinkindern allerdings auch schwere Entzündungen der tiefen Atemwege hervorrufen (→ Bronchiolitis, S. 106).

Kommt Erkältung von Kälte?

Forscher versuchen immer wieder, diese These zu belegen. Sie setzen Gesunde verschiedenen Kältebedingungen aus, geben ihnen Viren direkt in die Nase oder tauchen Füße in Eiswasser. Doch der endgültige Beweis ist nicht erbracht – die Ergebnisse unterschiedlich.[59–64] Ähnlich verhält es sich mit dem Zusammenhang zwischen Menschenansammlungen in engen, überheizten, ungelüfteten Räumen im Winter und der damit verbundenen größeren Ansteckungsgefahr. Beobachten Sie Ihr Kind, wenn es kalt geworden ist – Sie werden sich Ihre eigene Meinung bilden.

verlaufende Infektion mit Viren, die übrigen sind Infekte im Bereiche der oberen Atemwege (Nase und Rachen), die fast immer, aber nicht zwingend durch Viren ausgelöst werden und meist leicht verlaufen. Erkältung, Katarrh und grippaler Infekt werden oft synonym benutzt, manche sprechen nur dann von einem **grippalen Infekt**, wenn dabei z. B. Kopf- und Gliederschmerzen auftreten, das Bild also einer Grippe ähnelt. Bei Sommergrippe und **Kopfgrippe** täuschen die Namen – beide sind nur ein grippaler Infekt, keine echte Grippe: Die Sommergrippe tritt in den Sommermonaten auf, bei der Kopfgrippe stehen Kopfschmerzen im Vordergrund. Der **Katarrh** (= herabfließen) wiederum umfasst alle Schleimhautentzündungen, die mit Sekretbildung einhergehen, kann also z. B. auch die Nasennebenhöhlen betreffen. Bei einer **Bronchitis** (→ S. 106) sind im Gegensatz zu einer einfachen Erkältung die unteren Luftwege betroffen.

Begriffsverwirrung

Erkältung, Erkältungskrankheit, katarrhalischer Infekt, Infektion der oberen Luftwege, grippaler Infekt, Grippe – es existieren einige Bezeichnungen für gleiche oder ähnliche Krankheitserscheinungen.

Wichtig ist die Unterscheidung zwischen der **echten Grippe** (Influenza, → S. 159) und allen übrigen Formen. Erstere ist eine oft schwerer

Komplikationen

Erkältungen bieten nur selten Grund zur Sorge. Im Gegenteil: So wie Muskeln und Gelenke durch ständiges Bewegen trainiert werden, braucht das Immunsystem gerade in den ersten Lebensjahren häufige Reize, um für den Ernstfall gerüstet zu sein.

Einen Kinderarzt aufsuchen sollten Sie dann, wenn das Fieber sehr hoch ist oder länger

Triefnase, Halskratzen und Husten

▍ Schnupfen (→ S. 332) mit einer erst kitzelnden, dann fließenden, wunden, später verstopften Nase ist typisch.
▍ Kratzen im Hals und leichtes Halsweh (→ S. 164) zeigen, dass die lymphatischen Organe beteiligt sind.
▍ Ist die Luftröhrenschleimhaut betroffen, kommt es zu Husten (→ S. 198), eine Ent-

zündung des Kehlkopf resultiert in Heiserkeit (→ S. 178).
▍ Fieber (→ S. 143) dient dazu, die Viren zu bekämpfen, Kopf- und Gliederschmerzen können vorkommen.
▍ Leichte Ohrenschmerzen können auftreten, stärkere sprechen allerdings für eine Mittelohrentzündung.

anhält, die Kopfschmerzen stark sind oder von Nackenschmerzen begleitet werden, die Beschwerden sich nach einigen Tagen nicht bessern bzw. verschlimmern oder wenn Ihr Baby so stark beeinträchtigt ist, dass es nicht mehr trinken kann oder bläulich wird.

Was Sie für Ihr Kind tun können

Wichtig ist frische, feuchte Luft – nachts also das Fenster ankippen und Ihr Kind gut einpacken. Ist Ihr Kind schon erkrankt, dann besser mehrfach Stoßlüften und das Fenster wieder schließen. Bettruhe ist nur selten nötig, Kindergarten- oder Schulverbot nur dann, wenn sich Ihr Kind unwohl fühlt oder Fieber hat. Ansonsten richtet sich die Selbstbehandlung nach den vorherrschenden Symptomen und ist jeweils dort beschrieben.

Vorbeugung Es hängt letztlich von der Empfänglichkeit des Kindes ab, ob ein Viruskontakt auch zu einer Erkrankung führt. Damit Ihr Kind möglichst selten erkrankt und auftretende Krankheiten gut und schnell überwindet, können Maßnahmen zur Stärkung des Immunsystems helfen (→ S. 56). Besonders geeignet ist auch die Autovakzine-Therapie (→ Grippe, S. 160).

Heilpflanzen, Wasser & Wickel

Lassen Sie Ihr Kind viel trinken, besonders geeignet sind Wasser, verdünnte Obst- und Gemüsesäfte und Kräuter- oder auch Erkältungstees (z. B. mit Linden-, Holunder, Mädesüß- und Kamillenblüten) aus der Apotheke. Bei Erkältung hat sich seit Jahrhunderten die Zwiebel mit ihren keimhemmenden und abschwellenden Eigenschaften bewährt:

- **Zwiebelsirup:** 1 Zwiebel klein hacken und mit 1 Tasse Akazienblütenhonig 2 Stunden abgedeckt stehen lassen. Von dem Saft, der sich am Boden absetzt, können Sie Ihrem Kind 4- bis 5-mal tgl. einen halben Teelöffel geben. Mögliche Alternative zum Honig sind Kandiszucker oder Rübenkraut.
- **Zwiebeltee:** 4 Zwiebeln und 4 Äpfel schälen, klein schneiden, in 4 Liter Wasser ein paar Minuten kochen und dann 15 Min. ziehen lassen. Mit Fencheltee gemischt und mit Honig gesüßt wird er von den meisten Kindern akzeptiert und mehrmals am Tag getrunken.
- **Zwiebelstrumpf:** Schneiden Sie 1 Zwiebel klein, füllen sie in zwei Päckchen aus Baumwoll- oder Leinentuch und erwärmen Sie diese über Wasserdampf. Legen Sie die Päckchen vor dem Einschlafen in Strümpfe und ziehen diese Ihrem Kind so an, dass die Zwiebel unter der Fußsohle liegt. Dies soll über die Fußreflexzonen die Entzündung hemmen.

Homöopathie

Bewährte Mittel bei beginnender Erkältung sind je nach vorherrschenden Symptomen (alle in D6, anfangs alle 1–2 Stunden, am 2. Tag 3-mal tgl.): Aconitum bei plötzlichem Fieberanstieg und Schüttelfrost, Durst und Ängstlichkeit – es ist das wichtigste Anfangsmittel, vor allem wenn die Beschwerden bei trockenem, kaltem Wetter beginnen; Dulcamara, wenn Nässe und Kälte zu den Beschwerden führen, und Gelsemium bei der Sommergrippe.

Aus der **Sanum-Therapie** (→ S. 194) haben sich besonders Quentakehl D5 Tropfen bewährt; bei Husten werden sie am besten in NaCl 0,9 % aufgelöst und mittels Druckluftvernebler (in Apotheken ausleihbar) inhaliert.

Essstörungen

Essstörungen sind psychosomatische Erkrankungen, die seit einigen Jahren auch bei Jungen auf dem Vormarsch sind und gar nicht so selten tödlich enden.

Egal, ob krankhaftes Abnehmen, Fress- und Brechattacken oder zwanghaft gesundes Essen – Essstörungen haben eines gemeinsam: Lebensmittelpunkt ist die Nahrungsaufnahme, wobei das Verhältnis des Kranken zum Essen gestört ist. Oft ist die Körperwahrnehmung verzerrt, häufig findet sich ein geringes Selbstwertgefühl.

Nach Schätzungen der Bundeszentrale für gesundheitliche Aufklärung sind in Deutschland über eine Million Menschen von Essstörungen betroffen, mittlerweile 5–7 % davon männlichen Geschlechts. In der weiblichen Altersgruppe der 12- bis 20-Jährigen ist etwa jede Siebte gefährdet, eine Magersucht zu entwickeln. Das ist besonders erschreckend, da zum einen das Risiko für spätere psychiatrische Erkrankungen stark erhöht ist, zum anderen bis zu 5 % der Betroffenen an ihrer

Krankheit sterben. Besonders verbreitet sind die Magersucht und die Bulimie. Die Übergänge zwischen den verschiedenen Formen sind fließend – so werden z. B. auch viele Magersüchtige immer wieder von Fressattacken überfallen.

Magersucht (Anorexia nervosa, Anorexie) Betroffene Kinder und Jugendliche nehmen nicht ausreichend Nahrung zu sich und verlieren dadurch massiv an Gewicht. Sie empfinden sich trotzdem als zu dick und ergreifen oft zusätzliche Maßnahmen, um abzunehmen, z. B. exzessiven Sport oder Abführmittelmissbrauch. Magersucht ist die bei Jugendlichem am meisten verbreitete Essstörung. Betroffene fühlen sich nicht krank – im Gegenteil: Die Krankheit vermittelt Stärke und Lebensinhalt. Den Sinn einer Therapie sehen sie deshalb meist nicht ein.

Ess-Brech-Sucht (Bulimie) Betroffene Kinder und Jugendliche haben Fressattacken, bei denen sie in kurzer Zeit riesige Mengen an Nahrungsmitteln verschlingen. Da sie Angst vor einer Gewichtszunahme haben, führen sie im Anschluss Erbrechen herbei. Zusätzlich werden oft Abführmittel oder harntreibende Medikamente genommen. Betroffene sind meist normalgewichtig, schämen sich und leiden unter ihrer Erkrankung.

Ess-Sucht (Binge Eating Disorder) Ähnlich wie bei der Ess-Brech-Sucht kommt es zu unkontrollierbaren Attacken der Essensaufnahme, die Minuten, aber auch Stunden andauern können. Allerdings wird die Nahrung im Anschluss nicht wieder erbrochen. Deshalb sind die meisten Betroffenen übergewichtig (aber nicht alle Übergewichtigen leiden an einer Ess-Sucht!).

▲ Die erste Diät in der Pubertät kann der Einstieg in eine Essstörung sein

Ist mein Kind essgestört?

Meist beginnt es schleichend – gar nicht so selten ist rückblickend die erste Diät in der Pubertät das Startsignal. Die Betroffenen entwickeln meist ausgefeilte Strategien, ihr Problem zu verheimlichen. Viele Eltern merken deshalb erst nach längerer Zeit, dass etwas nicht stimmt.

Kommt Ihnen mancher der folgenden Punkte bekannt vor, sollten Sie bald das Gespräch mit Ihrem Kind suchen:

▪ Ihr Kind zählt ständig die Kalorien, nimmt viele Lightprodukte zu sich, Diäten und übermäßiges Essen wechseln sich häufig ab? Es nörgelt am normalen Essen herum und findet 1000 Ausreden, um nicht an den Familienmahlzeiten teilzunehmen? Es klagt ständig über sein Gewicht, Sie finden Appetitzügler oder Abführmittel in seinem Zimmer? Dies deutet auf eine beginnende Essstörung hin.

▪ Ihr Kind hat massiv an Gewicht verloren und trägt mehrere Lagen von Kleidungsstücken? Es bereitet ständig Mahlzeiten für andere zu, isst dabei aber selbst kaum etwas? Es ist ehrgeizig und macht wahnsinnig viel Sport? Die bereits eingetretene Regelblutung hat wieder ausgesetzt? Ihr Kind zieht sich in letzter Zeit viel zurück und zeigt Stimmungsschwankungen? Dies sind mögliche Hinweise auf eine Magersucht.

▪ Der Kühlschrank ist ständig leer? Ihr Kind sucht kurz nach dem Essen die Toilette auf, blockiert diese zu anderen Zeiten auffällig lang und Sie finden dort immer mal wieder Reste von Erbrochenem? Ihr Kind zeigt Gewichtsschwankungen und Sie stellen Verfärbungen an seinen Schneidezähnen fest? Das könnte für eine Bulimie sprechen.

Orthorexie (Orthorexia nervosa) Betroffene beschäftigen sich zwanghaft mit gesunder Ernährung. In Extremfällen nehmen sie kaum noch etwas zu sich, da alle Nahrungsmittel potenziell gesundheitsgefährdende Stoffe enthalten können.

Was Sie für Ihr Kind tun können

Buchtipp

*Sylvia Baeck: **Essstörungen**. Was Eltern und Lehrer tun können. Balance Buch + Medien, Bonn 2007*

Die Autorin weiß, wovon sie spricht: 20 Jahre hat sie Betroffene in einer Berliner Beratungsstelle für Essstörungen betreut. Praxisnah, verständlich und kompetent beschreibt sie, wie Essstörungen entstehen und wie man sie erkennt. Sie zeigt auf, wie Eltern, aber auch andere Menschen aus dem sozialen Umfeld mit der Situation umgehen und den Betroffenen helfen können.

Auch wenn in den Medien eine Essstörung eher zum Lifestyle gehört als zu den Erkrankungen gezählt wird: Nehmen Sie Ihren Verdacht ernst. Eine Essstörung ist lebensgefährlich und nur eine frühzeitige und konsequente Therapie bewahrt Ihr Kind vor weiteren Schäden. Leider kommt es selbst dann nur in weniger als der Hälfte der Fälle zu einer Heilung.

Hat Ihr Kind stark abgenommen, schließt der Arzt zunächst eine körperliche Ursache aus. Bei starker Abmagerung kann eine akute Krankenhauseinweisung nötig sein, um Mineralstoffe und andere Substanzen mittels künstlicher Ernährung zuzuführen.

GESUND WERDEN

Kind, Familie und Spezialisten

Eine Essstörung bedarf immer professioneller Hilfe, wobei die gesamte Familie »am gleichen Strang ziehen« muss. Ihr Kind ist Teil des Familienverbandes und seine Probleme entstehen oft auch innerhalb dessen, werden dadurch verstärkt und lassen sich häufig auch erst lösen, wenn die Familie in die Therapie einbezogen wird.

Ihr Kinderarzt wird zunächst die Krankheit und ihre Folgen erklären und den weiteren Therapieverlauf bahnen, Ihnen geeignete Beratungsstellen, Therapeuten, Kliniken, Selbsthilfegruppen etc. nennen und Sie an einen Kinder- und Jugendpsychiater überweisen. Mittelpunkt der Therapie sind strikte Vereinbarungen, an die sich Ihr Kind (und die Familie) konsequent halten muss. Missachtet es die Vereinbarungen, folgen – vorher genau definierte – Konsequenzen, z.B. eine Klinikeinweisung. Aufgrund der mangelnden Krankheitseinsicht und Motivation vieler Betroffenen wird die Therapie viel Geduld und Kraft erfordern, für alle Beteiligten!

Faulecken

Andere Bezeichnung: Perlèche

Entzündliche Hauteinrisse im Mundwinkel, an den Ohrläppchen oder zwischen Fingern und Zehen bzw. am Nagelbett sind bei Kindern häufig und haben verschiedene Ursachen.

Oft liegt den Hauteinrissen eine Entzündung mit Bakterien oder Hefepilzen zugrunde. Aber auch mechanische Belastungen wie ständiges Nuckeln am Schnuller oder längeres Tragen rauer Socken sind mögliche Auslöser. Treten diese Herde immer wieder auf, sind als mögliche Ursachen eine Neurodermitis (→ S. 287), Allergie (→ S. 65), Zuckerkrankheit (→ S. 398), Blutarmut (→ S. 99) oder ein Vitaminmangel auszuschließen.

HAUPTSYMPTOME

Lachen tut weh

▌ Vor allem im Bereich eines oder – meist – beider Mundwinkel, aber auch am Ansatz der Ohrläppchen oder zwischen den Fingern und Zehen reißt die Haut und es entstehen rote, nässende, schmerzende, zum Teil auch juckende Herde. Die Krusten reißen durch das Mundöffnen und Ablecken oder andere mechanische Belastungen oft immer wieder auf.

▌ Dadurch können sich auf diesen Stellen auch zusätzlich Bakterien oder Pilze ansiedeln und eine Infektion verursachen.

Was Sie für Ihr Kind tun können

Wirksamstes Mittel zur Selbstbehandlung ist Acidum nitricum – entweder als 2%ige Lösung aus der Apotheke zum Auftupfen (2- bis 3-mal tgl.) oder als Homöopathikum (D12, 2-mal tgl.). Empfohlen wird auch – wie bei allen leicht entzündlichen Veränderungen der Haut – das lokale Aufbringen des morgendlichen frischen Eigenurins. Daneben kann Ihr Kind einmal täglich ein Zinkpräparat (z.B. Zinkorotat® 20) über mehrere Wochen einnehmen. Bessern sich die Beschwerden nicht innerhalb von 2–4 Wochen, sollte Ihr Arzt mögliche Ursachen wie z.B. einen Eisenmangel abklären.

Fernöstliches – Akupressur & Co.

Nicht nur die Heilkunde unseres Kulturkreises bietet viel für die Gesundheit Ihres Kindes, auch die Gesundheitslehren aus Asien enthalten therapeutische Maßnahmen, die sich für die Selbstbehandlung eignen.

Während in der Schulmedizin die Diagnose einer Krankheit bedeutet, dass messbare Abweichungen vom Normalen im Körper vorliegen, wird in asiatischen Medizinsystemen Gesundheit und Krankheit über die Lebensenergie Qi und ihr ungestörtes bzw. gestörtes Fließen in unserem Körper definiert. Dabei findet sich die Lebenskraft in allen Zellen, sie fließt in bestimmten Leitbahnen (in der Traditionellen Chinesischen Medizin, TCM) oder bestimmten Kreisen (den Chakren im Ayurveda). Die Qi-Energie wird dabei als ein nicht fass- oder messbares Prinzip verstanden, das sich z.B. auch in Nahrung, Luft und der Erbinformation befindet und dauernd im Fluss ist. Die Energie entsteht übrigens aus dem Spannungsfeld zwischen den Kräften Yin und Yang (in der TCM) oder den Doshas (im Ayurveda), die einander ergänzen, bedingen und allen Menschen, Dingen, Eigenschaften oder Tätigkeiten zugeschrieben werden.

Traditionelle Chinesische Medizin (TCM)
Hier sind neben dem Yin-Yang-Prinzip auch die Theorie der fünf Elemente (Holz, Feuer, Erde, Metall und Wasser) und die damit verbundenen fünf Funktionskreise (Lunge–Dickdarm, Herz–Dünndarm, Niere–Blase, Milz–Magen und Leber–Gallenblase) wichtig.

Dabei haben die Elemente und Funktionskreise festgelegte Eigenschaften (auch die Nahrungsmittel sind den Elementen zugeordnet) – die Begrifflichkeiten sind jedoch nicht mit unseren westlichen Vorstellungen und anatomischen Körperorganen deckungsgleich. Im Körper wirken die Funktionskreise auch aufeinander ein, so schwächen und stärken sie sich z.B. gegenseitig.
Jeder Krankheit liegt eine Störung des Energieflusses zugrunde und die Beziehung zwischen den Funktionskreisen gerät aus dem Gleichgewicht. Dieses Ungleichgewicht wird behoben, indem durch verschiedene Maßnahmen auf das Energiesystem Einfluss genommen wird.

Therapiemethoden
In der TCM werden überwiegend Arzneimittel verwendet, die auf die Funktionskreise einwirken, z.B. den Energiefluss harmonisieren, den Menschen kühlen oder wärmen, Trockenheit beseitigen oder Schleim auflösen sollen. Daneben wird gezielt die Ernährung eingesetzt, die bei uns zunehmend als 5-Elemente-Ernährung bekannt ist. Die Auswahl der Nahrungsmittel beeinflusst dabei die Funktionskreise und das Energiesystem. Die Lebensenergie fließt durch den Körper in den Leitbahnen, die bestimmten Funktionskreisen und Störungen zugeordnet sind – die krankheitsbedingte Blockade des Energieflusses wird an genau definierten Punkten durch eine Stimulation mit einer Nadel (als Akupunktur) oder durch Druck (als Akupressur) oder Massage der gesamten Leitbahn (als Tuina-Massage) aufgehoben. Je nach Krank-

heitsbild werden auch Akupunkturpunkte erwärmt (Moxibustion).

Zur Vorbeugung von Erkrankungen und Stärkung des Qi werden außerdem Tai-Chi und Qigong eingesetzt, die wir als Bewegungsübungen und Entspannungstechniken (→ S. 124) kennen. Um krank machender Energie den Weg aus dem Körper zu weisen, nutzt man Ausleitungsverfahren wie das

Schröpfen, das auch als Schröpfkopfmassage (→ S. 262) eingesetzt wird.

Um die Heilverfahren der TCM richtig einsetzen zu können, benötigt man eine aufwendige Ausbildung – doch mit etwas Übung können Sie die Position einiger Akupressurpunkte und die Technik der Akupressur erlernen und so Ihrem Kind bei einigen akuten Beschwerden helfen (siehe unten).

Wie Akupressur funktioniert

Die Fingerdruckmassage, die bestimmte Punkte auf der Haut behandelt, bezeichnet man in der TCM als die »kleine Schwester« der Akupunktur. Je genauer Sie die richtigen Akupunkturpunkte finden, desto besser ist der Effekt, doch auch das »ungefähre Aufsuchen« bewirkt Positives. Wenn Sie die Punkte bei sich selbst tasten, stellen Sie fest, dass diese gegenüber ihrer Umgebung häufig deutlich druckempfindlicher sind.

Neben der Punktlokalisation ist auch die Druckstärke von Bedeutung. Im Gesicht und dort, wo das Unterhautfettgewebe dünn ist und ein Knochen dicht an der Oberfläche liegt (z. B. am Schienbein) drücken Sie nur sanft. Für die Akupressur eignet sich besonders die Fingerkuppe von Daumen oder Zeigefinger – benutzen Sie am besten immer den gleichen Finger, so stellt sich am schnellsten ein Übungseffekt ein.

Bei der Behandlung sollten Ihre Hände warm und sauber sein. Je jünger das Kind ist, desto kürzer ist die Akupressur des einzelnen Punktes – bei kleinen Kindern höchstens 30 Sekunden, bei über 6-Jährigen etwa 1–2 Minuten. Um Ihr Kind für die Akupressur zu interessieren, beginnen Sie am besten mit der Behandlung, wenn Ihr Kind noch klein ist, erklären immer, was Sie tun und welchem Zweck es dient – oft können sich bereits 4-Jährige nach Anleitung selbst massieren.

Welcher Akupressurpunkt wofür?

Lenkergefäß (LG) 26 (Wasserrinne) Befindet sich in der Vertiefung zwischen Nase und Oberlippe. Er wirkt bei Krampfanfällen. Drücken Sie fest mit dem Daumennagel auf den Knochen direkt unterhalb der Nase – in den meisten Fällen hört ein Krampf in 15–20 Sekunden auf. Dieser Punkt tut bei vollem Bewusstsein weh (das soll er auch, sonst drücken Sie zu sanft!) – während eines Krampfes wird Ihr Kind davon nicht beeinträchtigt.

Konzeptionsgefäß (KG) 24 (Aufnahme der Flüssigkeit) Liegt in der Mitte der Hautfalte zwischen Kinn und Unterlippe. Mit der Akupressur dieses Punktes lässt sich der übersteigerte Würgereiz beim HNO-Arzt, Zahnarzt oder Kinderarzt unterdrucken. Pressen Sie diesen Punkt während der Racheninspektion eher kräftig mit dem Daumennagel oder lassen Sie das Ihr Kind selbst tun.

Blase 13 (Zustimmungspunkt der Lunge) Suchen Sie am Rücken den 3. Brustwirbel. Gehen Sie dazu von dem untersten vorspringenden (7.) Halswirbel drei Höcker auf der Wirbelsäule nach unten. Die beiden Akupressurpunkte liegen 2 Querfinger seitlich von dem knöchernen Dorn, den Sie durch die Haut tasten können. Dieser Punkt hilft z. B.

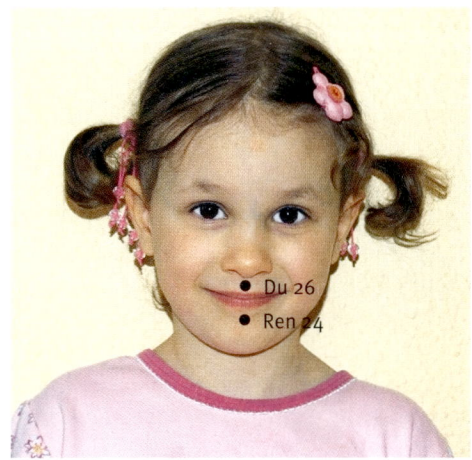

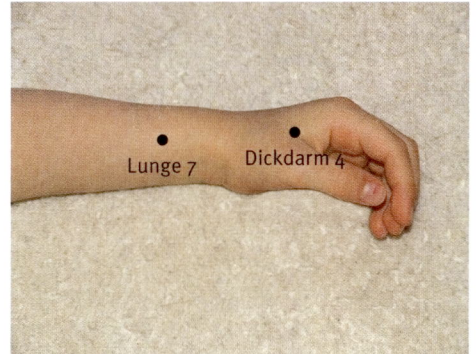

7. Halswirbel
1. Brustwirbel
2. Brustwirbel
Blase 13

Du 26
Ren 24

Wichtige Akupressurpunkte zur Selbsthilfe

Lunge 7   Dickdarm 4

bei Bronchitis, bei einer Lungenentzündung
oder bei Asthma.

Lunge 7 (Wolkenbruch) Liegt auf der Dau-
menseite innen am Unterarm, 2 Querfinger
von der großen Handgelenksbeugefalte entfernt. Üben Sie auf den Punkt an beiden Armen für etwa 1 Minute leichten Druck mit
kreisenden Bewegungen aus. Sie können
damit auch die Behandlung einer Bronchitis,
einer Lungenentzündung oder von Asthma
unterstützen.

Dickdarm 4 (Tal am Zusammenschluss) Befindet sich an der Hand zwischen Daumen
und Zeigefinger, und zwar am höchsten Punkt
des Muskels, den Sie leicht finden, wenn Sie
Daumen und Zeigefinger zusammenpressen.
Bei entspannter Hand können Sie durch eine
leichte, kreisende Massage dieses Punktes an
beiden Händen für 1 Minute die Abwehrkräfte des Körpers aktivieren, z.B. verhindern,
dass eine Erkältung ausbricht. Er hilft auch
bei Kopf- und Zahnschmerzen.

Magen 36

Milz 6

Leber 3

Magen 36 (3-Meilenpunkt des Fußes) Liegt eine Handbreit (4 Querfinger) unter der Kniescheibe und etwa eine Daumenbreite seitlich außen neben der Kante des Schienbeins. Massieren Sie ihn an beiden Beinen mit starkem, vibrationsartigem Druck für 1 Minute. Die Massage hilft gegen Magenschmerzen, beruhigt und aktiviert körpereigene Energien, so dass z. B. Verdauung und Ausscheidung besser funktionieren. Er unterstützt und harmonisiert grundsätzlich die Organe der Körpermitte.

Milz 6 (Kreuzung der 3 Yin) Befindet sich 3 Querfinger oberhalb der größten Erhebung des Innenknöchels, am Hinterrand des Schienbeins. Massieren Sie ihn in kleinen Kreisen, wenn Ihr Kind ein schlechter Esser und oft appetitlos ist. In der chinesischen Medizin spricht Appetitlosigkeit für eine Schwäche der Milz, dieser Punkt stärkt sie.

Leber 3 (Großes Treffen) Liegt auf dem Fußrücken, 1 Querfinger oberhalb der Lücke zwischen großem und zweitem Zeh. Massieren Sie ihn mit Ihrem Daumen eher kräftig, jedoch nicht schmerzhaft. Er »bewegt das Qi« und hilft bei Wachstumsschmerzen, die sich typischerweise als abendliche oder nächtliche Beinschmerzen äußern, bei Kopfschmerzen und bei Schlaflosigkeit.

Buchtipp

*Karin Hofer: **Es war eine Mutter, die hatte vier Kinder.** Einfache Fünf-Elemente-Küche für die ganze Familie. Norea Repro Druck, Keutschach 2011*

Gut bebildertes Kochbuch mit vielen praktischen Tipps, wie man die ganze Familie im Einklang mit der TCM ernähren kann. Enthält auch Rezepte für Ernährung bei bestimmten Beschwerden, z. B. Fieber.

Ayurveda

In der indischen Heilkunde und Philosophie spielen neben den Energiekreisen, den Chakren, und den fünf Elementen die drei Doshas (Vata, Pitta und Kapha) eine wichtige Rolle. Doshas sind Körperzustände, die aus den fünf Elementen entstehen und denen bestimmte Körperfunktionen und Eigenschaften zugeordnet sind (ähnlich den Funktionskreisen in der TCM). In jedem Menschen sind alle Doshas vorhanden, allerdings in einer unterschiedlichen Gewichtung – dies bestimmt den Konstitutionstyp, in dem zwar alle Doshas vorkommen und sich auch gegenseitig beeinflussen, aber ein Dosha überwiegt. Dieser Konstitutionstyp ist von Geburt an für jeden Menschen festgelegt – sein spezielles Dosha-Mischungsverhältnis bedeutet für den Einzelnen Gesundheit, jede Abweichung davon Unwohlsein oder Krankheit.

Die Heilmethoden im Ayurveda stärken die Konstitution des Einzelnen, um Krankheit vorzubeugen und das Immunsystem zu stärken, oder beeinflussen bei Krankheit die verschiedenen Dosha-Anteile mit Arzneimitteln oder Ernährung, um die Ausgangskonstitution wiederherzustellen.

Therapiemethoden

Neben ayurvedischen Arzneien und einer abgestimmten Ernährung sollen verschiedene Verfahren schädliche Faktoren aus dem Körper entfernen. Dazu zählen die innerliche und die äußerliche Anwendung von Ölen (z. B. als ayurvedische Massage), Wärme- und Schwitzanwendungen, aber auch abführende Maßnahmen.

Wie in der TCM sind langjährige Ausbildungen für den Einsatz der ayurvedischen Heilmethoden nötig – aber ayurvedische Ernährungsregeln können Sie gut zu Hause befolgen, auch ohne dass Sie genau wissen müssen, welchem Konstitutionstyp Sie oder Ihr Kind zugeordnet ist.

- Frühstück und Abendessen sollen leicht, das Mittagessen die Hauptmahlzeit sein.
- Fleisch und Fisch sollen nur 2- bis 3-mal pro Woche auf dem Speiseplan stehen.
- Gegessen wird nur bei Hunger und nur zu den Hauptmahlzeiten – falls eine Zwischenmahlzeit nötig ist, dann am besten vollreifes Obst oder eine heiße Milch.
- Milch nie zusammen mit Salz, Gemüse und frischem Obst verwenden, nur mit

Getreide, Nüssen und Gewürzen, da sie sonst schwer verdaulich wird.
- Spinat und grüne Gemüse gelten im Ayurveda als bitter, sie helfen beim Entschlacken. Salziges stärkt das Hungergefühl, Saures regt den Appetit an.
- Viele Gewürze werden im Ayurveda gezielt eingesetzt, z. B. Ingwer, um den Appetit anzuregen, oder Pfeffer und Paprika, um Schadstoffe aus dem Körper zu treiben.

Fieber

Ihr Kind glüht, ist unruhig und angeschlagen? Fieber tritt bei Kindern sehr viel häufiger als bei Erwachsenen auf und hat eine bereits seit der Antike bekannte heilende Wirkung.

Es gibt wohl kaum Eltern, die nicht schon einmal unruhig am Bett ihres fiebernden Kindes gesessen und sich gefragt haben, was sie tun können. Doch auch wenn es beängstigend sein kann, ist Fieber besser als gemeinhin sein Ruf: Es ist keine Krankheit, sondern ein Symptom, das anzeigt, dass der Körper ein Sonderprogramm aktiviert hat und sich mit einer Entzündung auseinandersetzt.

HAUPTSYMPTOME

Warm, wärmer, heiß

Bei Entzündungen setzt das Immunsystem Botenstoffe frei. Diese heben im Gehirn den Richtwert für die Temperatur im Körperinnern an:
- **Fieberanstieg:** Die Wärme wird aus den Armen und Beinen abgezogen, indem die Durchblutung gedrosselt wird; durch Schüttelfrost wird zusätzlich Wärme über die Muskulatur erzeugt. Kein Wunder also, dass in dieser Phase zwar der Kopf heiß, aber Arme und Beine kühl und oft bläulich sind, das Kind fröstelt oder friert und zittert. In dieser Phase sollten Kinder eher zugedeckt werden. Durch die Aktivität des Stoffwechsels erhöht sich die Atemfrequenz und das Herz schlägt schneller (pro 1 °C 10 Schläge/Min.). Die Zellen im Gehirn reagieren rascher auf

Reize, was zu Fieberträumen, mitunter aber auch zu Halluzinationen und – bei besonders empfänglichen Kindern – zu Fieberkrämpfen (→ S. 235) führen kann.
- **Fieberplateau und -abfall:** Wenn der Sollwert erreicht ist, gibt der Körper kontinuierlich Wärme über die Haut ab: Arme und Beine sind gut durchblutet und warm, der Kopf heiß, das Kind schwitzt. Durch den Flüssigkeitsverlust ist die Zunge trocken und belegt und die Urinmenge reduziert, das Kind hat trockene Lippen und Durst und es ist unruhig.
- **Müdigkeit und Unwohlsein:** Diese sind wohl auch beabsichtigt, damit das Kind freiwillig im Bett bleibt und so dem Körper mehr Energie für sein Abwehrprogramm zur Verfügung steht.

GESUND WERDEN

Was Sie für Ihr Kind tun können

Die Höhe des Fiebers lässt keine Rückschlüsse auf die Schwere der Krankheit zu – so treten beim harmlosen Dreitagefieber oft weitaus höhere Temperaturen auf als bei einer lebensgefährlichen Gehirnentzündung oder Blutvergiftung. Als Faustregeln, wann Sie einen Arzt aufsuchen sollten, gelten:

▪ Ihr Baby hat im 1. Lebenshalbjahr Temperaturen über 38 °C oder im 2. Lebenshalbjahr über 38,5 °C.

▪ Ihr Kind hat bis zum 4. Geburtstag eine Temperatur über 39 °C ohne erkennbare Ursache.

▪ Ihr Kind trinkt nicht mehr oder das Fieber führt zu anhaltender Müdigkeit und Schwäche.

▪ Hohes Fieber lässt sich nicht innerhalb von einem Tag senken, Halluzinationen bleiben nach der Fiebersenkung bestehen oder Fieber hält trotz vom Arzt verschriebener Antibiotika an.

▪ Fieber kehrt nach einigen Tagen wieder – eine ernstere Ursache muss ausgeschlossen werden, selbst wenn die Temperatur nur leicht erhöht ist.

▪ Ansonsten machen Sie die Konsultation eines Arztes vor allem von den weiteren Krankheitszeichen abhängig.

Allgemeine Tipps

Greifen Sie nicht bei jeder Temperaturerhöhung direkt zum Fieberzäpfchen. Strengt es Ihr Kind nicht zu sehr an, lassen Sie im Gegenteil dem Fieber seinen Lauf – das Immunsystem wird auf Trab gebracht, Erreger werden beseitigt und damit die ursächliche Krankheit bekämpft. Vermutlich verkürzt sich sogar die Gesamtkrankheitsdauer.

▪ Ihr Kind braucht **Ruhe** – ob im Bett oder auf dem Sofa, hängt von seinem Allgemeinbefinden ab.

▪ **Kleiden** Sie Ihr Kind angemessen – beim Fieberanstieg eher wärmer (bei Schüttelfrost zudecken!), wenn es dann am ganzen Körper heiß ist, luftiger. Schwitzt es stark, wechseln Sie die Wäsche. Dabei waschen Sie es vorsichtig (ohne allzu viel Druck) mit einem kühlen Waschlappen ab.

▪ Wichtig ist **Trinken** – eher warme Getränke beim Fieberanstieg, kühle (nicht eiskalte) danach; am besten regelmäßig aktiv anbieten und nicht nur auf dem Nachttisch stehen lassen. Falls Essen, dann nur Leichtes; der Körper braucht seine Energie gerade für anderes als die Verdauung.

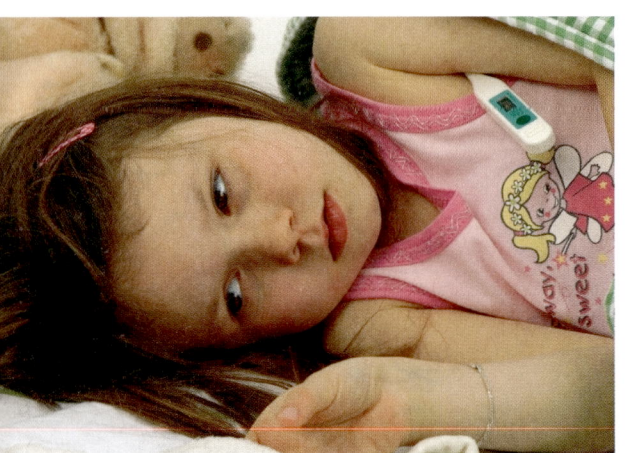

▲ Fiebermessen unter dem Arm ist recht ungenau, besser ist das Messen im Po

Fieber senken

Sinnvoll sind fiebersenkende Maßnahmen vor allem dann, wenn Ihr Kind stark abbaut, unter Trinkschwäche, Kopf- und Gliederschmerzen oder Unruhe leidet, wenn das Fieber sehr hoch ist (Faustregel: ab 39,5 °C beim kleinen Kind, ab 40,5 °C beim Schulkind) oder – vor allem bei schnellem Fieberanstieg –, wenn Ihr Kind schon mal einen Fieberkrampf

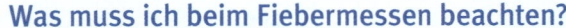
Was muss ich beim Fiebermessen beachten?

Die beste Methode ist das Fiebermessen im Po (rektal), da hier die angezeigten Werte verlässlich die Temperatur im Körperinnern anzeigen. Die Thermometerspitze wird mit etwas Vaseline oder Babycreme eingefettet und etwa einen Zentimeter weit eingeführt (dass man die Kuppe nicht mehr sieht). Bei Schulkindern können Sie auch in der Achselhöhle messen, diese Messung ist aber eher ungenau. Messungen in Ohr und Mund sind unzuverlässig, aber bei unkooperativen Kindern ein Kompromiss.

Das beste Gerät ist das Digitalthermometer – es misst besonders genau und schnell (es gibt mittlerweile Geräte, die nach 10–20 Sekunden das Messergebnis anzeigen), ist ungefährlich und preisgünstig.

Durch Herumtoben erhöht sich die Körpertemperatur um bis zu 1 °C, durch warme Kleidung (v. a. beim Baby) bis zu 0,5 °C.

hatte (wobei die vorbeugende Wirksamkeit umstritten ist).

Wadenwickel und Co Die »Klassiker« Wadenwickel, Essigstrümpfe oder Waschungen mit kaltem Waschlappen (→ S. 384) senken entgegen der landläufigen Meinung weniger die Temperatur, sondern verbessern das kindliche Wohlbefinden. Das Kind wird ruhiger und schläft besser, die weiterhin noch erhöhte Temperatur wird besser toleriert. Diese Anwendungen dürfen Sie nicht in der Fieberanstiegsphase, sondern erst dann durchführen, wenn Arme und Beine warm sind. Und sie sollten nicht zu lange durchgeführt werden – fängt Ihr Kind an zu zittern, steigt die Temperatur eher wieder an.

Heilpflanzen Ein altes Hausmittel ist das Abreiben der Fußsohlen mit einer rohen Kartoffelscheibe – das soll die Hitze ableiten. Fiebersenkend und schmerzlindernd wirkt Tee mit Mädesüß, Weidenrinde, Linden- und Holunderblüten (für Kinder ab 1 Jahr).

Medikamente Bewährt bei Kindern sind einzeln oder abwechselnd Paracetamol (15 mg pro kg Körpergewicht) und Ibuprofen (10 mg pro kg Körpergewicht, erst ab dem 3. Monat), die auch gleichzeitig Schmerzen bekämpfen. Ibuprofen wirkt zusätzlich gegen die Entzündung, ist etwas stärker und sollte nur alle 6 Stunden gegeben werden, Paracetamol maximal alle 4 Stunden. Acetylsalicylsäure (z. B. Aspirin®) senkt zwar auch das Fieber, ist aber bei Kindern wegen des lebensgefährlichen Reye-Syndroms (→ S. 242) nicht erlaubt!

Homöopathie Bei plötzlichem hohem Fieber geben Sie Aconitum, wenn das Kind vor dem Fieberbeginn kaltschweißig ist und eiskalte Hände und Füße hat und danach heiß und durstig ist, und Belladonna, wenn es schwitzt, aber keinen Durst hat und Kopf und Haut hochrot sind; steigt das Fieber langsam an, ohne dass das Kind sehr beeinträchtigt wirkt, versuchen Sie Ferrum phosphoricum (alle D6, anfangs viertelstündlich, dann alle 2 Stunden bis zum Abklingen der Beschwerden).

Fieber und mögliche Begleitsymptome	Vermutliche Ursachen
Ohne weitere Symptome	
Beim Baby	Oft einziges Zeichen einer Entzündung bzw. Infektion
Beim Kleinkind	Leichter Virusinfekt, oft in Verbindung mit dem Zahndurchbruch

Fieber und mögliche Begleitsymptome	Vermutliche Ursachen
Mit Entfieberung (3.–4. Tag) Ausschlag, dabei Wohlbefinden	Dreitagefieber (→ S. 118) oder ähnliche leichtere Virusinfekte
Husten, Schnupfen, Halsschmerzen	
Husten, Schnupfen, Ohrendruck, Heiserkeit	Erkältung (→ S. 133), Bronchitis (→ S. 106)
Schluckbeschwerden und Halsschmerzen, Heiserkeit	Hals- und Mandelentzündung (→ S. 161), Kehlkopfentzündung (→ S. 211)
Husten, Atemgeräusche, Kurzatmigkeit	Bronchitis (→ S. 106), Lungenentzündung (→ S. 250)
Gerötete Augen, weiße Flecken im Mund	Beginnende Masern (→ S. 258)
Schluckbeschwerden, Kopfschmerzen, Erbrechen, Himbeerzunge, Ausschlag	Scharlach (→ S. 317)
Halsschmerzen, Erkältungszeichen, Lymphknotenschwellung	Pfeiffer-Drüsenfieber (→ S. 300)
Ohrenschmerzen	
Meist einseitig und plötzlich, nach vorangehender Erkältung	Mittelohrentzündung (→ S. 264)
Leichtes Fieber, Kopfschmerzen, geschwollene Wange, abstehendes Ohr	Mumps (→ S. 269)
Ausschlag	
Leichtes Fieber, bläulich-roter Hautausschlag	Ringelröteln (→ S. 312)
Rosafarbener Hautausschlag, Lymphknotenschwellung vor allem hinter den Ohren	Röteln (→ S. 314)
Bläschen	Windpocken (→ S. 388), Gürtelrose (→ S. 389), Hand-Mund-Fuß-Krankheit (→ S. 166), Herpes (→ S. 180), Herpangina (→ S. 178)
Bindehautentzündung, schwere Erkältung, hellroter bis rot-brauner Ausschlag	Masern (→ S. 258)
Flächenhafte Rötung evtl. mit Bläschen und Schmerzen	Sonnenbrand (→ S. 412)
Punktförmige dunkelrote Hautflecken	Blutvergiftung (→ S. 103)
Blassrosa Quaddeln, starker Juckreiz; Übelkeit, evtl. Atembeschwerden	Ausgeprägte Form der Nesselsucht (→ S. 285)
Übelkeit, Erbrechen, Bauchschmerzen	
Leichte Bauchschmerzen können vor allem bei kleineren Kindern eine unspezifische Mitreaktion bei fieberhaften Erkrankungen sein	Mittelohrentzündung (→ S. 264), Erkältung (→ S. 133), Lungenentzündung (→ S. 250), Mumps (→ S. 269), Nierenentzündung (→ S. 295)

Fieber und mögliche Begleitsymptome	Vermutliche Ursachen
Übelkeit, Erbrechen, Durchfall	Magen-Darm-Infekt (→ S. 252), Nahrungsmittelallergie (→ S. 281)
Leichtes Fieber, Übelkeit, rechtsseitige Bauchschmerzen	Blinddarmentzündung (→ S. 98)
Gelbe Hautverfärbung, Übelkeit, Juckreiz	Leberentzündung (→ S. 240)
Kopfschmerzen	
Gliederschmerzen, Befindlichkeit stark beeinträchtigt	Grippe (→ S. 159)
Kopfschmerzen, die sich bei Erschütterung verstärken, verstopfte Nase	Nasennebenhöhlenentzündung (→ S. 283)
Nach starker Sonneneinstrahlung	Überhitzung durch Sonnenstich (→ S. 413)
Nackensteifigkeit, Erbrechen, Benommenheit	Hirnhautentzündung (→ S. 186), Gehirnentzündung (→ S. 152)
Knochen- oder Gelenkenschmerzen	
»Alles tut weh«	Frühstadium eines Infektes
Hohes Fieber mit Schüttelfrost, Haut über Knochen geschwollen, heiß und schmerzhaft	Knochen- und Knochenmarkentzündung (→ S. 221)
Gelenkschmerzen, auch wechselnd	Borreliose (→ S. 104), Rheuma (→ S. 310)

Je nach Krankheitsstadium können verschiedene Begleitsymptome im Vordergrund stehen, oft bestehen auch mehrere Beschwerden nebeneinander. Deshalb kann diese Tabelle allenfalls Anhaltspunkte für die Ursache des Fiebers geben – kontaktieren Sie im Zweifelsfall Ihren Arzt

FSME

Abkürzung für Frühsommer-Meningoenzephalitis

Die FSME ist eine durch Viren ausgelöste Infektionskrankheit, die bei einem Zeckenstich übertragen wird. Sie tritt vorwiegend im Frühling und Sommer auf, bei besonders warmem Wetter aber auch bis zum Spätherbst.

Die FSME ist zwar bekannter als die ebenfalls von Zecken übertragene Borreliose, kommt aber weitaus seltener, nur unterhalb von 1000 Metern und in bestimmten Regionen vor. Diese Risikogebiete (Endemieregionen) in Deutschland und Europa werden vom Robert-Koch-Institut (**www.rki.de**) veröffentlicht und in regelmäßigen Abständen aktualisiert. Ob und wieweit sich die betroffenen Gegenden in den letzten Jahren tatsächlich ausgebreitet haben, ist schwer zu beurteilen, da das Robert-Koch-Institut seine Klassifikation der Risikogebiete umgestellt hat. Dadurch werden nun selbst Bezirke, in denen noch nie ein FSME-Fall aufgetreten ist, zum Risikogebiet erklärt.

Das FSME-Virus wird nicht von Mensch zu Mensch übertragen, die Krankheit ist also nicht ansteckend. Das Virus gelangt durch einen Zeckenstich (oder sehr selten durch rohe Milch von infizierten Ziegen oder Schafen) in die Blutbahn des Menschen.

Allerdings ist selbst in Gebieten, in denen die Erreger besonders häufig sind, nur jede 20. bis 1000. Zecke infiziert. Und von diesen überträgt beim Biss wiederum nicht jede die Krankheit: Schätzungsweise führt nur jeder 300. bis 10000. Zeckenstich zu einer Erkrankung.

Vorbeugung

Neben den allgemeinen Maßnahmen, sich vor einem Zeckenstich zu schützen (→ Borreliose, S. 105), gibt es eine – allerdings umstrit-tene – Schutzimpfung. Kritikpunkte sind vor allem, dass die FSME insgesamt selten ist, bei Kindern mild verläuft und eine gute Prognose hat.[65–67] Interessanterweise landeten bei einer Umfrage unter ca. 8 500 Eltern, welche Umweltgefahren für ihre Kinder bestehen, Zeckenstiche aber auf Platz 2 – z. B. noch vor Verletzungen bei Verkehrsunfällen. Experten wiesen ihnen dagegen Rang 18 zu.[68] Ob diese Fehleinschätzung massiven Impfkampagnen und nicht immer ausgewogenen Veröffentlichungen in der Laienpresse entspringt, sei dahingestellt. Daneben gab es gerade bei der FSME-Impfung in den letzten Jahren eine vergleichsweise hohe Zahl an Verdachtsmeldungen auf teilweise auch bleibende Impfnebenwirkungen – ein Drittel davon Kinder betreffend.[69] Ein Impfstoff wurde deshalb sogar vom Markt genommen.

Zwei Phasen und dazwischen Ruh

- 1–2 Wochen nach dem Zeckenstich (der allerdings häufig nicht bemerkt wird) treten Fieber, Kopf- und Gliederschmerzen und Mattigkeit auf. Diese dauern bis zu einer Woche. Bei 70–90 % der Betroffenen ist damit die Krankheit erfolgreich bekämpft.
- Bei den Übrigen kommt es nach 10–14 beschwerdefreien Tagen erneut zu Fieber und zu den Beschwerden, denen die Krankheit ihren Namen verdankt: eine Entzündung der Hirnhäute (→ S. 186) und/oder des Gehirns (→ S. 152) bzw. Rückenmarks mit entsprechenden Symptomen. Diese reichen von einfachen Kopf- und Nackenschmerzen bis zu Krämpfen, Bewegungsstörungen und Lähmungen.
- Gerade bei Kindern bilden sich die Symptome meist ganz zurück; bleibende neurologische Störungen bei Kindern sind laut Robert-Koch-Institut »eine Rarität«.[70]

Was Sie für Ihr Kind tun können

Haben Sie bei Ihrem Kind eine Zecke gefunden, entfernen Sie diese möglichst bald (→ S. 411). Man geht davon aus, dass die Wahrscheinlichkeit für eine Infektion steigt, je länger die Zecke saugt.[71]

Hat Ihr Kind Beschwerden, die mit dem Zeckenstich in Zusammenhang stehen könn-ten, suchen Sie bald Ihren Kinderarzt auf. Zur Diagnosesicherung wird zunächst Blut abgenommen und – in schweren Fällen – muss auch das Gehirnwasser untersucht werden. In manchen Fällen schließt sich ein spezielles bildgebendes Verfahren (Magnetresonanztomografie) des Gehirns an.

Gangstörungen

Andere Bezeichnung: Gehstörungen
Der aufrechte Gang des Menschen ist ein komplexer Bewegungsablauf, der Voraussetzung für viele Tätigkeiten ist und während der ersten Lebensjahre erlernt wird.

In bestimmten Grenzen sind individuelle Unterschiede in der Gangart normal, ebenso die Unsicherheit beim Gehen, wenn das Kind dieses gerade erlernt. Bei Jugendlichen kann ein unsicherer Gang die Folge von Alkohol- oder Drogenkonsum sein. Krankhafte Abweichungen treten als angeborene oder erworbene, akute oder chronische Gesundheitsstörungen im Bereich des Bewegungsapparats auf. Dabei können neben den Knochen und Gelen-

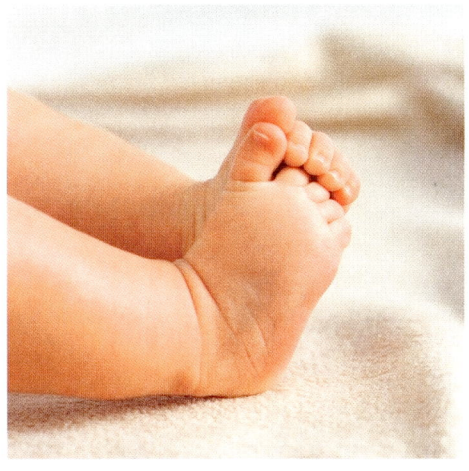

▲ Plattfüße bei Babys sind normal – erst später entwickelt sich das Fußgewölbe

Beine, Füße und der Gang

Ein sichtbarer Spalt zwischen den Knien, wenn die Innenknöchel der Füße sich berühren: Kinder kommen mit O-Beinen auf die Welt. Nur wenn ein Bein stärker gekrümmt ist als das andere, die **O-Beine** stark ausgeprägt oder nach dem 2. Geburtstag noch immer vorhanden sind, muss eine Krankheit ausgeschlossen werden. Mit dem aufrechten Gang kommen die **X-Beine** (Spalt zwischen den Füßen, wenn sich die Innenseiten der Knie berühren) und begleiten das Kind etwa bis zum 6. Lebensjahr. Nur wenn sie danach weiter bestehen oder stark bzw. ungleichmäßig ausgeprägt sind, sollte eine Therapie eingeleitet werden.
Auch **Plattfüße** sind beim Kind bis zum 3. Lebensjahr normal, erst durch den Druck beim Stehen und Gehen sowie den Rückgang des Fettpolsters an den Fußsohlen entwickelt sich das Fußgewölbe. Unterstützt wird die Ausbildung des Fußskeletts durch häufiges Barfußlaufen; passiv unterstützende Schuheinlagen schaden dagegen. **Si-**

chelfüße, bei denen der Vorfuß etwas nach innen gedreht ist, sind nur selten behandlungsbedürftig. Ein **Klumpfuß** hingegen ist immer krankhaft und wird vom ersten Lebenstag an korrigiert (in der Regel mit einem speziellen Gipsverband). Auch andere Fußdeformitäten mit einer Abweichung von der normalen Fußachse wie Knickfuß, Hackenfuß, Hohlfuß oder Spitzfuß bedürfen kinderorthopädischer Versorgung.
Der **Einwärtsgang**, bei dem die Zehen etwas »über den großen Onkel gehen«, gibt sich meist spätestens während der Pubertät durch die Veränderung des Hüftwinkels. Der **Auswärtsgang** (»wie eine Ente watscheln«) ist seltener. Nach dem Laufenlernen bewegen sich manche Kinder hin und wieder im **Zehenspitzengang**. Solange Ihr Kind auch auf den Fersen stehen kann und auch sonst keine Erkrankung der Muskeln oder Knochen vorliegt, müssen Sie sich bis zum Ende des 3. Lebensjahres nicht sorgen.

ken auch Muskeln, Sehnen, Haut oder Gefäße betroffen sein. Auch Gleichgewichtsstörungen führen vor allem durch den Schwindel (→ S. 347) zu Problemen beim Gehen.

Hinken

Die häufigste Gehstörung bei Kindern ist das Hinken. Dabei wird ein Bein nicht mit dem ganzen Körpergewicht belastet, so dass ein asymmetrisches Gangbild entsteht; der Oberkörper neigt sich beim Gehen zum erkrankten Bein hin. Beidseitiges Hinken führt zu einem Watschelgang. Hinken entsteht meist durch Schmerzen (**Schonhinken**): die Belastung der erkrankten Gliedmaße wird vermieden, Bewegungseinschränkungen von Gelenken der unteren Gliedmaßen, Hüfte oder Wirbelsäule oder eine Beinverkürzung (**Verkürzungshinken**), seltener durch Muskel- oder Nervenlähmungen (**Lähmungshinken**) oder eine Versteifung im Hüft-, Knie- oder Fußgelenk (**Versteifungshinken**).

Ursachen

Bei plötzlich auftretendem Hinken lässt sich meist ein banaler Auslöser finden, etwa ein Steinchen im Schuh, ein Splitter im oder eine Blase am Fuß, eine Warze (→ S. 376) an der Fußsohle, eine Schnitt- oder Schürfwunde am Knie oder auch ein eingewachsener Zehennagel.

Auch ein harmloser Hüftschnupfen (→ S. 204) führt zu vorübergehendem Hinken. Hinkt Ihr Kind grundlos, über einen längeren Zeitraum oder treten z. B. Schwellungen und Rötungen auf, müssen ernste Ursachen ausgeschlossen werden. Dazu gehören rheumatische Erkrankungen (→ S. 310), orthopädische Erkrankungen wie die Perthes-Krankheit (→ S. 299), die Hüftluxation, eine mögliche Folge der Hüftdysplasie (→ S. 202), die Knochenentzündung (→ S. 221) oder ein Knochenbruch (→ S. 405). Auch neurologische Störungen wie Gehirnerkrankungen, Nervenlähmungen oder Muskelschwund (→ S. 75) können Hinken verursachen. Selten steckt eine Leukämie (→ S. 247) dahinter.

Gedeihstörungen

Ihr Kind ist recht dünn? Die gute Nachricht: Selten liegt eine echte Gedeihstörung vor!

Erst wenn das Gewicht im Vergleich zu Alter und Größe über einen längeren Zeitraum hinweg zu gering ist oder das Kind abnimmt, besteht Grund zur Sorge. Ständiges Untergewicht führt zu eingeschränktem Längenwachstum und damit Kleinwuchs, aber auch – zunächst evtl. unbemerkt – die Entwicklung der inneren Organe und des Gehirns läuft dann auf Sparflamme und wird auf Dauer gestört.

Wirkliche Gedeihstörungen haben viele Gründe und oft braucht es eine ganze Reihe von Untersuchungen, bis diese gefunden sind. Prinzipiell reicht die vorhandene Energie nicht, den Bedarf zu decken – entweder durch unzureichendes Essen, eine fehlerhafte Verwertung im Darm oder einen erhöhten Kalorienverbrauch.

Verminderte Nahrungsaufnahme Fehl- oder Unterernährung (z. B. bei streng vegetarischer Kost), Appetitlosigkeit (→ S. 74) aus körperlichen oder Nahrungsverweigerung aus psychischen Gründen (→ Essstörungen, S. 136), ein Passagehindernis im Magen-Darm-Trakt oder häufiges Erbrechen (→ S. 129), z. B. bei der Magenpförtnerenge des Babys (→ S. 256), führen zu einer geringen Nahrungsaufnahme. Daneben lösen auch therapeutische Diäten in Eigenregie (z. B. bei einer Allergie) Mangelerscheinungen aus.

Verwertungsstörungen Erkrankungen des Magen-Darm-Trakts oder der Verdauungsorgane und Lebensmittelintoleranzen führen dazu, dass Enzyme fehlen oder die Darmschleimhaut nicht richtig funktioniert. Damit werden die Nahrungsmittelbestandteile nicht mehr richtig aus dem Magen-Darm-Trakt aufgenommen und verwertet. Meist stecken eine Mukoviszidose (→ S. 268), Zöliakie (→ S. 396), Laktoseintoleranz (→ S. 281)

oder chronisch-entzündliche Darmerkrankung (→ S. 108) dahinter, aber auch eine Zuckerkrankheit (→ S. 398) oder Lebererkrankung (→ S. 240) können Ursache sein.

Vermehrter Energiebedarf Ein erhöhter Energieumsatz kann z. B. bei einer Schilddrüsenüberfunktion (→ S. 325) vorliegen, wird aber auch durch andere (angeborene) Stoffwechselkrankheiten oder chronische Krankheiten wie Rheuma hervorgerufen.

Im Prinzip können alle chronischen Krankheiten eine Gedeihstörung auslösen. Auch nach einer akuten, schweren Krankheit braucht der Körper eine Weile, bis er wieder auf Hochtouren läuft und seine Kraftreserven aufgetankt hat. Eine vorübergehende Gedeihstörung ist dabei normal, sollte sich aber nach einigen Wochen wieder geben.

Was Sie für Ihr Kind tun können

Zu Ihrer Beruhigung: Die Unterschiede zwischen verschiedenen Kindern sind extrem groß – sowohl bei der Trinkmenge (und dem Stuhlgang) als auch bei der Gewichtszunahme. Das hängt u. a. mit unterschiedlichen Stoffwechselleistungen (»Futterverwertung«) als auch dem Ausmaß der Bewegung zusammen. Vergleiche mit gleichaltrigen Kindern machen deshalb wenig Sinn. Ist Ihr Kind aufgeweckt und zufrieden, besteht meist kein Grund zur Sorge. Der Arzt wird das Gewicht auf einem Somatogramm (den Kurven, die Sie auch im »Gelben Heft« finden) verfolgen – dort sieht er, ob das Gewicht von der Norm (bezogen auf Alter und Körpergröße) abweicht, und kann dann nach Ursachen suchen.

Säuglinge Für ihr rasantes Wachstum brauchen Babys viel Energie – kein Wunder, dass

sie so häufig trinken. Umgekehrt sind 1–2 verweigerte Mahlzeiten Grund für einen Arztbesuch. Auch wenn Ihr Baby nicht richtig zunimmt und Symptome zeigt, die Sie nicht einzuordnen wissen, besprechen Sie das bald mit dem Kinderarzt.

Ältere Kinder Sobald sich der Bewegungsradius durch das Laufen ändert, ist zum einen Essen nicht mehr so wichtig, zum anderen werden plötzlich Unmengen von Energie verbraucht. So kommt nun langsam die vorher unter dem Babyspeck gut versteckte, von den Genen geplante Körperstatur zum Vorschein. Auch hier ist Dünnsein kein Grund zur Sorge, solange Ihr Kind aktiv ist, nicht ständig Gewicht verliert oder andere Beschwerden entwickelt. In solchen Fällen sollten Sie dann aber bald den Arzt aufsuchen.

Gehirnentzündung

Andere Bezeichnung: Enzephalitis

Eine Entzündung des Gehirngewebes ist immer eine ernste Erkrankung. Nicht selten geht sie mit Folgeschäden einher oder endet tödlich.

Eine Gehirnentzündung entsteht meist akut durch Viren (z.B. Masern- oder FSME-Erreger), die sich direkt im Gehirn absiedeln. Besonders gefährlich ist dabei die **Herpes-enzephalitis** durch das Herpes-simplex-Virus, die sehr schwer verläuft und bei der – unbehandelt – bis zu 70 % der Erkrankten

sterben. Seltenere Keime sind Bakterien, Pilze oder Parasiten. Eine weitere Ursache ist die Reaktion des Immunsystems auf eine allgemeine Virusinfektion (**parainfektiöse Enzephalitis**) oder Impfung (**postvakzinale Enzephalitis**). Oft sind bei der akuten Gehirnentzündung gleichzeitig die Hirnhäute betroffen (Meningitis, → S. 186), man spricht dann von einer **Meningoenzephalitis**.

Selten sind Formen, die durch verbleibende Erreger erst Jahre nach einer Infektion (z.B. → Masern, S. 258; → Röteln, S. 314; → Borreliose, S. 104) auftreten (**Slow-Virus-Infektion**).

Mein Kind ist plötzlich ganz anders

- Anfangs bestehen häufig grippeähnliche Beschwerden, evtl. setzt plötzlich hohes Fieber ein.
- Typischerweise zeigen sich bei den Betroffenen Verhaltensauffälligkeiten wie Unruhe, Verwirrtheit und Wahnvorstellungen, abnorme Schläfrigkeit, Gedächtnisstörungen, Bewusstseinsstörungen bis hin zur Bewusstlosigkeit, Muskelläh-

mungen, Sprach- oder Riechstörungen und Krampfanfälle (→ S. 233).
- Zusätzlich sind die Symptome einer Meningitis möglich: starke Kopfschmerzen, Nackensteifigkeit, Lichtempfindlichkeit und Erbrechen.
- Übrigens: Viele dieser Symptome werden auch durch eine Vergiftung hervorgerufen!

Was Sie für Ihr Kind tun können

Rufen Sie unverzüglich einen Notarzt – Ihr Kind gehört schnellstens ins Krankenhaus! Dort werden zuerst alle Kreislauffunktionen unterstützt; Ihr Kind erhält eine Infusionsnadel und muss unter Umständen auch künstlich beatmet werden.

Zur Diagnose werden Nervenwasser (Liquorpunktion) und Blut entnommen und eine Computertomografie oder Kernspinaufnahme, meist auch ein EEG gemacht. Je nach Ursache werden – gegen Herpesviren – virenhemmende Mittel (Virustatika), gegen Bak-

terien Antibiotika, gegen Pilze Antimykotika oder Parasitenmittel z.B. gegen Würmer gegeben. Auf der Intensivstation wird Ihr Kind engmaschig überwacht und Symptome wie Krampfanfälle werden behandelt.

Die Behandlung im Krankenhaus kann mehrere Wochen andauern, möglicherweise benötigt Ihr Kind anschließend eine krankengymnastische oder ergotherapeutische Behandlung. Selbst bei rechtzeitiger Therapie bilden sich in vielen Fällen nicht alle Symptome restlos zurück.

Gehörgangsentzündung

Sommer, Sonne, Schwimmbad – und Ihr Kind kratzt sich permanent am Ohr. Eine Entzündung des Gehörgangs ist unangenehm, aber fast immer harmlos.

Bei Kindern kommt eine Gehörgangsentzündung öfter vor. Ursache sind fast immer Bakterien, die durch kleine Verletzungen einwandern und eine lokale Infektion verursachen. Beim Baden in Naturgewässern haben es die dort häufig vorhandenen Keime besonders leicht, da die Haut durch das Wasser aufquillt und so ihre Schutzfunktion leidet. Häufiges Ohrenlaufen und ständiger Ohrenschmalz haben eine ähnliche Wirkung und reizen besonders in Kombination mit Salzwasser z. B. beim Badeurlaub die Haut. Seltener sind Pilze, die sich gern auf vorgeschädigter Haut niederlassen, und noch seltener Viren, z.B. Herpesviren bei der Gürtelrose (→ S.389; wird dann als Zoster oticus bezeichnet), schuld. Neben den Infektionen verursachen auch Unverträglichkeiten und Allergien z.B.

gegen Kosmetika oder Kopfhörerstöpsel Entzündungen des Gehörgangs.

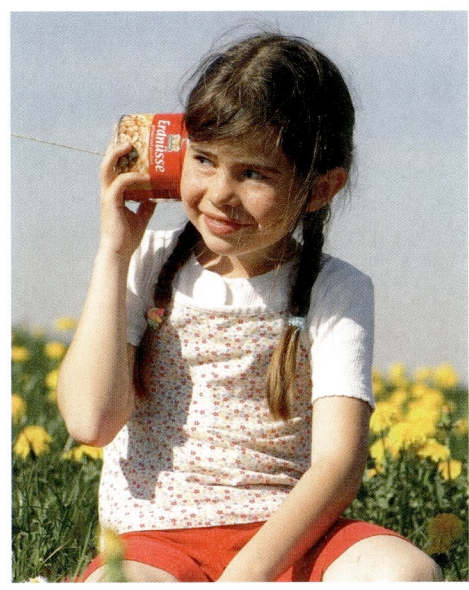

▲ Bei kleineren Kindern kann auch schon mal eine Erdnuss eine Gehörgangsentzündung hervorrufen

Was Sie für Ihr Kind tun können

Der Kinderarzt reinigt das Ohr, schaut mit einem Ohrenspiegel hinein und macht evtl. einen Erregerabstrich. Besonders bei kleinen Kindern ist auch schon mal ein Fremdkörper die Wurzel des Übels. Mögliche Medikamente sind antibakterielle, entzündungshemmende und pilzhemmende Ohrentropfen oder Salbe, z. B. mittels Gazestreifen eingebracht. Gegen den Juckreiz helfen kühlende Umschläge mit Alkohol, bei stärkeren Schmerzen verschreibt der Arzt auch Paracetamol oder Ibuprofen. Im akuten Stadium helfen Erysidoron-1®-Tropfen (aus der Apotheke); sie enthalten die Homöopathika Apis und Belladonna.

Vorbeugung

Vermeiden Sie Verletzungen, halten Sie das Ohr trocken:

- Keine Ohrreinigung mit Wattestäbchen oder gar Haarspangen, Stricknadeln o. ä.! Sie entfernen dabei die oberflächliche Schicht Ohrschmalz, die den Gehörgang schützt, und verletzen leicht die Haut des Gehörgangs.
- Verzichten Sie auf häufiges Haarwaschen, trocknen Sie nach dem Duschen oder Baden die Gehörgänge gut ab (Kopf neigen und Wasser auslaufen lassen; ggf. die Gänge mit einem Föhn trocknen). Neigt Ihr

> ### Mein Ohr juckt ganz furchtbar
>
> ▌ Leitsymptom ist der heftige Juckreiz am und im Ohr. Oft ist der Gehörgang geschwollen und gerötet. Auch Schmerzen treten auf, besonders wenn man auf den Knorpel am Ohreingang drückt oder am Ohrläppchen zieht.
>
> ▌ Durch die Schwellung kann es zu Schwerhörigkeit kommen, durch die Entzündung zur Absonderung von Flüssigkeit aus dem Ohr.
> ▌ Selten dehnt sich die Entzündung auf Ohrmuschel und Mittelohr aus (→ S. 264).

Kind zu wiederkehrenden Gehörgangsentzündungen, schützen Sie den Gehörgang beim Schwimmen mit in Fettcreme gedrehter Watte.

▌ Einen Ausschlag im Ohrbereich sollten Sie regelmäßig mit Panthenolsalbe eincremen. So haben es die Erreger schwerer einzudringen.

Gelenk- und Knochenschmerzen

Vorübergehende Gelenkschmerzen sind oft harmlos. Allerdings sollte eine ernste Ursache ausgeschlossen werden.

Schmerzen im Bereich der großen und kleinen Gelenke treten – meist zusammen mit Gliederschmerzen (→ S. 157) – häufig zu Beginn oder während einer Erkältung (→ S. 133) auf. Manchmal folgt die entzündliche Gelenkreaktion auch einem Infekt (oft des Magen-Darm-Trakts) als Zeichen der Immunprozesse (reaktive Arthritis).

Begleitsymptome weisen den Weg
Der Arzt berücksichtigt bei der Diagnosefindung auch das Alter Ihres Kindes, da manche Krankheiten bevorzugt in bestimmten Altersgruppen auftreten.
▌ **Allgemeinsymptome** wie Abgeschlagenheit, Fieber und Zeichen einer Erkältung mit schlecht lokalisierbaren Gelenk- und Gliederschmerzen deuten auf eine Begleitreaktion bei einer, meist durch Viren bedingten, Infektion. Treten die Gelenk-

beschwerden v. a. im Bereich der Hüfte bis zu 4 Wochen nach dem Infekt auf, ist ein harmloser Hüftschnupfen (→ S. 204) wahrscheinlich.
▌ Eine (schmerzhafte) **Bewegungseinschränkung** und eine **Gangstörung** wie Hinken (→ S. 150) weisen vor allem auf orthopädische Erkrankungen hin, z. B. die Perthes-Krankheit (→ S. 299) oder Hüftdysplasie (→ S. 202).
▌ Ist der schmerzende **Bereich gerötet, heiß und geschwollen** und tritt Fieber auf, ist eine bakterielle Infektion eines Gelenks oder eines Knochens (→ Knochenentzündung, S. 221) möglich.
▌ Treten **plötzlich Schmerzen bei Bewegung** auf, kann auch ein Knochenbruch oder z. B. eine Prellung, Zerrung oder Verrenkung (→ S. 404) schuld sein, insbesondere, wenn Ihr Kind vorher gefallen ist. Evtl. sind eine lokale Schwellung und Druckschmerzhaftigkeit oder eine sichtbare Gelenkfehlstellung vorhanden.
▌ Länger anhaltende Schmerzen an mehreren Gelenken und **Anlaufschwierigkeiten**

am **Morgen** weisen auf kindliches Rheuma (→ S. 310) hin.

- Sind die Schmerzen von einem **Hautausschlag** begleitet, können sie Begleiterscheinung einer Kinderkrankheit wie Ringelröteln (→ S. 312), die heute seltene Folge einer Streptokokken-Angina oder von Scharlach (rheumatisches Fieber, → S. 318), oder Gerinnungsstörung mit Blutungsneigung (→ S. 102) sein. Auch bei bestimmten Formen rheumatischer Erkrankungen treten Hautveränderungen auf.

- Anhaltende Gelenkschmerzen Wochen nach einem **Zeckenbiss** deuten auf eine Borreliose (→ S. 104) hin.
- Treten neben den Gelenkschmerzen auch **Durchfälle** über einen längeren Zeitraum auf, liegt evtl. eine chronisch-entzündliche Darmerkrankung vor (→ S. 108).
- Eine **ausgeprägte Abgeschlagenheit** mit Blässe, **Gewichtsabnahme** und evtl. kleinen Hautblutungen sprechen für einen Knochentumor oder eine Leukämie (→ S. 247).

Was Sie für Ihr Kind tun können

Auf jeden Fall Anlass zu einem sofortigen Besuch des Kinderarztes sind begleitende Rötungen und Schwellungen eines oder mehrerer Gelenke, hohes Fieber und Schmerzen, die nach einer Verletzung oder einem Sturz auftreten.

Auch Rückenschmerzen (→ S. 315) und Morgensteifigkeit bedürfen der Abklärung. Diagnostik und Therapie richten sich nach den Beschwerden und der Verdachtsdiagnose. Möglichkeiten der Selbstbehandlung finden Sie unter den jeweiligen Krankheiten.

Gerstenkorn

Andere Bezeichnung: Hordeolum

Bereits Hippokrates verglich die entzündliche Geschwulst am Rand des Augenlids mit dem Samenkorn der Gerste – von dieser Ähnlichkeit stammt vermutlich der Name. Es entsteht durch eine Infektion einer Haarwurzeldrüse oder des Haarbalgs einer Wimper.

Ein Gerstenkorn ist oft Folge einer Lidrandentzündung (→ S. 248), tritt aber auch ohne diese auf. Die akute Entzündung wird durch Bakterien (v. a. Staphylokokken) hervorgerufen und ist – bei direktem Kontakt mit dem eitrigen Sekret – ansteckend. Meist »reift« das Gerstenkorn, entleert sich von selbst

HAUPTSYMPTOME

Der Knubbel am Auge tut weh

- Im Bereich der Bindehaut bzw. des Lidrandes bildet sich zunächst eine gerötete Stelle, die evtl. juckt und etwas drückt.
- Diese schwillt an, füllt sich nach wenigen Tagen mit gelblichem Eiter und schmerzt.

Die Pustel bricht nach außen oder nach innen zur Bindehaut hin durch.
- Dehnt sich die Schwellung am Auge aus oder entwickelt das Kind Fieber, spricht das für eine Ausbreitung der Entzündung in die Umgebung oder die Blutbahn.

und heilt dann innerhalb von ein bis zwei Wochen ab. Selten breitet sich die Infektion zum Augenlid und in die Augenhöhle (**Orbitalphlegmone**) aus.

Was Sie für Ihr Kind tun können

Suchen Sie den Kinderarzt auf. Je nach Schwere der Erkrankung verschreibt er antibiotikahaltige Augentropfen bzw. -salbe oder sogar Antibiotika zum Einnehmen. Drücken Sie nie das Gerstenkorn aus: Sie erhöhen damit das Risiko für eine erneute Infektion und die Ausbreitung der Keime.

- Die Schmerzen lindern Sie mit feuchten, kühlen Kompressen (ein sauberes, fusselfreies Tuch, in abgekochtem Wasser getränkt). Statt Wasser können Sie auch Fenchel- oder Augentrosttee nehmen.
- Die Wärme einer Infrarotlampe (Bestrahlung 3-mal tgl. 5–10 Min., Abstand der Lampe vom Gesicht 30–50 cm) hilft, dass das Gerstenkorn schneller »aufblüht«. Ihr Kind muss dabei allerdings die Augen geschlossen halten.

Homöopathie

Zu Beginn geben Sie Staphisagria D6, ebenso wenn die Gerstenkörner immer wieder auftreten. Gegen die akute eitrige Infektion helfen Hepar sulfuris D6, wenn Wärme die Beschwerden lindert, und Pulsatilla D6 bzw. Calcium sulfuricum D6, wenn frische Luft diese bessert.

Gleichgewichtsstörungen

Ein Kind muss das Empfinden für die Stellung und Bewegung seines Körpers im Raum zunächst erlernen. Später empfindet man es als sehr unangenehm, wenn man taumelt, sich beim Gehen unsicher fühlt oder nötige Bewegungen nicht richtig kontrollieren kann.

Je nach Ursache gehen Gleichgewichtsstörungen mit weiteren Symptomen einher: Schwindel (→ S.347) ist häufigstes Begleitsymptom (weshalb die beiden Begriffe oft gleichgesetzt werden) und tritt vor allem bei Ohrenkrankheiten mit Schädigung des Innenohrs, bei Kreislaufstörungen, z.B. durch niedrigen Blutdruck, aber auch im Rahmen der Reisekrankheit zusammen mit Übelkeit

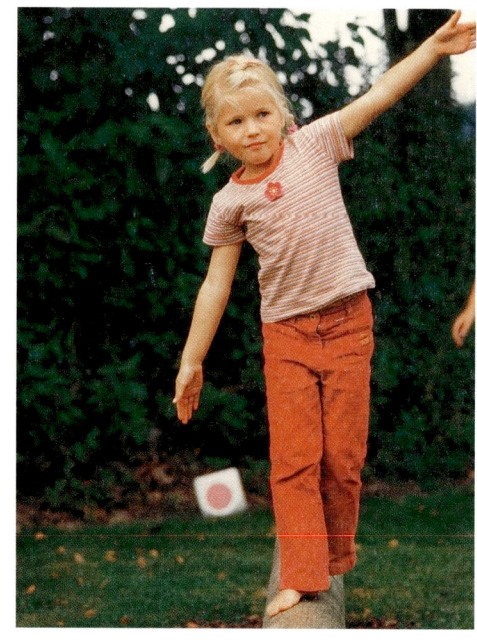

▶ Um die Balance zu halten, muss das Gleichgewichtsorgan im Innenohr intakt sein

und Brechreiz auf. Koordinationsstörungen, Missempfindungen, Seh- und Sprechstörungen oder Muskelschwäche sprechen für eine Erkrankung des Gehirns. Alle Beschwerden können auch Folge von Medikamenten, Alkohol oder Drogen sein. Die Therapie richtet sich nach der Ursache und folgt den gleichen Prinzipien wie der bei Schwindel.

Gliederschmerzen

Gliederschmerzen werden oft mit Kopfschmerzen in einem Atemzug erwähnt: Sie sind beide die Begleiterscheinung einer Erkältung (→ S. 133) oder echten Grippe (→ S. 159) und anderer Infektionskrankheiten wie Masern (→ S. 258), Ringelröteln (→ S. 312) und FSME (→ S. 147). Treten Gliederschmerzen immer wieder und v. a. abends auf, sind es möglicherweise Wachstumsschmerzen (→ S. 373). Aber auch andere Muskelbeschwerden (→ S. 272) oder Gelenksschmerzen (→ S. 154) führen zu zwickenden Armen und Beinen.

Gneis

Wenn Babys in den ersten Lebenswochen gelbbraune, fest auf der Kopfhaut haftende Schuppen entwickeln, hat diese Hautveränderung entgegen elterlicher Befürchtung meist nichts mit Neurodermitis zu tun.

Der Gneis ist die milde – und meist einzige – Ausprägung der sog. **seborrhoischen** **Säuglingsdermatitis** im Bereich des Kopfes. Einfache Kopfschuppen werden wiederum als mildeste Variante des Gneis angesehen. Die genauen Ursachen der seborrhoischen Säuglingsdermatitis sind noch ungeklärt. Eine mögliche Rolle spielen Erbfaktoren, eine gestörte Immunregulation und der gestörte Stoffwechsel von Fettsäuren sowie der Ein-

HAUPTSYMPTOME

Dicke Schuppen auf der Fontanelle

▮ Kurz nach der Geburt lagern sich gelbbraune, fettige Schuppen wie viele kleine Kappen auf der Kopfhaut ab, besonders zahlreich im Bereich der vorderen Fontanelle (eine der angeborenen Knochenlücken des Schädeldachs, die sich bis zum 2. Lebensjahr schließen).

▮ Bei stärkerer Ausprägung sitzen die derben Schuppen auch an anderen talgdrüsenreichen Körperteilen: hinter den Ohren, an der Stirn, den Augenbrauen und den Lidern. Sie haften fest und sind oft in kleine Felder unterteilt.

▮ Im Gegensatz zum Milchschorf (→ S. 263) jucken die Hautveränderungen nicht; auch sonst ist das Allgemeinbefinden des Kindes nicht beeinträchtigt.

▮ Selten überziehen die Schuppen mit Hautrötungen auch andere Körperregionen – bevorzugt solche, die viele Talgdrüsen haben, also z. B. Achseln, Halsfalten, Knie- und Leistenbeugen und Windelregion. Bei solch einer ausgeprägten seborrhoischen Säuglingsdermatitis kann das Aussehen schwer von einer Neurodermitis (→ S. 287) zu unterscheiden sein.

fluss mütterlicher Hormone; Faktoren wie Stress, Klima und Kosmetika beeinflussen den Krankheitsverlauf. Auch die Besiedlung des Darms mit Candida-Pilzen und der Haut mit Malassezia-Pilzen wird verantwortlich gemacht.

Was Sie für Ihr Kind tun können

Zunächst einmal: Gneis verschwindet fast immer nach wenigen Wochen bis Monaten von selbst. Meist erfordert nur die schwere Form einer seborrhoischen Säuglingsdermatitis eine Therapie.
Sind Sie sich unsicher, ob ein harmloser Gneis oder ein anderer Hautausschlag vorliegt, fragen Sie Ihren Kinderarzt.

Angezeigt sind leichte, luftdurchlässige Kleidung aus Baumwolle oder Leinen. Die Schuppen lassen sich lösen wie unter Milchschorf beschrieben. Zusätzlich tragen Sie 2-mal pro Tag $1/2$ ml Borretschsamenöl (als Kapsel in der Apotheke erhältlich) im Windelbereich (!) auf. Dadurch heilen nach etwa 10–12 Tagen auch die Kopfhautveränderungen ab.[72]

Grind

Andere Bezeichnungen: Grindflechte, Impetigo (contagiosa), Eiterflechte
Ihr Kind hat um den Mund herum Bläschen, auf denen sich kurz nach dem Platzen honiggelbe Krusten bilden? Vermutlich hat es sich mit der Eiterflechte angesteckt.

Grind ist eine durch Bakterien verursachte Hautentzündung, die sehr ansteckend ist. Die Übertragung erfolgt meist von Haut zu Haut, ist aber auch indirekt beispielsweise über infizierte Handtücher möglich. Allerdings

erkrankt nicht jeder: Manche Menschen tragen die Erreger – meist Staphylokokken oder Streptokokken (die auch → Scharlach, S. 317 verursachen) – im Nasen-Rachen-Raum mit sich herum, ohne es zu wissen und können so unbemerkt andere anstecken.
Grind tritt recht häufig vor allem im Kindergartenalter auf (schnelle Übertragung durch engen Kontakt) und kommt besonders gern auf vorgeschädigter Haut zum Ausbruch, beispielsweise bei Neurodermitis (→ S. 287) oder nach Windpocken (→ S. 388).

Eiterblasen und gelbe Krusten

HAUPTSYMPTOME

▌ Im Gesicht um Mund und Nase, aber auch an Händen oder anderen Orten bilden sich kleine oder große, rot umsäumte Blasen. Diese sind erst mit klarer, dann eitriger Flüssigkeit gefüllt.
▌ Nach kurzer Zeit platzen sie und werden von den typischen, honiggelben Krusten bedeckt. Die großen Blasen jucken

manchmal, durch Kratzen breiten sich die Herde aus. Die großblasige Form kann auch mit Allgemeinsymptomen wie Fieber oder Übelkeit einhergehen.
▌ Nach 1–2 Wochen heilen die Entzündungen ohne Narben ab – bis dahin ist die Krankheit ansteckend (Kindergarten oder Schule sind also tabu).

Was Sie für Ihr Kind tun können

Suchen Sie Ihren Kinderarzt auf – fast immer stellt er die Diagnose bereits anhand des typischen Aussehens. Oft genügt die lokale Behandlung, nur in schwereren Fällen müssen Antibiotika eingenommen werden. Zunächst löst man die Krusten mit feuchten Kompressen, die in desinfizierende Flüssigkeit, Calendula-Essenz (verdünnt mit Wasser im Verhältnis 1:10) oder Thymiantee getaucht wurden. Anschließend trägt man Antibiotika als Gel oder Salbe auf.

Achten Sie auf strikte Hygiene – wichtig dabei ist das tägliche Wechseln und Waschen von Handtüchern, Bettwäsche und Kleidung. Achten Sie darauf, dass die infizierten Hautstellen nicht berührt werden; decken Sie diese deshalb evtl. mit Wundgaze ab und schneiden Sie die Fingernägel Ihres Kindes kurz.
Zur Abheilung können Sie unterstützend das Homöopathikum Hepar sulfuris D12 (2-mal tgl.) geben.

Grippe

Andere Bezeichnungen: echte Grippe, Influenza, Virusgrippe
Die Grippe wird durch Viren übertragen, ist sehr ansteckend und tritt meist im Herbst und Winter auf. Sie kann wie eine einfache Erkältung verlaufen, aber auch zu schweren Komplikationen führen.

Die Erreger, Influenzaviren der Typen A, B oder C, werden vor allem durch Tröpfchen übertragen, die ein Kranker aushustet oder ausschnaubt oder beim Sprechen versprüht. Die Krankheit bricht wenige Tage nach der Ansteckung aus. Grippeviren verwandeln sich besonders gut, indem sie immer wieder ihre äußere Hülle verändern – das Immunsystem erkennt die Eindringlinge dann nicht mehr. Deshalb kann man immer wieder an Grippe erkranken und muss die Schutzimpfung jedes Jahr wiederholen – der Impfstoff wird meist jährlich aktuell angepasst.

Grippe oder Erkältung?
Nicht umsonst wird eine schwere Erkältung (→ S. 133) auch als grippaler Infekt bzw. in der warmen Jahreszeit als Sommergrippe bezeichnet – es ist häufig nicht einfach, die Krankheitsbilder voneinander abzugrenzen.

Mir ist heiß und alles tut weh

- Erstes Krankheitszeichen ist plötzliches hohes Fieber. Es kann mit Schüttelfrost und Schwitzattacken einhergehen und sich hartnäckig bis zu einer Woche halten. Gleichzeitig ist das Allgemeinbefinden stark beeinträchtigt, typisch sind Müdigkeit, Kopf- und Gliederschmerzen.
- Auch starker Husten und Schnupfen treten häufig auf.
- Halsschmerzen, Bauchschmerzen, Durchfall, Übelkeit oder leichtes Nasenbluten kommen vor.
- Die Beschwerden bessern sich meist langsam nach 3–4 Tagen.
- Es kann allerdings noch zwei Wochen dauern, bis sich Ihr Kind erholt hat. Manchmal hält die Müdigkeit sogar noch länger an.

Mögliche Erkennungsmerkmale zur Unterscheidung von einer Erkältung und einer Grippe sind, dass die Grippe meist schwerer als eine Erkältung verläuft, eher mit höherem Fieber und stärker beeinträchtigtem Allgemeinbefinden einhergeht und eher von Husten als von Schnupfen begleitet wird. Auch Komplikationen sind häufiger.

Komplikationen

Die Entzündung beschränkt sich nicht immer nur auf die oberen Atemwege, sondern kann auch auf die Lunge oder, seltener, den Herzmuskel oder das Gehirn übergreifen. Besonders gefährdet für solche Komplikationen sind Kinder mit chronischen Krankheiten oder Abwehrschwäche.

Was Sie für Ihr Kind tun können

Einen Kinderarzt sollten Sie dann aufsuchen, wenn es Ihrem Kind besonders schlecht geht oder wenn das Fieber sehr hoch ist bzw. nach einem fieberfreien Intervall erneut ansteigt, da dies auf eine zusätzliche bakterielle Infektion hinweist. Der Arzt hört vor allem Lunge und Herz ab, schaut in Ohren und Mund und veranlasst je nach Verdacht weitere Untersuchungen.

Die ersten Krankheitstage sollte Ihr Kind im Bett verbringen und im Anschluss seine Aktivitäten nur langsam steigern. Wichtig ist, dass Ihr Kind viel trinkt. Ansonsten gelten die Behandlungsprinzipien von Fieber (→ S. 143) und der Erkältung (→ S. 133).

Vorbeugung

Grippeschutzimpfung Sie verhindert den Ausbruch der Grippe oder schwächt zumindest ihren Verlauf ab. Sie wird allerdings nur für besonders gefährdete Kinder (z.B. mit Asthma, Herzfehler, Mukoviszidose) empfohlen und jedes Jahr am besten in den Monaten September bis November durchgeführt.

Autovakzine-Therapie Damit wird die Häufigkeit grippaler Infekte gesenkt. Hierzu wird aus körpereigenen Bakterien aus dem Stuhl des Kindes ein Medikament hergestellt, das als Tropfen über einen längeren Zeitraum eingenommen wird und das Immunsystem reguliert. Für jeden Patienten individuell zubereitet, passt es optimal auf die Erfordernisse des jeweiligen Abwehrsystems und stärkt dieses vermutlich so, dass auch die Wahrscheinlichkeit für eine Grippeinfektion abnimmt. Als quasi nebenwirkungsfreie Methode ist die Autovakzinetherapie damit gerade für Kinder eine Alternative zur konventionellen Grippeimpfung und kann auch dann durchgeführt werden, wenn diese nicht empfohlen wird. Sie sollte von einem erfahrenen Arzt begleitet werden. Entsprechende Adressen finden Sie auf der Internetseite des Arbeitskreises für Mikrobiologische Therapie (**www.amt-herborn.de**).

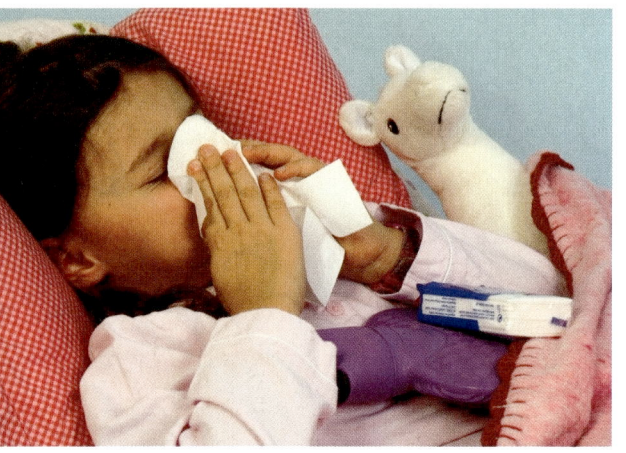

▲ Eine richtige Grippe kann das Allgemeinbefinden arg beeinträchtigen

Hals- und Mandelentzündungen

Entzündungen im Rachenraum gehören zu den häufigsten Erkrankungen im Kindesalter. Fast immer sind Infektionen mit Viren oder Bakterien die Ursache.

Der Rachenraum mit seinen 3 Etagen (→ S. 29) besteht aus verschiedenen Anteilen. Diese können einzeln erkranken oder es sind mehrere Abschnitte gleichzeitig betroffen:

- **Rachenentzündung** (Pharyngitis, **Halsentzündung**): Betroffen ist die Schleimhaut, die den gesamten Rachen auskleidet. Unterschieden werden eine akute, meist durch Viren hervorgerufene Pharyngitis z. B. im Rahmen einer Erkältung (→ S. 133) und eine chronische Form, die durch längere Reizung der Schleimhaut (z. B. durch Rauch, trockene Heizungsluft, behinderte Nasenatmung bei vergrößerten Mandeln, → S. 364) entsteht.

- **Mandelentzündung (Tonsillitis, Angina tonsillaris)**: Diese meist bakterielle Infektion betrifft das Lymphgewebe der Gaumen- und/oder Rachenmandeln. Der Verlauf ist meist akut; treten die Infektionen immer wieder auf, kann es zu einer chronischen Tonsillitis kommen. Angina kommt übrigens vom lateinischen »angere« (verengen oder erdrosseln) – jeder, der einmal versucht hat, bei einer Mandelentzündung sein Essen zu schlucken, weiß, warum die Angina so heißt.

- **Seitenstrangangina**: Betroffen von dieser akuten Infektion durch Bakterien oder Viren sind die Abwehrzellen seitlich im Rachen unter der Schleimhaut. Die Seitenstrangangina kann auch trotz der operativen Entfernung der Gaumenmandeln Symptome einer Mandelentzündung hervorrufen.

HAUPTSYMPTOME

Kratzen im Hals und Schmerzen beim Schlucken

Ob Bakterien oder Viren, Entzündung des Rachens oder der Mandeln – die meisten Symptome treten bei allen **akuten Formen** auf – bei der bakteriellen Mandelentzündung meist stärker ausgeprägt und Ihr Kind fühlt sich richtig krank:

- Typisch sind Halsschmerzen und Schluckbeschwerden, die besonders bei der Angina von einem Engegefühl im Hals begleitet sind. Die Stimme kann sich dann auch »kloßig« anhören.
- Der Rachenraum ist gerötet, bei einer Angina sind die Mandeln zusätzlich geschwollen und evtl. mit eitrigen Stippchen oder einem Belag bedeckt.
- Daneben treten Schnupfen, Husten, Fieber, Kälteempfindlichkeit und Kopfschmerzen auf; die Lymphknoten hinter den Ohren und am Hals sind vergrößert.

Bei den **chronischen Verläufen** sind die Beschwerden weniger stark:

- Bei der Rachenentzündung besteht ein ständiges Trockenheitsgefühl im Rachen, begleitet vom Zwang, sich ständig zu räuspern oder zu schlucken. Auch ein Reizhusten oder ein Kloßgefühl im Rachen können vorhanden sein. Heiserkeit zeigt an, dass zusätzlich der Kehlkopf betroffen ist. Die Schleimhaut ist eher trocken und gerötet, in manchen Fällen wird ständig etwas zäher, glasiger Schleim abgesondert.
- Bei der chronischen Angina sind die Mandeln entweder vergrößert und gerötet oder klein und vernarbt. In den Furchen sammelt sich manchmal Eiter. Die Kinder haben oft Mundgeruch und einen schlechten Geschmack im Mund.

■ **Peritonsillitis:** Damit wird eine eitrige, meist einseitige Entzündung des Gewebes um die Mandel (meist Gaumenmandel) herum bezeichnet, die als Komplikation einer Angina auftreten kann. Kapselt sie sich ab, spricht man auch von einem **Peritonsillarabszess**, liegt die Abkapselung hinter dem Rachen, von einem **Retropharyn-** **gealabszess**. Abszesse (→ S. 53) werden operativ aufgeschnitten.

Der Kehldeckel grenzt den Rachen von der Luftröhre ab, weshalb manchmal auch die **Kehldeckelentzündung** (Epiglottitis; → S. 211) bzw. **Kehlkopfentzündung** (Laryngitis; › S. 211) den Halsentzündungen zugerechnet werden.

Was Sie für Ihr Kind tun können

Suchen Sie mit Ihrem Kind insbesondere bei Halsschmerzen mit Fieber oder Ausschlag den Arzt auf – er prüft, ob Viren oder Bakterien die Missetäter sind und schließt z. B. Scharlach (→ S. 317), Pfeiffer-Drüsenfieber (→ S. 300), Herpangina (→ S. 178) und Diphtherie (→ S. 114) als Ursachen aus.

Hat Ihr Kind zusätzlich Husten, Durchfall oder eine Bindehautentzündung, ist ein Virusinfekt sehr wahrscheinlich. Ist die Infektion durch Bakterien verursacht (bei der Diagnose hilft ein Rachenabstrich), verschreibt der Arzt ein Antibiotikum, das – auch wenn sich die Beschwerden damit schnell bessern – so lange eingenommen werden muss, wie von ihm angewiesen. Wird eine bakterielle Mandelentzündung nicht richtig behandelt, sind wie beim Scharlach eine Entzündung des Nierengewebes (→ S. 295) oder ein rheumatisches Fieber möglich. Bei häufigen Mandelentzündungen empfehlen die meisten Ärzte eine Entfernung der Mandeln (→ S. 366).

Allgemeine Tipps

Gegen die akuten Halsschmerzen wirken kalte, breiige Speisen und Getränke ohne Säure oder Kohlensäure. Bei chronischen Hals- oder Mandelentzündungen schalten Sie am besten mögliche Reizfaktoren aus: Sorgen Sie für rauchfreie Wohnräume mit ausreichend Luftfeuchtigkeit und schicken Sie Ihr Kind oft an die frische Luft. Stärken Sie seine Immunabwehr (→ S. 56).

Überlegen Sie, ob die Beschwerden z. B. nach dem Kauf eines neuen Möbelstücks oder Teppichs angefangen haben – auch z. B. Formalin ist ein möglicher Auslöser für eine ständige Rachenentzündung.

Heilpflanzen, Wasser & Wickel

Gegen die unangenehmen akuten Schluckbeschwerden helfen feuchte Halswickel (→ S. 383) mit kühlem Wasser, Zitronenöl, Quark oder Retterspitz® aus der Apotheke. Bestehen die Halsschmerzen schon länger oder treten immer wieder auf, helfen eher warme Wickel mit den gleichen Zusätzen.

▲ Richtig angezogen macht draußen Spielen immer Spaß und beugt Krankheiten vor

Auch Teezubereitungen zum Trinken und Gurgeln sind gut geeignet: Salbei, Thymian, Kamille und Malve wirken keimhemmend, bringen die Entzündung zum Abklingen und helfen beim Abschwellen, einige hemmen sogar das Bakterienwachstum. Das Fertigpräparat Angocin® enthält Kapuzinerkresse und Meerrettich. Eibisch, Huflattich, Spitzwegerich und Ringelblume bilden einen Schutzfilm auf der Schleimhaut und sind deshalb besonders für Mundspülungen oder zum Gurgeln geeignet. Auch Isländisch Moos hat einen reizlindernden Effekt auf die Schleimhaut – ständiges Lutschen von in der Apotheke erhältlichen Pastillen befeuchtet daneben auch noch die Schleimhäute, was ebenfalls die Entzündung zum Abklingen bringt.

ZUM WEITERLESEN

Buchtipp

*Jutta Langreuter, Vera Sobat: **Der kleine Bär wird wieder gesund**. Ars Edition, München 2000*

Der Bär hat furchtbare Halsschmerzen – Schlucken tut weh und selbst Spielen macht keinen Spaß. Das Bilderbuch für Kinder ab 3 zeigt, dass auch bärenstarke Tiere mal krank werden, und hilft, das Halsweh zu vergessen.

Homöopathie

- Wichtigstes Mittel bei einer akuten Entzündung, **brennenden Halsschmerzen, Schluckbeschwerden und geschwollenen Mandeln** ist Belladonna D6, vor allem wenn hohes Fieber auftritt. Bei Kleinkindern oder wenn die Stärke der Beschwerden wechselt, hilft manchmal Ferrum phosphoricum D12 besser.
- **Strahlen die Halsschmerzen in die Ohren aus** und empfindet Ihr Kind Wärme am Hals angenehmer als Kälte, hilft Phytolacca D6 (vor allem bei geschwollenen Lymphkno-

ten); haben die Mandeln zusätzlich **Eiterstippchen**, eher Hepar sulfuris D12.
- Zeigen die **Mandeln eitrige Beläge**, ist der gesamte Rachenraum entzündet und sind die **Lymphknoten stark geschwollen**, ist Mercurius solubilis D12 Mittel der Wahl, v.a. wenn sich die Beschwerden nachts verschlechtern und das Kind insgesamt schwach ist.
- Sind die **Halsschmerzen zu Beginn auf einer Seite** lokalisiert, geben Sie Lycopodium clavatum D12, wenn die rechte, und Lachesis D12, wenn die linke Seite betroffen ist: über 2 Tage 4- bis 5-mal, danach 2-mal tgl.

Hilft keine der Substanzen innerhalb weniger Stunden, probieren Sie ein homöopathisches Komplexmittel wie Meditonsin®, Tonsiotren® oder Zinnober comp.® aus der Apotheke. Diese Mittel geben Sie anfangs stündlich. Bei immer **wiederkehrenden Mandelentzündungen** und Mundgeruch können Sie Guaiacum D6 versuchen.

Schüßler-Salze

Gegen Halsweh allgemein helfen Nr. 3 Ferrum phosphoricum (10–30 Tab. tgl.) und Nr. 12 Calcium sulfuricum (10 Tab. tgl.). Bei akuter Angina mischen Sie 20 Tabletten Nr. 3 Ferrum phosphoricum, 10 Tab. Nr. 4 Kalium chloratum, 20 Tab. Nr. 9 Natrium phosphoricum, 10 Tab. Nr. 11 Silicea und 20 Tab. Nr. 12 Calcium sulfuricum und lassen Ihr Kind ein oder mehrere dieser Tabletten über den Tag verteilt lutschen. Bei Mundgeruch geben Sie noch 10 Tab. Nr. 5 Kalium phosphoricum hinzu.

Und sonst

Neigt Ihr Kind zu wiederkehrenden Mandelentzündungen, vergrößerten Mandeln und geschwollenen Lymphknoten, empfiehlt sich eine Lymphdrainage (→ S. 366).

GESUND WERDEN

Halsschmerzen und Schluck-beschwerden

Wohl jedes Kind klagt hin und wieder über Halsweh. Meist steckt eine virusbedingte Rachenentzündung dahinter, die im Rahmen einer Erkältung auftritt.

Halsschmerzen durch akute Entzündungen der Rachenschleimhaut oder der Mandeln

gehören zu den häufigsten Beschwerden bei Kindern. Sie sind meist durch Viren bedingt, seltener auch durch Bakterien. Die Halsschmerzen können von Heiserkeit begleitet sein und das Schlucken erschweren; allerdings gibt es auch andere Auslöser für Halsweh wie auch für Schluckprobleme.

Was Sie für Ihr Kind tun können

Da meist eine infektionsbedingte Hals- oder Mandelentzündung zugrunde liegt, finden Sie dort (→ S. 162) zahlreiche Tipps, was Sie gegen die Halsschmerzen tun können.

Bei den ersten Überlegungen, was die Ursache der Beschwerden sein könnte, hilft die Tabelle; weitere Einzelheiten finden Sie unter den jeweiligen Krankheiten im Buch.

(→ S. 162)

AUS DEM ALLTAG

Mein Kind hat Halsweh. Und nun?

Hat Ihr Kind Luftnot oder keine Stimme oder ist schwer krank, suchen Sie sofort den Arzt auf. Ist Ihr Kind nicht allzu schlecht dran, fragen Sie Ihren Arzt vielleicht telefonisch um Rat. Dafür beschreiben Sie nicht nur die Beschwerden möglichst genau, sondern auch Rachen und Zunge Ihres Kindes. Schauen Sie erst ohne Hilfsmittel und drücken Sie dann mit einem Holzspatel oder breiten Löffelstiel $^2/_3$ der Zunge herunter:

▌ Ist die Zunge belegt?
▌ Gibt es auf der Schleimhaut Beläge, Flecken oder Bläschen?
▌ Sind die Mandeln oder Rachenhinterwand rot, belegt oder verschleimt? Sind die Mandeln vergrößert oder Eiterstippchen sichtbar?

Schauen Sie einfach mal in den Mund Ihres gesunden Kindes. So wissen sie eher, wenn etwas »komisch« aussieht.

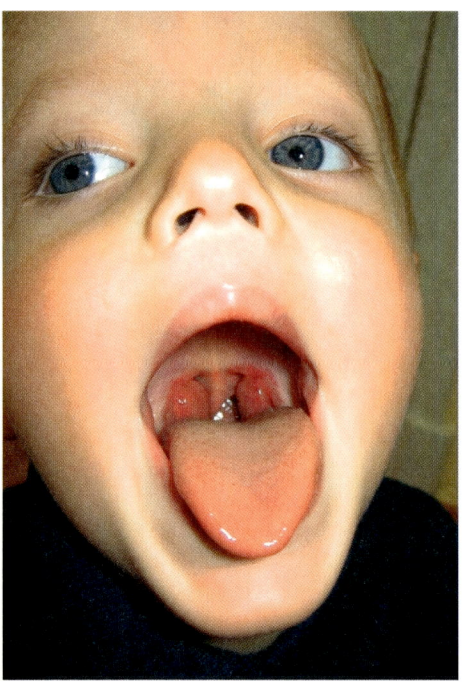

▲ Die Gaumenmandeln sind hier so groß, dass sie sich in der Mitte fast berühren. Diesen Rachen sollte sich bald ein Arzt anschauen

Halsschmerzen, Schluckbeschwerden und mögliche Begleitsymptome	Vermutliche Ursachen
Halsschmerzen – mit Schluckbeschwerden	
Halskratzen, Heiserkeit	Reizung der Rachenschleimhaut (z. B. nach Aufenthalt in verrauchten Räumen oder »Schreiattacken«, Kehlkopfentzündung (→ S. 211)
Eher leichte Halsschmerzen, Fieber, Husten, Schnupfen, Heiserkeit, evtl. gerötete Augen, evtl. Lymphknotenschwellung	Virusbedingte Halsentzündung (→ S. 161), evtl. mit einer Erkältung (→ S. 133) oder Grippe (→ S. 159), beginnende Masern (→ S. 258), Pfeiffer-Drüsenfieber (→ S. 300)
Starke Halsschmerzen und Schluckprobleme, oft hohes Fieber, Eiterstippchen oder Beläge auf den Mandeln, evtl. Hautausschlag	Eitrige Mandelentzündung (→ S. 161), Scharlach (→ S. 317)
Hohes Fieber, kloßige, fast stimmlose Sprache, starker Speichelfluss und Atemnot mit Geräuschen beim Einatmen	Epiglottitis (→ S. 211)
Dicke, flächige Beläge auf den Mandeln, süßlich-fauliger Mundgeruch, Schluckbeschwerden, kloßige Sprache	Diphtherie (→ S. 114)
Weißliche Beläge auf der Mundschleimhaut (vor allem Wangentaschen)	Mundsoor (→ Pilzerkrankungen, S. 304)
Hohes Fieber, Halsschmerzen mit Nahrungs- und Trinkverweigerung, kein Mundgeruch	Herpangina (→ S. 178)
Hohes Fieber, zahlreiche schmerzhafte Bläschen auf der Mundschleimhaut und Zunge, Nahrungs- und Trinkverweigerung, Mundgeruch, geschwollene Lymphknoten am Kiefer und Hals	Mundfäule als Ersterkrankung von Herpes (→ S. 180)
Äußere Schmerzen am Hals	
Schmerzhafte Schwellungen hinter den Ohren, am Kiefer oder im Nacken	Lymphkotenschwellung (→ S. 251) oder -entzündung, z. B. bei Röteln (→ S. 314)
Schmerzhafte, eingeschränkte Kopfbewegung	Schiefhals (→ S. 323) durch Muskelhartspann
Schwellung vor dem Ohr, die besonders beim Öffnen des Mundes, Kauen, Schlucken und Kopfdrehen schmerzt	Mumps (→ S. 269)
Schluckbeschwerden ohne Halsschmerzen	
Plötzliche und schnell zunehmende Schluckprobleme, Schwellungen im Gesicht oder Mund	Allergie (→ S. 65), vor allem Angioödem (→ S. 286), Insektenstich (→ S. 410)
Schmerzlose Vergrößerung am äußeren Hals vorne	Kropf bei Schilddrüsenerkrankungen (→ S. 325)

(Fortsetzung →)

GESUND WERDEN

Halsschmerzen, Schluckbeschwerden und mögliche Begleitsymptome	Vermutliche Ursachen
Schluckbeschwerden ohne Halsschmerzen	
Gefühl, dass etwas im Hals steckt	Fremdkörper (→ S. 417)
Schmerzhafte Muskelkrämpfe im Gesicht	Hyperventilationstetanie (→ Muskelbeschwerden, S. 274), Wundstarrkrampf (→ Tetanus, S. 357)
Trinkschwierigkeiten beim Neugeborenen	Angeborene Fehlbildungen

Hand-Mund-Fuß-Krankheit

Die Hand-Mund-Fuß-Krankheit wird durch Viren übertragen, tritt vor allem im Sommer bei Kindern unter 10 Jahren auf und verläuft harmlos.

Die Erreger sind wie bei der Herpangina (→ S. 178) Coxsackie-A-Viren, seltener bestimmte Enteroviren, die sonst die Haupt-verantwortlichen für Magen-Darm-Infektionen sind. Sie werden durch Schmutz- und Schmierinfektionen über Trinkwasser und verunreinigte Lebensmittel übertragen. Gegen den Erreger lässt sich nichts tun, aber Sie können die Beschwerden Ihres Kindes lindern. Gehen Sie bei Befall der Mundhöhle wie bei der Herpangina vor.

HAUPTSYMPTOME

Ein Name ist Programm

▌ Einige Tage nach der Ansteckung entwickelt sich leichtes Fieber. Das Allgemeinbefinden ist nicht oder kaum beeinträchtigt, selten treten kurz Übelkeit und Bauchschmerzen auf.

▌ An den Händen, den Füßen – vor allem den Großzehen und Fersen – sowie im und am Mund (aber nicht auf den Man-deln) entwickeln sich 3–7 Millimeter große Bläschen mit einem roten Rand. Diese finden sich allerdings im Gegensatz zum Herpes nicht an den Lippen. Sie können jucken.

▌ Die Blasen heilen im Normalfall innerhalb von zwei Wochen ohne Krusten und Narben ab.

Harnwegsinfektionen

Andere Bezeichnung: HWI
Die Harnwege besitzen über die Harnröhre eine Verbindung zur Außenwelt – schließlich wird der Urin ja aus dem Körper ausgeschieden. Leider können Keime so aber auch in den Organismus hineingelangen.

Infektionen der Harnwege führen zu Schleimhautentzündungen von Harnblase und Nierenbecken. Sie kommen bei Kindern vergleichsweise häufig vor – im Säuglingsalter eher bei Jungen, später dann sind 5- bis 10-mal mehr Mädchen betroffen.

Ursachen

Im ersten Lebensjahr überwiegen angeborene Fehlbildungen der Harnwege, später sind die normalen anatomischen Gegebenheiten ein entscheidender Faktor: Bei Mädchen ist die Harnröhre erheblich kürzer als bei Jungen, so dass die Erreger es leichter haben, auch gegen den Strom bis in die Harnblase zu wandern. Dort können sie eine **Blasenentzündung** (Zystitis) verursachen, oft auch als untere HWI bezeichnet. Manchmal wandern sie dann über die Harnleiter bis ins Nierenbecken und Nierengewebe und rufen eine **Nierenbeckenentzündung** oder obere HWI hervor (Pyelonephritis).

Keime aus der Umgebung Die Erreger sind meist Bakterien, die z. B. aus dem Darm kommen und durch Abwischen des Pos in die falsche Richtung in die Harnwege gelangen. Auch in warmen Planschbecken im Sommer tummeln sich solche Keime gern, die durch die nasse Badekleidung, gefolgt von Unterkühlung, besonders günstige Bedingungen vorfinden.

Doch auch Pilze z. B. bei einem Windelausschlag (→ S. 386) oder einer Scheidenentzündung (→ S. 320) können einen Harnwegsinfekt hervorrufen; ebenso werden Keime – besonders bei Säuglingen – auf dem Blutweg bis in die Nieren »verschleppt« und rufen hier eine Entzündung hervor.

Fehlbildungen Neben der normalen Anatomie können auch anatomische Verhältnisse, bei denen der Urinabfluss gestört ist, das Risiko für Harnwegsinfektionen erhöhen:

- Beim **Blasen-Harnleiter-Rückfluss** (vesikoureteraler Reflux = VUR) mündet der Harnleiter falsch in der Harnblase ein, so dass der Ventilmechanismus, der einen Rückfluss vermindert, gestört ist. Durch den Druck beim Wasserlassen oder nachts im Liegen kann Urin dann auch in Richtung der Nieren zurückgelangen und dabei gleichzeitig Keime nach innen tragen, außerdem weiten sich durch den ständigen Rückstau die Harnleiter auf (Megaureter) und schädigen die Nieren.
- **Harnröhrenklappen** sind Fehlbildungen in der Harnröhre, die zu deren Verengung führen und damit ebenfalls eine Abflussstörung und Rückstau erzeugen. Die Blase wird dann nicht vollständig entleert. Harnröhrenklappen sind häufiger bei kleinen Jungen Ursache einer HWI.

Komplikationen

Wird eine untere Harnwegsinfektion nicht rechtzeitig, nicht konsequent genug oder nicht richtig behandelt, besteht immer das Risiko, dass sich die Infektion bis zum Nierenbecken ausbreitet. Von dort können die Keime auch in die Blutbahn gelangen und eine

Wasserlassen: häufig, schmerzhaft, wenig Urin

- **Harnblasenentzündungen** verursachen meist eher lokale Beschwerden: Das Kind muss häufig Wasser lassen, aber es kommen immer nur geringe Mengen. Pipimachen brennt oder tut weh, nicht selten klagt das Kind stattdessen über Bauchweh. Oft nässen Kinder, die bereits trocken waren, wieder ein. Der Urin riecht häufig streng oder ist trübe.

- **Nierenbeckenentzündungen** zeigen zusätzlich oder alternativ Fieber und Abgeschlagenheit. Die Kinder haben oft Flanken- oder Rückenschmerzen.
Je jünger das Kind, desto unspezifischer sind die Symptome. Bei Babys, die schlecht trinken, ungewöhnlich unruhig sind oder plötzlich unerklärliches Fieber haben, denken Sie auch an einen Harnwegsinfekt.

GESUND WERDEN

lebensgefährliche Blutvergiftung (→ S. 103) hervorrufen. Daneben kann bei einer Nierenbeckenentzündung auch immer Gewebe durch die entstehenden Narben irreparabel geschädigt werden, so dass – besonders bei chronischen oder immer wiederkehrenden Infekten der oberen Harnwege – ein Funktionsverlust der Niere resultiert.

Was Sie für Ihr Kind tun können

Bei verdächtigen Symptomen suchen Sie den Kinderarzt auf. Ein in der Praxis durchführbarer Urintest (mittels Teststreifen, der in den Urin getaucht wird) zeigt bereits eine Blasenentzündung an. Allerdings ist es bei Kindern nicht immer einfach, verwertbaren Urin zu gewinnen – die Aussagekraft ist begrenzt, wenn dieser durch Hautkeime verunreinigt ist. Ältere Kinder können bereits Mittelstrahlurin in einen Urinbecher lassen (etwas Urin in die Toilette, die mittlere Portion in den Urinprobenbehälter, die letzte Portion wieder verwerfen). Bei kleinen Kindern dienen dazu spezielle Beutelchen, die über Penis oder Scheide geklebt werden und in denen der Harn aufgefangen wird. Der Urin wird ins Labor geschickt, wo eine Kultur angelegt wird. So lässt sich nach einigen Tagen feststellen, welche Erreger die HWI verursacht haben und ob die – bis dahin bereits begonnene – Antibiotikatherapie diese auch richtig angreift. Bei einer Nierenbeckenentzündung wird evtl. auch Blut abgenommen.

Weiteres Vorgehen Die meisten Ärzte machen bei Jungen bereits nach dem ersten, bei Mädchen spätestens nach dem zweiten Harnwegsinfekt eine Ultraschalluntersuchung, um eine Anomalie an den Harnwegen oder Nieren auszuschließen, ggf. folgen weitere Spezialuntersuchungen.

Wird eine Fehlbildung gefunden, wird diese je nach Ausprägung operiert; in leichten Fällen eines Blasen-Harnleiter-Rückflusses ist manchmal ein Abwarten unter niedriger Antibiotikatherapie gerechtfertigt – Probiotika (mit Lactobacillus acidophilus) oder keine Antibiotikatherapie scheint in bestimmten Fällen genauso wirksam.[73–76]

Heilpflanzen, Wasser & Wickel

Reichliches Trinken beugt vor und dient zur Therapie – nur so lassen sich die Keime aus den Harnwegen rausspülen. Dazu reicht einfaches Wasser; zusätzlich können Sie auch spezielle Heiltees anbieten, welche die Harnausscheidung anregen und die Harnwege desinfizieren.

- Als Tee für Kinder ab dem Schulalter besonders geeignet sind Bärentraubenblätter, gemischt mit Goldrutenkraut, Birken- und Pfefferminzblättern. Aber: Bärentraube darf nicht länger als eine Woche und öfter als 5-mal im Jahr zugeführt werden, da sie evtl. die Leber schädigt.

▲ In warmen Planschbecken lauern Keime, die eine Blasenentzündung hervorrufen können

- Als schmackhaftere Alternativen eignen sich Preiselbeer- und Cranberrysaft – bei akuten Infekten 3-mal tgl. nach dem Essen, bei immer wiederkehrenden Infekten 1-mal abends vor dem Schlafengehen über 4–6 Wochen (jeweils 40 ml Nektar, evtl. verdünnt mit Wasser). Cranberry, auch amerikanische Preiselbeere oder Kranichbeere genannt, ist auch als Fertigpräparat in Kapselform oder als Flüssigkonzentrat erhältlich (z. B. Cranberola®).
- Meerrettich und Kapuzinerkresse haben antibiotikaähnliche Wirkungen und sind einzeln oder in Kombination als Fertigpräparate in der Apotheke erhältlich (z. B. CERES® Tropaeolum majus, Angocin® Anti-Infekt N).

Empfehlenswert ist es auch, Füße und Unterleib immer warm zu halten; bei einer akuten Unterkühlung beugen Sie mit einem warmen Fußbad einem Harnwegsinfekt vor. Ist dieser bereits eingetreten, hilft oft Wärme auf dem Unterbauch; bei Kindern ab 3 Jahren können Sie einen Hüftwickel (→ S. 384) mit 2 %igem Eukalyptusöl versuchen, der krampflösend und harntreibend wirkt.

Homöopathie

Empfehlenswert zur Selbstbehandlung sind:
- Wenn es beim Wasserlassen stark brennt: Cantharis D6 oder Sarsapilla D6, wenn Wärme bessert; Apis D6, wenn die Kinder matt sind und keinen Durst haben.
- Blasenentzündung ist Folge einer Unterkühlung: Dulcamara D6 z. B. nach Sitzen auf einem kalten Stein oder bei nasser Badekleidung; Pulsatilla D6 bei kalten, nassen Füßen.
- Belladonna D6 ist angezeigt, wenn die Beschwerden von plötzlich einsetzendem Fieber begleitet sind (z. B. nach langem Planschen in der Sonne) und der Unterbauch druckschmerzhaft ist.
- Bei abklingendem Harnwegsinfekt oder um die Urinausscheidung bei einer Antibiotikatherapie zu unterstützen, geben Sie Solidago D6.

Bei immer wiederkehrenden Harnwegsinfekten sollten Sie über eine homöopathische Konstitutionsbehandlung nachdenken; möglicherweise kommt auch eine Mikrobiologische Therapie (→ S. 71) zur Umstimmung der Darmflora infrage.

Heilpflanzen – Hilfe aus der Natur

Die Pflanzenheilkunde wird seit Jahrtausenden in allen Kulturen der Erde genutzt, um Krankheiten vorzubeugen oder zu heilen. Pflanzen enthalten viele Wirkstoffe und gerade deren Zusammenspiel macht sie so erfolgreich.

Eine Pflanze besteht aus Wurzeln, oberirdischem Kraut mit Blättern und Blüten, und sie produziert oft Früchte oder Samen, um sich zu vermehren. All diese Bestandteile enthalten hoch wirksame Inhaltsstoffe, die der Gesundheit nutzen oder schaden können – das hängt oft nur von der Dosis ab.

Was Pflanzen bewirken

Im Laufe der Menschheitsgeschichte ist an vielen bekannten Pflanzen ausprobiert worden, in welcher Dosis und mit welcher Zubereitungsart sie dem Menschen den größten Nutzen bringt. In den letzten 100 Jahren wurde mithilfe moderner Techniken genau bestimmt, aus welchen Inhaltsstoffen sich eine Pflanze zusammensetzt, wie das Verhältnis der Inhaltsstoffe zueinander ist – viele Stoffe wurden im Labor synthetisch produziert. Doch es zeigte sich, dass die natürliche Wirkstoffzusammensetzung einer Pflanze oft verträglicher, nebenwirkungsärmer und wirkungsvoller ist als ihre künstlich hergestellten Doppelgänger. So wirken sich Erntezeitpunkt und Art und Weise des Anbaus positiv auf die Pflanzenwirkstoffe aus und beeinflussen ihre Heilkraft erheblich. Einige wichtigste Inhaltsstoffe in Pflanzen sind:

- **Ätherische Öle**, die sich in der Luft sehr schnell verflüchtigen, Haut und Schleimhaut reizen und deshalb nicht unverdünnt aufgenommen werden dürfen. So helfen z. B. Fenchel- und Kümmelöl bei Blähungen, Eukalyptus- und Mentholöl bei Atemwegserkrankungen und Salbeiöl bei Halsschmerzen.
- **Bitterstoffe** wie in Enzian oder Wermut, die die Verdauung verbessern, weil sie den Speichel- und Magensaftfluss anregen und bitter schmecken.
- **Cumarine** wie in Bibernelle oder Waldmeister, die bei Entzündungen abschwellend wirken, aber auch die Blutgerinnung hemmen und deshalb gerade zur Selbstbehandlung wenig genutzt werden.
- **Flavonoide** wie in Birkenblättern und Schachtelhalm, die zahlreiche Wirkungen haben, z. B. hemmen sie Entzündungen, beugen Krankheiten vor, fördern die Durchblutung und steigern die Harnmenge, weswegen sie hauptsächlich eingesetzt werden.
- **Gerbstoffe**, die auf der Schleimhaut eine dünne Haut bilden. Sie hemmen Entzündungen, wirken zusammenziehend und helfen bei der Wundbehandlung, ein typisches Beispiel ist Eichenrinde.
- **Glykoside**, eine große Gruppe pflanzlicher Zuckerverbindungen, die sehr unterschiedliche Wirkungen haben. Dazu gehören neben den Cumarinen, Flavonoiden, Saponinen und Schleimstoffen auch solche, die auf das Herz wirken und überdosiert zum Tode führen können.
- **Saponine** wie in Efeu, Süßholz oder der Schlüsselblume, die seifenartig Schaum bilden, u. a. schleimlösend oder harntreibend wirken und Keime abtöten.
- **Schleimstoffe** wie in Spitzwegerich oder Eibisch, die zähflüssig sind, im Wasser stark quellen und auf Haut und Schleimhaut einen Schutzfilm bilden. Sie helfen bei Husten.

Wie Heilpflanzen funktionieren

Um aus einer Pflanze ein pflanzliches Heilmittel zu erstellen, bedarf es nicht nur einiger Übung, sondern auch genauer Kenntnisse über die Pflanze selbst: Wo ist sie gewachsen? Welche Inhaltsstoffe enthält sie und welche Pflanzenteile sind verwertbar? Wann sollte sie am besten gepflückt werden? Wie hoch muss das pflanzliche Mittel dosiert werden, damit es einerseits überhaupt wirkt, andererseits nicht giftig ist? Kein Wunder, dass viele Menschen lieber ein Fertigpräparat im Reformhaus, in der Drogerie oder Apotheke kaufen. Allerdings können Sie in der Apotheke auch viele getrocknete Pflanzen und ihre Teile (zusammenfassend als »Droge« bezeichnet) erstehen und dann zu Hause weiterverarbeiten.

Wir gehen hier nur kurz auf die verschiedenen Möglichkeiten ein und verweisen Sie auf weiterführende Literatur – vielleicht wecken wir Ihr Interesse und Sie stocken Ihre Hausapotheke mit einigen Pflanzen auf, die Sie einfach, aber wirkungsvoll einsetzen können. In vielen Städten bietet z. B. auch die Volkshochschule Kurse an, um den Umgang mit Pflanzen für den Hausgebrauch zu lernen. Übrigens werden aus vielen Heilpflanzen auch wichtige Homöopathika (→ S. 190) und

Bach-Blüten (→ S.88) hergestellt, sie werden bei Wasser- und Wickelanwendungen (→ S.379) als Zusatz hinzugefügt und ihre Öle werden in der Aromatherapie (→ S.76) eingesetzt.

Zubereitungsarten

Das Einfachste ist ein Aufguss aus den Pflanzenteilen – die klassische Teezubereitung; andere Zubereitungsarten sind aufwendiger, benötigen meist etwas Übung und Zubehör oder sind sogar so schwierig, dass sich der Aufwand kaum lohnt.

Der Klassiker Für einen **Aufguss** werden meist getrocknete, manchmal auch frische Blüten, Blätter oder Samen mit kochendem Wasser übergossen und einige Minuten stehen gelassen. Damit die ätherischen Öle nicht verfliegen, decken Sie das Gefäß ab und streifen am Schluss auch die Kondenstropfen ab. Der Tee wird meist getrunken – man kann damit aber auch Gurgeln oder eine Kompresse tränken und diese auf erkrankte Hautstellen auflegen.

Die Aufwendigeren Eine **Abkochung** löst Wirkstoffe aus besonders harten Pflanzenteilen. Das bietet sich an, wenn man z.B. Rinde verarbeitet. Dafür wird die Droge mit kaltem Wasser aufgesetzt, zusammen aufgekocht und evtl. noch ziehen oder köcheln gelassen. Bei einem **Auszug** werden die Blüten oder Blätter für eine bestimmte Zeit in kaltes Wasser gelegt. Zum Trinken wird die Lösung höchstens leicht angewärmt. Auszüge eignen sich für empfindliche Pflanzen wie z.B. Baldrian, deren Wirkstoffe beim Erhitzen zerstört werden. Um Wirkstoffe in **Öl** zu lösen, benötigen Sie ein Basisöl, z.B. Olivenöl, in das Sie die Pflanzenteile geben. Nach mehreren Wochen haben sich alle wichtigen Pflanzenstoffe mit dem Öl vermischt, Sie können es mit einem

sauberen Baumwolltuch (z.B. Geschirrtuch) abfiltern und benutzen. Um frischen **Pflanzenpresssaft** herzustellen, benötigen Sie eine Presse und meist Unmengen von Pflanzenteilen, damit überhaupt eine nennenswerte Menge Saft entsteht. Das lohnt sich also kaum – höchstens bei Holunderbeeren. Um eine **Salbe** oder Creme herzustellen, müssen Sie einerseits eine Salbengrundlage herstellen, andererseits die Wirkstoffe aus der Pflanze in Form von Öl, Tinktur oder ätherischem Öl dazugeben. Für die Salbengrundlage mischen Sie etwas Mandel- oder Jojobaöl unter erwärmtes Bienenwachs – dabei legen Sie die Konsistenz selbst fest. Für eine Creme mischen Sie unter die Salbengrundlage eine wässrige Lösung, z.B. etwas Tee. Für einen **Sirup** nehmen Sie den fertigen Aufguss oder eine Abkochung und geben ca. 400 g Zucker dazu. Erhitzen Sie die Mischung, bis sie zähflüssig wird. Eine **Tinktur** gewinnen Sie, indem Sie Pflanzenteile mit hochprozentigem Alkohol, z.B. Weingeist oder Doppelkorn, übergießen und diese Mischung für 14 Tage stehen lassen.

Die Besonderen Besonders für Kinder geeignet sind **Kräuterkissen** oder -säckchen für einen ruhigen Schlaf. Die Bettwärme setzt die ätherischen Öle frei – vergleichbar mit den Wirkungen der Aromatherapie. Füllen Sie dafür entweder eine Kissenhülle oder ein Baumwollsäckchen mit gut zerkleinerten Kräutern, die eine beruhigende Wirkung haben und deren Geruch Ihr Kind mag. Geeignet sind z.B. Thymian, Lavendelblüten, Baldrianwurzel, Hopfenzapfen, Orangen- oder Rosenblüten, Kamillenblüten, Dillsamen, Melissen- oder Zitronenverbenenblätter.

Dosierung

Da Sie bei der Verwendung von Heilpflanzen eine therapeutische Wirkung erzielen wol-

GESUND WERDEN

len, ist es notwendig, dass Sie Ihrem Kind genügend Wirkstoff zuführen – umgekehrt ist gerade bei kleinen Kindern wichtig, die Pflanzenheilmittel nicht zu stark zu dosieren, da diese häufig ätherische Öle enthalten, die in hoher Dosis starke Nebenwirkungen haben können.

Einnahme bei Kindern In der Tabelle (S. 173–178) finden Sie viele Teezubereitungen mit der Dosierung, die Erwachsene vertragen. Kinder haben eine andere Stoffwechselleistung, ihre Leber kann Wirkstoffe noch nicht so schnell entgiften, die Nieren scheiden diese nicht so schnell aus. Daher dürfen Sie Kindern nur geringere Wirkstoffmengen zuführen. Als Faustregel geben Sie nach Alter gestaffelt folgende Mengen an Tee:

- Säuglingen bieten Sie außer Fenchel-Anis-Kümmel-Tee keinen anderen Heilpflanzentee an – die richtige Dosierung für das geringe Körpergewicht zu ermitteln ist äußerst schwierig.
- Kleinkinder und Kinder bis 6 Jahre erhalten ca. ein Achtel bis ein Drittel der Erwachsenendosis; allerdings sind Tees aus z. B. Faulbaumrinde oder Pfefferminze wegen ihrer Wirkstoffe (Glykoside und ätherische Öle) nicht für kleine Kinder ge-

eignet, andere schmecken bitter und werden von Kindern nicht angenommen.

- Kinder zwischen 6 und 9 bekommen die Hälfte der Dosis,
- Kinder bis 12 in etwa zwei Drittel;
- älteren Kindern können Sie die Erwachsenendosis geben.

Leider gilt die Regel »je kleiner das Kind, desto geringer die Dosis« auch nicht uneingeschränkt: So ist das Verhältnis von Wasser zu Fett im Gewebe eines Säuglings größer als bei älteren Kindern, so dass wasserlösliche Substanzen sogar höher dosiert werden müssen. Erschwerend kommt hinzu, dass Wirksamkeits- und Unbedenklichkeitsnachweise bei Pflanzen besonders schwer zu ermitteln sind, und zwar genau aus dem Grund, warum sie so gut wirken: Sie bestehen nicht nur aus 1–2 Reinsubstanzen, sondern aus einem ganzen Wirkstoffgemisch, das darüber hinaus in den einzelnen Pflanzenteilen auch noch in unterschiedlicher Konzentration vorliegt.

Erfahrungen bei Kindern Beachten Sie auch die Konstitution Ihres Kindes – einem zartgliedrigen Kind geben Sie weniger als einem kräftig gebauten. Bei vielen Pflanzenheilmitteln aus der Drogerie oder Apotheke liegen – wie bei anderen Arzneimitteln auch – keine Studiendaten zur Wirksamkeit oder Nebenwirkungen bei Kindern vor. Deshalb muss vom Hersteller aus rechtlichen Gründen empfohlen werden, diese Mittel nicht bei Kindern anzuwenden – das heißt aber weder, dass sie bei Kindern nicht wirken, noch dass sie ungeeignet sind. Oft stützt sich ihre Anwendung auf viele Jahrzehnte bis Jahrhunderte der Erfahrung z. B. in der Volksmedizin.

Einige Pflanzenheilmittel dürfen Sie nicht während der Schwangerschaft und/oder der Stillzeit verwenden, da sie z. B. Wehen auslösen oder das ungeborene Kind schädigen können bzw. über die Muttermilch in den Säugling gelangen.

ZUM WEITERLESEN

Buchtipp

Leonore Geißelbrecht-Taferner, Kasia Sander: Die Kräuter-Detektive. Von Brennnessel bis Zitronenmelisse den Kinderkräutern auf der Spur. Ökotopia, Münster 2010

Mit Experimenten, Spielen, Bastelaktionen, Geschichten und Rezepten entdecken Kinder in diesem Buch im Garten, auf der Fensterbank oder in Wald und Wiese die Besonderheiten von Schnittlauch, Nesseln, Petersilie, Malve oder Johanniskraut.

Welche Heilpflanze wofür?

Anis (Pimpinella anisum)

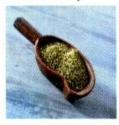

Hat Ihr Kind Husten? Oder Koliken, Blähungen und Bauchkrämpfe? Mehrmals täglich Tee aus Anisfrüchten (1 TL auf 250 ml, 10 Min. ziehen lassen) regt die Verdauung an, löst Bauchkrämpfe und wirkt antibakteriell und schleimlösend. 2–3 Tropfen Anisöl mit einem Trägeröl vermischt für eine Bauchmassage helfen gegen Blähungen. Einige Tropfen in der Duftlampe tragen dazu bei, Meinungsverschiedenheiten beizulegen.

Arnika (Arnica montana)

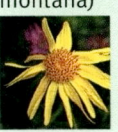

Bei einer Verstauchung oder einer Beule hilft Ihrem Kind Arnika. Aus den Blüten dieser geschützten Pflanze wird eine Tinktur gewonnen (in der Apotheke erhältlich), die im Verhältnis 1:3 mit Wasser verdünnt auf einer Kompresse bei Prellungen, Insektenstichen oder Blutergüssen Wunder wirkt. Bei Fieber tränken Sie zur Wirksteigerung einen Pulswickel mit verdünnter Arnikatinktur. Arnika wirkt entzündungshemmend und schmerzlindernd, sie können auch eine Mundspülung herstellen (Tinktur zehnfach verdünnen). **Achtung:** Unverdünnt reizt Arnikatinktur Haut und Schleimhaut.

Augentrost (Euphrasia officinalis)

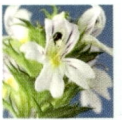

Hat Ihr Kind tränende Augen oder eine Bindehautentzündung? Ein Tee aus Augentrostkraut (2 TL auf 250 ml, 5 Min. ziehen lassen) unterstützt innerlich den Heilungsprozess, äußerlich legen Sie eine mit Tee getränkte Kompresse auf das geschlossene Augenlid und spülen das Auge mit dem Tee (am besten mit einer Augenbadewanne aus der Apotheke).

Baldrian (Valeriana officinalis)

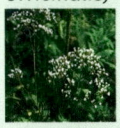

Ist Ihr Kind unruhig, ängstlich und schläft es deswegen schlecht? Baldrianwurzel beruhigt und fördert das Einschlafen. Sie geben morgens 2 TL in ein Glas kaltes Wasser und verwenden den abgeseihten, erwärmten Aufguss abends, alternativ geben Sie 1 TL Tinktur. **Achtung:** Baldrian wird häufig unterdosiert und verstärkt dann die Schlaflosigkeit.

Birke (Betula)

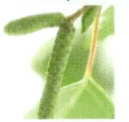

Hat Ihr Kind einen Harnwegsinfekt? Ein harntreibender Tee aus Birkenblättern (2 TL auf 250 ml, 10 Min. ziehen lassen) oder Birkenpresssaft (aus der Apotheke) hilft bei Blasenentzündungen und wird aufgrund seiner entzündungshemmenden Eigenschaften auch gegen Hautunreinheiten eingesetzt.

Brombeere (Rubus fruticosus)

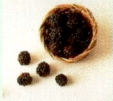

Bei Halsschmerzen, einem Magen-Darm-Infekt, unreiner Haut oder einer Windeldermatitis ist Tee aus Brombeerblättern (2 TL auf 250 ml, 10 Min. ziehen lassen) das Richtige. Ihr Kind kann ihn trinken, damit gurgeln und können ihn für die äußerliche Anwendung benutzen. Bei Entzündungen der Mund- und Rachenschleimhaut können Sie Ihrem Kind auch Brombeeren zu essen geben.

Dill (Anethum graveolens)

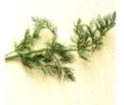

Gegen Blähungen, Bauchkrämpfe und Appetitlosigkeit hilft Ihrem Kind ein Tee aus Dillkraut und -samen (1 TL auf 250 ml, 5 Min. ziehen lassen). Dillöl vermischt mit einem Trägeröl setzen Sie zur Bauchmassage ein.

GESUND WERDEN

Welche Heilpflanze wofür?	
Eibisch (Althea officinalis) 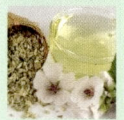	Ihr Kind hustet und hat einen roten Rachen? Ein Tee aus Eibischwurzel und -blättern (2 TL auf 250 ml, 10 Min. ziehen lassen) mildert den Hustenreiz und wirkt entzündungshemmend.
Eiche (Quercus robor) 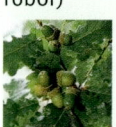	Bei Entzündungen der Haut hilft Ihrem Kind ein Bad oder eine Waschung mit Eichenrindenaufguss (4 EL auf 2 l, 10 Min. ziehen lassen). Zum Gurgeln bei einer Halsentzündung stellen Sie eine Lösung aus einem TL auf 250 ml Wasser her (5 Min. ziehen lassen).
Faulbaum (Frangula) 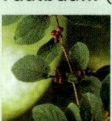	Bei Verstopfung hilft ein abführender Teeaufguss aus Faulbaumrinde (1 TL auf 250 ml, 5 Min. ziehen lassen). Bei unreiner Haut wirkt ein Sud aus Faulbaumrinde (eine Handvoll Rinde auf 1 l, 30 Min. kochen), den sie abgekühlt mit einer Kompresse auf die gereinigte Haut legen. **Achtung:** Nicht bei Kindern unter 12 Jahren anwenden.
Fenchel (Foeniculum vulgare) 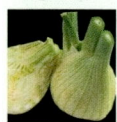	Sowohl bei Husten als auch bei Magen-Darm-Problemen sind Fenchelfrüchte eine große Hilfe. Der Tee (2 TL auf 250 ml, 5 Min. ziehen lassen) löst den Schleim, fördert den Auswurf, löst Bauchkrämpfe und vermindert Blähungen. Fenchelöl vermischt mit einem Trägeröl eignet sich für eine Bauchmassage.
Gänseblümchen (Bellis perennis) 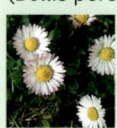	Bei Husten und bei Hautproblemen hilft Ihrem Kind ein Tee aus Gänseblümchenblüten (2 TL auf 250 ml, 10 Min. ziehen lassen), er wirkt schleimlösend und entzündungshemmend.
Goldrute (Solidago virgaurea) 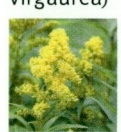	Hat Ihr Kind eine Blasenentzündung? Das Kraut der Goldrute hemmt Entzündungen, löst Krämpfe und wirkt harntreibend, für einen Tee lassen Sie 2 TL Kraut auf 250 ml Wasser 2 Min. ziehen.
Hagebutte (Frucht der Heckenrose, Rosa canina) 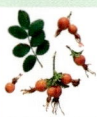	Hagebutten enthalten 20-mal mehr Vitamin C als eine Zitrone – Marmelade und Sirup aus Hagebuttenfrüchten sind sehr gesund und helfen bei Erkältungen, schneller wieder fit zu werden, Hagebutten sind auch als Tee (2 TL zerquetschte Früchte aus 250 ml, 10 Min. ziehen lassen) ein wichtiger Vitaminspender.

Welche Heilpflanze wofür?	
Heublumen (Graminis flos) 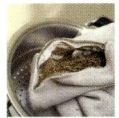	Gegen Muskelkrämpfe, Bauchschmerzen, Bronchitis, kalte Füße, Ohrenschmerzen und Verspannungen helfen Ihrem Kind Heublumen, die Sie fertig in ein Säckchen gehüllt kaufen können. Sie legen den Heublumensack direkt auf die schmerzende Körperregion – am besten erwärmen Sie den Sack dazu für 10 Min. über kochendem Wasser im Wasserdampf. Solange Ihr Kind den Heublumensack angenehm warm findet, bleibt er am Körper. Alternativ geben Sie den Sack oder zwei Handvoll lose Heublumen (oder deren Sud) ins Badewasser.
Holunder (Sambucus nigra) 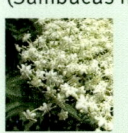	Bei einem grippalen Infekt hilft Ihrem Kind der schweißtreibende und schleimlösende Saft aus Holunderbeeren oder ein Tee aus Holunderblüten (2 TL auf 250 ml, 10 Min. ziehen lassen). Sie können bei Einschlafproblemen auch 2 TL frische Holunderblüten mit Milch erhitzen und mit Honig süßen.
Johanniskraut (Hypericum perforatum) 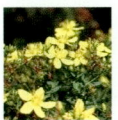	Hat Ihr Kind einen Sonnenbrand, eine Schürfwunde oder Hautprobleme? Oder schläft es schlecht, ist es traurig oder unruhig? Das blühende Johanniskraut und das aus den Blüten gewonnene Rotöl wirken wundheilend, töten Keime ab und hemmen Entzündungen. Daneben fördern die Wirkstoffe den Schlaf und verbessern die Stimmung. Johanniskraut verwenden Sie innerlich als Tee (2 TL auf 250 ml, 10 Min. ziehen lassen), bei äußerlichen Wunden kommt das Rotöl zum Einsatz, das Sie auch für eine Bauchmassage einsetzen können. **Achtung:** Die Wirkstoffe des Johanniskrauts erhöhen die Lichtempfindlichkeit der Haut, nach der äußeren Anwendung die Haut abdecken, weil Ihr Kind sonst leicht einen Sonnenbrand bekommen kann.
Kamille (Chamomilla recutita) 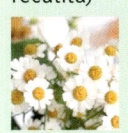	Bei Blähungen, Magen-Darm-Infekten, aber auch Entzündungen des Mund- und Rachenraums hilft Ihrem Kind ein Tee aus Kamillenblüten (1 TL auf 250 ml, 5 Min. ziehen lassen). Bei Entzündungen der Haut helfen Salben oder Badezusätze (aus Drogerie oder Apotheke), die Kamille enthalten. Bei Bauchschmerzen ist auch eine Bauchmassage mit einigen Tropfen Kamillenöl (25 g Kamillenblüten auf 300 g Olivenöl, 4 Wochen stehen lassen, dann abseihen) oder ein Kamillenbauchwickel geeignet. Für einen Bauchwickel geben Sie 3 TL Kamillenblüten auf 0,5 l warmes Wasser – bei Bauchschmerzen legen Sie ihn 15 Min. auf den Bauch Ihres Kindes. Ein Kamillensäckchen für das Ohr riecht gut und ist einfach herzustellen: Sie geben eine Handvoll Kamillenblüten in ein Tuch und hängen es für 10 Min. über Wasserdampf auf. Es wird bei Ohrenschmerzen die ganze Nacht am Ohr fixiert.
Kümmel (Carum carvum) 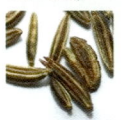	Ihr Kind hat Blähungen? Die Kümmelfrüchte lösen Krämpfe und entblähen. Sie setzen sie als Tee (1 TL auf 250 ml, 10 Min. ziehen lassen) ein oder als Kümmelöl, z. B. für eine Bauchmassage.

Welche Heilpflanze wofür?

Lavendel (Lavandula officinalis) 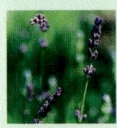	Zur Beruhigung, bei Husten oder Magen-Darm-Beschwerden geben Sie Ihrem Kind einen Tee (1 TL auf 250 ml, 10 Min. ziehen lassen) aus Lavendelblüten; 3 Tropfen Lavendelöl in der Duftlampe oder als Badezusatz haben einen ausgleichenden Effekt und helfen bei Erkältungen. **Achtung:** Lavendelhaltige Präparate haben östrogenartige Wirkungen und können bei Anwendung über einen längeren Zeitraum dazu führen, dass sich bei Jungen Brüste entwickeln.
Linde (Tilia) 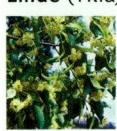	Ihr Kind bekommt eine Erkältung, die sich bereits mit Fieber und Gliederschmerzen ankündigt? Dann ist der mehrfache Teegenuss aus Lindenblüten (2 TL auf 250 ml, 10 Min. ziehen lassen) mit seiner schweißtreibenden Wirkung das Richtige. Er hemmt Entzündungen und wirkt schmerzstillend. Ein Lindenblütenbad entspannt und beruhigt (5 Handvoll Blüten auf 5 l Wasser, 10 Min. ziehen lassen, den Sud ins Badewasser geben).
Melisse (Melissa officinalis) 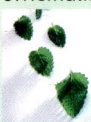	Bei Magen-Darm-Beschwerden, Unruhe und Nervosität hilft Ihrem Kind ein Tee aus Melissenblüten (3 TL auf 250 ml, 10 Min. ziehen lassen). Bei Hautproblemen geben Sie Melisse (2 Handvoll auf 2 l heißes Wasser, 20 Min. ziehen lassen, abseihen) ins Badewasser oder nehmen mit Melisse ein Dampfbad. Eine mit Tee getränkte Kompresse hilft auch bei Insektenstichen, Lippenherpes oder einem Bluterguss.
Nachtkerze (Oenothera biennis) 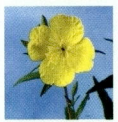	Bei unreiner Haut und Ekzemen, aber auch Husten und Durchfall hilft ein Tee aus Nachtkerzensamen (1 TL zerquetschte Samen auf 250 ml, 10 Min. ziehen lassen), der die Abwehr stärkt und Entzündungen hemmt.
Pfefferminze (Mentha x piperita) 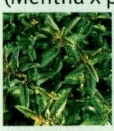	Gegen Appetitlosigkeit und Blähungen helfen Pfefferminzblätter als Tee (2 TL auf 250 ml, 5 Min. ziehen lassen), gegen Erkältungskrankheiten als Inhalation (2 EL Blüten auf 2 l kochendes Wasser). Sie erweitern die Atemwege und wirken gegen Übelkeit. **Achtung:** Wegen des ätherischen Öls nicht bei kleinen Kindern verwenden.
Ringelblume (Calendula officinalis) 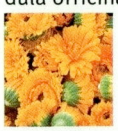	Bei empfindlicher oder wunder Haut ist eine Salbe, Tinktur oder Kompresse aus Ringelblumenblüten das Richtige für Ihr Kind. Ringelblume fördert die Wundheilung, hemmt Entzündungen und wirkt gegen Keime. Bei Halsentzündungen verwenden Sie Gurgellösungen mit Ringelblumenextrakt (aus der Apotheke).
Rosmarin (Rosmarinus officinalis) 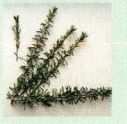	Hat Ihr Kind einen niedrigen Blutdruck oder ist es erst von einer Krankheit genesen? Ein Tee aus Rosmarinblättern (1 TL auf 250 ml, 15 Min. ziehen lassen) regt Kreislauf und Appetit an, fördert die Durchblutung und hilft auch gegen Konzentrationsstörungen und Kopfschmerzen. Äußerlich werden Rosmarinzubereitungen bei Verstauchungen und als Badezusatz (2 Tropfen Öl) eingesetzt.

Welche Heilpflanze wofür?

Salbei (Salvia officinalis)

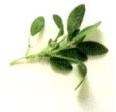

Bei Halsentzündungen, Bronchitis und Husten hilft Ihrem Kind ein Tee aus Salbeiblättern (1 TL auf 250 ml, 15 Min. ziehen lassen) genauso wie bei übermäßigem Schwitzen oder Verdauungsproblemen. Er hemmt Entzündungen, löst Krämpfe, regt den Appetit an und fördert die Verdauung; 2–3 Tropfen Salbeiöl im Aromastein helfen bei Weinerlichkeit. Salbei ist oft in Hustenbonbons enthalten.

Schachtelhalm (Zinnkraut, Equisetum arvense)

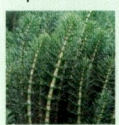

Hat Ihr Kind einen Harnwegsinfekt oder eine Bronchitis? Zubereitungen aus Schachtelhalmkraut wie z. B. Frischpflanzenpresssaft wirken harntreibend, abschwellend und stärken die Abwehr. Ein Bad oder eine Kompresse mit Schachtelhalmzusatz (aus der Apotheke) empfiehlt sich bei Hautproblemen.

Schafgarbe (Achillea millefolium)

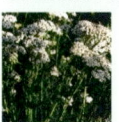

Wenn Sie die Zeit fürs Hirtentäschelsammeln verpasst haben, erwerben Sie alternativ Schafgarbe in der Apotheke. Bei Nasenbluten, Schürfwunden und kleineren Verletzungen hilft Ihrem Kind eine blutstillende Kompresse, die Sie mit Tee aus Schafgarbenkraut (2 TL auf 250 ml, 15 Min. ziehen lassen) tränken. Den Tee kann Ihr Kind bei Magen-Darm-Problemen oder Erkältungen trinken, er regt den Stoffwechsel an, fördert die Verdauung, hemmt Entzündungen und wirkt krampflösend. Sie können auch einen warmen Bauchwickel mit Schafgarbentee herstellen, der für 15 Min. auf dem Bauch verbleibt.

Sonnenhut (Echinacea purpurea)

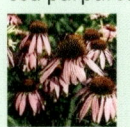

Ihr Kind wird schnell krank und die herbstliche Erkältungszeit naht? Zubereitungen aus Sonnenhut (aus Drogerie oder Apotheke) unterstützen das Immunsystem und beugen Erkältungen vor. Allerdings dürfen diese nicht länger als 6 Wochen gegeben werden, da sich sonst die Wirkung umkehrt.

Spitzwegerich (Plantago lanceolata)

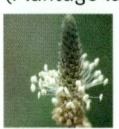

Hat Ihr Kind Halsschmerzen oder eine Bronchitis? Alle Bestandteile des Spitzwegerichs hemmen Entzündungen, lindern Husten, lösen Schleim, regen den Appetit an und fördern die Verdauung – probieren Sie einen Teeaufguss (1 TL auf 250 ml, 15 Min. ziehen lassen).

Stiefmütterchen (Viola tricolor)

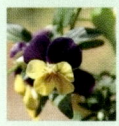

Kraut und Wurzel des Stiefmütterchens hemmen Entzündungen, sind schweißtreibend, schleimlösend und wirken gegen Krämpfe. Gegen Bauchschmerzen bereiten Sie einen Tee (1 TL auf 250 ml, 10 Min. ziehen lassen) zu, für die äußere Anwendung, z. B. bei Milchschorf oder einer Windeldermatitis, tränken Sie eine Kompresse mit dem Tee oder stellen einen Badezusatz her (3 EL auf 1 l, 15 Min. ziehen lassen).

Welche Heilpflanze wofür?	
Thymian (Thymus vulgaris) 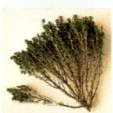	Wenn Ihr Kind eine Bronchitis oder einen Infekt der Atemwege hat, hilft Thymian. Kraut, Blätter und Blüten wirken schleimlösend, antibakteriell und entzündungshemmend. Daneben fördern sie den Appetit. Sie können Thymian als Gewürz zum Essen geben, als Tee (2 TL auf 250 ml, 10 Min. ziehen lassen), als Sirup (2 TL auf 500 ml Wasser, 15 Min. ziehen, dann mit 300 g Zucker zu Sirup einkochen lassen), aber bei Hautproblemen auch als Bad einsetzen (100 g frischen Thymian mit 2 l kochendem Wasser überbrühen, 20 Min. ziehen lassen, Aufguss zum Badewasser geben, 15 Min. baden) oder bei Atemwegserkrankungen als Duftsäckchen ins Zimmer hängen. Thymiantee ist auch für einen Brustwickel geeignet.
Zwiebel (Allium cepa) 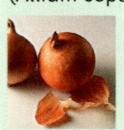	Bei Erkältungen, Ohrenschmerzen, Husten, Blutergüssen oder Insektenstichen hilft Ihrem Kind die Zwiebel. Sie wirkt gegen Keime und hemmt die Blutgerinnung. Äußerlich können Sie entweder eine frisch geschnittene Zwiebelhälfte auf die Prellung oder den Insektenstich legen oder die klein gehackte Zwiebel kalt oder warm angedünstet als Kompresse auf die schmerzende Körperregion auflegen. Besonders bei Ohrenschmerzen hat sich das Zwiebelsäckchen als Ohrenwickel bewährt. Innerlich hilft Ihrem hustenden Kind Zwiebelsirup (1 große Zwiebel klein schneiden, 5 Min. kochen, mit 1 TL Honig süßen) vor dem Schlafengehen.

Als Faustregel gilt: *Kleinkinder und Kinder bis 6 Jahre ein Achtel bis ein Drittel der Erwachsenendosis, Kinder zwischen 6 und 9 die Hälfte, Kinder bis 12 in etwa zwei Drittel, ältere Kinder die Erwachsenendosis*

Heiserkeit

Eine raue, knarrende, leise oder klanglose Stimme ist Zeichen einer Beeinträchtigung der Stimmbänder, die als Folge eines Entzundungsprozesses nicht mehr frei schwingen können. Heiserkeit ist ein Hauptsymptom einer Kehlkopfentzündung (→ S. 211).

Herpangina

Die Herpangina ist eine durch Viren übertragene Infektionskrankheit, die vor allem bei Kleinkindern im Sommer und Herbst auftritt und fast immer harmlos verläuft.

Die Erreger sind Coxsackie-A-Viren und nicht Herpesviren, wie der Name vermuten lässt.

Dieser rührt von den Bläschen, die sich allerdings anders als beim Herpes (→ S. 180) nicht im vorderen Mundbereich, sondern im hinteren Rachenraum finden.

Die Viren werden durch Schmutz- und Schmierinfektionen über Trinkwasser und verunreinigte Lebensmittel übertragen. Sie

Fieber und Mundgeschwüre

▪ 2–6 Tage nach der Ansteckung entwickelt sich plötzlich hohes Fieber. Das Allgemeinbefinden ist beeinträchtigt, Kopfschmerzen sind möglich.

▪ Im hinteren Rachenbereich entsteht ein samtartiges Gefühl. Dies ist durch eine Entzündung mit 2–3 mm großen Bläschen bedingt, die nach kurzer Zeit platzen und sich in schmerzhafte Geschwüre umwandeln. Dadurch entstehen Schluckbeschwerden. Daneben können Übelkeit und Bauchschmerzen auftreten. Es besteht – im Gegensatz zur Mundfäule nach dem Erstkontakt mit Herpesviren (→ S. 180) – eher kein Mundgeruch.

▪ Die Beschwerden bilden sich innerhalb von einer, spätestens zwei Wochen zurück.

vermehren sich zunächst im Rachen und im Magen-Darm-Trakt und verursachen dort Beschwerden. Über das Blut gelangen sie in sehr seltenen Fällen auch in andere Organe und verursachen dann z. B. eine Entzündung von Gehirn oder den Hirnhäuten. Da es diverse Erregertypen gibt, kann man mehrmals an der Herpangina erkranken; eine Vorbeugung ist allenfalls durch häufiges Händewaschen bei Kontakt mit infizierten Personen möglich.

Was Sie für Ihr Kind tun können

Die Diagnose wird vom Arzt durch die typischen Symptome gestellt. Direkt gegen den Erreger lässt sich zwar nichts tun, aber Sie können zumindest die Beschwerden Ihres Kindes lindern:

▪ Vermeiden Sie saure und scharf gewürzte Nahrung und Getränke.

▪ Achten Sie insbesondere bei einem kleinen Kind darauf, dass es genug Flüssigkeit zu sich nimmt. Verzichten Sie auf Fruchtsäfte und geben besser Milch oder Trinkjoghurt, schwach gewürzte Brühe, Suppe oder Brei.

▪ Salbeitee zum Gurgeln hilft zwar gegen die Beschwerden, wird aber von den Kindern oft nicht gemocht – machen Sie den Tee nicht zu stark und süßen Sie ihn gut. Alternativ können Sie dreimal täglich lauwarmen Kamillen- oder Malventee geben (2 TL Kamillenblüten bzw. Malvenblätter und -blüten auf 250 ml Wasser, nach 5–10 Min. abseihen).

▪ Ältere Kinder können 3-mal täglich eine Mundspülung mit Salviathymol® machen, einem Fertigpräparat aus der Apotheke, das ätherische Öle aus 7 Heilpflanzen enthält. Die Dosierung sollte allerdings geringer als auf der Verpackung angegeben sein: Lösen Sie 1–3 Tropfen in einem großen Schluck warmem Wasser auf. Das Betupfen oder Einpinseln des Rachens mit Silbernitratlösung, Myrrhetinktur oder Rhabarberextrakt ist sehr unangenehm, die Wirkung eher gering. Honig lindert nicht nur die Schmerzen, sondern wirkt auch der Entzündung entgegen.

▪ Die homöopathische Selbstbehandlung ist schwierig.

Bei stärkeren Schmerzen kann der Kinderarzt auch Medikamente verschreiben, die die Mundschleimhaut lokal betäuben, oder Sie verwenden bei absoluter Trinkverweigerung vor allem bei kleineren Kindern die üblichen Schmerzmittel (Paracetamol oder

Ibuprofen). Gelbe Beläge auf den Mandeln sprechen für eine zusätzliche bakterielle In-fektion (→ Hals- und Mandelentzündungen, S. 161) und erfordern evtl. Antibiotika.

Herpes

Andere Bezeichnung: Herpes simplex
Die Erkrankung mit schmerzhaften Bläschen wird durch ein Virus ausgelöst, das im Körper verbleibt und immer wieder aktiviert werden kann. Selten rufen Herpesviren auch schwere Erkrankungen hervor.

Herpes steht im Griechischen für »schlei-chen« oder »sich ducken«. Vermutlich rührt der Name von der Eigenschaft des Herpes-simplex-Virus (HSV Typ 1 und Typ 2), sich im Körper zu verstecken und in bestimmten Situationen immer wieder plötzlich »hervor-zukriechen« – nach einer Infektion verbleibt das Virus immer (meist symptomlos) im Körper. Herpes simplex befällt die Haut am Übergang zu Schleimhäuten – besonders an den Lippen (**Herpes labialis**), aber auch in der Region der Geschlechtsteile und des Af-ters (**Herpes genitalis**) oder an der Hornhaut des Auges (**Herpes corneae**). Daneben gibt es in der großen Familie der Herpesviren auch noch andere Erreger, die z. B. Windpocken bzw. Gürtelrose (Herpes zoster, → S. 389), Pfeiffer-Drüsenfieber (→ S. 300) und Drei-tagefieber (→ S. 118) verursachen.

Ausbreitung der Keime
Herpesviren kommen weltweit vor. Wie vie-le Menschen infiziert sind, ist nicht genau bekannt – Schätzungen liegen bei durch-

Schmerzende, gefüllte Bläschen

Erstinfektion

▌ Der Erstkontakt mit Herpes-simplex-Viren findet meist im Kleinkindesalter statt, es kann sich dann die **Mundfäule (Stomatitis aphthosa)** entwickeln. Sie zeigt hohes Fieber, zahlreiche Herpes-bläschen auf der Mundschleimhaut und Zunge, üblen Mundgeruch (daher der Name) und geschwollene Lymphknoten am Kiefer und Hals. Das Kind fühlt sich richtig krank und will infolge der Schmer-zen im Mund nicht essen und trinken. Besonders bei kleinen Kindern ist eine Austrocknung möglich. Normalerweise ist nach 7–10 Tagen alles wieder vorbei.

▌ V. a. bei Neugeborenen oder wenn das Kind eine Abwehrschwäche hat, ist auch eine Entzündung des Gehirns (**Herpes-enzephalitis**, → S. 152) oder anderer innerer Organe möglich, bei Neuroder-mitis eine schwere Entzündung der Haut (**Herpesekzem**).

Aktivierung der Viren im Körper

▌ Erste Zeichen der Virusaktivierung sind meist ein Kribbeln, Spannungsgefühl, Juckreiz und Rötung, kurze Zeit später gefolgt vom »Aufblühen« der typischen Herpesbläschen. Diese sind etwa steck-nadelkopfgroß, zunächst mit wässrigem, dann trübem Inhalt gefüllt und in Grup-pen angeordnet. Sie erzeugen oft bren-nende Schmerzen.

▌ Später fließen die Herpesbläschen zu-sammen, platzen, trocknen aus, bilden eine Kruste und heilen ab.

schnittlich 85 % beim HSV-1 und 25 % beim HSV-2. Nur wenige Menschen entwickeln beim erstmaligen Viruskontakt Krankheitszeichen und längst nicht alle Virusträger haben wiederkehrende Ausbrüche der Herpesbläschen. Diese werden durch körperliche oder seelische Belastungen ausgelöst: häufig durch Fieber (daher auch der Name »Fieberbläschen«) und akute Krankheiten, starke Sonneneinstrahlung, die Menstruation, Verletzungen, aber z. B. auch Schreck, Ekel oder Angst. Die Erreger werden von dem Blaseninhalt durch direkten Kontakt z. B. beim Küssen oder durch Tröpfchen übertragen.

Was Sie für Ihr Kind tun können

Die einfachen Herpesbläschen an Lippen und Nasenflügeln sind zwar unangenehm, aber ungefährlich. Sie erfordern allenfalls lindernde Maßnahmen. Bekommt Ihr Kind diese allerdings im Abstand von wenigen Wochen immer wieder oder heilen sie nicht ab, sollte Ihr Kinderarzt eine Immunschwäche ausschließen. Auch bei Beteiligung der Augen, ausgedehntem Befall mit starkem Krankheitsgefühl oder Bläschen im Mund und bei Babys sollten Sie bald einen Arzt aufsuchen, bei Zeichen einer Gehirnbeteiligung (Benommenheit, Krämpfe, Atembeschwerden) sofort. In solchen Fällen wird ein Medikament als Infusion gegeben, das speziell die Vermehrung der Herpesviren hemmt.

Unzählige Möglichkeiten Die Liste an Hausmitteln, mit denen sich leichtere Symptome lindern und die Zeit bis zum Abheilen verkürzen lassen sollen, ist lang. Einige der Substanzen steuern der Blasenbildung entgegen, andere lindern Juckreiz und Schmerzen oder trocknen die Blasen aus und desinfizieren sie. Was bei dem einen gut wirkt, hat bei dem anderen keinen Effekt. Deshalb müssen Sie ausprobieren, was hilft und praktikabel ist. Die chemischen Mittel Aciclovir und Penciclovir schmuggeln einen falschen Baustein in die Viren, so dass diese sich nicht mehr vermehren können. Die Substanzen sind in Form von Salbe oder Creme in der Apotheke erhältlich. Sie sind zwar wirksam, ihre Anwendung ist trotzdem umstritten.[77, 78] Auch hier kommt es auf einen individuellen Versuch an.

Heilpflanzen, Wasser & Wickel

Folgende Substanzen sollen helfen, wenn sie direkt beim ersten Spannungsgefühl auf die Stelle aufgetragen werden: Zahnpasta, Honig, Teebaumöl, Natronpulver, Eigenurin, Zwiebel, Zitronensaft, Aloe vera, aufgeschäumte (Kern-)Seife, Penatencreme, Schlagsahne und ein in ein sauberes Taschentuch geschlagener Eiswürfel, der mehrmals täglich kurz an die entsprechende Stelle gehalten wird. An pflanzlichen Mitteln hindern z. B. Schwarze Johannisbeeren, Salbei in Kombination mit Rhabarber und Pfefferminze unter Laborbedingungen das Virus an seiner Vermehrung.[79–83] Wieweit sich diese Ergebnisse allerdings in die Praxis übertragen lassen, muss sich noch zeigen.

Bewährtes Hilfreich ist ein Extrakt aus Melisse als Tinktur (50 g Blätter mit $1/2$ Liter kochendem Wasser übergießen, nach 10 Min. abseihen und abkühlen lassen) oder fertige Salbe (Lomaherpan®) aus der Apotheke, die das Eindringen des Virus in die Zelle hemmt. So wird die Ausbreitung der Infektion behindert und die Heilung verbessert.[84, 85] Zusätzlich soll auch ein vorbeugender Effekt vorhanden sein.[86] Sind die Blasen bereits aufgeschossen, beschleunigt Zinkpaste das Austrocknen. Auch Heilerde oder Schwarzer Tee hilft in diesem Stadium. Sind die betroffenen Stellen bereits verkrustet, wird die Heilung der Haut mit Fettsalben verbessert. Egal, was Sie auftragen: Nehmen Sie nicht die Finger, sondern ein Wattestäbchen. So vermeiden Sie, dass Viren an andere Körperstellen, z.B. in die Augen, gelangen.

Homöopathie

Hat eine Unterkühlung oder Erkältung das Aufblühen der Bläschen verursacht, ist Rhus toxicodendron D12 empfehlenswert; ist nur eine einzelne große, stark brennende Blase vorhanden, geben Sie Cantharis D12. Sonne, Angst oder Ekel als Auslöser verlangt nach Natrium muriaticum D12. Bei Pustelbildung ist Hepar sulfuris D12 angezeigt, bei schleppender Heilung Mercurius D12.

Und sonst

Zur Abwehrsteigerung werden auch Zink, Selen sowie Vitamin C und E empfohlen. Da das Virus überall vorkommt, kann man einer Infektion nicht vorbeugen – eine Schutzimpfung existiert nicht. Wieweit sich eine Virusaktivierung vermeiden lässt, hängt auch vom individuellen Auslöser ab. Vielen hilft es, beim Aufenthalt im Freien die Lippen mit einem Sunblocker abzudecken. Im Fachhandel ist auch ein Lippenstift mit Sonnenschutz und Melissenextrakt (LomaProtect®) erhältlich. Besonders bei oft wiederkehrenden Herpesattacken ist die Behandlung mit einem schmerzlosen Softlaser sehr hilfreich.[87] Ursache könnte sein, dass dadurch die Abwehrzellen stimuliert werden. Obwohl die Laser auch im Fachhandel erhältlich sind, sollte die Anwendung ein Fachmann, z.B. Akupunkturarzt, durchführen.

Herzrhythmusstörungen

Das Herz »klopft bis zum Hals« oder »setzt vor Freude aus« – die Umgangssprache kennt viele Formulierungen, die das Herz mit Gefühlen in Verbindung bringt. Doch hinter Herzbeschwerden kann auch ein körperliches Problem stecken.

Das Herz schlägt bei Kindern schneller als bei Erwachsenen – je kleiner das Kind ist, desto höher ist die Herzfrequenz (z.B. 110 Schläge pro Minute bei 2-Jährigen, 90 Schläge pro Minute bei 10-Jährigen). Normal ist auch, dass der Herzschlag sich beim Einatmen beschleunigt und beim Ausatmen langsamer wird. Diese Phänomene lassen sich beim Pulsmessen z.B. am Handgelenk verfolgen. Der Herzschlag entsteht dadurch, dass sich der Herzmuskel zusammenzieht und so das Blut durch den Körper pumpt. Damit un-

ser Herz täglich über 100 000-mal schlagen kann, bildet ein Schrittmacher Energiestöße (Erregungsreize) und sendet sie aus. Diese Impulse werden über stromleitende Zellen (Erregungsleitungsbahnen) zu den Herzmuskelzellen gebracht und lösen dort das Zusammenziehen aus. Fehler in diesem System führen zu Herzrhythmusstörungen.

Schneller Herzschlag

Herzjagen (Tachykardie) ist eine normale Reaktion auf körperliche Anstrengung, Schmerzen oder Fieber, aber auch auf Genussmittel wie Cola oder Kaffee und Aufregung. Bei weiteren Symptomen kann das Herzrasen Zeichen einer Erkrankung sein: z.B. verminderte Belastbarkeit bei einer Blutarmut (→ S.99) oder Blutvergiftung (→ S.103), trockene Lippen und Schleimhäute (insbesondere bei Babys) bei einem Magen-Darm-Infekt (→ S. 252) als Zeichen einer Austrocknung. Auch Hormonstörungen z. B. bei einer Schilddrüsenüberfunktion (→ S. 325) und Medikamente wie Asthmasprays verursachen einen schnellen Herzschlag.

Herzkrank?

Herzstolpern, Unruhe, Beklemmungsgefühle, Blässe oder Schweißausbrüche zusammen mit immer wiederkehrendem Herzrasen sprechen für eine krankhafte Herzrhythmusstörung. Diese kann Folge einer Herzerkrankung (Herzfehler, Herzentzündung) oder durch – oft angeborene – Störungen im Erregungssystem des Herzens bedingt sein. Recht häufig ist das **Wolff-Parkinson-White-(WPW-)Syndrom**, bei dem es eine zweite Erregungsleitungsbahn gibt, über die ein weiterer elektrischer Impuls die normale Erregung auf der Überholspur verfolgt. Dadurch werden die Herzmuskeln von verschiedenen Stellen und unkoordiniert zum Zusammenziehen animiert; der Puls steigt aus heiterem Himmel auf bis zu 170 Schläge/Minute an. Diese Attacken können Minuten bis Stunden dauern.

Langsamer Herzschlag

Ein niedriger Puls (Bradykardie) in Ruhe ist bei sehr sportlichen Kindern und Jugendlichen Folge des regelmäßigen Trainings.

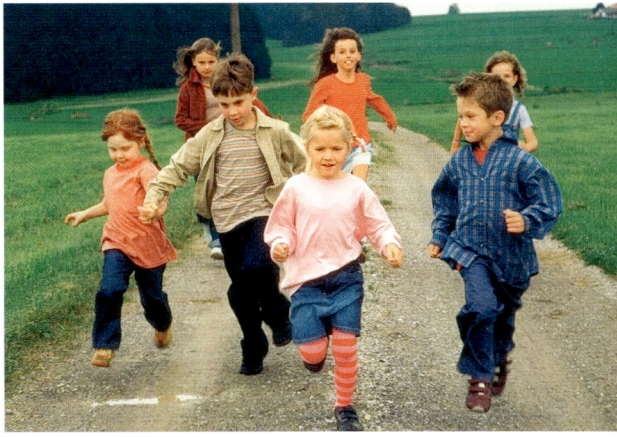

▲ Schneller Herzschlag beim Rennen ist normal – immer vor den anderen schlapp zu machen nicht

Beschwerden wie Schwindel, Schwäche oder Übelkeit können dagegen auf eine krankhafte Herzrhythmusstörung hindeuten.

Herzstolpern

Herzstolpern oder kurze Aussetzer sind Folge von Extraschlägen (Extrasystolen) oder unregelmäßig aufeinanderfolgenden Herzschlägen (Arrhythmie) mit oder ohne Pausen. Dies kann gekoppelt sein mit einem zu schnellen oder zu langsamen Herzschlag. Gelegentlich kleine »Hüpfer« sind meist normal, treten sie allerdings häufig auf oder verursachen Beschwerden, müssen ernstere Störungen ausgeschlossen werden.

Was Sie für Ihr Kind tun können

Suchen Sie Ihren Kinderarzt auf – bei berechtigtem Verdacht wird er Sie an einen Herzspezialisten überweisen. Die meisten Rhythmusstörungen sind ungefährlich; dieses Wissen hilft zumindest, ein Herzrasen oder -stolpern als weniger bedrohlich zu empfinden. Neben dem Stethoskop wird das EKG zum Messen der elektrischen Herztätigkeit in Ruhe und evtl. unter Belastung sowie die Ultraschalluntersuchung (Echokardiografie) eingesetzt. Weitere Tests sowie die Therapie hängen von der Diagnose ab.

Heuschnupfen

Andere Bezeichnung: allergische Rhinokonjunktivitis

Der Winter ist vorbei, die Sonne lacht. Ein Grund zur Freude? Nicht für Allergiker: Nun beginnt nämlich die Hauptsaison der laufenden Nase und juckenden Augen.

Wenn die meisten Menschen ihr Fenster aufreißen und draußen spazieren gehen, verschieben Heuschnupfengeplagte das Lüften eher auf nachts und warten sehnsüchtig auf den nächsten Regen. Pflanzenpollen wirbeln durch die Frühlingsluft und lösen bei Menschen mit entsprechender Allergie (→ S.65) unangenehme Beschwerden an den Schleimhäuten von Nase und Augen aus. Leider hat sich in den letzten Jahren durch das milde Klima die Pollensaison stetig erweitert, mittlerweile fliegen fast das ganze Jahr über Pollen. Doch auch z.B. Hausstaub oder Tierhaare rufen vor allem nach dem Einatmen Heuschnupfensymptome hervor – man spricht deshalb allgemein von einem **allergischen Schnupfen** (allergische Rhinitis).

Dieser beginnt in der Regel nicht vor Ende des 2. Lebensjahres, möglicherweise zusammen mit anderen allergischen Erkrankungen wie der Neurodermitis. Bei manchen Kindern verschwindet der Heuschnupfen nach einigen Jahren, bei anderen bleibt er, bei einer dritten Gruppe verlagert er sich als Asthma (→ S.80) in die unteren Atemwege.

Plötzliches Jucken in der Nase

- Typisch sind plötzlich auftretende Niesattacken, wässriges Nasenlaufen, Jucken und Brennen in der Nase. Häufig sind auch die Augen beteiligt – sie jucken, tränen, sind gerötet und lichtempfindlich.
- Diese Schnupfenanfälle treten meist in einer bestimmten Jahreszeit (wenn die entsprechenden Pollen fliegen) oder nach Kontakt mit bestimmten Auslösern (z.B. einer Katze) auf. Besteht eine Allergie gegen zahlreiche Auslöser, ist ein Dauerschnupfen möglich, evtl. – aufgrund der ständigen Schleimhautschwellung – gefolgt von häufigen Entzündungen des Mittelohrs oder der Nasennebenhöhlen.
- Ansonsten fühlt sich das Kind – anders als bei einer infektionsbedingten Erkältung – meist gesund, selten treten Kopfschmerzen oder Müdigkeit auf.

Was Sie für Ihr Kind tun können

Haben Sie den Eindruck, Ihr Kind könnte unter Heuschnupfen leiden, besprechen Sie dies gelegentlich mit Ihrem Arzt. Nach einer gründlichen Befragung und Untersuchung führt er evtl. Allergietests durch. Wie bei einer Allergie (→ S.68) bestehen mehrere Therapiemöglichkeiten: zum einen Medikamente, die die Beschwerden lindern und hier vor allem in Form von Nasen- oder Augentropfen bzw. -sprays eingesetzt werden; der Nutzen von kurzzeitig eingenommenen abschwellenden Nasentropfen ist umstritten. Ist Ihr Kind gegen wenige Pollen allergisch, kann zum anderen auch eine Hyposensibilisierung mittels Spritzen-, Tropfen- oder Tablettentherapie durchgeführt werden.

Auslöser vermeiden

Wie bei jeder Allergie ist auch hier das Wichtigste, die Allergene meiden. Welche Gräser, Bäume und Kräuter in Ihrer Region gerade »Saison haben«, erfahren Sie aus Pollenflugkalendern (z. B. im Internet unter **www.pollenstiftung.de**):

▌ Lüften Sie dann nur kurz, am besten nachts.

▌ Lassen Sie Ihr Kind vor allem dann draußen spielen, wenn es regnet oder gerade geregnet hat. War es ein kurzer, aber heftiger Regenschauer, warten Sie eine halbe Stunde (bis sich die aufgewirbelten Pollen wieder auf dem Boden abgelagert haben). Meiden Sie freie Flächen und Äcker, im Wald fliegen dagegen weniger Pollen.

▌ Wischen Sie die Schlafräume häufig nass.

▌ Benutzen Sie Raumluftfilter für die Innenräume und Pollenfilter fürs Auto.

▌ Lassen Sie Ihr Kind sich oft die Hände waschen. War es draußen, sollte es die Kleidung nicht in den Schlafräumen wechseln (und dort liegen lassen) und vor dem Schlafengehen seine Haare waschen.

▌ Planen Sie evtl. Ihren Jahresurlaub entsprechend – vielleicht hat die Familie Lust, während der Pollenflugzeit im Hochgebirge wandern zu gehen oder ans Meer zu fahren?

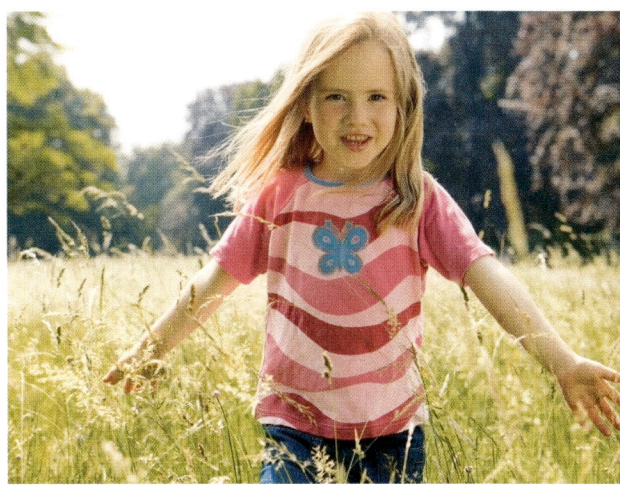

▲ Ein Bett im Kornfeld ist für Heuschnupfenkinder nicht empfehlenswert

Heilpflanzen, Wasser & Wickel

Ihr Kind sollte viel frisches Obst mit Vitamin C essen (bindet den juckreizauslösenden Botenstoff Histamin); Bananen, Sonnenblumenkerne und Leinsamen vermindern seine Produktion. Spitzwegerich hemmt die Entzündung – bereiten Sie Ihrem Kind 3-mal tgl. einen Tee zu (1 TL mit 200 ml kaltem (!) Wasser übergießen, 30 Min. ziehen lassen und abseihen). Ältere Kinder können 1-mal täglich 1 Tropfen Zedernöl mit etwas Zucker vermischen und langsam im Mund zergehen lassen. Auch Pestwurz soll antiallergisch wirken;[88] in der Apotheke sind Fertigpräparate erhältlich (z. B. Petadolex®). Gegen die akuten Beschwerden hilft, die Naseninnenwand mit Olivenöl einzureiben. Auch regelmäßige Nasenspülungen (z. B. mit einer sogenannten Nasendusche) mit Kochsalzlösung lindern die Symptome, da die Schleimhaut von Pollen gesäubert wird. Gencydo® ist ein homöopathisches Nasenspray zur Abschwellung und Verminderung der Sekretproduktion.[215, 216] Ansonsten gelten die Behandlungsprinzipien der Allergie; sehr wirksam ist auch die Mikrobiologische Therapie (→ S. 71).

ZUM WEITERLESEN

Buchtipp

*Astrid Wörn, Sandra Bretschneider: **Hannes Hase.** Es gibt für alles im Leben eine Hasenlösung. Vektor-Verlag, Birresdorf 2007*

Zwar leidet Hannes Hase an einer Nahrungsmittelallergie gegen sein Lieblingsgericht Möhren und nicht an Heuschnupfen. Trotzdem erzählt dieses Bilderbuch für das Vorschulalter einfühlsam von den Schwierigkeiten, mit denen sich jedes allergiegeplagte Kind auseinandersetzen muss.

Hirnhautentzündung

Andere Bezeichnung: Meningitis (cerebralis)
Eine Entzündung der Gehirnhäute kann mild verlaufen, aber auch schwere Komplikationen mit Folgeschäden nach sich ziehen oder sogar tödlich enden.

Pro Jahr erkranken bei uns vermutlich mehrere 1000 Kinder an einer Hirnhautentzündung. Genaue Zahlen sind nicht bekannt, da nicht alle Formen meldepflichtig sind. Betroffen sind vor allem Kinder in den ersten Lebensjahren, am höchsten ist das Risiko im Säuglingsalter.

Verursacher der Entzündung sind überwiegend Viren (**aseptische Meningitis**, z.B. durch Coxsackie- oder ECHO-Viren) oder häufig Bakterien (**eitrige Meningitis**, z.B. durch Meningo- oder Pneumokokken). Die Art der Erreger variiert je nach Lebensalter und Vorerkrankungen der betroffenen Kinder, aber auch je nach Jahreszeit und Übertragungsweg.

Ausbreitung der Keime

Die Keime werden meist durch Tröpfcheninfektion beim Husten, Sprechen oder Niesen verbreitet. Manche Menschen tragen den Erreger im Nasen-Rachen-Raum, ohne zu erkranken, bei anderen kommt es zu einer Allgemeininfektion mit grippalen Beschwerden. Bei einigen gelangen dann die Keime mit dem Blutstrom ins Gehirn. Warum es Erreger schaffen, die sogenannte Blut-Hirn-Schranke zu überwinden, die sonst das Gehirn wirksam gegen gefährliche Substanzen aus dem Blut schützt, ist unklar. Sehr selten kann die Infektion auch von Entzündungen im Nasen-

Steifer Nacken und Kopfweh

Babys und Kleinkinder

Bei Säuglingen sind Nackensteife und Kopfschmerzen schwer zu erkennen. Hinweisend sind dann auch uncharakteristische Symptome wie Schläfrigkeit, schrilles Schreien, Schreckhaftigkeit, Trinkunlust, Muskelschwäche, bläuliche oder gräuliche Hautfarbe, rote Hautflecken, eine vorgewölbte Fontanelle oder Krampfanfälle. Manchmal überstreckt sich das Kind und beugt den Kopf nach hinten (Opisthotonus).

Ältere Kinder

▌ Anfangs bestehen häufig grippeähnliche Beschwerden (v. a. bei viraler Meningitis) oder es setzt plötzlich hohes Fieber ein und der Allgemeinzustand verschlechtert sich rapide innerhalb weniger Stunden (bakterielle Meningitis). Liegt eine Tuberkulose (→ S. 358) zugrunde, kann sich der Beginn über Wochen hinziehen.

▌ Typisch sind ein ausgeprägtes Krankheitsgefühl, starke Kopfschmerzen (die nach dem Abklingen einer Erkältung bestehen bleiben oder stärker werden), Nackensteife, Licht- und Berührungsempfindlichkeit, Schwindel und Erbrechen.

▌ Evtl. finden sich als Zeichen der Blutvergiftung rote Flecken auf der Haut, die sich z. B. mit einem durchsichtigen Lineal oder Glas nicht wegdrücken lassen. Bei einer durch Borreliose (→ S. 104) verursachten Hirnhautentzündung kommt es häufig zur einseitigen Lähmung des Gesichtsnerven (Fazialisparese).

▌ Treten bei Fieber Verhaltens-, Bewusstseinsänderungen oder Krämpfe auf, ist evtl. das Hirngewebe beteiligt.

Zeichen einer Hirnhautreizung

Babys
Verlieren Sie keine Zeit mit Tests und suchen Sie bei den zuvor beschriebenen Symptomen den Arzt/die nächste Kinderklinik auf.

Kleinkinder
Das Kind liegt in Rückenlage. Legen Sie Ihre eine Hand unter seinen Kopf, die andere auf seine Brust. Heben Sie seinen Kopf an, so dass das Kinn des Kindes zur Brust geführt wird. Ihr Kind zuckt zusammen, fängt an zu weinen und zieht seine Beine an; der Nacken fühlt sich steif an? **Hirnhautentzündung möglich!**

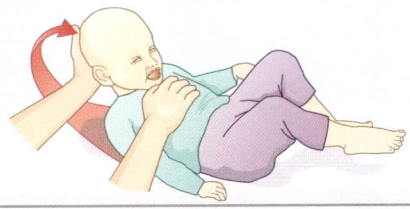

Test beim Kleinkind

Ältere Kinder
Ihr Kind soll sich mit gestreckten Beinen auf den Boden oder das Bett setzen: Es stützt sich nach hinten ab und kann seine Arme und den Kopf nur unter Schmerzen nach vorn bringen? In Rückenlage winkelt es automatisch seine Knie an, wenn Sie seine Beine gestreckt abheben? Es kann mit der Nase nicht die eigenen Knie berühren? Eine Berührung ist zwar möglich, jedoch schmerzhaft? **Hirnhautentzündung möglich!**

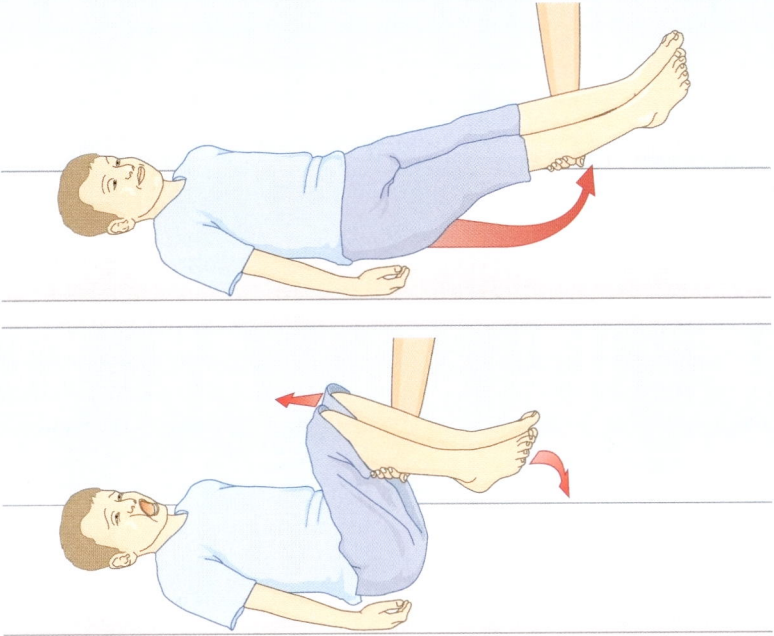

Test beim älteren Kind

Rachen-Raum oder von einer offenen Schädelverletzung ausgehen. Wenn die Hirnhautentzündung sich auch auf das Gehirngewebe ausbreitet (Enzephalitis, → S. 152), wird sie als **Meningoenzephalitis** bezeichnet (z. B. die → FSME, S. 147). Übrigens kann auch starke direkte Sonnenbestrahlung leichte Symptome einer Hirnhautreizung hervorrufen (→ Sonnenstich, S. 413).

Komplikationen

Die durch Viren ausgelöste Form verläuft – solange sie nicht auch das Gehirngewebe betrifft – mild und heilt meist ohne Komplikationen aus. Die bakterielle Meningitis ist dagegen lebensbedrohlich (5–15 % enden tödlich) und hinterlässt oft bleibende Schäden. Direkte Gefahr besteht durch die Blutvergiftung (→ S. 103). Durch die Entzündung sind im Gehirn Gewebeschwellungen (Hirnödem) möglich, die zu Druckschäden des umliegenden Gewebes und zu Krampfanfällen führen können; seltener bilden sich auch abgekapselte Eiteransammlungen (Hirnabszess). Folgeschäden treten bei immerhin 30 % der Neugeborenen und 15 % der älteren Kinder mit überstandener Meningitis auf: vor allem eine Hörminderung, aber auch Entwicklungsstörungen oder ein Krampfleiden.

Was Sie für Ihr Kind tun können

Bei Zeichen einer Hirnhautreizung rufen Sie unverzüglich einen Notarzt oder fahren Sie sofort in die Kinderklinik. Hat auch der Arzt diesen Verdacht, werden umgehend weitere Untersuchungen zur Bestätigung der Diagnose und Bestimmung der vorliegenden Keime durchgeführt. Hierzu werden Nervenwasser (Liquorpunktion) und Blut entnommen. Weitere Untersuchungen hängen vom Befund ab; bei überstandener eitriger Meningitis wird nach 6 Wochen ein Hörtest durchgeführt.
Je nach Ursache gibt man Antibiotika oder virenhemmende Mittel (nur gegen Herpesviren möglich); auf der Intensivstation wird das Kind engmaschig überwacht, und Kopfschmerzen und Krampfanfälle werden behandelt.

Vorbeugung

Damit Personen, die sich bei einer Meningokokkenmeningitis evtl. angesteckt haben, nicht ebenfalls erkranken, empfiehlt das Robert-Koch-Institut (RKI) allen Haushaltsmitgliedern und Kontaktpersonen in Einrichtungen mit Kindern unter 6 Jahren eine vorbeugende Antibiotikagabe.[89]
Außerdem existieren Impfungen – diese wirken allerdings nur gegen einen kleinen Teil der möglichen Erreger:

- **Meningokokken:** Wirkt nur gegen Typ C und damit ein Viertel der Meningokokken-Stämme; laut RKI lassen sich damit maximal 200 Erkrankungen im Jahr vermeiden;[90] wird seit 2006 für Kinder etwa ab dem 1. Geburtstag empfohlen, insbesondere aber vor Reisen in Länder mit erhöhtem Risiko, z. B. Afrika.

- **Pneumokokken:** Laut Hochrechnungen des RKI wirkt der Impfstoff schätzungsweise gegen 120 der 200 jährlich auftretenden Fälle von Pneumokokken-Meningitis sowie gegen knapp 200 der 340 anderen schweren durch Pneumokokken ausgelösten Erkrankungen (z. B. Blutvergiftung, Lungenentzündung);[91] wird seit 2006 ab dem 1. Lebensjahr empfohlen. Allerdings ist der Impfstoff (Prevenar®) kürzlich in die Schlagzeilen geraten – an der Universitätsklinik in Barcelona ist seit

Einführung der Impfung die Gesamtzahl schwerer Pneumokokkenerkrankungen (z.B. Hirnhautentzündung, Lungenentzündung, Blutvergiftung) bei Kindern unter 5 Jahren nicht abgefallen, sondern im Gegenteil deutlich angestiegen – verursacht durch Stämme, die nicht im Impfstoff enthalten sind.[92]

- **Weitere** Impfungen gegen Kinderkrankheiten (→ S. 215) und FSME schützen auch gegen dabei auftretende Komplikationen wie die Hirnhautentzündung.

Hodenhochstand

Andere Bezeichnungen: Kryptorchismus, Maldescensus testis

Die Hoden entwickeln sich beim Ungeborenen zunächst im Bauchraum und wandern dann durch den Leistenkanal in den Hodensack. Bei einigen Jungen ist das zum Zeitpunkt der Geburt noch nicht passiert.

Ist der Hodensack bei der Geburt noch leer oder enthält nur einen Hoden, ist das zunächst kein Grund zur Sorge. Bei einigen Jungen wandert der Hoden nur etwas langsamer: Er ist dann nur bis zur Leiste gekommen (**Leistenhoden**), rutscht aber in zwei von drei Fällen bis zum 1. Geburtstag nach unten.

Falls nicht, wird der Kinderarzt meist eine Behandlung empfehlen, um dem Hoden »Beine zu machen« – zum einen, weil sonst die Entwicklung der Spermien (die die kühlere Temperatur im außen liegenden Hoden bevorzugen) beeinträchtigt ist, zum anderen, weil sich in einem in der Leiste oder Bauchraum verbleibenden Hoden später Krebs entwickeln kann. Ganz selten bleibt der Hodensack leer, weil die Hoden gar nicht richtig angelegt sind, sich vielleicht noch im Bauchraum befinden, auf dem Weg in den Hodensack falsch abgebogen sind oder an einer Stelle liegen, wo sie überhaupt nicht hingehören (**Hodenektopie**).

HAUPTSYMPTOME

Leeres Säckchen

- Der Hodensack ist klein und zusammengeschrumpelt oder sieht schief aus (wenn nur einer der beiden Hoden enthalten ist). Evtl. lässt sich in der Leiste eine kleine Schwellung tasten (Leistenhoden).

- Manchmal taucht der Hoden bei Wärme, z. B. wenn das Baby in die Wanne gesetzt wird, wieder im Hodensack auf. Dieser – normale – **Pendelhoden** ist durch einen Reflex bedingt, der den Hoden bei Kälte nach oben zieht.

Was Sie für Ihr Kind tun können

Sprechen Sie mit Ihrem Kinderarzt. Er wird bei den Kindervorsorgeuntersuchungen prüfen, ob sich der Hodensack bei Ihrem Säugling gefüllt hat. Verbleibt der Hoden auch nach dem ersten Geburtstag im Leistenkanal, kann mit einer Hormontherapie versucht werden, ihn doch noch zum Wandern zu bewegen. Dafür stehen mehrere Hormonpräparate sowohl als Nasenspray als auch als Spritze zur Verfügung.

Operation? Leider wirkt die Hormonbehandlung nur in einem Drittel der Fälle. Deshalb wird vor dem 2. Geburtstag oft eine – in der Regel ambulante – Operation durchgeführt, bei der die Hoden im Hodensack befestigt werden. Einige Kinderärzte empfehlen direkt eine Operation, da die Spritzenbehandlung für das Kind so unangenehm und dann oft nicht einmal erfolgreich ist. Sie ist jedoch manchmal als Vorbereitung auf die Operation nötig.

Ein Pendelhoden bedarf auch nach dem 1. Geburtstag keiner Behandlung. Falls der fehlende Hoden nicht oder nicht sicher zu tasten ist, wird der Arzt auf die Suche danach gehen (z.B. mittels Ultraschall), um auszuschließen, dass er zwar angelegt, aber irgendwo auf dem Weg verlorengegangen ist. In solch einem Fall wird er wegen des Entartungsrisikos herausoperiert. Das genaue Vorgehen besprechen Sie mit Ihrem Kinderarzt oder einem Kinderchirurgen/Urologen.

Homöopathie – Kügelchen & Co.

Wer einmal erlebt hat, wie schnell sein krankes Kind auf eine Dosis Globuli reagiert, wird die Homöopathie in der Hausapotheke nicht missen wollen. Ob gegen Fieber, Husten oder Schlafprobleme – diese sanfte Methode ist besonders gut für Kinder geeignet.

Vor etwas mehr als 200 Jahren entwickelte der deutsche Arzt Samuel Hahnemann eine Behandlungsmethode, die mit den Vorstellungen der damaligen Heilverfahren wie Aderlässen, Blutegeltherapie oder Quecksilberkuren, aber auch Heilpflanzen nicht viel zu tun hatte. Er stellte im Eigenversuch fest, dass Chinarinde in hoher Dosierung Symptome hervorrief, die der Malariaerkrankung ähneln, nämlich Fieber, Schüttelfrost und einen allgemeinen Schwächezustand. Hahnemann nannte dies **Arzneimittelbild**. Gab er diesen Stoff in einer homöopathischen Verdünnung, konnte er Krankheiten behandeln, die dem Arzneimittelbild des entsprechenden Mittels so ähnlich wie möglich waren.

Das Ähnlichkeitsprinzip Dieses Prinzip testete er in den folgenden Jahren mit etwa 100 Substanzen an sich und seiner Familie aus – und dies wurde die Grundlage für ein neues Heilverfahren, bei dem Mittel eingesetzt werden, die beim Gesunden die gleichen Symptome hervorrufen wie sie ein kranker Mensch schildert.

Hahnemann sah dabei das verabreichte Mittel nicht – wie es die Schulmedizin tut – als das die Symptome bekämpfende Heilmittel, sondern seiner Meinung nach regt das Homöopathikum die in jedem Menschen vorhandenen Selbstheilungskräfte an, die Krankheit aus eigenen Stücken zu besiegen.

Die homöopathischen Präparate

Hahnemann behandelte viele Patienten mit den von ihm getesteten Tinkturen aus Pflanzen, Metallen und Giftstoffen und stellte fest, dass die Wirksamkeit der homöopathischen Tinktur stark von ihrer Verdünnung abhängt. Er legte in seinem Homöopathischen Arzneibuch genau fest, welche Konzentration des Ausgangsstoffes in der sogenannten Urtinktur enthalten sein muss, um diese dann in einem exakt festgelegten Weg zu verdünnen. Für die homöopathische Verdünnung wird z.B. ein Anteil Urtinktur mit 9 Teilen Weingeist vermischt und dann das Röhrchen mit der Lösung zehnmal auf eine feste Unterlage geschlagen – diesen Vorgang nennt man Verschüttelung. Hahnemann fand heraus, dass diese neue Mischung, die einer D1-Potenz entspricht, stärker wirkt als die reine Urtinktur, sie hat höhere Kraft zu heilen, ist also potenter. Dieser homöopathische Verdünnungsprozess wird mit der so erhaltenen Mischung je nach Bedarf unterschiedlich oft wiederholt.

Potenzierung Für die Verdünnung der verschiedenen Stoffe oder Potenzierung, wie Hahnemann es nannte, gab er ein bestimmtes Schema vor, nach dem auch heute noch weltweit einheitlich potenziert wird. Die D-Potenzen sind im Verhältnis 1:10 verdünnt, die C-Potenten im Verhältnis 1:100 und die LM-(oder Q-)Potenzen im Verhältnis 1:50 000. Eine D6-Potenz erhält man also, indem man

sechsmal hintereinander den oben erklärten Verschüttelungsvorgang durchführt – zuerst mit der Urtinktur, danach mit der D1-Mischung, D2-Mischung usw. Wasserunlösliche Mittel werden dabei nicht mit Weingeist versetzt, sondern mit Milchzucker im Mörser verrieben.

Präparate Die homöopathischen Mittel gibt es als Globuli, Tabletten, Tropfen und Verreibungen, Salben, Zäpfchen oder auch Injektionen. Am häufigsten werden allerdings Globuli und Tropfen verwendet. Der Name des Mittels leitet sich meist von dem lateinischen Namen des Ausgangsstoffes ab: Allerdings wurden die von Hahnemann getesteten Substanzen inzwischen um über 1000 weitere Stoffe ergänzt, und es kommen immer neue Homöopathika dazu.

Wie die Homöopathie funktioniert

Um die Homöopathie wirklich zu beherrschen und immer das richtige Mittel zur Hand zu haben, reicht wahrscheinlich ein Menschenleben nicht aus – so unken jedenfalls Experten. Das sollte Sie aber keineswegs entmutigen, diese Methode auszuprobieren. Wenn Sie ein falsches Mittel wählen, passiert in den empfohlenen Potenzen D6 bis D12 schlimmstenfalls nichts – und bestenfalls geht es Ihrem Kind hinterher besser. Jenseits der Potenzstufe C30 sollte allerdings nur ein erfahrener Homöopath auf der Grundlage einer genauen Erhebung der Krankengeschichte ein Mittel verordnen.

Wann Homöopathika einsetzen? Sie können die Homöopathie bei all den Beschwerden einsetzen, mit denen Sie in den ersten Lebensjahren Ihres Kindes immer wieder konfrontiert werden: Fieber, Schnupfen, Husten und Erkältungen oder Übelkeit, Erbrechen

und Bauchschmerzen. Wenn Ihnen Ihr Kind ungewöhnlich krank erscheint oder ein Symptom zeigt, das Sie nicht kennen, ersetzt eine homöopathische Behandlung nicht den Gang zum Arzt. Aber für viele akute »Alltagsbeschwerden« bewährt sich die Homöopathie als zuverlässiger Helfer, deren Utensilien wenig Platz beanspruchen und die Sie als homöopathische Reiseapotheke (→ S. 420) auch mit in den Urlaub nehmen können.

Die Mittelwahl
Bei der homöopathischen Behandlung ist die Therapie akuter Krankheitssymptome von der Konstitutionsbehandlung zu unterscheiden. Die Homöopathie in Laienhand eignet sich gut für die **Akutbehandlung**, für eine **Konstitutionsbehandlung** sollten Sie sich immer in die Hände eines erfahrenen Therapeuten begeben.

Um das richtige Mittel für die Beschwerden Ihres Kindes zu finden, lesen Sie die Charakteristika der bei Kindern am häufigsten verwendeten Homöopathika in der Tabelle (S. 194–198) nach. Alle Homöopathika wurden vor ihrem Einsatz an vielen gesunden Testpersonen ausprobiert, und alle daraufhin auftretenden Beschwerden oder Wesensveränderungen zusammen ergeben das sogenannte **Arzneimittelbild**, das für dieses Homöopathikum typisch ist. Das beinhaltet körperliche Veränderungen wie Fieber mit Schweißausbrüchen, aber auch psychische Merkmale wie Ungeduld. Unsere Tabelle beschränkt sich auf die wichtigsten Veränderungen, die diesen Homöopathika zugeordnet sind und die Sie für die Selbstbehandlung kennen müssen – insgesamt existieren für jedes Mittel in den verschiedenen Potenzen sehr ausführliche Arzneimittelbilder, deren Darstellung hier den Platz sprengen würde.

Erstverschlimmerung Wenn Sie Ihrem Kind ein homöopathisches Mittel verabreichen, können sich die Beschwerden am Anfang der Behandlung kurzzeitig verstärken. Dieses Phänomen nennt man Erstverschlimmerung. Es spricht dafür, dass Sie zwar das richtige Mittel gefunden, es evtl. aber zu häufig gegeben haben. Machen Sie zunächst eine Pause, bis etwaige Beschwerden wieder abgeklungen sind, und behandeln Sie dann bei erneuten Symptomen weiter.

Mittelfindung Wenn Sie unsicher sind, ob eine Selbstbehandlung das Richtige für Sie ist, suchen Sie sich einen homöopathisch arbeitenden Arzt oder gut ausgebildeten Heilpraktiker, der Ihnen bei der Mittelwahl hilft. Er wird zuerst in einem ausführlichen Gespräch, der Erstanamnese, viele Informationen über Ihr Kind erfragen, um dann ein passendes Konstitutionsmittel bestimmen zu können. Zwischen Anamnese und Mittelwahl können einige Tage vergehen – bei akuten Beschwerden wird er Ihnen aber sofort weiterhelfen. Bei einer Konstitutionsbehandlung spielen neben dem körperlichen Zustand sehr stark auch das Verhalten, Empfinden und der Charakter eine Rolle, die Mittelwahl ist oft wesentlich komplexer, das Mittel selbst wird in Hochpotenz verabreicht. Gerade chronische Beschwerden sind für eine Konstitutionsbehandlung geeignet – dabei sollten Sie jedoch keine schnellen Wunder erwarten, es dauert, bis die ursprünglichen Symptome gefunden und therapiert sind, da sie meist durch andere Beschwerden überlagert werden. Oft werden Potenzen und Mittel während der Therapie auch mehrfach gewechselt.

Dosierungen

Für Kinder eignen sich Globuli am ehesten, da sie aus Rohrzucker bestehen und etwas süß schmecken. Wenn Sie einen Säugling behandeln, können Sie die Globuli auch in etwas Wasser auflösen und die Lösung per Löffel einflößen.

D6, D12 oder C30? Da die homöopathischen Mittel in verschiedenen Potenzen vorliegen, ist es oft schwierig, die richtige Potenz für die jeweilige Erkrankung zu finden. Viele Therapeuten empfehlen bei Kindern mit akuten Beschwerden zu Beginn die mehrfache Gabe einer D6-Potenz – einige empfehlen bei einigen Mitteln sogar nur eine D3-Potenz. In der Praxis zeigt sich, dass es im Familienalltag gar nicht so leicht ist, 3- oder sogar 5-mal täglich an das Einnehmen der Globuli zu denken, so dass aus pragmatischen Überlegungen auch die einmalige Gabe einer C30-Potenz zu erwägen ist. Wir raten Ihnen, die verschiedenen Potenzen auszuprobieren – da Globuli relativ günstig sind, schadet es sicher nicht, wenn Sie die gängigsten Mittel in mehreren Potenzen in Ihre Hausapotheke aufnehmen. Geben Sie bei jeder Anwendung drei bis fünf Globuli – zwar würde im Prinzip ein Kügelchen ausreichen, aber so ist garantiert, dass Sie keinen »unbenetzten Ausreißer« erwischen (die Globuli werden während des Herstellungsprozesses mit der potenzierten Flüssigkeit benetzt).

Einnahme wie oft? Bei akuten, schweren Beschwerden wiederholen Sie die Einnahme der D6- oder D12-Potenzen alle 10–30 Min., bis eine Besserung eintritt. Spätestens nach drei Stunden sollten Sie eine Veränderung feststellen, sonst haben Sie nicht das richtige Mittel gewählt. Sobald eine Besserung eingetreten ist, geben Sie das Mittel seltener. Wenn die Beschwerden abgeklungen sind, setzen Sie das Akutmittel ab. Bei der Konstitutionsbehandlung, die ja mit wesentlich höheren Potenzen durchgeführt wird, reicht es meistens, das Mittel einmal im Monat einzunehmen – aber das legt Ihr Homöopath individuell fest.

Varianten der Homöopathie

Es gibt mit der Homöopathie verwandte Heilmethoden, die entweder andere Mittel oder andere Dosierungen verwenden. Die **Biochemie nach Schüßler** (Schüßler-Salze, → S. 337) wurde aus der Homöopathie entwickelt, es werden dabei allerdings nur wenige homöopathische Mittel in wenigen Dosierungen verabreicht. Allerdings unterscheiden sich die Wirkprinzipien der beiden Methoden.

Komplexmittelhomöopathie Während sich die klassische Homöopathie an die Grundsätze Hahnemanns hält und für das Beschwerdebild des Patienten genau ein geeignetes, diesem Beschwerdekomplex sehr ähnliches Mittel sucht, werden in der Komplexmittelhomöopathie mehrere Mittel kombiniert, die hinsichtlich eines bestimmten Symptoms in

Frage kommen. Die Einnahme eines Komplexmittels ist ein bisschen so, als schießt man mit einer Schrotflinte – irgendein Schrotkorn wird schon treffen. Das ist der Vorteil dieser Methode bei einer häufigen Beschwerde: Bei Schnupfennase oder einer beginnenden Erkältung erhalten Sie in einer Apotheke Standardlösungen, die verschiedene Homöopathika enthalten und gut helfen. Klassische Homöopathen halten sowohl diesem Vorgehen als auch der Selbstmedikation entgegen, dass diese nach dem gleichen Prinzip wie die Schulmedizin arbeiten: symptomorientiert und nicht darauf ausgerichtet, die Erkrankung an ihrer Wurzel zu packen.

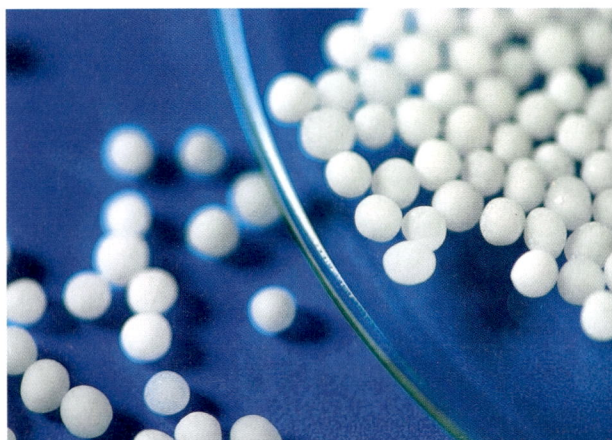

▲ *Süße Medizin – Kinder mögen den Geschmack der Kügelchen,* Eltern schätzen ihre Wirksamkeit

Nosoden Homöopathisch aufbereitete Mittel aus dem Blut des Patienten, aus Impfstoffen, Krankheitserregern oder aus deren Produkten werden Nosoden genannt. Die Nosodenbehandlung wird nicht von allen Homöopathen angeboten, hier sind die Grenzen z. B. zur Eigenblutbehandlung, bei der vorher abgenommenes Blut des Patienten nach z. B. UV-Bestrahlung als Injektion verabreicht wird, fließend.

GESUND WERDEN

Buchtipp

*Martin Lang: **Homöopathie.** 100 Elternfragen. Urania, Freiburg 2008*

Wie lagere ich die Globuli? Wirken Homöopathika auch über die Muttermilch? Was soll ich tun, wenn mein Kind die Kügelchen einer ganzen Flasche verspeist hat? Der Augsburger Kinderarzt gibt kompetente, verständliche Antworten auf typische Elternfragen rund um die Homöopathie.

num-Mittel zeigen in der Praxis manchmal erstaunliche Wirkungen. Bei akuten Erkrankungen kommen zur Selbstbehandlung folgende Mittel (als Tropfen) zum Einsatz:

- ▪ Fortakehl D5 bei Erkrankungen des Darmes und der Lunge,
- ▪ Notakehl D5 bei bakteriellen Infektionen,
- ▪ Quentakehl D5 allgemein bei Virusinfektionen,
- ▪ Pefrakehl D5 bei Pilzerkrankungen.

Die Mittel werden über 2–3 Wochen in der Regel einmal täglich oral, also über den Mund, verabreicht. Die Dosierung entspricht bis zum 8. Lebensjahr 1 Tropfen pro Lebensjahr, für ältere Kinder bleiben 8 Tropfen die Standarddosierung. Neben der oralen Anwendung werden die Mittel z. B. in die Haut eingerieben oder über ein Verneblergerät in einer Kochsalzlösung inhaliert, um diese so gut wie möglich an den Ort des Geschehens zu bringen.

Isopathie (Sanum-Therapie) Auch nach den Empfehlungen Hahnemanns für homöopathische Medikamente hergestellt, jedoch auf einer komplett anderen theoretischen Basis beruht die Isopathie nach Günther Enderlein. Die durch ihn entwickelten sogenannten Sa-

Welches Homöopathikum wofür?	
Aconitum (Blauer Eisenhut)	Dieses wichtige Erste-Hilfe-Mittel hilft Ihrem Kind im Anfangsstadium aller plötzlich und heftig auftretenden Erkrankungen wie einer Erkältung (v. a. nach Verkühlung), aber auch einem Magen-Darm-Infekt; typisch sind dabei plötzlich einsetzendes Fieber mit heißer, trockener Haut, trockener, heiserer Kehlkopfhusten (Pseudokrupp) und Unruhe.
Allium cepa (Zwiebel)	Allium cepa hilft bei Symptomen, die man vom Zwiebelschneiden kennt: laufende Schnupfennase mit brennendem Sekret, tränende, gerötete, gereizte Augen (z. B. bei Bindehautentzündung). An der frischen Luft geht es Ihrem Kind besser.
Apis mellifica (Honigbienengift)	Hat Ihr Kind Insektenstiche, Nesselsucht oder eine Blasenentzündung? Apis behandelt blassrosa Schwellungen der Haut und der Schleimhäute, die berührungsempfindlich sind, brennen oder stechende Schmerzen zeigen.
Argentum nitricum (Silbernitrat)	Bei Lampenfieber in Prüfungssituationen, aber auch bei Platzangst hilft dieses Mittel. Möglicherweise verlangt Ihr Kind nach Süßigkeiten (was die Symptomatik aber nur verschlechtert), hat Bauchkrämpfe und Durchfall oder ein eingefallenes Gesicht.
Arnica (Arnika)	Ist Ihr Kind verletzt, hat es eine Prellung, Quetschung, Verstauchung oder einen Muskelkater? Arnica ist das Mittel nach allen Verletzungen und Überanstrengung und wenn sich Ihr Kind wie zerschlagen fühlt.

Welches Homöopathikum wofür?	
Arsenicum album (Weißes Arsenik)	Bei Lebensmittelvergiftungen, die sich mit wässrigem Durchfall oder Erbrechen direkt nach der Nahrungsaufnahme äußern, hilft Ihrem Kind dieses Mittel. Typisch sind angstvolle Unruhe, Schwäche und Durst auf kleine Schlucke kaltes Wasser.
Belladonna (Tollkirsche)	Neben Aconitum ist Belladonna das zweite wichtige Fiebermittel; allerdings unterscheiden sich teilweise die Symptome: Das plötzliche hohe Fieber beginnt oft nachts, geht mit Schwitzen einher; gerötete Haut sowie ein roter heißer Kopf mit kalten Armen und Beinen sind ebenfalls typisch. Ihr Kind wirkt gereizt und ungeduldig.
Bryonia alba (Weiße Zaunrübe)	Ihr Kind zeigt starken Durst, klagt über trockene Schleimhäute, trockenen Husten und Verdauungsbeschwerden mit Verstopfung? Jegliche Bewegung verschlimmert seinen Zustand, es ist reizbar und zornig und möchte in Ruhe gelassen werden? Dann könnte dieses Mittel helfen.
Calendula (Ringelblume)	Calendula ist das Wundheilmittel für Schürf-, Riss- und Schnittwunden. Sie können es auch äußerlich als Kompresse und unterstützend bei Blutungen und Entzündungen einsetzen.
Cantharis (Spanische Fliege)	Bei Sonnenbrand und Verbrennungen (bevor sich Blasen bilden), aber auch bei einer Blasenentzündung mit brennenden Schmerzen beim und nach dem Wasserlassen sowie ständigem Harndrang hilft dieses Mittel. Ihr Kind kann unruhig sein und zu Wutausbrüchen neigen.
Carbo vegetabilis (Holzkohle)	Bei träger Verdauung mit Aufblähung des Bauches hilft dieses Mittel – die Symptomatik verschlechtert sich bei fettem und zu reichlichem Essen. Schwäche und ein Kollapsgefühl mit blauen Lippen und das Verlangen nach frischer Luft sind ebenfalls typisch.
Chamomilla (Echte Kamille)	Dieses Mittel beruhigt Ihr Kind, wenn es wütend schreit, gereizt und nicht zufriedenzustellen ist. Es hilft gut bei Zahnbeschwerden und stechenden Ohrenschmerzen. Typisch ist das Verlangen, getragen zu werden, und dass eine Wange rot, die andere blass ist.
Cocculus (Kokkelskörner)	Wenn Ihr Kind unter Reisekrankheit leidet, ihm schwindlig und übel wird, lässt sich mit Cocculus die Brechneigung bekämpfen. Besonders gut hilft es bei Schlafstörungen und anderen Beschwerden aufgrund der Zeitverschiebung nach einem Langstreckenflug.
Colocynthis (Koloquinte)	Krümmt sich Ihr Kind vor Bauchschmerzen, die plötzlich heftig und krampfartig auftreten? Ihr Kind mag sich nicht bewegen und nichts essen und trinken; eine Wärmflasche oder eine fest aufgedrückte Hand auf dem Bauch lindern die Beschwerden? Colocynthis ist ein Akutmittel für den Magen-Darm-Trakt und kann bereits Säuglingen bei den Dreimonatskoliken helfen.
Dioscorea villosa (Yamswurzel)	Bei krampfartigen Bauchschmerzen um den Nabel herum (z. B. Dreimonatskoliken), bei denen sich Ihr Kind nicht zusammenkrümmt, sondern nach hinten überstreckt, kann Dioscorea helfen. Oft treten gleichzeitig übel riechende Blähungen und Durchfall auf.

GESUND WERDEN

Welches Homöopathikum wofür?	
Drosera (Sonnentau)	Ihr Kind verspürt einen Kitzelreiz im Hals und hat starken, rauen Husten, der sich so steigert, dass Brechreiz auftritt? Aufsitzen oder Aufstehen helfen, während Liegen, Lachen, Singen und Wärme den Husten verstärken? Drosera hilft bei Bronchitis, Asthma oder Keuchhusten.
Dulcamara (Bittersüß)	Bei Beschwerden, die durch feuchte Kälte, Durchnässung und Unterkühlung (z. B. Sitzen auf nassem oder kaltem Untergrund) hervorgerufen sind, hilft Dulcamara. Typischerweise bessern sich die Symptome (Blasenentzündung, Durchfälle, Erkältung) durch Wärme.
Euphrasia (Augentrost)	Hat Ihr Kind brennende, tränende oder juckende Augen, ein Gefühl wie Sand im Auge, muss ständig blinzeln und ist lichtempfindlich? Euphrasia lindert z. B. bei einer Bindehautentzündung die Beschwerden.
Ferrum phosphoricum (Eisenphosphat)	Bei einem Infekt, bei dem Ihr Kind wenig beeinträchtigt wirkt, hilft dieses Mittel, v. a. im Anfangsstadium einer Erkältung oder Mittelohrentzündung. Typisch ist häufiges Nasenbluten mit hellrotem Blut und die Neigung, dass sich alles »aufs Ohr schlägt«.
Gelsemium (Gelber Jasmin)	Hat Ihr Kind Kopfschmerzen, fühlt es sich energielos, zittrig und schwach? Gelsemium hilft gegen Sommergrippe mit Kopfschmerzen und Schwindelgefühl bei Prüfungsangst.
Hepar sulfuris (Gemisch aus Schwefelblüte und Austernschalenpulver)	Hat Ihr Kind oft Ohren- oder Halsschmerzen, Nasennebenhöhlenvereiterungen oder neigt es zu Hautausschlägen? Ist es sehr zugluft- und kälteempfindlich? Hepar sulfuris hilft bei Hautleiden und Entzündungen des Nasen-Rachen-Raums, die zur Eiterbildung neigen. Es wird auch – zusammen mit Aconitum und Spongia – beim Pseudokrupp eingesetzt.
Hypericum (Johanniskraut)	Dieses wichtige Verletzungsmittel hilft Ihrem Kind, wenn Nerven in Mitleidenschaft gezogen sind: bei Schnittwunden an den Fingern, nach Operationen oder bei Zahnbeschwerden, aber auch bei Stauchungen und Prellungen im Bereich von Wirbelsäule und Steißbein. Typisch sind ziehende, schneidende, einschießende Schmerzen.
Ignatia (Ignazbohne)	Hat Ihr Kind Heimweh, Liebeskummer oder ist es wegen des Verhaltens eines guten Freundes enttäuscht, hilft Ignatia, insbesondere wenn sich der Kummer »auf den Magen schlägt«. Typisch sind »ein Kloß im Hals«, Appetit trotz Übelkeit und schnelle Stimmungswechsel (himmelhoch jauchzend – zu Tode betrübt).
Ipecacuanha (Brechwurzel)	Ihrem Kind ist anhaltend übel und es erbricht, ohne dass dies Erleichterung bringt? Ipecacuanha kann dann ebenso helfen wie bei Hustenattacken, die mit Erbrechen einhergehen (z. B. beim Keuchhusten).
Kalium bichromicum (Kaliumdichromat)	Ihr Kind hat hartnäckige Nasennebenhöhlenprobleme und dadurch hervorgerufene Kopfschmerzen vor allem im Bereich der Nebenhöhlen? Es sondert zähen, fadenziehenden, gelblichen Schleim ab? Dann kann dieses Mittel helfen.

Welches Homöopathikum wofür?	
Ledum (Sumpfporst)	Bei kaum anschwellenden (aber juckenden) Insekten- und Zeckenstichen, Schnittwunden und Bisswunden von Hunden hilft Ihrem Kind Ledum. Typisch ist, dass sich die betroffene Stelle kalt anfühlt, kalte Anwendungen aber trotzdem helfen. Bewährt hat sich Ledum außerdem beim »blauen Auge«.
Lycopodium (Bärlappsporen)	Bei Verdauungsproblemen mit Blähungen und Völlegefühl (z. B. bei Dreimonatskoliken) kann Lycopodium helfen, insbesondere wenn sie vorwiegend am späten Nachmittag auftreten. Typisch ist Heißhunger v. a. auf Warmes und Süßes, der bereits nach wenigen Bissen gestillt ist. Die Beschwerden bessern sich eher durch Kühle.
Magnesium phosphoricum (Magnesiumphosphat)	Hat Ihr Kind Bauchkrämpfe, Ihre Tochter vielleicht Menstruationsbeschwerden, bei denen sich Ihr Kind zusammenkrümmt und die sich auf Wärme bessern? Dieses Mittel hilft generell bei Muskelkrämpfen, die sich durch Reiben und Massieren bessern.
Mercurius solubilis (Quecksilberverbindungen)	Bei Mundgeschwüren und Herpes sowie Entzündungen in Hals, Mund und Mittelohr, die mit starker Speichelbildung, üblem Mundgeruch, starkem Durst und nächtlichem Schwitzen einhergehen, kann Mercurius helfen. Typisch sind Zahneindrücke am Zungenrand, Unruhe und Überempfindlichkeit; Ihr Kind verträgt weder Wärme noch Kälte.
Natrium muriaticum (Natrium chloratum, Kochsalz)	Ihr Kind ist erkältet, ihm tränen die Augen, die Nase läuft, es hat Niesanfälle? Es hat rissige Mundwinkel und will stark gesalzene Nahrung zu sich nehmen? Es leidet lange unter Enttäuschungen, mag aber nicht getröstet oder bemitleidet werden und zieht sich eher zurück? Dann kann Natrium muriaticum helfen.
Nux vomica (Brechnuss)	Wenn Ihrem Kind übel ist, weil es übermäßig, zu Schweres oder zu viel durcheinander gegessen hat, ist Nux vomica das Richtige. Typisch ist das Gefühl, als liege ein Stein im Magen, evtl. kommen Sodbrennen und Blähungen hinzu.
Okoubaka (Okoubakabaum)	Bei Erbrechen, Durchfall und anderen Verdauungsstörungen, die auf verdorbenes Essen zurückgehen, ist dieses Mittel geeignet. Sie können es Ihrem Kind auch vorbeugend bei einer geplanten Auslandreise geben, um Unverträglichkeiten des Klimas oder von dortigen Nahrungsmitteln entgegenzuwirken.
Phytolacca (Kermesbeere)	Wenn Ihr Kind über einen rauen Hals klagt, Schmerzen beim Schlucken und geschwollene Lymphdrüsen hat, hilft Phytolacca. Es wird oft bei Mandel- und Rachenentzündungen eingesetzt, vor allem wenn kühle Getränke und warme Wickel helfen.
Pulsatilla (Küchenschelle)	Bei Erkältungen mit dickem, grüngelblichem Sekret, aber auch Verdauungsbeschwerden nach zu fettem Essen hilft Pulsatilla. Typisch sind auch ein mangelndes Durstgefühl (trotz trockenem Mund) und eine weinerliche, anhängliche Stimmung. Frische Luft und kalte Anwendungen bessern die Beschwerden.

Welches Homöopathikum wofür?	
Rhus toxicodendron (Echter Giftsumach)	Bei Beschwerden der Gelenke, Sehnen(scheiden) und Rückenschmerzen (z. B. Hexenschuss) hilft dieses Mittel. Es bekämpft Beschwerden, die durch Kälte oder Feuchtigkeit bzw. Überanstrengung entstanden sind und die durch leichte Bewegung anfänglich schlimmer, dann langsam besser werden. Daneben wird es auch bei juckenden Hautbläschen eingesetzt.
Silicea (Kieselsäure)	Ist Ihr Kind ständig erkältet? Hat es oft kalte Hände und Füße und möchte sogar im Sommer Mützen tragen? Silicea wird gegen Infektneigung eingesetzt; typischerweise können auch Nagelprobleme, starkes Schwitzen und schleichende eitrige Entzündungen auftreten.
Spongia (Meerschwamm)	Ihr Kind ist heiser, leidet unter einem trockenen, bellenden Husten mit pfeifender Atmung? Es räuspert sich ständig und ist im Bereich des Kehlkopfs sehr berührungsempfindlich? Dann hilft Spongia. Zusammen mit Aconitum und Hepar sulfuris wird es beim Peudokrupp eingesetzt.
Tabacum (Tabakpflanze)	Wird Ihrem Kind immer übel, wenn sie mit dem Auto/Zug/Flugzeug eine Reise unternehmen? Tabacum wird gegen Schwindel, Übelkeit und Erbrechen, besonders bei Reisen eingesetzt, sowie bei Schwächegefühlen, die mit kaltem Schweiß einhergehen.
Thuja (Lebensbaum)	Ist ihr Kind häufig verfroren und neigt zu Warzen und fettiger, unreiner Haut? Thuja ist angezeigt bei weichen, bräunlichen Warzen und kommt bei starker Infektanfälligkeit und Beschwerden nach Impfungen zum Einsatz.
Veratrum album (Weiße Nieswurz)	Bei Verdauungsbeschwerden wie Durchfall mit Erbrechen, die mit einer akuten Kreislaufschwäche einhergehen, kann dieses Mittel helfen. Typisch sind blaue Lippen und kalter Schweiß und das Verlangen nach kalten Getränken trotz innerer Kälte. Veratrum album wird auch bei Neigung zu niedrigem Blutdruck eingesetzt.

Husten

Beim Husten wird heftig gegen die zunächst geschlossene, dann jäh geöffnete Stimmritze ausgeatmet. Der Körper entledigt sich damit Schleim, Staub, Krankheitserregern oder Fremdkörpern in den Atemwegen.

Dieser natürliche Abwehrvorgang ist allerdings ganz schön anstrengend. Selbst wenn alle anderen Beschwerden einer Krankheit bereits ausgestanden sind, hält sich Husten oft hartnäckig über Tage und Wochen. So verschieden seine Ausprägung sein kann, so unterschiedlich sind die Ursachen für Husten. Am häufigsten liegt ein viraler Infekt der Atemwege vor. Ein plötzlicher Hustenanfall, der evtl. von Luftnot und hörbarem Einziehen beim Einatmen begleitet ist, spricht für einen Fremdkörper in den Atemwegen.

Was Sie für Ihr Kind tun können

Wenn es ständig im Hals kitzelt, der Hustenreiz das Kind am Schlafen hindert oder der Husten so stark ist, dass sogar die feinen Äderchen in den Augen platzen oder der ganze Brustkorb schmerzt, lindern sanfte Methoden den Hustenreiz und beruhigen die Schleimhäute, heilen aber nicht. Das beste Vorgehen ist, die Grundkrankheit – so möglich – zu behandeln und ansonsten abzuwarten (auch wenn das schwerfällt).

Wichtig ist feuchte, kühle und vor allem rauchfreie Luft im Schlafzimmer und möglichst auch in den anderen Räumen. Ihr Kind sollte viel trinken, damit sich der Schleim lösen kann.

In der chinesischen Ernährungslehre wird einigen Nahrungsmitteln ein schleimbildender Effekt zugeschrieben – probieren Sie aus, ob es Ihrem Kind besser geht, wenn es diese über 1–2 Wochen komplett meidet. Dazu gehören Kuhmilchprodukte wie Milch, Kakao, Joghurt und alle süß-klebrigen Nahrungsmittel wie Nussnougatcreme und Schokolade.

Heilpflanzen, Wasser & Wickel

Husten lässt sich recht gut mit pflanzlichen Mitteln behandeln.

Reizhusten Den quälenden Hustenreiz bei einem trockenen Reizhusten unterdrücken Sie mit »Schleimdrogen« – v. a. Spitzwegerich, aber auch Eibisch, Malve oder Isländisch Moos (z. B. als Lutschtabletten erhältlich). So stellen Sie selbst einen Hustensirup her: Erwärmen Sie 250 g Honig auf 60 °C, zerkleinern Sie eine Handvoll Spitzwegerichblätter und rühren sie direkt in den Honig ein; 10 Min. lang rühren (auf 60 °C belassen), absieben und in ein Glas umfüllen. Lassen Sie Ihr Kind alle 2 Stunden einen halben Teelöffel davon möglichst lang im Mund und Rachen behalten und anschließend schlucken. Übrigens: Honig wirkt besser gegen trockenen Reizhusten als so manches Fertigpräparat![93] Geben Sie so lange einen Löffel zur Nacht (am besten auf 125 ml heiße Milch), bis beim Husten Schleim produziert wird.

Husten mit Auswurf Husten, bei dem Auswurf produziert wird, sollte nicht unterdrückt werden, sonst kommt es zu einer Stauung des Schleims – ideale Wohnstatt für viele Keime. Empfehlenswert sind deshalb prinzipiell Substanzen, die den Auswurf fördern, z. B. Anis, Fenchel, Gänseblümchen, Schlüsselblumen oder Thymian (als Tee, auch in Fertigteemischungen oder Hustensäften enthalten) oder Fertigpräparate aus Efeu. Süßen Sie mit Honig (ab dem 2. Lebensjahr) oder Süßholz. Allerdings wirken diese Pflanzen – ähnlich wie chemisch hergestellte Schleimlöser wie Acetylcystein oder Ambroxol nur bedingt: Oft sind die Flimmerhärchen in den Luftwegen im Rahmen eines Atemwegsinfekts so schwach, dass sie auch flüssigen Schleim nur mit Mühe abtransportieren können. Husten ist dann zum Teil weitaus effektiver. Auch wenn der Sekrettransport nur wenig unterstützt wird, wirken diese Pflanzen jedoch auch gegen den entzündlichen Reizzustand der Schleimhaut.

Und sonst

Hilfreich sind auch Inhalationen mit Salzwasser oder Kamille und warme Brustwickel (→ S. 383) mit Thymian (1 EL mit kochendem Wasser übergießen, nach 10 Min. abseihen), Lavendelöl, Schweineschmalz, Kartoffeln oder Quark. Diese dürfen allerdings nicht bei Fieber angelegt werden. Hält der Husten länger als 1 Woche ohne Besserung an, gehen Sie mit Ihrem Kind zum Arzt, bei zusätzlicher Atemnot oder starkem Fieber sofort.

Ausprägung	Mögliche Begleitsymptome	Vermutliche Ursachen	Was tun?
Trockener Husten			
Reizhusten, Kitzelhusten	Erkältungssymptome (→ S. 133), Fieber	Mitreaktion der Schleimhäute bei einem akuten Infekt, Mandelentzündung (→ S. 161), Mittelohrentzündung (→ S. 264), Grippe (→ S. 159)	▪ Durch Wechsel von Wärme zu Kälte ausgelöst: **Aconitum** D12 stdl. ▪ Durch Wechsel von Kälte zu Wärme ausgelöst: **Bromum** D6 stdl. ▪ Durch Hinlegen ausgelöst: **Hyoscyamus** D6, abends und nachts
	Schmerzen hinter Brustbein	Reizung / Entzündung der Luftröhrenschleimhaut, z. B. durch Aufenthalt in verrauchten Räumen oder bei einer Erkältung (→ S. 133); Beginn einer Bronchitis oder Bronchiolitis (→ S. 106)	▪ Zu Beginn (plötzliches Auftreten der Symptome), v. a. bei Fieber, feuchtkaltem Wetter: **Belladonna** D6 am 1. Tag stdl., am 2. Tag 2-stdl., dann 3-mal tgl. ▪ Nach kalter Luft: **Rumex** D6 am 1. Tag stdl., am 2. Tag 2-stdl., dann 3-mal tgl. ▪ Bei Heiserkeit und Nasenbluten: **Phosphorus** D12 am 1. und 2. Tag 3-mal tgl., dann 2-mal tgl. ▪ Husten entwickelt sich allmählich, stechende Brustschmerzen, Kälte bessert die Beschwerden, viel Durst: **Bryonia** D6 am 1. Tag stdl., am 2. Tag 2-stdl., dann 3-mal tgl.
Plötzliche Hustenattacke	Luftnot, Panik, hörbares Einziehen beim Einatmen	Fremdkörper eingeatmet	Erste Hilfemaßnahmen wie auf → S. 417 beschrieben
Anfallsweise bellender Husten, v. a. abends oder nachts	Heiserkeit, Atemnot, hörbares Einziehen beim Einatmen	Pseudokrupp (→ S. 307), selten Diphtherie (→ S. 114), Masern (→ S. 258)	▪ Anfangs **Aconitum** D12: 2-mal im Abstand von Minuten ▪ Anschließend **Spongia** D6 und **Hepar sulfuris** D6 im Wechsel alle 5 Minuten

Ausprägung	Mögliche Begleit-symptome	Vermutliche Ursachen	Was tun?
Anfallsweise krampfartige, länger dauernde Hustenattacken	Anschließend oft Erbrechen	Keuchhusten (→ S. 212), Rückfluss von Mageninhalt, v. a. beim Säugling; (Magenpförtnerenge → S. 256)	▪ Reizhustenanfälle direkt nach dem Hinlegen: **Drosera** D6 am 1. Tag stdl., am 2. Tag 2-stdl., dann 3-mal tgl. ▪ Falls nicht wirksam, **Cuprum metallicum** D30 – zunächst tgl., dann jeden 2. Tag
Husten mit pfeifendem Ausatmen und evtl. Atemnot	Erkältung, Fieber, beschleunigte Atmung	Obstruktive Bronchitis (→ S. 106), Infektasthma (→ S. 80), Lungenentzündung (→ S. 250)	▪ Raue Stimme, erschöpft; besonders bei Lungenentzündung: **Phosphorus** D12 am 1. und 2. Tag 3-mal tgl., dann 2-mal tgl. ▪ Rasselnde Hustenanfälle treten besonders in feuchter Luft auf: **Natrium sulfuricum** D12 in gleicher Dosierung
	Anfallsartig nach körperlicher Anstrengung oder Belastung mit bekannten Allergieauslösern	Asthma bronchiale (→ S. 80)	Je nach Form des Hustens wie in der Tab. beschrieben
Husten mit Schleim (produktiver Husten)			
Schleimiger oder auch eitriger Auswurf	Erkältungszeichen, Fieber	»Ausgewachsene« Bronchitis (→ S. 106)	▪ Starke Schleimbildung (Schleim kann nicht abgehustet werden), dadurch auch Übelkeit, viel Speichel: **Ipecacuanha** D6 am 1. Tag stdl., am 2. Tag 2-stdl., dann 3-mal tgl. ▪ Zäher Schleim, der sich schlecht abhusten lässt; Kind bekommt bei jeder Erkältung eine Bronchitis: **Antimonium tartaricum** (= Tartarus stibiatus) D6 in gleicher Dosierung

(Fortsetzung →)

Ausprägung	Mögliche Begleit-symptome	Vermutliche Ursachen	Was tun?
Schleimiger, ständiger Husten, morgens mehr	Verstopfte Nase, Kopfschmerzen, offen stehender Mund, Schnarchen	Nasennebenhöh-lenentzündung (→ S. 283), Polypen (→ S. 365)	▪ Morgens viel gelblicher Auswurf, sonst eher trockener Husten: **Pulsatilla** D6 am 1. Tag stdl., am 2. Tag 2-stdl., dann 3-mal tgl. ▪ Schleim lässt sich schlecht abhusten: **Ammonium carbonicum** D12 am 1. und 2. Tag 3-mal tgl., dann 2-mal tgl.
Ständiger Husten mit Auswurf	Ständige Atem-wegsinfekte, oft Nasennebenhöh-lenentzündungen, Durchfall, Gedeih-störungen	Mukoviszidose (→ S. 268)	Vorgehen wie unter Muko-viszidose beschrieben
Husten mit blutigem Aus-wurf	Atemnot	Lungenentzündung (→ S. 250), Lun-gentuberkulose (→ S. 358)	Arztbesuch!

Hüftdysplasie

Andere Bezeichnungen: Hüftreifestörung, Luxationshüfte
Die angeborene Fehlstellung der Hüfte ist die häufigste angeborene Skelettfehlentwick-lung. Sie ist bei Mädchen etwa 6-mal haufiger als bei Jungen. Glücklicherweise wird sie heu-te meist frühzeitig erkannt.

Bei der Hüftdysplasie ist die Gelenkpfanne, die den Kopf des Oberschenkelknochens um-schließt, nicht kugelförmig, sondern mehr oder weniger flach. Deshalb verrutscht der Hüftkopf in der Pfanne (Subluxation) oder rutscht ganz heraus (Luxation). Bleibt die Dysplasie bestehen, droht bereits im jungen

Mein Po ist schief

Nur ausgeprägte Hüftdysplasien erkennt man ohne Hilfsmittel. Da die Diagnose in der Regel bei der – in Deutschland seit 1996 obligaten – Ultraschalluntersuchung gestellt wird, ist das jedoch nicht schlimm. Manchmal lassen sich die Beine nur schlecht oder ungleichmäßig abspreizen oder sie scheinen verschieden lang zu sein. Die Pofalten sind evtl. auf unterschied-licher Höhe. Beim Laufen führt eine unbe-handelte Dysplasie zu einem veränderten Gangbild (→ Hinken, S. 150).

Erwachsenenalter eine Hüftgelenksarthrose mit Schmerzen und Bewegungseinschränkungen. Als Ursachen sind sowohl erbliche Anlagen als auch bestimmte Risikofaktoren wie eine Beckenendlage oder Mehrlingsschwangerschaften bekannt. Fast in der Hälfte der Fälle sind beide Hüftgelenke betroffen.

Was Sie für Ihr Kind tun können

Meist erkennt man eine Hüftdysplasie mit einer Ultraschalluntersuchung (Hüftscreening) in den ersten 6 Lebenswochen bei den Vorsorgeuntersuchungen U2 oder U3. Nur in Zweifelsfällen wird eine Röntgenaufnahme des Beckens gemacht.

Wird bei Ihrem Kind eine flache Hüftgelenkspfanne festgestellt, ist Ihre Mitarbeit gefragt! Ziel der Behandlung ist, den Hüftkopf richtig in seiner Pfanne zu fixieren. Dadurch wird zum einen deren (noch knorpeliges) Knochengewebe zum Nachreifen und zur Ausbildung der Halbkugelform angeregt, zum anderen werden die Sehnen, Muskeln und Bänder gedehnt, so dass sie den Hüftkopf nicht herausziehen. Dafür werden die Beinchen über mehrere (meist 8) Wochen permanent in eine Stellung gebracht, die der eines gesunden Ungeborenen im Mutterleib entspricht: von der Hüfte abgespreizt in einem Beugewinkel von 90–100°.

Breites Wickeln/Spreizhose

Bei leichten oder »grenzwertigen« Formen reicht ein breites Wickeln. Legen Sie hierzu über die Einmalwindel ein kleines zum Paket gefaltetes Handtuch zwischen die Beine des Kindes, darüber kommt dann eine feste Hose oder Strumpfhose. Im Fachhandel gibt es auch spezielle, besonders breite Spreizwindelhosen zu kaufen. Zusätzlich ist auch das Tragen des Kindes im Tragetuch (mit speziellen Wickeltechniken) empfehlenswert. In ausgeprägteren Fällen verschreibt der Arzt eine spezielle Spreizhose, die zwischen den Beinen eine feste, gepolsterte Plastikschale besitzt. So unbequem sie aussieht, so schnell gewöhnen sich die Kinder daran. Nur bei sehr schweren Formen ist das monatelange Tragen spezieller Schienen oder Gipsverbände notwendig.

Sie dürfen die Spreizhose, außer kurz beim Wickeln und Baden, nie ausziehen. Und Ihr Kind muss regelmäßig zur Kontrolluntersuchung – der Arzt wird Ihnen einen genauen »Fahrplan« geben.

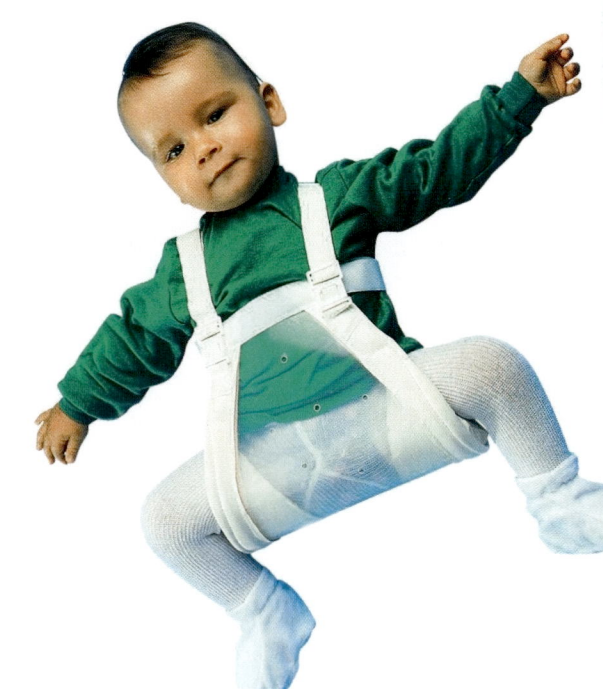

▲ Bei stärkerer Fehlstellung muss das Kind über mehrere Wochen eine Spreizhose oder Hüftbeugeschiene tragen

GESUND WERDEN

Hüftschnupfen

Andere Bezeichnung: Coxitis fugax
Eine kurzzeitige Entzündung des Hüftgelenks ist insbesondere bei Kindern im Grundschulalter die häufigste Ursache für vorübergehende Hüftbeschwerden.

Der Hüftschnupfen ist meist Zeichen einer Mitreaktion des Hüftgelenkes bei einer Virusinfektion. Er tritt bis zu vier Wochen nach einer Erkältung oder nach einem Magen-Darm-Infekt, aber auch ohne ersichtliche Ursache auf. Infolge der Entzündung sammelt sich Flüssigkeit im Gelenkspalt (Erguss), wodurch sich dieser erweitert. Die Gelenkkapsel wird gespannt – das schmerzt. Trotzdem ist der Hüftschnupfen fast immer harmlos.

Schmerzendes Hinkebein

▌ Das Kind klagt über plötzliche, teils starke Schmerzen in einem Hüftgelenk (im Bereich der Leiste oder Oberschenkel) oder Knie, vor allem morgens beim Aufstehen.
▌ Das Kind humpelt beim Gehen oder vermeidet die Belastung ganz. Abspreizen und Nach-innen-Drehen des Beines tun ebenfalls weh.
▌ Normalerweise ist weder das Allgemeinbefinden beeinträchtigt, noch tritt Fieber auf.

Was Sie für Ihr Kind tun können

Suchen Sie einen Kinderarzt auf. Er schließt z. B. eine bakterielle Hüftinfektion, eine Perthes-Krankheit (→ S. 299) oder Rheuma (→ S. 310) aus. Mögliche Warnzeichen sind Fieber (ohne sonstige Zeichen einer Erkältung) und wenn Ihr Kind überhaupt nicht mehr auftreten kann. Oft macht der Arzt nicht nur eine Bewegungsprüfung, sondern auch eine Ultraschalluntersuchung, mit deren Hilfe er den Gelenkerguss und evtl. andere Ursachen erkennt.

Meist reicht die Schonung des betroffenen Beines über einige Tage aus und die Beschwerden verschwinden ohne weitere Folgen nach 1–2 Wochen. In manchen Fällen werden entzündungshemmende Salben oder Tabletten verschrieben. Gehen die Symptome nicht innerhalb weniger Tage zurück oder tritt Fieber auf, stellen Sie Ihr Kind erneut dem Arzt vor. Übrigens: Bis zu einem Drittel der betroffen Kinder erleiden mehr als eine Episode – doch auch bei ihnen treten keine Folgeerkrankungen auf.

Heilpflanzen, Wasser & Wickel

Probieren Sie aus, ob Ihr Kind die trockene Wärme einer Warmflasche, eines Heiz- oder Kirschkernkissens oder eher Kälteanwendungen als angenehm empfindet. Auch Kohlwickel lindern die Beschwerden: Frische Weißkohl- oder Wirsingblätter waschen und trocknen, die Mittelrippe entfernen; mit einer Glasflasche über die Blätter rollen, bis Saft austritt, dann die Blätter dachziegelartig auf die Hüfte legen, mit einem Tuch bedecken und einer Binde befestigen; mehrere Stunden liegen lassen. Umschläge mit Arnika oder mit Heilerde helfen ebenso, die Beschwerden zu lindern.

Infektionsneigung

Häufig wiederkehrende oder chronische Infektionen sind meist ein Zeichen dafür, dass die Schutzreaktion des Immunsystems nicht den aktuellen Anforderungen genügt. Eine solche Abwehrschwäche (→ S.55) ist vor allem bei kleineren Kindern normal – schließlich befindet sich das Immunsystem noch in der Lernphase. Eine ausgeprägte Infektanfälligkeit kann jedoch auch ernstere Ursachen haben. Dabei ist nicht immer das Immunsystem geschwächt; auch Organstörungen führen zu häufigen Infekten, z.B. Fehlbildungen im Harntrakt zu Harnwegsinfekten (→ S.166), Vergrößerungen der Mandeln (→ S.364) zu Mittelohrentzündungen oder Mukoviszidose (→ S.268) zu Lungenentzündungen.

Juckreiz

Andere Bezeichnung: Pruritus
Wenn die Haut kribbelt, brennt oder sticht, steckt meist eine Hautkrankheit dahinter. Doch auch Allgemeinerkrankungen verursachen Juckreiz, der dann oft den gesamten Körper betrifft.

Juckreiz ist nicht nur extrem unangenehm und verschlimmert durch das ständige Kratzen und Reiben bestehende Hautveränderungen, er fördert auch neue Infektionen. Neben der äußeren Haut sind auch Schleimhäute z.B. in Mund, Scheide oder After betroffen.

Was Sie für Ihr Kind tun können

Juckreiz ist keine eigenständige Krankheit, sondern nur ein Symptom: Der Arzt klärt deshalb die Ursache ab und behandelt diese. Er verschreibt dabei je nach Auslöser verschiedene Medikamente (z.B. Antihistaminika), die unterschiedlich gut wirken.

Erklären Sie Ihrem Kind, dass es sich besser nicht (auf)kratzt, sondern mit der ganzen Handfläche Druck ausübt oder neben der juckenden Stelle klopft oder kneift. Pflegen Sie die empfindliche Haut mit der Basistherapie (→ S.292) wie bei Neurodermitis. Homöopathika werden im Rahmen einer Konstitutionstherapie eingesetzt.

Buchtipp

Anne Hilgendorff: Mich juckt es so! Thieme, Stuttgart 2008

Thiemo, der Teddybär, sitzt in der Kinderarztpraxis und weiß, welche Fragen Kinder quälen und kann ihnen verständliche Antworten geben. Daneben erzählen Kinder von ihrem ganz persönlichen Juckreiz, was dahintersteckt und was sie dagegen tun.

ZUM WEITERLESEN

Heilpflanzen, Wasser & Wickel
Waschungen, Umschläge und Teilbäder zur äußerlichen, Teezubereitungen zur inneren Anwendung – besonders gut geeignet sind entzündungshemmende Pflanzen wie Bittersüßer Nachtschatten, Johanniskraut, Ballonrebe, Haferstroh, Schachtelhalm oder Pfefferminzöl; bei juckenden Kinderkrankheiten

wie Windpocken auch zusammenziehende Pflanzen wie Eichenrinde, Zaubernuss oder auch Schwarztee. Ist die Haut wund gekratzt, tragen Sie eine Ringelblumensalbe auf. Als »Hauttee« eignen sich besonders gut Birke, Brennnessel, Löwenzahn, Stiefmütterchen

und Goldrute, die den Stoffwechsel anregen und entgiften. Da die Palette der mit Juckreiz einhergehenden Hauterscheinungen bei Neurodermitis besonders groß ist, sind dort zahlreiche Behandlungsmöglichkeiten beschrieben (→ S. 289).

Juckreiz und mögliche Begleitsymptome	Vermutliche Ursachen
Begrenzt auf einen Bereich	
Starker Juckreiz am Kopf	Kopfläuse (→ S. 224)
Bei Babys und Kleinkindern Juckreiz am Kopf (abends meist verstärkt), durch Aufkratzen ist die Haut entzündet, nässend, verkrustet	Milchschorf (→ S. 263)
Starker Juckreiz v. a. nachts im After- und Genitalbereich	Madenwürmer (→ S. 391)
Evtl. juckendes Knötchen oder Quaddel mit fleck- bis ringförmiger Rötung an einer Stelle	Zeckenstich (→ S. 411), Insektenstich (→ S. 410)
Starker Juckreiz v. a. nachts zwischen den Fingern, gerötete, nässende Stellen und Krusten; evtl. feine, kommaartige Gänge	Krätze (→ S. 236)
Gruppiert stehende Bläschen v. a. an den Lippen, juckend oder brennend	Lippenbläschen (→ Herpes, S. 180)
Evtl. leichter Juckreiz, Bläschen an Händen, Füßen, im und am Mund, evtl. leichtes Fieber	Hand-Mund-Fuß-Krankheit (→ S. 166)
Evtl. Juckreiz, Rötung, Schwellung, nässende Bläschen nach Kontakt z. B. mit Pflanzen, Kosmetika, Quallen	Kontaktekzem (→ S. 84)
Juckende Augen und/oder Nase	Bindehautentzündung (→ S. 95), Heuschnupfen (→ S. 184)
Juckreiz im Ohr	Gehörgangsentzündung (→ S. 153)
An mehreren Stellen oder am ganzen Körper	
Starker Juckreiz, gerötete Flecken, dann Bläschen und Pusteln	Windpocken (→ S. 388)
Leichter Juckreiz mit rötlichem Ausschlag	Andere Kinderkrankheiten (→ S. 215), Allergie (→ S. 65)
Milder bis starker Juckreiz, gerötete, trockene, schuppige Flecken	Neurodermitis (→ S. 287), Hautpilz (→ S. 304)
Starker Juckreiz, Quaddeln an wechselnden Stellen, evtl. weitere Allgemeinsymptome	Nesselsucht (→ S. 285)

Juckreiz und mögliche Begleitsymptome	Vermutliche Ursachen
Evtl. milder bis starker Juckreiz, Gelbsucht, Übelkeit	Lebererkrankungen (→ S. 240)
Evtl. leichter Juckreiz, ständiger Durst, Abgeschlagenheit, Konzentrationsprobleme	Zuckerkrankheit (→ S. 398)

Karies

Andere Bezeichnung: Zahnfäule
Zahnschmelz ist zwar die härteste Substanz des Körpers, hat aber auch einiges auszuhalten. Weich wird er dann, wenn von Mikroorganismen produzierte Säure die Mineralien herauslöst.

Karies entsteht auf dem Boden von Nahrungsresten, auf denen sich in der Mundhöhle lebende Bakterien (v. a. Streptococcus mutans) ansiedeln. Sie bilden aus Zucker eine Art Klebstoff, mit dem sie sich an Zähne und Speisereste anheften: Es entstehen Plaques. Aus Zucker und Stärke bilden die Bakterien Säuren, die den Zahnschmelz angreifen und Salze herauslösen (Demineralisation) – umso mehr, je länger sie einwirken.

Dies verursacht zunächst nur kleine oberflächliche Defekte am Zahnschmelz (erkennbar als weiße oder braune Flecken), die sich zu diesem Zeitpunkt durch Zufuhr von Mineralien (Remineralisation) noch zurückbilden. Bestehen sie fort, werden nach und nach auch darunterliegende Strukturen aufgeweicht und zerstört. Das Tückische ist, dass man Karies zuerst nicht spürt. Erst wenn sie ins Innere fortschreitet und die Nerven erreicht, entstehen Zahnschmerzen.

Was Sie für Ihr Kind tun können

Klagt Ihr Kind über Zahnschmerzen, suchen Sie den Zahnarzt auf. In der Zwischenzeit geben Sie ihm Belladonna D6, wenn der Schmerz wellenförmig kommt und geht, oder Hypericum D6 bei ständigem Schmerz. Zusätzlich können Sie die Angst vor dem Zahnarzt mit Aconitum D6 lindern. Geben Sie die genannten Homöopathika viertelstündlich.

ZUM WEITERLESEN

Buchtipp

Hanna Künzel, Günter Schmitz: **Vom Jörg, der Zahnweh hatte.** *Beltz, Weinheim 2010*

Was mag Schleckerjörg? Nur Süßes! Und was verabscheut er? Zähneputzen natürlich! Kein Wunder, dass er die Bekanntschaft des hässlichen Zahnwehmännchens macht! Ein Klassiker, der kleinen Kindern anschaulich erzählt, was passiert, wenn Naschwerk die Zähne verklebt.

Infos aus dem Internet

Empfehlenswert sind **www.zahnwissen.de** mit einer Unterseite speziell zu »Kinderzähnen« und der Internetauftritt der Zahnärzte in Baden-Württemberg **www.zahn-forum. de**. Auf den Seiten der »Arbeitsgemeinschaft Zahngesundheit« **www.agz-rnk.de** können mutige Zahnritter mit Fluorschild und Bürstenschwert die Menschen im Land Zahnasien von den bösen Wurzelfressern retten.

Zahngesundheit ist kein Zufall

Der Grundstein dafür, wie lange wir unsere Zähne behalten, wird schon mit den Milchzähnen gelegt: Sie sind Platzhalter für die bereits im Kiefer wartenden 2. Zähne – da sie anfälliger für Karies sind, ist ihre Pflege enorm wichtig. Daneben fällt einem Kind, das Zahnpflege schon früh als regelmäßiges Ritual kennenlernt, das Zähneputzen auch später leichter.

Die wenigsten Kinder empfinden die Zahnpflege als großen Spaß, umso wichtiger sind Vorbildfunktion und Konsequenz der Eltern. Doch zur Vorsorge gehört mehr als das regelmäßige Entfernen von Zahnbelägen – wichtig sind auch richtiges Ess- und Trinkverhalten, die Härtung des Zahnschmelzes und die professionelle Prophylaxe im Rahmen regelmäßiger Zahnarztbesuche.

Zahnpflege

Da bereits mit dem 1. Zahn auch die Kariesbakterien einen Aufenthaltsort haben, sollten Sie dann mit dem Putzen mit einer weichen Zahnbürste beginnen – gründlich mit Zahnpasta etwa 2 Min. lang einmal täglich. Ab dem 2. Lebensjahr sollte es 2-mal zur täglichen Routine gehören, noch besser ist, das Kind daran zu gewöhnen, nach jeder Mahlzeit zur Bürste zu greifen. Je älter das Kind wird, desto mehr kann es selbst mithelfen, die Zahnteufel zu vertreiben – etwa bis zum 8.–9. Lebensjahr sollten Sie allerdings noch immer nachputzen. Gewöhnen Sie Ihr Kind an das »KAI-Schema« (Kauflächen, Außenflächen, Innenseiten) – so wird kein Zahn vergessen. Ob Handzahnbürste oder eine elektrische entscheidet Ihr Kind. Vergessen Sie nicht, diese regelmäßig alle 2 Monate auszutauschen, spätestens wenn die Borsten in alle Himmelsrichtungen zeigen. Ist Zähneputzen mal nicht möglich (z. B. unterwegs), können ausnahmsweise zuckerfreie Kaugummis mit Xylit (hemmt das Bakterienwachstum) das Zähneputzen ersetzen. Für kleinere Kinder bis zum 4. Lebensjahr regt alternativ das Kauen harter Lebensmittel (z. B. Kohlrabi) die Speichelproduktion an (Spüleffekt).

Ernährung

Leider mundet das, was den meisten Kindern besonders gut schmeckt, den Zähnen nicht besonders – aber es ist utopisch, auf alles zu verzichten, was Zucker und Stärke enthält:

- **Babys:** Muttermilch ist die beste Ernährung. Verzichten Sie auf gesüßte Flaschennahrung wie Saftschorle oder gezuckerte (Instant-) Tees: Sie alle schädigen den Zahnschmelz. Achten Sie vor allem darauf, dass Ihr Kind nicht ständig an der Flasche hängt – Dauernuckeln (auch mit Milch – diese enthält ebenfalls Zucker!) schädigt die Zahnsubstanz, begünstigt Kiefer- und Zahnfehlstellungen und verringert die Speichelproduktion.
- **Ältere Kinder:** Was für den Organismus gut ist, ist meist auch für die Zähne gut und um-

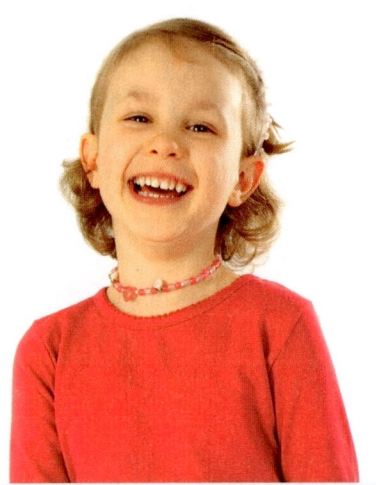

▲ Um lange so lächeln zu können, müssen bereits die Milchzähne konsequent gepflegt werden

gekehrt. Beschränken Sie die Zufuhr von »leeren Kalorien«, z. B. Süßigkeiten oder Chips – geben Sie den Zähnen zwischendurch wenigstens mal eine Erholungszeit und führen Sie eine süßigkeitsfreie Zeit (z. B. morgens) ein.

- **Prinzipiell:** Obst ist zwar auch süß, aber zahnfreundlicher als Süßigkeiten, weil es nicht zwischen den Zähen kleben bleibt (Ausnahmen: Banane, Trockenfrüchte). Doch auch Obst sollte nicht ständig gegessen werden – die enthaltenen Fruchtsäuren (in Kombination mit dem Fruchtzucker) – schädigen bei längerer Einwirkzeit ebenfalls die Zahnsubstanz. Denken Sie auch an versteckte Zucker, z. B. in Hustensaft, Fruchtjoghurt und Bienenhonig.

Lassen Sie Ihr Kind viel Wasser (Achtung: Mineralwasser enthält oft für Kinder zu große Mengen an Fluor) und ungesüßte Tees trinken – die Flüssigkeit umspült die Zähne und hilft bei der »Säureabwehr«. Regelmäßiges Zähneputzen am besten nach jeder Mahlzeit ist gut, Zahnpflege nach dem Verputzen von Süßigkeiten besser. Hat Ihr Kind etwas Saures (z. B. Orange) zu sich genommen, soll es mindestens eine halbe Stunde mit dem Zähneputzen warten, denn die Säuren lösen den Schmelz an. Grundsätzlich lässt sich die Übertragung der Kariesbakterien nicht verhindern (auch nicht, wenn Sie nicht den Löffel ablecken, mit dem Sie Ihr Kind füttern!), genauso wenig wie die Zufuhr von Zucker und Stärke.

Zahnhärtung

Fluoride – Mineralsalze des Fluors – werden v. a. während der Zahnentwicklung bis zum 12. Lebensjahr in die Zähne eingebaut und härten diese. Deshalb wird empfohlen, Kindern Fluoride zuzuführen – über fluoridiertes Trinkwasser bzw. Speisesalz oder Fluoridtabletten. Leider wirkt Fluor jedoch bei Überdosierung giftig. So wird es bei Kindern stärker als gewünscht in den Zähnen eingelagert, was eine Schwächung des Zahnschmelzes mit weißen Flecken verursacht (Dentalfluorose). Bei längerer erhöhter Zufuhr sind sogar Gelenk- und Knochenprobleme (Skelettfluorose) möglich. Deshalb weichen die Empfehlungen von Kinder- und Zahnärzten voneinander ab – die Kinderärzte bevorzugen eher die Zufuhr über Tabletten (weil die Menge besser zu steuern ist), Zahnärzte favorisieren Zahnpasta (weil es lokal besser wirkt).

Als Kompromiss können Sie bis zum 1. Zahn Fluoridtabletten geben (werden vom Kinderarzt in Kombination mit Vitamin D verschrieben), dann – mit Beginn des Zähneputzens – statt der Tabletten eine Kinderzahnpasta mit niedriger Fluoridkonzentration (500 ppm) nehmen. Diese Konzentration wird ab dem 6. Lebensjahr auf 1400 ppm und in der Pubertät auf die Erwachsenendosis von 1500 ppm gesteigert. **Faustregel für die fluoridierte Kinderzahnpastamenge:** etwa die Größe des kleinen Fingernagels des Kindes. Zusätzlich wird von Zahnärzten empfohlen, die Zähne (sobald das Kind sicher ausspucken kann) einmal pro Woche mit Fluoridgel zu bürsten – das hilft der Mineralisation und hemmt die Kariesbakterien.

Professionelle Prophylaxe

Regelmäßige halbjährliche Besuche beim Zahnarzt sind ein Muss. Dabei werden nicht nur die Zähne kontrolliert und übrig gebliebene Beläge entfernt, sondern auch Tipps zur Mundhygiene gegeben. Sie und Ihr Kind können sich die richtige Putztechnik zeigen lassen und Fragen »rund um den Zahn« stellen. Außerdem kann der Zahnarzt die kleinen Erhebungen und Einbuchtungen (wo die Zahnbürste nicht rankommt) auf den bleibenden Backenzähnen mit einem Kunststoff abdecken. Diese Fissurenversiegelung ist nicht schmerzhaft und wird von den Krankenkassen übernommen.

Auch bei schmerzlosen Zahnveränderungen gehen Sie mit Ihrem Kind zum Zahnarzt – Karies muss so schnell wie möglich behandelt werden. Je länger Sie warten, desto mehr wird der Zahn beschädigt (und desto mehr muss gebohrt werden). Der kariöse Teil wird entfernt und die fehlende Zahnsubstanz durch eine Füllung ersetzt.

Den perfekten Füllstoff gibt es (noch) nicht – alle haben Vor- und Nachteile. Die Eignung hängt auch davon ab, ob Milch- oder bleibende Zähne betroffen sind und wie groß der Defekt ist. Prinzipiell werden im Kindesalter verschiedene plastische Füllstoffe (die weich sind und erst im Zahn aushärten) eingesetzt – eine Übersicht gibt die Tabelle.

Füllstoff	Halt-barkeit	Vor- und Nachteile	Bewertung
Amalgam: Gemisch aus Quecksilber, Zinn, Silber, Kupfer	10–15 Jahre	**Pro:** sehr stabil; lange haltbar (zumindest bei optimaler Verarbeitung); schnell einzusetzen; preiswert **Kontra:** Während der Verarbeitung (Legen, Herausbohren der Füllung) werden giftige Quecksilberdämpfe freigesetzt; kontrovers diskutiert wird, ob die Füllung im Zahn Quecksilber abgibt und so eine chronische Vergiftung im Körper hervorruft	Allenfalls für bleibende Zähne; in Deutschland für Milchzähne ausdrücklich nicht empfohlen
Glasionomer-Zement (GIZ) Gemisch aus Karbonsäuren und Kalzium-Aluminium-Silikatglas	Maximal 2 Jahre	**Pro:** ungiftig; enthält Fluorid, das im Bereich der Füllung weiterer Karies entgegenwirkt **Kontra:** Der Füllstoff kann nicht am Zahn verklebt werden, geringe Haltbarkeit	Für Provisorien; allenfalls für kleine Löcher und Milchzähne bei Kindern, die kurz vor dem Zahnwechsel stehen
Komposit: Gemisch aus Kunststoff und feingemahlener Glaskeramik	5–10 Jahre	**Pro:** mittlerweile sehr gute Stabilität und Haltbarkeit, kann am Zahn verklebt werden; Reparaturen an den Füllungen möglich **Kontra:** Einsetzen zeitaufwendig (schichtweise Aushärten mit UV-Licht); relativ teuer; evtl. Allergien auslösend; bisher unklar, wie verträglich auf lange Sicht (evtl. werden Substanzen wie Acrylate, Bisphenol A oder Barium abgegeben)	Bester Füllstoff für Defekte bei bleibenden Zähnen; Fissurenversiegelung; Defekte bei Milchzähnen
Kompomer: Gemisch aus Komposit und Glasionomer-Zement	3–5 Jahre	**Pro:** kann am Zahn verklebt werden, lässt sich besonders bei Kindern (die viel Speichel produzieren) leicht verarbeiten; gute Stabilität; Fluoridabgabe an den Zahn **Kontra:** Schrumpfungsgefahr bei der Aushärtung; evtl. wird Formaldehyd abgegeben	Bester Füllstoff für Defekte bei Milchzähnen

Kehlkopfentzündung

Andere Bezeichnung: Laryngitis
Eine akute Entzündung der Schleimhaut des Kehlkopfs, seines Knorpelgerüsts und der Stimmbänder kommt bei Kindern überwiegend im Rahmen eines Virusinfekts der oberen Luftwege vor und ist meist harmlos.

Eine heisere Stimme, begleitet von einem trockenen Husten – bei Erkältungen ist recht häufig auch der Kehlkopf betroffen. Sind allerdings Bakterien wie die Erreger der heute glücklicherweise sehr seltenen Diphtherie (→ S. 114) beteiligt, ist der Verlauf meist schwerer. Sonderformen der Kehlkopfentzündung sind die lebensbedrohliche **Laryngitis supraglottica**, eine Schleimhautentzündung des Kehldeckels (auch als Epiglottitis bezeichnet), und die **Laryngitis subglottica**, eine Entzündung unmittelbar unter den Stimmbändern, eher als Pseudokrupp (→ S. 307) bekannt.

HAUPTSYMPTOME

Krächzen und Kratzen im Hals

- Leitsymptom einer akuten Laryngitis ist Heiserkeit. Die Stimme klingt belegt, manchmal ist nur noch Flüstern möglich (das auch ohne – die entzündeten – Stimmbänder funktioniert).
- Typisch ist auch ein trockener Reizhusten, oft begleitet vom ständigen Zwang, sich zu räuspern.
- Der Hals fühlt sich häufig an wie Sandpapier – rau und kratzig.

Neben einer Infektion führen auch die starke Beanspruchung der Stimme durch langes Schreien und lautes Singen oder eine Allergie zu einer Kehlkopfentzündung.

Epiglottitis – ein seltener Notfall

Gefürchtet, wenngleich heute infolge der HiB-Impfung selten geworden, ist die **Entzündung des Kehldeckels** als Folge einer bakteriellen Infektion mit Haemophilus influenzae Typ B (HiB). Durch die Entzündung schwillt die Schleimhaut so massiv an, dass keine Luft mehr in die Luftröhre und Lungen gelangt und das Kind ersticken kann. Symptome sind hohes Fieber, schlechtes Allgemeinbefinden, kloßige, fast stimmlose Sprache (als wenn das Kind eine heiße Kartoffel im Mund hätte), Schluckbeschwerden, starker Speichelfluss und Atemnot mit Röcheln und Pfeifgeräuschen beim Einatmen. Heiserkeit und Husten fehlen dagegen. Die Epiglottitis betrifft überwiegend Kinder bis zum 5. Lebensjahr.
Sie erfordert den sofortigen Transport in die Klinik. Selbst einfachste Tätigkeiten wie das Einflößen von Getränken oder das Herunterdrücken der Zunge kann zum Atemstillstand führen und dürfen keinesfalls durchgeführt werden! Fast immer wird beim betroffenen Kind bis zum Abschwellen der Schleimhaut ein Schlauch in die Luftröhre geschoben, über den es Sauerstoff erhält. Zusätzlich werden Antibiotika gegeben.

Was Sie für Ihr Kind tun können

Die Stimme schonen hilft – lassen Sie Ihr Kind wenig sprechen. Frische, feuchte Luft tut ihm gut, draußen allerdings mit einem Tuch oder Schal vor Mund und Nase gegen kalten Wind geschützt. Ansonsten helfen die Maßnahmen, die unter Hals- und Mandelentzündungen beschrieben sind (→ S.162), insbesondere Gurgeln und Inhalieren.

Homöopathisch helfen besonders Causticum D6, wenn Heiserkeit und Stimmlosigkeit im Vordergrund stehen, Spongia D3 bei trockenem Husten und Beschwerden beim Einatmen und Aconitum D12 bei plötzlichem Auftreten und kaltem Wind als Auslöser.

Fieberfrei darf Ihr Kind in die Schule; der Schulsport sollte allerdings ausfallen.

Keuchhusten

Andere Bezeichnungen: Pertussis, Stickhusten

Keuchhusten wird von Bakterien übertragen, ist hoch ansteckend und weltweit noch immer eine der häufigsten Infektionskrankheiten im Kindesalter. Er ist im besten Fall langwierig und unangenehm, im schlimmsten Fall – besonders für Säuglinge – lebensgefährlich.

Der Erreger Bordetella pertussis und sein enger Verwandter Bordetella parapertussis, der eine leichtere Verlaufsform auslöst, werden durch Tröpfchen in der Luft bis zu mehrere Meter übertragen, und zwar durch Husten, Niesen oder Sprechen. Die nach einer Erkrankung oder Impfung bestehende Immunität lässt innerhalb von Jahrzehnten nach, so dass

HAUPTSYMPTOME

»100 Tage« Husten in 3 Etappen und atypische Verläufe

Kinder

- Im **Vorstadium** treten über 1–2 Wochen Husten, Schnupfen, Niesen und leichtes Fieber auf.
- Darauf folgt ein 3–6 Wochen dauerndes **Krampfstadium** mit typischen, etwa 30 Sekunden dauernden Hustenanfällen: 15–20 abgehackte Hustenstöße, denen am Schluss ein keuchendes Einziehen der Luft folgt, dem die Krankheit ihren Namen verdankt. Dieser Hustenkrampf wiederholt sich 1- bis 2-mal und wird vielfach von Würgen und Erbrechen zähen, durchsichtigen Schleims beendet. Die Anfälle treten nachts häufiger auf, oft in Abständen von nur einer halben Stunde. Durch die starken Attacken kann der Blutabfluss vom Kopf in den Brustkorb gestört sein, was zu Einblutungen in die Augenbindehaut, zu Nasenbluten und zur Luftnot führt.
- Im **Erholungsstadium** ebben die Hustenanfälle über mehrere Wochen hinweg ab. Das Bronchialsystem bleibt aller-

dings noch länger empfindlich, sodass die Hustenattacken z. B. bei Erkältungen oder körperlichen Belastungen wiederkehren können.

Babys

Bei Säuglingen stehen Niesen und Luftnot im Vordergrund, Husten und Keuchen können fehlen. Besonders gefährlich sind Atemaussetzer, weshalb Babys im ersten Lebenshalbjahr zwingend im Krankenhaus überwacht werden müssen.

Jugendliche und Erwachsene

Bei dieser Personengruppe findet sich oft nur ein hartnäckiger, lang andauernder Husten ohne die typischen Hustenanfälle. Deshalb wird Keuchhusten dann häufig nicht erkannt.

Übrigens: Erwachsene sind oft die Ansteckungsquelle für Babys! Deshalb macht es durchaus Sinn, bei Eltern eines Neugeborenen im Vorfeld den Keuchhustenimpfschutz aufzufrischen.

sich Erwachsene erneut anstecken können – nicht selten, ohne den Husten dann einer Keuchhusteninfektion zuzuschreiben.[94,95] Zu bedenken ist, dass frühestens nach der 2. Impfung ein Immunschutz besteht und im Gegensatz zu vielen anderen Kinderkrankheiten die Abwehrzellen der Mutter nicht auf das Neugeborene übergehen. Das bedeutet, dass sich bereits Säuglinge in den ersten Lebenstagen anstecken können. Auch das allgemeine Impfschema schafft keinen 100 %igen Schutz.

Die Beschwerden beginnen 7–20 Tage nach der Ansteckung und werden vor allem durch von den Bakterien erzeugte Gifte (Pertussis-Toxine) ausgelöst. Sie verursachen eine Zerstörung der Bronchienschleimhaut, verschlechtern die lokalen Abwehrkräfte und verursachen Gewebeschäden. Die Symptome dauern deshalb selbst dann noch an, wenn die Erreger nach 4–5 Wochen vernichtet

sind. Die Bakterien lassen sich zu Beginn am besten in einem Nasen-Rachen-Abstrich nachweisen. Dies ist besonders in den ersten zwei Wochen sinnvoll, da zu diesem Zeitpunkt die Symptome zwar unspezifisch sind, eine Behandlung mit Antibiotika jedoch noch wirksam ist.

Komplikationen

Es kann zu einer Begleitentzündung des Mittelohrs oder der Lunge kommen; bei anfälligen Kindern entsteht gelegentlich durch die Drucksteigerung beim Husten ein Leistenbruch.

Bei Säuglingen unter 6 Monaten besteht die Gefahr einer Hirnschädigung als Folge des Sauerstoffmangels – eine Komplikation, die bei uns aufgrund der ausgefeilten Überwachungs- und Therapiemaßnahmen heute glücklicherweise seltener geworden ist.

Was Sie für Ihr Kind tun können

Keuchhusten ist anstrengend – nicht nur für Ihr Kind, sondern auch für die betreuenden Personen. Suchen Sie in jedem Fall einen Arzt auf. Antibiotika verkürzen die Krankheitsdauer (wenn frühzeitig begonnen wird) und mindern die Ansteckungsgefahr. Sie helfen allerdings nur in den ersten beiden Wochen des Vorstadiums. Gängige hustenstillende Medikamente bringen kaum Besserung.

- Während der Hustenattacke sitzt Ihr Kind am besten und neigt sich dabei etwas nach vorn. Halten Sie es eventuell, stützen es an der Stirn, vermeiden Sie Hektik und bleiben Sie bei ihm – das beruhigt und hilft ihm gegen die Angst, die es infolge der Atemnot hat. Stellen Sie eine Schüssel bereit, in die das Kind erbrechen kann.
- Sorgen Sie für eine angemessen hohe Luftfeuchtigkeit im Schlafraum.

- Unternehmen Sie Spaziergänge nur, wenn die Luft nicht zu kalt ist und enger Kontakt zu anderen Menschen umgangen werden kann. Den meisten Kindern tut ein Aufenthalt in höheren Lagen gut.
- Essen bzw. Füttern gelingt am besten kurz nach einer Hustenattacke. Vermeiden Sie Krümeliges – dies kann Hustenreiz erzeugen. Besser ist halbfeste und breiige Nahrung. Ihr Kind sollte viel trinken, insbesondere wenn es häufig erbrechen muss.

Heilpflanzen, Wasser & Wickel

Einige Pflanzen lindern die Hustenattacken und vermindern deren Häufigkeit.

Tee/Hustensaft Besonders geeignet sind Thymian- und Sonnentaukraut. Mischen Sie dies zu gleichen Teilen, übergießen Sie mehrmals täglich einen Teelöffel davon mit 150 ml heißem Wasser und lassen Sie den Tee zugedeckt 15 Min. ziehen. Süßen Sie ihn nach dem Abseihen für ältere Kinder mit etwas Honig und geben Sie ihn Ihrem Kind teelöffelweise. Sie können auch eine fertige Hustenteemischung (z.B. mit Fenchel, Süßholzwurzel, Primel und Spitzwegerich) oder Hustensaft, der z.B. Efeu und Sonnentau enthält, in der Apotheke erwerben.

Bad/Wickel Bereiten Sie Ihrem Kind abends vor dem Schlafengehen ein warmes, 15-minütiges Thymianbad (→ S.178) oder legen Sie ihm abends für 30 Minuten bis 2 Stunden einen warmen Brustwickel gegen den Hustenreiz an. Zum Tränken des Innentuchs geeignete Zusätze sind Thymian (1–2 Tropfen ätherisches Öl mit 1 Teelöffel Salz auf 500 ml Wasser), Zitrone und Kohl (→ S.385). Sie können aber auch einen Bienenwachsbrustwickel in der Apotheke kaufen, dieser wird mit dem Föhn erwärmt und dann dem Kind direkt auf Brust oder Rücken gelegt und mindestens 30 Minuten belassen.

ZUM WEITERLESEN

Buchtipp

Brigitte Weninger: Gute Besserung, Pauli. Nord-Süd-Verlag, Zürich 2005

Das Kaninchen Pauli ist krank – wie öde es doch ist, im Bett zu liegen! Dieses Vorlesebuch für Kinder ab 3 Jahren zeigt, dass mit den richtigen Ideen und guten Freunden aus Langeweile Spaß werden kann.

Einreibung Zwischen den Schulterblättern können mehrmals täglich milde ätherische Öle sanft einmassiert werden. Geeignet ist auch hier Thymian (5–20 Tropfen auf 250 ml

Mandelöl). Kupfersalbe aus der Apotheke soll ebenfalls die Hustenattacken vermindern.

Homöopathie

Ist Ihr Kind mit einem Erkrankten in Kontakt gekommen, geben Sie vorbeugend über 2 Wochen Drosera D6 (3-mal tgl.).
In der Anfangsphase des Hustenstadiums bietet sich Belladonna D6 an (3-mal tgl.). Auch Drosera hilft im Akutfall, vor allem wenn die Anfälle nachts besonders schlimm sind (zunächst bis zu 5-mal alle 1–2 Stunden, dann 3-mal tgl.). Ist das Erbrechen sehr ausgeprägt, versuchen Sie Ipecacuanha D6 (3-mal tgl.); bekommt Ihr Kind schlecht Luft, ist Cuprum metallicum D6 (3-mal tgl.) angezeigt. Als Komplexmittel sind Tropfen in der Apotheke erhältlich, die u.a. Belladonna, Ipecacuanha, China, Veratrum album und Coccus cacti enthalten.
Bestehen die Hustenanfälle über einen langen Zeitraum, ohne sich zu bessern, kommt evtl. die Keuchhusten-Nosode Pertussinum D30 als einmalige Gabe infrage.

Und sonst

Die Ansteckungsgefahr für andere ist vor allem zu Beginn sehr hoch und bis zu drei Wochen nach dem Beginn des Krampfstadiums vorhanden. So lange darf Ihr Kind nicht in Kindergarten oder Schule gehen. Nach dem Beginn einer wirksamen Antibiotikatherapie besteht bereits nach 3 Tagen kein Ansteckungsrisiko mehr.
Seit den 50er Jahren des letzten Jahrhunderts werden sog. **Keuchhustenflüge** in kleinen Flugzeugen ohne Druckluftausgleich als wirksam propagiert und sind nach wie vor bei etlichen Fluganbietern im Programm. Zum Nachweis von Wirksamkeit und zugrunde liegenden Mechanismen existieren allerdings keine aktuellen Studien.

Kinderkrankheiten

Was sich recht harmlos anhört, ist nicht immer ein Kinderspiel. Bestenfalls sind die kleinen Patienten ein paar Tage außer Gefecht gesetzt, schlimmstenfalls langfristig krank. Eines haben Kinderkrankheiten gemeinsam – sie sind sehr ansteckend.

Ihren Namen haben diese Infektionen, weil sie vorwiegend Kinder betreffen. Mit den weit verbreiteten Erregern hat man bereits früh im Leben Kontakt, wird krank und ist dann meist lebenslang vor einer erneuten Ansteckung geschützt. Heute allerdings sind Kinderkrankheiten auch zunehmend bei Erwachsenen anzutreffen und verlaufen dann häufig schwerer. Warum? Weil infolge der Impfprogramme der letzten Jahrzehnte zwar mehr Kinder geimpft wurden, der Impfschutz aber nicht immer das ganze Leben anhält. Kinderkrankheiten werden von Viren oder Bakterien verursacht und verlaufen ganz unterschiedlich. Die Spanne reicht von nur wenige Tage anhaltenden, erkältungsähnlichen Symptomen bis zu wochenlang andauernden oder schweren, komplikationsreichen Verläufen. Zu den Kinderkrankheiten zählen Dreitagefieber (→ S. 118), Keuchhusten (→ S. 212), Kinderlähmung (→ S. 218), Masern (→ S. 258), Mumps (→ S. 269), Ringelröteln (→ S. 312), Röteln (→ S. 314), Scharlach (→ S. 317) und Windpocken (→ S. 388).

Möglichkeit Schutzimpfung

In den letzten Jahrzehnten wurden weltweit große Anstrengungen unternommen, Kinderkrankheiten auszurotten oder zumindest Menschen vor der Infektion zu bewahren. Die dazu dienenden Schutzimpfungen stoßen jedoch nicht nur auf Gegenliebe; mittlerweile gibt es eine wachsende Zahl von Impfgegnern

und -kritikern. Verantwortungsvolle Eltern stehen mit ihren Kindern oft im Kreuzfeuer der verschiedenen Argumente und fühlen sich unwohl, egal, wie sie sich entscheiden. Von der ständigen Impfkommission (STIKO) werden Impfempfehlungen ausgesprochen und ständig aktualisiert. Sobald diese von den Landesgesundheitsbehörden in deren »öffentliche Empfehlungen« aufgenommen werden, übernehmen gesetzliche Krankenkassen die Kosten, und bei etwaigen Impfschäden ist der Staat entschädigungspflichtig. Die Schutzimpfungen sind in Deutschland keine Pflicht, damit ist auf Wunsch der Eltern ein Abweichen vom allgemeinen Schema möglich. Das individuelle Vorgehen sollte mit dem Kinderarzt des Vertrauens

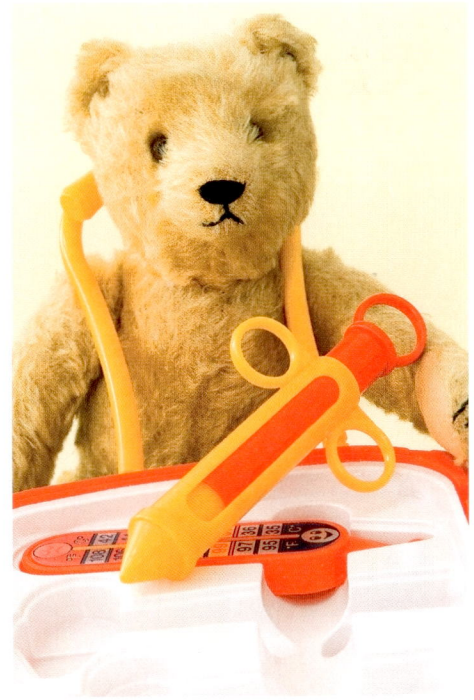

▲ Impfung – (k)eine kinderleichte Entscheidung

Homöopathie gegen Impfreaktionen

▪ **Hautveränderungen:** Diese bessern sich häufig nach der Gabe von Silicea D12 oder – bei Juckreiz – auf Sarsaparilla D6. Fühlt sich das Kind gleichzeitig wie zerschlagen, versuchen Sie Kalium chloratum D12.

▪ **Fieber:** Fühlt sich Ihr Kind wie erkältet und ist reizbar, kann Thuja D12 lindern, ist das Kind nervös und schläft schlecht, lohnt ein Versuch mit Apis D4, ist es eher apathisch und müde, mit Gelsemicum D12.

▪ **Verhaltensauffälligkeiten:** Ist Ihr Kind vor allem weinerlich, schreckhaft und zappelig, hilft Zincum metalicum D12.

besprochen werden. So wenig die STIKO die individuelle Situation eines jeden Kindes mit berücksichtigen kann, so wenig lässt sich in diesem Buch ein allgemeingültiges »alternatives Impfschema« präsentieren.

Nebenwirkungen

Die meisten Kinder vertragen Impfungen gut. Zu den eher harmlosen Impfreaktionen, die wenige Stunden bis Tage nach jeder Impfung auftreten können, gehören vor allem Hautrötungen, Schmerzen und Schwellungen an der Einstichstelle, Fieber und Verhaltensauffälligkeiten (z.B. Weinerlichkeit).

Eine besondere Impfreaktion ist die Impfkrankheit, die insbesondere nach Impfungen mit abgeschwächten Erregern (Masern, Mumps, Röteln und Windpocken) auftritt. Hier macht der Körper die Erkrankung in abgemilderter Form durch. Die Dauer ist meist auf 1–2 Tage beschränkt, Komplikationen treten sehr selten auf. Im Rahmen dieser gewünschten Reaktion bilden sich schützende Antikörper.

Schwerwiegender ist eine allergische Reaktion, die sich durch Quaddeln, Atembeschwerden oder sogar einen Kreislaufkollaps äußern kann. Weitere kurz- und langfristige Impfkomplikationen werden diskutiert, sind aber nur teilweise anerkannt.

Entwickelt Ihr Kind nach einer Impfung Beschwerden, suchen Sie den impfenden Arzt auf. Schwere Nebenwirkungen meldet er dem Gesundheitsamt und der Arzneimittelkommission. Dies dient nicht nur dazu, Komplikationen zu erforschen und zu dokumentieren, sondern ist für Sie auch wichtig, um möglicherweise Entschädigungsansprüche stellen zu können.

Buchtipp

*Martin Hirte: Impfen – **Pro & Contra**. Das Handbuch für die individuelle Impfentscheidung. Knaur, München 2008*

Der Münchner Kinderarzt hat Nutzen und Risiken von Impfungen recherchiert und zusammengestellt. Er ermöglicht damit eine sachliche, wissenschaftlich fundierte Auseinandersetzung mit dem Thema. So fällt die individuelle Impfentscheidung etwas leichter.

Infos aus dem Internet

Impfempfehlungen ändern sich häufig, aktuelle Hinweise finden Sie im Internet. Der Verein »Ärzte für individuelle Impfentscheidung e.V.« unter **www.individuelle-impfentscheidung.de** bemüht sich um eine sachliche und verständliche Darstellung der Thematik. Auch **www.impf-info.de** bietet viele verständliche Informationen, die man sich sogar als PDF-Skript herunterladen kann.

Impfungen – Entscheidungen im Spannungsfeld

Zweifellos können Schutzimpfungen Infektionskrankheiten verhindern und die Ansteckungsmöglichkeiten für nicht Geimpfte vermindern. Trotzdem gibt es eine zunehmende Zahl von Ärzten, die sich kritisch mit Impfungen auseinandersetzen, ohne sie insgesamt zu verteufeln. Sie fordern eine sachliche Diskussion sowie eine ausgewogene wissenschaftliche Forschung und Bewertung. Im Folgenden finden Sie eine Auswahl ihrer allgemeinen Kritikpunkte.

Nutzen und Risiko

Es gibt nur wenige wissenschaftlich haltbare Studien, die den direkten Zusammenhang von Impfungen und dem Rückgang der Infektionskrankheiten belegen. Letzteres könnte beispielsweise auch Folge der verbesserten Lebensbedingungen sein.

Es fehlen Untersuchungen, die direkt die Risiken und Nebenwirkungen einer Impfung mit den Krankheitssymptomen und möglichen Komplikationen vergleichen. So werden zwar Impfstoffe vor ihrer Einführung hinsichtlich möglicher Komplikationen überprüft; allerdings umfasst der Beobachtungszeitraum nur eine kurze Periode. Untersuchungen bezüglich später auftretender Folgen gibt es dagegen kaum. Seltene Nebenwirkungen können in den Zulassungsstudien nicht sicher ausgeschlossen werden. Ungeimpfte mit geimpften Kindern zu vergleichen, ist nach Meinung mancher Fachleute ethisch nicht vertretbar. Warum geimpfte Kinder nicht mit sowieso (auf ausdrücklichen Wunsch der Eltern) ungeimpften Kindern verglichen werden, könnte daran liegen, dass mögliche Auftraggeber an solchen Studien kein Interesse haben.

Die Wirksamkeit einer Impfung wird nur an kurz danach im Organismus gebildeten Antikörpern gemessen. Dies greift nach Ansicht der Impfkritiker zu kurz.

Unbekannte Zusammenhänge

In den letzten Jahren wurden immer wieder Vermutungen geäußert, dass bestimmte Krankheiten wie Allergien, Rheuma, Diabetes, Autismus oder Multiple Sklerose auch Folge von Impfungen sein könnten. Studien dazu sind entweder nicht vorhanden oder ihre Ergebnisse nicht eindeutig.

Die ausgelöste Immunreaktion bei einer Impfung unterscheidet sich von derjenigen bei einer natürlichen Infektion: Der Weg einer Erkrankung über das Immunsystem der Schleimhäute wird dabei umgangen. Welche Folgen dies für die Balance des Abwehrsystems hat, ist bisher nur unzureichend bekannt.

Impfstoffe enthalten Zusatzstoffe wie Aluminium, die ebenfalls einen Einfluss auf den Organismus, insbesondere das Nervensystem, haben könnten. Dies ist nach Meinung mancher Ärzte noch nicht ausreichend erforscht.

Interessenkonflikte

Impfkritiker werfen den Gremien, die beispielsweise öffentliche Impfempfehlungen aussprechen, Impfkampagnen organisieren oder Studien planen, immer wieder vor, parteiisch zu sein. Oft bestehen enge Verbindungen zur Pharmaindustrie, die am Verkauf der Impfstoffe verdient.[96]

Studien zu Nutzen und Risiko werden überwiegend von der Industrie finanziert. Diese kann somit auch Einfluss darauf nehmen, was veröffentlicht wird.

Das Interesse des Staates oder der WHO an der Durchimpfung der Bevölkerung ist auch finanziell motiviert. So ist es zum Beispiel volkswirtschaftlich günstiger, Windpockenimpfungen zu bezahlen, als wenn die Eltern während der meist etwa einwöchigen Erkrankung ihres Kindes bei ihrer Arbeit ausfallen. Die Orientierung an individuellen Patientenbedürfnissen fehlt damit.

Kinderlähmung

Andere Bezeichnungen: Poliomyelitis, Polio
Die Kinderlähmung ist eine durch Viren übertragene, hoch ansteckende Infektion des Zentralnervensystems, die meist unbemerkt verläuft, aber auch schwere Komplikationen verursachen kann. Infolge der Schutzimpfung ist sie in Mitteleuropa sehr selten geworden, tritt aber nach wie vor weltweit auf.

Die Poliomyelitis-Erreger werden vor allem durch infizierten Stuhl und damit in Kontakt gekommene Lebensmittel oder Wasser, selten auch durch Tröpfchen in der Atemluft, übertragen. Es gibt drei verschiedene Stämme, weshalb man bis zu dreimal an Kinderlähmung erkranken kann und dies, anders als der Name vermuten lässt, auch noch als Erwachsener. Seit 1998 wird mithilfe eines von der Weltgesundheitsorganisation entwickelten Programms versucht, die Erreger weltweit zu eliminieren. Da dies bisher noch nicht gelungen ist, kann man sich – bei nicht ausreichendem Impfschutz – vor allem auf Fernreisen anstecken. Gefährlich sind z.B.

stehende, warme Gewässer, in denen sich die ausgeschiedenen Erreger vermehren und so beim Verschlucken aufgenommen werden. Europa ist weitgehend poliofrei.

Bei etwa 90–95 % der Infizierten beseitigt der Organismus die Erreger, ohne dass der Betroffene etwas davon merkt. In den übrigen Fällen treten vor allem grippeähnliche Beschwerden auf. Nur selten kommt es durch eine Infektion von Rückenmark und Gehirn zu vorübergehenden oder bleibenden Lähmungen, denen die Krankheit ihren Namen verdankt.

Post-Polio-Syndrom (PPS)

Aus bisher noch nicht genau geklärten Gründen treten manchmal 15 Jahre bis Jahrzehnte nach der Akuterkrankung verschiedene gesundheitliche Beeinträchtigungen auf, die sich langsam verschlimmern. Dazu gehören Muskel- und Gelenkschmerzen, Muskelschwäche und schnelle Ermüdbarkeit. Eine Heilung gibt es nicht.

Was Sie für Ihr Kind tun können

Suchen Sie sofort einen Arzt auf, wenn Ihr Kind nicht nur Schmerzen in Armen und Bei-

nen hat, sondern diese plötzlich nicht mehr bewegen kann. Er wird versuchen, den Erre-

Grippebeschwerden und Lähmungen

- Meist treten keine oder nur grippeähnliche Beschwerden über 2–3 Tage auf: Fieber bis 39 °C, Husten, Schnupfen, Hals-, Kopf- und Gliederschmerzen.
- Schreitet die Krankheit fort, kommt es nach einer fieberfreien Pause von 1–3 Tagen zu einem erneuten Temperaturanstieg; daneben zu heftigen Kopf-

schmerzen, zu Nackensteifigkeit und zu Berührungsempfindlichkeit.
- Nach weiteren zwei Tagen kommen dann Muskellähmungen hinzu, die vor allem die Beine und die Atemmuskulatur in der Brust betreffen.
- Diese können zu lebensbedrohlichen Atemstörungen führen.

ger im Stuhl oder in einem Rachenabstrich nachzuweisen. Hat sich Ihr Kind wirklich infiziert, muss es ins Krankenhaus. Dort wird es überwacht und falls erforderlich künstlich beatmet. Unterstützend hilft Krankengymnastik. Eine gezielte Therapie gegen die Erreger gibt es allerdings nicht.

Entwickelt Ihr Kind nach einer Impfung Beschwerden, die mit der Impfung in Zusammenhang stehen oder dem leichten Verlauf einer Kinderlähmung ähneln? In solchen Fällen hilft einmalig die Poliomyelitis-Nosode D30. Zeigt diese keine Wirkung, versuchen Sie einmalig Mercurius solubilis D30.

KiSS-Syndrom

KiSS steht für »Kopfgelenk-induzierte Symmetrie-Störung« – also eine von den Wirbelgelenken im Bereich der oberen Halswirbelsäule ausgehende Fehlstellung, die zahlreiche Beschwerden auslösen kann.

Vorrangig werden Einflüsse während der Geburt wie eine lange und schwere Entbindung (z. B. wegen eines großen kindlichen Kopfes) oder der Einsatz von Hilfsmitteln wie Saugglocke oder Zange verantwortlich gemacht. Aber auch Schwangerschaftsgegebenheiten wie Mehrlingsschwangerschaft, Quer- oder Beckenendlage können dem KiSS-Syndrom zugrunde liegen.

Vielen Ärzten ist der Begriff noch unbekannt oder er wird als Modediagnose abgetan. Allerdings sind die Hauptsymptome bereits seit vielen Jahren bekannt. Neu daran ist, dass der Fehlstellung – falls sie unerkannt bleibt oder falsch behandelt wird – viele Beschwerden zugeschrieben werden. Ein möglicher Zusammenhang wird so erst in jüngerer Zeit vermutet, zumal sich die Symptome vom auffälligen Schiefhals (→ S. 323) beim Baby später durch Kompensationsmechanismen in ganz andere Bereiche verschieben bis hin zu Lernschwierigkeiten, Hyperaktivität (→ S. 57) oder Aggressivität. Bei solchen Problemen an die orthopädische Ursache eines verschobenen Halswirbels (Atlasblockade) zu denken (oder auch zu glauben!), fällt vielen Schulmedizinern schwer, zumal es bisher kaum offizielle Studien zu dem Thema gibt.

Was Sie für Ihr Kind tun können

Ihr Kinderarzt wird erst andere Ursachen für die Beschwerden ausschließen. Ist ein KiSS-Syndrom wahrscheinlich, hilft am besten ein Manualmediziner oder Osteopath bzw. Kraniosakraltherapeut. Mit manuellen Handgriffen reicht oft bereits eine Behandlung aus, um die Fehlstellung auszugleichen. Osteopathen behandeln in der Regel sanfter, aber öfter. Danach wird Ihr Kind über mehrere Wochen beobachtet. Zusätzlich trainiert Krankengymnastik den muskulären Halte-

apparat, um einen Rückfall zu vermeiden. Ergotherapie ersetzt falsche Bewegungsmuster durch neue.

KiSS-Syndrom an allem Schuld?

Ob sich wirklich alle Beschwerden einem KiSS-Syndrom zuschreiben lassen, ist noch nicht bewiesen. Allerdings berichten sowohl manualmedizinische Therapeuten und Osteopathen als auch Eltern über verblüffende

GESUND WERDEN

Ich habe nicht nur eine Schokoladenseite

Säuglinge und Kleinkinder

▪ Das Kind hat eine bevorzugte (Schlaf)Position oder Kopfhaltung bis hin zum deutlichen Schiefhals und später evtl. eine asymmetrische Gesichts- bzw. Schädelform. Eine Schulter steht ständig höher als die andere, der gesamte Körper kann verbogen sein (wie ein C). Oft verlangt das Kind nach einer bestimmten Stillhaltung. Es neigt zur Überstreckung und lernt nur schwer, seinen Kopf zu halten.

▪ Das Baby schreit ständig grundlos, erbricht oder spuckt häufig. Es ist im Nacken sehr berührungsempfindlich und schreit beim Hochnehmen. Es ist sehr unruhig und leidet unter Schlafstörungen.

▪ Die Gliedmaßen werden viel und asymmetrisch bewegt; Beim Laufenlernen fallen evtl. Fehlstellungen der Füße auf. Es ist ungeschickt, fällt häufig, gedeiht schlecht und neigt zu wiederholten Störungen im HNO-Bereich.

Ältere Kinder und Jugendliche

Wird das KiSS-Syndrom nicht behandelt, gehen die Haltungs- und Bewegungsasymmetrien durch Kompensationsmechanismus zunehmend zurück und machen anderen Problemen Platz. Diese werden auch als KiDD (Kopfgelenk-induzierte Dysgnosie [= Wahrnehmungsstörung] und Dyspraxie [= Ungeschicklichkeit]) bezeichnet.

▪ Die Kinder klagen über Kopf-, Nacken- oder Rückenschmerzen, evtl. über Schwindel oder Schluckstörungen. Probleme mit dem Kiefergelenk bzw. Kauapparat sind möglich.

▪ Die Kinder neigen zu einer Fehlhaltung, Koordination und Gleichgewicht können beeinträchtigt sein, ebenso die Motorik. Wahrnehmungsstörungen können die Sprachentwicklung und das Lernen beeinträchtigen – die Kinder fallen evtl. dadurch auf, dass sie unaufmerksam, zappelig oder aggressiv sind.

Wirkungen entsprechender Behandlungen. Jedoch sollten Sie einen qualifizierten Therapeuten mit langjähriger Erfahrung aufsuchen. Eine Röntgenaufnahme vor Durchführung einer Manipulation an der Halswirbelsäule eines kleinen Säuglings soll die »Verschiebung« der Wirbel darstellen. Auch wenn dies umstritten ist, schließt eine Röntgenaufnahme doch angeborene Wirbelfehlbildungen aus, was vor dem »Einrenken« wichtig ist.

Buchtipps

Robby Sacher, unter Mitarbeit von Ulrich Göhmann: **Handbuch KISS KIDDs.** *Entwicklungsauffälligkeiten im Säuglings-/Kleinkindalter und bei Vorschul-/Schulkindern. Verlag Modernes Lernen, Dortmund, 3. Aufl. 2007*

Heiner Biedermann: **KISS-Kinder.** *Ursachen, (Spät-)Folgen und manualtherapeutische Behandlung frühkindlicher Asymmetrie. Thieme, Stuttgart; 2. Auflage 2007*

Die beiden Standardwerke zum Thema sind von Ärzten geschrieben, die als Manualmediziner tätig sind. Sie richten sich nicht nur an Therapeuten, sondern auch an Eltern. Die Texte sind umfassend und anspruchsvoll, aber auch für Laien verständlich.

Infos aus dem Internet

Websites von betroffenen Eltern (**www.kiss-kid.de, www.kiss-baby.de**) und Ärzten (**www.kiss-info.de, www.kiss-kinder.de, www.manmed.info**) bieten zahlreiche Informationen und Erfahrungsberichte – klicken Sie sich einfach mal durch.

Knochen- und Knochenmarkentzündung

Andere Bezeichnung: Osteomyelitis
Die Entzündung des Knochens ist eine zwar seltene, aber ernste Erkrankung. Sie kommt eher bei Jungen und besonders bei Babys und im Grundschulalter vor.

Auslöser sind fast immer Bakterien, die von einem Entzündungsherd z.B. im Mittelohr oder der Lunge aus über das Blut zunächst in die mit Mark gefüllte Knochenmarkhöhle, dann auch Rinde wandern. Seltener ist ein Eindringen der Keime von außen, etwa nach einem offenen Knochenbruch oder als Folge einer Operation. Der meist abrupte Beginn wird auch als **akute Osteomyelitis** bezeichnet, hält das Immunsystem die Keime in Schach, ohne sie ganz vernichten zu können, von einer **chronischen Osteomyelitis**.

Komplikationen sind eine Beteiligung der angrenzenden Gelenke, das Absterben von Knochengewebe (Nekrose) oder das Ablagern abgekapselter Eiterhöhlen (Abszesse), die zum einen schlecht von Antibiotika erreicht werden und aus denen sich zum anderen Verbindungskanäle in umliegendes Gewebe (Fisteln) bis zur Haut bilden können. In allen Fällen kann es zu teilweise massivem Funktionsverlust des entsprechenden Körperteils kommen. Außerdem können bei chronischen Eiterungen die Keime ständig zu anderen Orten im Körper wandern und dort weitere Störungen verursachen.

HAUPTSYMPTOME

Mein armer Knochen

■ **Akute Entzündung:** Das Kind hat hohes Fieber mit Schüttelfrost und fühlt sich sehr krank. Die Stelle über dem betroffenen Knochen ist rot, geschwollen, heiß und schmerzhaft, im Knochen selbst spürt das Kind klopfende Schmerzen. Das Kind vermeidet die Bewegung der betroffenen Gliedmaße.

■ **Chronische Entzündung:** Bei der chronischen Osteomyelitis stehen oft uncharakteristische Zeichen wie allgemeines Unwohlsein, schlechtes Gedeihen und immer mal wieder erhöhte Temperaturen im Vordergrund. Manchmal sind in der betroffenen Gliedmaße eher dumpfe Schmerzen vorhanden.

Was Sie für Ihr Kind tun können

Suchen Sie bei Verdacht auf eine akute Osteomyelitis unverzüglich den Arzt oder direkt das Krankenhaus auf. Dort wird Blut abgenommen und eine Ultraschalluntersuchung gemacht. Ergänzend kommen auch die Kernspintomografie, normales Röntgen oder die Knochenszintigrafie zum Einsatz. In manchen Fällen wird auch mittels Entnahme eines kleinen Gewebestücks ein Tumor ausgeschlossen. Die Therapie kann mehrere Monate Krankenhausaufenthalt bedeuten. Je früher sie beginnt, desto besser sind die Chancen, dass die Entzündung folgenlos ausheilt. Meist reicht eine Antibiotikatherapie (erst als Infusion), evtl. wird operiert, um den Eiterherd zu entfernen oder später zerstörtes Gewebe wieder aufzubauen. Die betroffene Gliedmaße wird ruhig gestellt, mit Krankengymnastik wird begonnen, sobald die akute Entzündung unter Kontrolle ist.

Koliken

Krampfartige Bauchschmerzen (→ S. 92) mit an- und abschwellender Stärke entstehen, wenn sich die Muskeln eines Bauchorgans zusammenziehen, so z. B. die des Darms bei Durchfallerkrankungen und bei einem Darmverschluss oder die des Harnleiters bei einem eingeklemmten Nierenstein (Nierenkolik). Nabelkoliken (→ S. 276) sind Bauchkrämpfe in der Gegend des Bauchnabels, Dreimonatskoliken (→ S. 115) Schreiattacken des Neugeborenen, die allerdings nicht immer durch Bauchschmerzen bedingt sind.

Konzentrationsstörungen

Für Hausaufgaben braucht Ihr Kind eine Ewigkeit und Sie fragen sich besorgt, ob es sich überhaupt richtig konzentrieren kann? Meist lässt sich die Konzentrationsfähigkeit mit einfachen Mitteln verbessern.

Sich zu konzentrieren bedeutet, seine gesamte Aufmerksamkeit gezielt auf etwas zu richten, z. B. auf eine Gutenachtgeschichte oder ein Puzzle. Manchmal wirkt ein Kind zwar unkonzentriert, bei genauerer Analyse stellt sich dann aber heraus, dass verbesserte Rahmenbedingungen wie ein gut gelüftetes, ruhiges Zimmer und etwas zu Trinken dazu führen, dass auch ungeliebte Aufgaben in kürzerer Zeit erledigt werden.

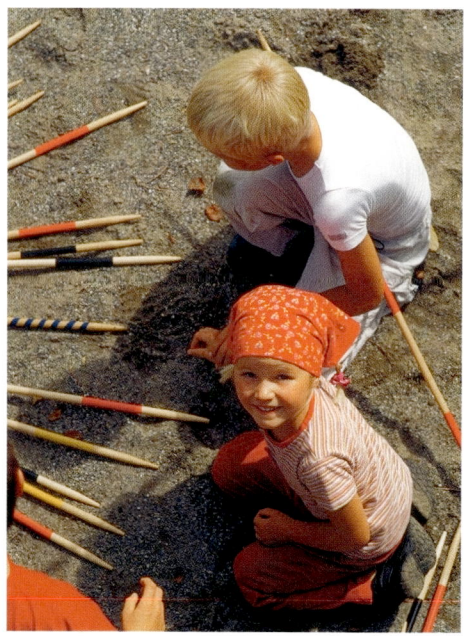

▲ Haben Kinder Spaß an der Sache, kommt die Ausdauer meist von allein

Konzentration lernen

Konzentrationsfähigkeit und Aufmerksamkeit sind geistig anstrengend und werden in einem langwierigen Reifungsprozess in Kleinkind- und Schulalter erlernt. Die Zeitspanne, während der sich ein Kind auf eine Sache voll konzentrieren kann, ist erstaunlich gering. Im Kleinkind- und Vorschulalter sind 15 Minuten, bei 12- bis 16-Jährigen etwa eine halbe Stunde das Maximum, und erst Erwachsene können Ihr Augenmerk unter optimalen Bedingungen 45–90 Minuten am Stück auf etwas richten.

Interessanterweise ist die Länge von Unterrichtseinheiten eher an den Bedürfnissen der Erwachsenen und nicht an denen der Kinder ausgerichtet – neuere Unterrichtskonzepte berücksichtigen das und unterteilen die Schulstunden in verdauliche »Häppchen« (→ Aktivität fördern, S. 400).

Um herauszufinden, ob sich Ihr Kind konzentrieren kann, beobachten Sie es bei beliebten und unbeliebten Tätigkeiten. Nur wenn es durch nichts für etwa 15 Min. gefesselt wird, könnte eine Konzentrationsstörung vorliegen – ansonsten hängt die Fähigkeit zur Konzentration außer vom Alter von der jeweiligen Aufgabe (langweilig oder spannend, schwer oder einfach), dem Befinden (satt oder hungrig, müde, zufrieden oder unausgeglichen) und der Umgebung (ruhig oder laut, anderes Interessantes) ab.

Formen der Konzentrationsstörungen

Konzentration setzt voraus, dass Unwichtiges ausgeblendet werden kann – im Gehirn ist dafür das limbische System zuständig.

- Die bekannteste Erkrankung, bei der eine zu geringe Aufmerksamkeitsspanne und eingeschränkte Konzentrationsfähigkeit eine große Rolle spielen, ist die **Aufmerksamkeitsdefizit-Hyperaktivitätsstörung** (→ ADHS, S. 57).
- Doch auch bei akuten Infektionen mit Abgeschlagenheit und bei chronischen körperlichen oder seelischen Krankheiten, die ein Kind traurig, lustlos und unkonzentriert machen, ist die Konzentration vermindert.
- Wirkt Ihr Kind immer wieder plötzlich unkonzentriert, unterbricht seine Tätigkeit und führt sie nach kurzer Zeit fort? Dann sollte eine **Absence** ausgeschlossen werden, eine Form eines fokalen Krampfanfalls (→ S. 234).
- Eltern sehen oft **Nervosität** als Grund für die Konzentrationsstörung ihres Kindes an. Nervosität zeigt sich durch körperliche und geistige Unruhe: Das Kind kann die Arme oder Beine nicht still halten, es läuft im Zimmer auf und ab, seine Augen wandern hin und her, es spricht schnell und mit erhobener Stimme, auch Schweißausbrüche, Zittern oder Herzrasen sind möglich. Zwar gibt es Kinder, die ein »nervöses Naturell« haben, doch wird Ihr Kinderarzt bei den genannten Symptomen, besonders wenn sie neu auftreten, eine organische Ursache, z. B. eine Schilddrüsenüberfunktion, ausschließen.
- Wenn sich ein Kind auf Dauer nur eingeschränkt konzentrieren kann, äußert sich das im schulfähigen Alter mit **Lernproblemen** (→ S. 243) und einem Leistungsabfall, daneben kommen **Aggressionen** (→ S. 60) vor, denn die fehlende Ausblendung von Unwichtigem führt zu einer ständigen Reizüberflutung und zur Überforderung.

Was Sie für Ihr Kind tun können

Klar – ein ausgeschlafenes Kind, das nicht durch den Fernseher oder spielende Geschwister abgelenkt wird, konzentriert sich leichter. Hier sind weitere Tipps:

- Zeigen Sie Ihrem Kind immer wieder, wie wichtig es ist, sich jeweils nur mit einer Sache zu beschäftigen: entweder lesen oder spielen, entweder singen oder eine CD hören. Gehen Sie mit gutem Beispiel voran und erledigen Sie Dinge hintereinander. Das gelobte Multitasking (also die Fähigkeit, möglichst viele Dinge gleichzeitig zu tun) ist für die kindliche Konzentration Gift.
- Reduzieren Sie alle Störfaktoren auf ein Minimum: Straßenlärm, ein klingelndes Telefon, die visuelle Ablenkung durch einen Blick aus dem Fenster genauso

wie schlechte Stimmung oder Ärger mit Freunden. Kinder können unwichtige Reize noch nicht komplett ausblenden.

■ Wenn Ihr Kind konzentriert spielt, respektieren Sie diese Ruhephase – auch wenn das Essen bereits auf dem Tisch steht, geben Sie ihm einen Moment Zeit, sich von seinem Spiel zu lösen.

■ Vorlesen oder Geschichtenerzählen fördert die Konzentrationsfähigkeit – die Aufmerksamkeit wird aufs Hören gelenkt.

■ Fördern Sie Ihr Kind spielerisch: Gedankenspiele »Was wäre, wenn …«, »Ich sehe was, was du nicht siehst« oder »Kofferpacken« regen die Fantasie Ihres Kindes an und fördern die Aufmerksamkeit.

■ Ihr Kind sollte sich täglich ausreichend bewegen (→ Aktivität fördern, S. 400), längere sitzende Tätigkeiten lockern Sie mit kurzen Bewegungspausen auf – die bessere Körperdurchblutung kommt auch dem Gehirn zu Gute.

■ Motivieren Sie Ihr Kind – gerade wenn es Schwierigkeiten hat, sich zu konzentrieren, und z. B. etwas nicht verstanden hat, bleiben Sie ruhig und helfen Sie ihm.

Ernährung

Mit einer Ernährung, die reich an Omega-3-Fettsäuren ist, unterstützen Sie bereits in der Schwangerschaft die Hirnentwicklung, Intelligenz und geistigen Fähigkeiten Ihres Kindes. Auch später sind ungesättigte Fettsäuren aus Fisch und Meeresfrüchten und eine vitaminreiche Ernährung für die Konzentrationsfähigkeit wichtig. Besonders ein Flüssigkeitsmangel behindert die Konzentration – ein Glas klares Wasser (nicht Fruchtsaft, Limonade oder gesüßter Tee) zu den Hausaufgaben sollte selbstverständlich sein.

Heilpflanzen, Wickel & Co.

Ein kalter Gesichtsguss beruhigt ein nervöses Kind – machen Sie daraus ein erfrischendes Spiel für Sie beide. Tee mit Johanniskraut oder Melissenblüten hilft gegen Unruhe, ein Tee aus Rosmarinnadeln oder Baldrianpräparate verbessern die Konzentration.

Bach-Blüten

Wenn Ihr Kind in Gedanken oft woanders ist, hilft Clematis. Crab Apple verbessert die Fähigkeit, Wichtiges von Unwichtigem zu trennen, Honeysuckle ist die richtige Wahl, wenn Sie das Gefühl haben, Ihr Kind ist gedanklich nicht im Hier und Jetzt.

Und sonst

Besonders zu empfehlen sind Entspannungsverfahren wie autogenes Training, progressive Muskelrelaxation nach Jacobson, Tai-Chi oder Yoga (→ S. 125).

Kopfläuse

Andere Bezeichnung: Pediculi capitis
Kopfläuse sind nicht peinlich, aber nervig! Vier von fünf Kindern bringen bei uns mindestens einmal die kleinen Tierchen als Souvenir aus Kindergarten oder Schule mit nach Hause.

Kopfläuse haben nichts mit persönlicher Sauberkeit zu tun – sie fühlen sich auch (oder gerade) auf frisch gewaschenen Köpfen wohl. Wie alle Läuse können sie zwar nicht fliegen, sind aber so gut zu Fuß, dass sie sich trotzdem sehr leicht weiterverbreiten. Besonders bei Kindern – die gern ihre Köpfe zusammenstecken – krabbeln sie flink zu einem neuen Wirt und lassen sich besonders gern in langem, dichtem Haar und an den warmen Stellen hinter den Ohren und am Haaransatz im Nacken nieder.

HAUPTSYMPTOME

Mein Kopf juckt!

▪ Leitsymptom ist der starke Juckreiz, der hinter den Ohren und am Haaransatz im Nacken besonders ausgeprägt ist. Durch das daraus resultierende Kratzen können nässende, entzündete Stellen entstehen.

▪ Übrigens: Da das Immunsystem einige Wochen braucht, um auf den Läusespeichel zu reagieren, kann der Juckreiz beim ersten Läusebefall fehlen!

▪ Bei genauem Hinsehen und starkem Befall erkennt man die Nissen als tropfenförmige, schuppenähnliche, fest an den Haaren haftende Gebilde und entdeckt evtl. die grauen oder – nach einer Blutmahlzeit – rötlichen Läuse.

Was Sie für Ihr Kind tun können

Kopfläuse erkennen

Genau anschauen sollten Sie den Schopf Ihres Kindes bei den folgenden zwei Anlässen: starker Juckreiz am Kopf und die von Eltern besonders geliebte Mitteilung, dass in Kindergarten, Schule oder bei Freunden Läuse gesichtet wurden.

Besorgen Sie sich am besten in der Apotheke einen Nissenkamm aus Metall oder Plastik mit sehr eng beieinander stehenden Zinken. Kämmen Sie damit bei möglichst hellem Licht sorgfältig Strähne für Strähne (das geht am leichtesten nach dem Haarwaschen und Anwenden einer Pflegespülung oder dem Befeuchten der Haare mit Essigwasser) und streichen Sie den Kamm auf einem hellen Tuch aus. Auch mit einer Lupe lassen sich die Läuse entdecken.

Bei den Nissen lässt sich mit bloßem Auge zwar kaum unterscheiden, ob sie noch ein Ei enthalten, aber als Faustregel gilt Folgendes: Nissen, die mehr als 1 cm entfernt von der Kopfhaut kleben, sind leer, da die Haare durchschnittlich etwa 1 cm pro Monat wachsen und die Schlüpfzeit der Larven dagegen ungefähr 1 Woche beträgt.

Plagegeister beseitigen

Sie haben Läuse entdeckt? Kontrollieren Sie auch den Kopf der Familienmitglieder und geben Sie im nahen Umfeld Bescheid – nur wenn alle Ansteckungsquellen beseitigt werden, lässt sich ein »Pingpong-Effekt« vermeiden. Säuglinge stellen Sie dem Arzt vor, ebenso Kinder, deren Kopfhaut bereits entzündet ist. Ein Arztbesuch ist auch bei wiederhol-

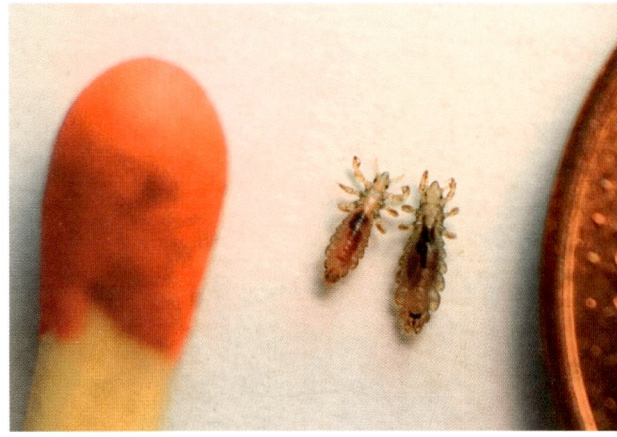

▲ Kopfläuse sind zwar kaum zu sehen, machen sich aber meist durch Juckreiz bemerkbar

Von Läusen und Menschen

Kopfläuse leben ausschließlich im menschlichen Haar und ernähren sich vom Blut ihres Wirtes. Dazu raspeln sie alle 4–6 Stunden etwas Haut ab und dringen dort mit ihrem Saugrüssel ein. Damit der Rüssel nicht verklebt, setzen die Tierchen ein Sekret frei, das die Gerinnungsfähigkeit des Blutes vermindert. Dieses betäubt zunächst das Schmerzempfinden, verursacht aber später Juckreiz.

Da Kopfläuse ohne Blutmahlzeit schnell austrocknen, werden sie eher selten über Gegenstände übertragen und meist nur dann, wenn diese schnell von Kopf zu Kopf wandern (z. B. beim Mütze anprobieren). Nissen sind keine Infektionsquelle! Direkter Körperkontakt ist dagegen ein sicheres Mittel, sich Läuse einzufangen. Übrigens: Kopfläuse übertragen im Gegensatz zu den Kleiderläusen keine Krankheiten.

tem Kopflausbefall innerhalb von 4 Wochen sinnvoll. Nach einer Erkrankung ist für den Besuch mancher Kindergärten oder Schulen eine Gesundschreibung erforderlich.

Parallel zur Anwendung von Medikamenten kämmen Sie die Haare regelmäßig mit dem Nissenkamm aus und ziehen festhängende oder zu kleine Nissen zwischen zwei Fingernägeln vom Haar ab.

▪ Seit Jahren bewährt ist Goldgeist®, das **Pyrethrum** enthält, ein Extrakt bestimmter Chrysanthemenarten, der die Läuse abtötet. Da in manchen Regionen die Läuse dagegen zunehmend unempfindlich sind,[97] werden stattdessen verwandte chemisch hergestellte **Pyrethroide** eingesetzt. Sie wirken etwas länger, was ihre Zuverlässigkeit erhöht, aber auch das Risiko für Nebenwirkungen (z.B. Juckreiz). Alle diese Mittel werden wie ein Shampoo in das vorher sorgfältig ausgekämmte Haar einmassiert und nach 30–60 Minuten ausgewaschen. Um auch neu schlüpfende Larven aus nicht abgetöteten Eiern zu erwischen, bevor sie mobil werden, wird die Behandlung nach 7–10 Tagen wiederholt. Die Präparate werden streng nach Vorschrift und am besten erst nach Rücksprache mit dem Kinderarzt angewendet.

▪ Für den Menschen ungiftig ist **Dimeticon** (z.B. NYDA® L), das die Atemöffnungen

der Läuse, Larven und Nissen verklebt, wodurch diese ersticken. Bislang wurde es als Entschäumer bei Blähungen eingesetzt, doch es wirkt mindestens so gut wie die zuvor genannten Substanzen.[98–100] Es eignet sich besonders zur Selbstbehandlung auch »auf Verdacht«, da es praktisch nebenwirkungsfrei ist. Es wird aufgesprüht, etwa 45 Minuten belassen und ausgespült; auch hier sollte die Behandlung nach 8–10 Tagen wiederholt werden.

▪ **Lindan** hat viele Nebenwirkungen, ist verschreibungspflichtig und wird nur in wenigen Ausnahmefällen eingesetzt. Alle anderen Mittel wie Neembaum-, Teebaum- oder Lavendelöl sind weniger wirksam. Auch Hausmittel wie Essigwasser, Heißluft (Föhn) oder Sauna wirken wenig zuverlässig oder gar nicht. Eine Ausnahme gibt es allerdings: In den USA wurde kürzlich ein **spezieller Haarföhn** (LouseBuster®) mit Gebläse und Spezialkamm entwickelt, bei dem die Insekten nicht durch Hitze, sondern durch Austrocknen wirkungsvoll abgetötet werden.[101]

▪ Im englischen Sprachraum hat sich in letzter Zeit die wirksame Methode des »**Bug busting**« durchgesetzt, bei der innerhalb 2 Wochen an 4 Tagen der Kopf mit einer wirkstofffreien Haarspülung eingerieben und dann mit einem speziellen Läusekamm ausgekämmt wird.[102] Mehr Informationen und spezielle »Kits« mit genauen Gebrauchsanweisungen erhalten Sie bei der Deutsche Pediculosis Gesellschaft (**www.pediculosis-gesellschaft.de**).

Bei sehr gereizter Kopfhaut können Sie eine Pflegecreme (z. B. Lotio alba®) zum Auftragen und Weidenrindenshampoo verwenden.

Und sonst

Die Plagegeister überleben für eine gewisse Zeit auch ohne Blut, deshalb:

- Stecken Sie alle getragenen Kleidungsstücke, Handtücher und Bettwäsche in die Waschmaschine (mind. 60 °C) und am besten noch in den Trockner. Weichen Sie Kämme, Bürsten und sonstige Gegenstände, die mit dem Haar in Berührung gekommen sein könnten, für 10 Minuten in mindestens 60 °C heißem Wasser ein und reinigen sie anschließend sorgfältig. Saugen Sie Gebrauchs- und Einrichtungsgegenstände wie Sofas und Autositze gründlich ab. Desinfektionsmittel oder Insektizide sind nicht nötig!
- Das Kuscheltier Ihres Kindes verträgt keine Hitze? Dann muss es in einen dicht schließenden Plastiksack und für einen Tag in die Tiefkühltruhe.

Ihr Kind darf bereits einen Tag nach der 1. Behandlung mit einem zugelassenen Medikament wieder Kindergarten oder Schule besuchen. Prüfen Sie nach der 2. Behandlung noch 2 Wochen lang regelmäßig, ob die Plagegeister wirklich verschwunden sind.

Kopfschmerzen

Auch den Kleinen brummt ganz schon häufig der Kopf – jedes 2. bis 3. Kind klagt zumindest hin und wieder über Kopfweh. Oft begleiten es Fieber und Atemwegsinfekte oder auch Stress im Alltag.

Immer mehr Kinder leiden an Kopfschmerzen: Einer aktuellen Studie des Robert-Koch-Instituts zufolge ist in Deutschland Kopfweh bei den 3-bis 10-Jährigen nach Bauchschmerzen die zweithäufigste, im Alter von 11 bis 17 sogar die häufigste Ursache für Schmerzen. [103] Die häufigste Form ist der Spannungskopfschmerz (60 % der »Kopfschmerzkinder«), gefolgt von der Migräne (gut 10 %).

Wie Kopfschmerzen entstehen

Obwohl Kopfschmerzen zu den häufigsten Beschwerden überhaupt zählen, ist ihr Entstehungsmechanismus unklar.

- **Spannungskopfschmerz**: Psychische Anspannung, Ängstlichkeit oder depressive Verstimmung scheinen die Stirn- und Nackenmuskeln zu verspannen, wobei zusätzlich möglicherweise eine individuell erniedrigte Schmerzschwelle oder gestörte Schmerzverarbeitung im Gehirn vorhanden ist. Das würde erklären, warum psychische und körperliche Stressbelastung nur bei manchen Menschen zu Kopfschmerzen führt.
- **Migräne**: Individuell unterschiedliche Störfaktoren scheinen die Blutgefäße der Hirnhaut zu weiten; zusätzlich kommt es zu Entzündungsreaktionen im Bereich dieser Gefäße. Grund ist vermutlich eine angeborene Störung der Reizverarbeitung, die dazu führt, dass das Gehirn auf Reize besonders stark reagiert und sich nicht an diese gewöhnt. Neben äußeren Einflüssen scheint eine erbliche Komponente zu exis-

tieren.[104,105] Häufige Auslöser sind Schlafmangel, Klimafaktoren, Nahrungsmittel, die viel Histamin oder Tyramin enthalten (Hartkäse, Schokolade, Bananen, Gepökeltes, Nüsse), bei Älteren zu viel Kaffee, bei Mädchen die Regelblutung.

Gar nicht so selten beginnt bereits in der Kindheit die chronische »Kopfschmerzkarriere«. Besonders bedeutsam ist dabei, dass die Diagnose oft erst recht spät gestellt und die Therapie nicht konsequent genug angegangen wird. Man weiß heute, dass bei nicht adäquat behandelten chronischen Schmerzen ein Schmerzgedächtnis entsteht, das den Betroffenen mit der Zeit schneller und heftiger auf Schmerzreize reagieren lässt und damit später auch die Schmerztherapie erschwert.

Mein Kopf tut so weh

Spannungskopfschmerzen

Der leichte bis mäßige Spannungskopfschmerz tritt – in jedem Alter – unabhängig von der Tageszeit auf, ist meist beidseitig und von dumpfem, drückendem oder ziehendem Charakter. Spannungskopfschmerzen beginnen häufig im Nacken und ziehen zur Stirn (oder umgekehrt).

▎ Körperliche Aktivität und Abwechslung bessern den Schmerz häufig oder verschlimmern ihn – anders als bei der Migräne – zumindest nicht.
▎ Es tritt allenfalls eine leichte Übelkeit auf; weitere Beschwerden fehlen im Gegensatz zur Migräne.

Migräne

Der oft starke Migränekopfschmerz beginnt morgens, pocht oder pulsiert und beschränkt sich auf eine Seite. Allerdings tritt er in dieser Form meist erst ab dem Jugendalter auf, während er bei jüngeren Kindern häufig den ganzen Kopf und die Stirn betrifft, dumpf sein und nachmittags einsetzen kann. Die Attacken sind schneller vorüber als bei Erwachsenen – sie dauern selten länger als 2 Stunden, eher weniger.

▎ Das Kind ist blass, sucht Ruhe und will sich hinlegen. Wenn es einschläft, ist danach der Kopfschmerz meist vorbei.
▎ Häufig sind Übelkeit und Erbrechen, bei Kindern meist weniger ausgeprägt eine Geräusch- und Lichtempfindlichkeit.
▎ Eine Migräneattacke kann sich durch seltsame Empfindungen (»Aura«) ankündigen, z. B. Lichtblitze, seltsame Bilder, Gefühlsstörungen, Sprechprobleme oder Schwindel.

Was Sie für Ihr Kind tun können

Heftige, hartnäckige oder immer wieder grundlos auftretende Kopfschmerzen, die stärker werden oder mit hohem Fieber, Nackensteifigkeit oder Verhaltensänderung einhergehen, bedürfen der sofortigen ärztlichen Abklärung.

Grundlage der Behandlung immer wiederkehrender Kopfschmerzen ist ein **Kopfschmerzkalender**. Dieser wird bei jüngeren Kindern von den Eltern geführt. Ältere Kinder können daran teilhaben oder ihn komplett selber führen. Eingetragen werden Angaben zur Schmerzdauer, -lokalisation und -stärke. Auch werden mögliche Einflussfaktoren wie Ernährung, Hobbys, Schlafdauer nach Bedarf berücksichtigt. Die kontinuierliche Aufzeichnung zeigt Nutzen und Wirkung einer Therapie. Vordrucke für die Notizen erhalten Sie von Ihrem Kinderarzt. Alternativ gibt es das sehr gelungene »Migränetagebuch für Kinder« von Dr. Pothmann bei der Deutschen Schmerzhilfe e. V. (**www.schmerzinfos.de**).

Akute Attacken lindern

Der Arzt wird Ihnen für den Akutfall Ibuprofen (10–15 mg/kg Körpergewicht) oder Paracetamol (15 mg/kg Körpergewicht, die Erstdosis evtl. höher) verschreiben, die – bei der Neigung zu Übelkeit – auch als Zäpfchen erhältlich sind. Zusätzlich kann dann evtl. auch Dimenhydrinat (z. B. Vomex®, Vomacur®) gegen Übelkeit und Erbrechen gegeben werden. Für ältere Kinder stehen auch stark wirksame Migränemittel (Sumatriptan) als Nasenspray zur Verfügung. Da alle regelmäßig (an mehr als 10 Tagen/Monat) eingenommenen Schmerzmittel selbst zu Kopfschmerzen führen können, besprechen Sie den genauen Therapieplan mit Ihrem Kinderarzt.
Bei hin und wieder auftretenden Kopfschmerzen zeigen Selbsthilfemaßnahmen oft eine gute Wirkung. Sie können damit auch die ärztliche Therapie von Spannungskopfschmerzen oder Migräne unterstützen.
Bei einem akuten Migräneanfall hilft Ihrem Kind oft bereits, wenn es sich in ein ruhiges, abgedunkeltes Zimmer zurückziehen und schlafen kann.

Heilpflanzen, Wasser & Wickel Geben Sie Ihrem Kind schluckweise Melissen-Pfefferminztee zu trinken. Viele Kinder empfinden kühl-feuchte Stirnkompressen (z. B. mit einem Waschlappen) als angenehm, alternativ eignet sich auch ein kaltes Kirschkern- oder Dinkelkissen, das vorher mindestens 1 Std. im Gefrierschrank gelegen hat. Auch kühle Pulswickel (um Hand- und Fußgelenke, Wassertemperatur ca. 30 °C; alle 10 Minuten erneuern – insgesamt 3-mal; Wiederholung nach 3 Std. möglich) lindern oft die Kopfschmerzen. Ab dem Schulalter und bei intakter Haut können Sie Pfefferminzöl auf

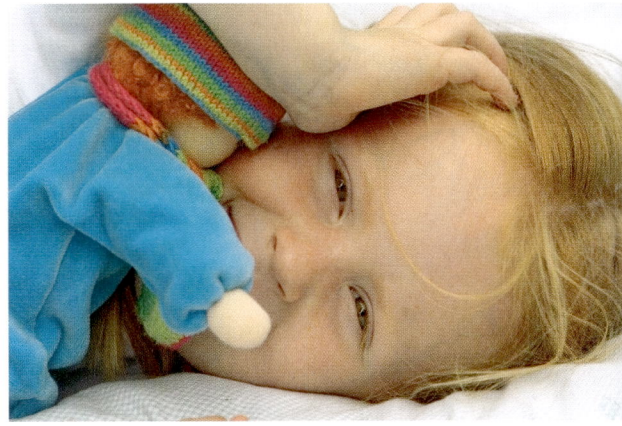

▲ Jedes 2. bis 3. Kind klagt zumindest hin und wieder über Kopfschmerzen

Stirn, Schläfen und Nacken einreiben – dies ist auch als »Stift« erhältlich, den Ihr Kind gut mit zur Schule nehmen kann.[106]

Homöopathie Bei plötzlich auftretenden Kopfschmerzen versuchen Sie Aconitum, bei stechenden Kopfschmerzen mit viel Durst Bryonia, bei pochenden Schmerzen und Lichtempfindlichkeit Belladonna; bei akutem Kopfweh durch seelische Anspannung hilft Argentum nitricum, nach geistiger Überanstrengung Calcium phosphoricum.

Akupressur Hilfreich bei akuten Kopfschmerzen ist die Massage des Punktes Dickdarm 4 an der Hand, den sich Ihr Kind mit einiger Übung auch selbst massieren kann, evtl. auch Leber 3 auf dem Fußrücken (→ S. 142).

Bach-Blüten Reiben Sie viertelstündlich Rescue-Remedy an Stirn und Schläfe ein.

Vorbeugung

Wichtig ist ein geordneter Lebensrhythmus mit ausreichend Schlaf, regelmäßigen Mahlzeiten, regelmäßiger Verdauung, viel Bewegung und befriedigender Stressbewältigung.

Stress- und Schmerzbewältigung Entspannungstechniken (→ S. 124) oder Biofeedbackverfahren verringern körperliche und seelische Anspannung und reduzieren damit die Häufigkeit und Schwere von Spannungskopfschmerzen. Ähnliches gilt für Massagen zur Muskelentspannung sowie besondere verhaltensmedizinische Programme, die allerdings nur in wenigen spezialisierten Zentren angeboten werden.

Transkutane elektrische Nervenstimulation (TENS) Häufige und schwere Kopfschmerzattacken bessern sich oft durch die 2-mal tägliche Anwendung eines TENS-Gerätes (ab dem 6. Lebensjahr) über 30–40 Min. Dabei werden über in den Nacken geklebte Elektroden sanfte, leicht kribbelnde Ströme ausgesendet. Diese aktivieren vermutlich Prozesse zur Schmerzunterdrückung. Das batteriegetriebene Gerät zur Selbstbehandlung wird vom Arzt verordnet.

Ernährung Gerade Kinder profitieren häufig von einer Ernährungsumstellung, zumal die Migräne nicht selten von einer Nahrungsmittelallergie begleitet wird. Was im Einzelnen hilft, muss allerdings individuell bestimmt werden. Ein Kopfschmerzkalender hilft bei der Eingrenzung.

Heilpflanzen Mutterkraut (Feverfew) hat sich einigen Studien zufolge in der – nebenwirkungsfreien – Vorbeugung von Migräneanfällen bewährt. Falls Sie einen Garten besitzen, pflanzen Sie die winterharte Staude mit margeritenähnlichen Blüten und geben Sie Ihrem Kind tgl. 2–3 frische Blätter als Brotbelag. Ansonsten erhalten Sie auch Fertigpräparate in der Apotheke.
Auch Pestwurz (Butterbur) kann bei Kindern ab 6 Jahren die Häufigkeit und Schwere von Migräneattacken senken. Dafür muss der Extrakt aus der Pflanzenwurzel (Petadolex®) allerdings mindestens ein halbes Jahr eingenommen werden.[107]
Zur Vorbeugung gegen Migräne und Spannungskopfschmerzen kann bei Kindern ab 12 Jahren Johanniskraut, z.B. als Tee, eingesetzt werden.

Ausprägung	Mögliche Begleitsymptome	Vermutliche Ursachen
Kopfschmerzanfall, pochend, evtl. halbseitig; eher besser durch Ruhe	Übelkeit, Sehstörungen, Lichtempfindlichkeit, Schwindel	Migräne
Leichte bis mäßige, dumpfe Kopfschmerzen von Stirn bis Nacken; eher besser durch Abwechslung	Allenfalls leichte Übelkeit	Spannungskopfschmerz; nicht genug getrunken
Kopfschmerzen, die vom Nacken hochziehen	Steifer Nacken, Schiefhaltung des Kopfes	Muskelverspannung (→ Schiefhals, S. 323), KiSS-Syndrom (→ S. 219)
Leichte Kopfschmerzen im Zusammenhang mit seelischer Belastung und Aufregung	Leichte Verdauungsbeschwerden wie Durchfall, Bauchweh, Appetitlosigkeit	Schulangst, Lampenfieber

Ausprägung	Mögliche Begleitsymptome	Vermutliche Ursachen
Druck v. a. im Stirnbereich und in den Augenhöhlen, evtl. Augenbrennen, besonders abends oder nach der Schule	Verschlechterung der Schulleistungen	Sehstörungen (→ S. 349)
Druck im Kopf oder pochende Kopfschmerzen	Schnupfen, Gliederschmerzen, Ohrenschmerzen	Begleitkopfschmerzen bei einem Infekt (z. B. → Erkältung, S. 133)
Kopfschmerzen v. a. im Bereich von Stirn und Nasenwurzel, stärker durch Erschütterungen oder Nach-vorn-Beugen	Fest sitzender Schnupfen, leichtes Fieber	Nasennebenhöhlenentzündung (→ S. 283)
Starke Kopfschmerzen	Steifer Nacken, Fieber, Benommenheit	Hirnhautentzündung (→ S. 186), Gehirnentzündung (→ S. 152)
Leichte bis starke Kopfschmerzen	»Schiefes Gesicht«, Gelenkbeschwerden	Borreliose (→ S. 104)
Kopfschmerzen nach einem Unfall	Übelkeit, Erbrechen, Benommenheit	Kopfverletzung (→ S. 232) wie Gehirnerschütterung oder Blutung
Kopfschmerzen nach starker Sonneneinwirkung	Heißer Kopf, Übelkeit, Benommenheit	Sonnenstich (→ S. 412)
Über Tage bis Wochen zunehmende Kopfschmerzen eher am Hinterkopf, morgens stärker	Sehstörungen (Doppeltsehen), Hörstörungen, Muskelschwäche, Ungeschicklichkeit, (morgendliche) Übelkeit	Hirntumor
Chronische bzw. immer wiederkehrende Kopfschmerzen	Appetitlosigkeit, Übelkeit andere Beschwerden	Medikamente, Umweltgifte (Blei in Wasserrohren), Empfindlichkeit gegenüber Nahrungsmitteln, Stoffwechselkrankheiten, Nierenentzündungen (→ S. 295)
In regelmäßigen Abständen wiederkehrende Kopfschmerzen bei Mädchen 7–10 Tage vor der Periode	Empfindliche Brüste, Verdauungsbeschwerden, Kreislaufprobleme, Unterleibs- oder Kreuzschmerzen, Hautunreinheiten, Herpes, Stimmungsschwankungen	Prämenstruelles Syndrom (PMS) infolge hormoneller Schwankungen

Kopfverletzungen

Bei Gewalteinwirkung auf den Kopf sind nicht nur Haut und Schädelknochen, sondern auch das Gehirn gefährdet.

Wenn sich Kinder stoßen oder hinfallen, ist nicht selten auch der Kopf beteiligt. Glücklicherweise führt solch ein Zwischenfall meist nur zu kurzzeitigen Schmerzen ohne weitere Konsequenzen. In einigen Fällen kommt es aber zu schwereren Störungen, die manchmal sogar tödlich enden.

Bei Babys sind Stürze vom Wickeltisch die häufigste Ursache, bei Kleinkindern Stürze von der Treppe (besonders in Lauflernwagen) oder aus dem Fenster. Auch Kindesmisshandlungen führen bei 2–3 % der kleineren Kinder zu Kopfverletzungen. Bei älteren Kindern nehmen dann Verkehrs- und Sportunfälle einen immer größeren Raum ein. Die anatomischen Gegebenheiten bei Säuglingen und Kindern sowie das größere Verhältnis von Kopf- zu Körpervolumen erhöhen das Verletzungsrisiko.[108]

Formen

Oberflächliche Kopfverletzungen sehen zwar beängstigend aus, sind aber selten gefährlich. Treten nur kurz geringgradiger Schwindel und leichte Übelkeit auf, liegt eine harmlose **Schädelprellung** vor. Kommt es dagegen auch zu einem Bewusstseinsverlust, spricht das für eine Beteiligung des Gehirngewebes (**Schädel-Hirn-Trauma**, SHT).

Prinzipiell unterscheiden die Ärzte je nach Bewusstseinszustand drei Schweregrade (leicht, mittelschwer, schwer = SHT I–III). Dafür wird geprüft, wie das Kind auf Ansprache und Schmerzreize reagiert (**Glasgow-Koma-Skala**). Die Prognose hängt vom Schweregrad ab – beim SHT I bilden sich die Symptome meist vollständig innerhalb weniger Tage zurück, beim SHT II erfolgt meist eine völlige Heilung oder Rückbildung mit geringen bleibenden Schäden nach wenigen Wochen, beim SHT III verbleiben meist dauerhafte Schäden oder es endet tödlich.

Eine weitere Einteilung ist die nach Gewebeschäden im Gehirn, wobei dazu immer bildgebende Verfahren nötig sind:

▪ **Gehirnerschütterung** (Commotio cerebri, SHT Grad I): Die Hirnfunktion ist nur für kurze Zeit gestört und es sind keine Gewebeschäden nachweisbar.

▪ **Gehirnprellung** (Contusio cerebri, SHT Grad II oder III): geht mit einer nachweisbaren Druckerhöhung und evtl. Blutungen einher.

▪ **Gehirnquetschung** (Compressio cerebri, SHT Grad III): ausgedehnte Drucksteigerung im Gehirn mit ausgeprägten Gewebeschäden.

Was Sie für Ihr Kind tun können

Rufen Sie den Notarzt oder fahren Sie in die Klinik bei den im Kasten genannten Symptomen. Auch schwerere Gehirnverletzungen zeigen mitunter zu Beginn wenig Symptome! Im Krankenhaus wird Ihr Kind gründlich körperlich untersucht; je nach Untersuchungsbefund ist eine Röntgenuntersuchung oder Computertomografie notwendig. Eine stationäre Aufnahme hängt vom Zustand des Kindes und den Befunden ab. Bei leichten Verletzungen ist meist eine Nacht zur Überwachung üblich, weil die Symptome auch erst

Ein Schlag gegen den Kopf – und nun?

Ihr Kind hat sich am Kopf verletzt oder Sie haben einen Sturz beobachtet? Beobachten Sie es gut – bei folgenden Beschwerden stellen Sie es dem Arzt vor:

▌ Es ist kurz bewusstlos und kann sich danach nicht erinnern, was passiert ist (und an die Zeit kurz davor).
▌ Es ist reizbar, weint und lässt sich nicht innerhalb einer Viertelstunde beruhigen, es zeigt ein ungewöhnliches Verhalten, ist sehr schläfrig oder es antwortet nicht auf Anruf.
▌ Es klagt über andauernde, zunehmende Kopf- oder Nackenschmerzen.

▌ Es erbricht mehr als einmal (das erste Mal kann schreckbedingt sein) oder erst mehr als 6 Stunden später.
▌ Es bekommt Krämpfe, klagt über Kribbeln oder Schwäche in einem Arm oder Bein, Schwindel, Gang- oder Sehstörungen, es hat Schwierigkeiten, die richtigen Worte zu finden, verwechselt Namen oder Orte oder fragt immer wieder dasselbe.
▌ Aus Nase oder Ohr entleert sich klares Sekret oder Blut.
▌ Das Kind ist auch nach einiger Zeit noch recht blass, unnatürlich still und es mag nichts essen.

Stunden nach dem Unfallereignis beginnen können bzw. das Ausmaß der Beschwerden nicht unbedingt mit dem Verletzungsgrad korreliert. Je kleiner das Kind, desto schwieriger ist die Beurteilung. Bei schweren Formen sind auch intensivmedizinische Maßnahmen oder sogar Operationen nötig. Eine offene Wunde wird ebenfalls versorgt.

Nach der Entlassung

Beobachten Sie Ihr Kind noch 2 Tage sorgfältig. Es sollte in dieser Zeit ruhen und direkte Sonne vermeiden. Kopfschmerzen,

Schwindel und Übelkeit sind möglich. Manche Kinder leiden aus bisher unbekannten Gründen noch über Wochen an Kopfschmerzen, Schwindel, Konzentrationsstörungen und ähnlichen Beschwerden. Manchmal hilft dann eine Behandlung beim Osteopathen oder Kraniosakraltherapeuten.

Heftige Bewegungen und entsprechende Sportarten sind mindestens über 2 Wochen (bei leichten Kopfschmerzen und Schwindelgefühlen entsprechend länger) tabu. Sollten die Symptome nicht nachlassen, wieder auftreten oder neue hinzukommen, kontaktieren Sie Ihren Arzt!

Krampfanfall

Andere Bezeichnungen: epileptischer Anfall, zerebraler Krampfanfall

Wenn ein Kind plötzlich das Bewusstsein verliert und unkontrolliert zuckt, erscheint das den Eltern immer extrem bedrohlich. Glücklicherweise treten solche Krämpfe oft nur einmalig oder wenige Male ohne spätere Folgen auf.

Ein vom Gehirn ausgehender (zerebraler) Krampfanfall entsteht, wenn sich plötzlich große Gruppen von Nervenzellen gleichzeitig elektrisch entladen (»feuern«) und dadurch unkontrollierte Muskelzuckungen oder Verkrampfungen und evtl. Bewusstseinsstörungen verursachen. Dieser gesteigerten Krampfbereitschaft liegt ein kurzfristiges Ungleichgewicht hemmender und fördernder Überträgerstoffe des Nervensystems zugrunde. Manchmal finden sich dafür Ursachen, z. B. ein Sauerstoffmangel bei der Geburt, eine Hirnhaut- oder Gehirnentzündung (→ S. 186 bzw. 152) oder eine schwere Kopfverletzung (› S. 232). In vielen Fällen wird aber kein Grund entdeckt. Diese Krampfanfälle sind ohne weitere Diagnostik nicht immer einfach von Muskelzuckungen (→ S. 273) anderer Ursache abzugrenzen.

Welche Formen gibt es?

Tritt ein Anfall nur einmalig oder wenige Male auf und wird durch starke Belastungen wie akute Vergiftungen oder Stoffwechselentgleisungen ausgelöst, spricht man von

Von Muskelkrämpfen bis zur Bewusstlosigkeit

Prinzipiell werden fokale Anfälle (Partialanfall, nur ein Bereich des Gehirns betroffen) von generalisierten Anfällen (beide Gehirnhälften betroffen, deshalb Symptome meist symmetrisch) unterschieden, wobei ein zunächst fokaler Anfall sich auch ausbreiten und in einen – sekundär – generalisierten Krampfanfall übergehen kann. Nicht immer kommen Muskelzuckungen vor, auch andere Symptome sind möglich. Wie ein Anfall aussieht, hängt von der Größe und Funktion des betroffenen Gehirnareals ab.

Fokaler Anfall

Möglich sind einzelne oder sich wiederholende Zuckungen oder Steifwerden umschriebener Körperregionen (z. B. Augenrollen, Kauen, Schmatzen, Nesteln, Kopfdrehung, Armheben) und Empfindungsstörungen (z. B. Kribbeln im Bein, das Sehen von Lichtblitzen, Musikhören). Manchmal ist das Bewusstsein gestört (**komplex-fokaler Anfall**), andere Anfälle geschehen bei vollem Bewusstsein, ohne dass das Kind sie unterdrücken kann (**einfach-fokaler Anfall**).

Generalisierter Anfall

Am bekanntesten – und oft mit Epilepsie überhaupt gleichgesetzt – ist der **Grand-Mal-Anfall** (tonisch-klonischer Krampfanfall). Dabei stürzt das Kind (evtl. mit einem Schrei) plötzlich bewusstlos zu Boden. Die Muskeln am gesamten Körper spannen sich an, das Kind wird für 10–20 Sekunden ganz steif (tonische Phase), evtl. durch eine kurze Atempause bläulich. Anschließend treten rasch aufeinanderfolgende rhythmische Zuckungen am ganzen Körper auf (klonische Phase); evtl. nässt das Kind dabei ein und beißt sich auf die Zunge. Durch die starke Zungenbewegung wird der Speichel schaumig geschlagen (»Schaum vor dem Mund«). Nach wenigen Minuten hört das Schütteln auf und das Kind schläft für einige Zeit ein, nach 15–30 Minuten reagiert es meist wieder wie gewohnt. Manchmal kommt es kurz vor Beginn des Anfalls zu merkwürdigen Wahrnehmungen und Gefühlen (»Aura«); hinterher erinnert sich das Kind nicht an den Anfall.

Andere Formen ohne die typischen Schüttelbewegungen treten meist in bestimmten Altersgruppen auf, z. B. **BNS-Krämpfe** beim Baby (ab 3. Monat) mit blitzartigem Zusammenzucken, Nicken und Nach-vorn-Führen der Arme wie beim Salaam-Gruß, oder **Absencen** im Schulalter (eher Mädchen), bei denen kurz das Bewusstsein gestört ist, ohne dass es zur Ohnmacht kommt. Die momentane Tätigkeit wird kurz unterbrochen und danach fortgesetzt, als sei nichts gewesen. Gleichzeitig sind Mundbewegungen oder Nesteln der Hände möglich. Nicht selten werden solche Absencen zunächst als Konzentrationsstörungen verkannt.

einem **Gelegenheitskrampf;** zu dieser Form gehört auch der Fieberkrampf. Von der – viel selteneren – **Epilepsie** (Krampfleiden) spricht man erst, wenn die gesteigerte Krampfbereitschaft entweder ständig besteht oder immer wiederkehrt und die Krämpfe auch ohne besondere Belastung auftreten. Allerdings existieren bestimmte Auslöser, die bei empfindlichen Personen zu Anfällen führen. Dazu gehören Schlafentzug, flackernde Lichtquellen (z. B. Fernseher), Drogen, Alkohol und Medikamente.

Was Sie für Ihr Kind tun können

Eltern, die zum ersten Mal einen Krampfanfall erleben, haben oft Angst, Ihr Kind stirbt. Es ist schier unerträglich, das eigene Kind im Krampf zu erleben und sich dabei hilflos zu fühlen – doch in der Regel ist nach wenigen Minuten alles vorbei.

Fieberkrämpfe

Fieberkrämpfe sind Gelegenheitskrämpfe, die fast immer als Grand-Mal-Anfälle verlaufen. Immerhin 3–4 % der Kinder erleiden mindestens einen Fieberkrampf im Lauf ihrer Kindheit, meist im Alter von 6 Monaten bis 5 Jahren. Fieberkrämpfe treten bei fieberhaften Infekten auf, beim Dreitagefieber (→ S. 118), bei Atemwegsinfekten (→ S. 83) oder einer Mittelohrentzündung (→ S. 264). Die Neigung zu Fieberkrämpfen ist oft vererbt. Die meisten Fieberkrämpfe dauern maximal 10 Minuten, bei gut $2/_3$ der Kinder bleibt es bei diesem einmaligen Ereignis. Nur bei sehr wenigen Kindern sind Fieberkrämpfe Zeichen einer späteren Epilepsie oder verursachen bleibende Schäden.

Beim Anfall helfen Auch wenn es schwer fällt: Weniger ist hier meist mehr. Am besten bewahren Sie tatsächlich Ruhe, sorgen dafür, dass sich Ihr Kind nicht verletzt (an Stühlen, Treppen, Bordsteinen etc.) und rufen einen Arzt. Merken Sie sich (oder schreiben Sie auf), was passiert, um es dem Arzt genau zu beschreiben. Halten Sie Ihr Kind *nicht* fest, schieben Sie ihm *nichts* in den Mund – weder Beißkeil noch Wasser; auch eine Mund-zu-Mund-Beatmung ist unnötig (solange das Kind sich bewegt) – auch wenn Ihr Kind kurzzeitig blau anläuft. Wenn der Anfall vorbei ist, bleiben Sie bei Ihrem Kind, bis es ganz wach ist. Prüfen Sie, ob es sich verletzt hat und versorgen Sie ggf. die Wunde.

Was der Arzt macht Bis zum Eintreffen des Arztes ist der Anfall meist bereits vorbei. Falls nicht, gibt der Arzt dem Kind ein krampfunterdrückendes Medikament (Zäpf-

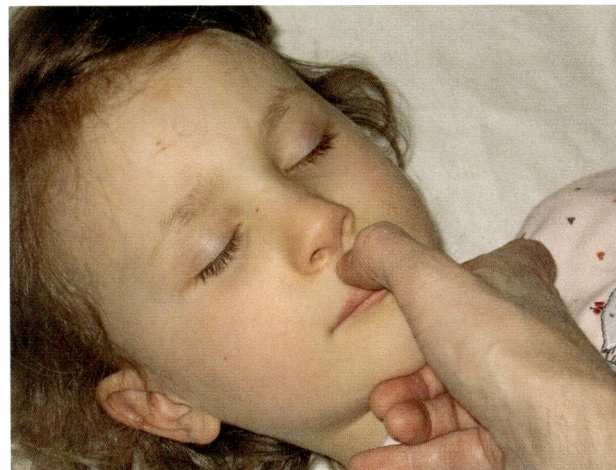

▲ Akuter Krampfanfall: Drücken Sie für maximal eine halbe Minute fest mit dem Daumennagel in der Vertiefung zwischen Nase und Oberlippe auf den Knochen – meist hört der Krampf nach 15–20 Sekunden auf

chen bzw. Minieinlauf = Klistier oder in die Vene gespritzt). Anschließend bringt er das Kind zur Untersuchung ins Krankenhaus, um z.B. eine Gehirnentzündung als Ursache auszuschließen und ggf. die Ursache für das Fieber zu finden. In manchen Fällen ist eine Entnahme von Nervenwasser, Blut und Urin nötig; meist wird etwa 2 Wochen später ambulant ein EEG (Aufzeichnung der Hirnströme) abgeleitet, um eine ständige erhöhte Krampfbereitschaft zu erkennen.

Für den nächsten Anfall gerüstet

▪ Da Fieberkrämpfe mehrfach auftreten können, verschreibt Ihnen der Arzt ein **krampflösendes Medikament** (Diazepam-Rektiole; 5 mg für Babys, 5–10 mg für Kleinkinder) und erklärt Ihnen die Anwendung. Sie können es bei einem weiteren akuten Anfall selbstständig geben.

▪ Viele Ärzte empfehlen, bei der Neigung zu Fieberkrämpfen bereits frühzeitig (etwa ab 38,5 °C) ein **fiebersenkendes Mittel** wie Paracetamol zu geben – ob dies wirklich den Anfall verhindert, ist nicht erwiesen.

▪ Ist beim akuten Krampfanfall kein Diazepam zur Hand oder krampft Ihr Kind auch nach dessen Gabe weiter, probieren Sie die kräftige **Akupressur** des Punktes Lenkergefäß = Du 26 (Wasserrinne, → S. 235). Da dies recht schmerzhaft ist, tolerieren es nur bewusstlose Kinder, also z. B. im Grand-Mal-Anfall. [109, 110]

Bei anderen Krampfformen wird ggf. die Ursache behandelt, liegt eine Epilepsie vor, muss Ihr Kind möglicherweise ständig Medikamente (Antiepileptika) nehmen, um Anfällen vorzubeugen. Die Auswahl dieser und weitere Therapieformen sollte in Zusammenarbeit mit spezialisierten Kinderärzten erfolgen.

Buchtipps

*Günter Krämer: **Das große TRIAS-Handbuch Epilepsie.** Trias, Stuttgart 2005 bzw. Günther Krämer, Richard Appleton: **Epilepsie. Ein illustriertes Wörterbuch für Kinder und Jugendliche.** Hippocampus, Bad Honnef 2010*

Sie haben Fragen über Fragen zum Thema Epilepsie? Dr. Krämer, Medizinischer Direktor des Epilepsie-Zentrums in Zürich, hat die Antworten – einmal für Sie, in dem anderen Buch für Ihr Kind.

Infos aus dem Internet

Im Internet finden sich etliche Anlaufstellen für Informationen und Hilfe, z. B. der Epilepsie Bundes-Elternverband (www.epilepsie-elternverband.de), die Deutsche Epilepsievereinigung (www.epilepsie.sh), das Informationszentrum für Patienten der Deutschen Gesellschaft für Epileptologie (www.izepilepsie.de) oder die Seiten von Prof. Dr. H. Siemes, der in Berlin eine Spezialpraxis für Kinder und Jugendliche führt (www.epilepsie-informationen.de).

Krätze

Andere Bezeichnung: Skabies
Die volkstümliche Bezeichnung kommt nicht von ungefähr: Typisches Symptom ist ein quälender Juckreiz besonders im warmen Bett, der zum ständigen Kratzen verleitet.

Krätze kommt weltweit bei 300 Millionen Menschen vor. Die Verursacher sind Milben mit bis zu einem halben Millimeter Länge, die durch engen Körperkontakt übertragen werden. Ideal für Milben sind Gemeinschaftseinrichtungen mit vielen Personen auf engem Raum. Krätzmilben überleben bei Zimmertemperatur bis zu drei Tage, bei Kälte bis zu 2 Wochen auch ohne einen menschlichen Wirt in Kleidung, Bettwäsche, auf Polstermöbeln oder Teppichen. Befindet sich ein geeignetes Opfer in Reichweite, bohrt sich das befruchtete Weibchen innerhalb weniger Minuten unter dessen Haut, gräbt einen etwa 1 cm langen Gang und lässt sich an dessen Ende häuslich nieder. Bis zu ihrem Tod nach etwa einem Monat legt sie in diesem Gang täglich Kot und 1–2 Eier ab. Daraus schlüpfen nach wenigen Tagen Larven, bohren sich an die Oberfläche und entwickeln sich innerhalb von 2 Wochen zu geschlechtsreifen Tieren. Bei einer infizierten Person finden sich meist 10 bis 50 lebende Milbenweibchen.

Es gibt auch andere Milbenarten, die Tiere oder Pflanzen als Wirt bevorzugen. Sie verirren sich manchmal (z. B. beim Spielen mit bloßen Beinen im Gras) auf kindliche Haut und verursachen krätzeähnliche Beschwerden. Diese verschwinden allerdings nach kurzer Zeit von selbst – die Tierchen suchen sich schnell einen besser passenden Wirt.

Mich juckt's fürchterlich, besonders nachts!

Hautirritationen und Rötungen entstehen durch das Bohren (und später Kratzen), der quälende Juckreiz wird dagegen durch eine allergische Reaktion auf die Milben, Kotballen und Eier ausgelöst. Da das Immunsystem Zeit für die Reaktion braucht, treten die Hauptbeschwerden bei einer Erstinfektion erst nach 3–6 Wochen auf – die Tierchen können sich ungestört vermehren. Bei einer erneuten Infektion erinnert sich das Immunsystem und die Symptome beginnen bereits nach wenigen Stunden.

▪ Der unerträgliche Juckreiz verstärkt sich bei Wärme, z. B. im Bett. Durch das starke Kratzen entzünden sich die betroffenen Hautstellen: Sie nässen, sind gerötet und evtl. mit eitrigen Krusten bedeckt. Sie ähneln dann häufig dem Hautausschlag bei Neurodermitis (→ S. 287).

▪ Manchmal sieht man die kommaartigen, feinen, rötlichen Gänge. Diese kommen – mit Ausnahme von Gesicht und behaartem Kopf – überall vor. Besonders gern halten sich die Milben allerdings an zarter Haut auf, also zwischen Fingern und Zehen, in Achselfalten, Ellenbeugen, Brustwarzen, am Nabel, Penis, inneren Fußrand und Knöcheln.

Was Sie für Ihr Kind tun können

Bei hartnäckigen juckenden Hautveränderungen gehen Sie mit Ihrem Kind zum Arzt, auch wenn Sie nicht sicher sind, Milbengänge erkannt zu haben. Allerdings gelingt es auch dem Arzt nicht immer, die Milben mikroskopisch mit speziellem Licht oder z. B. nach dem Freipräparieren mit einer Nadel nachzuweisen. Deshalb leitet er bei ausreichendem Verdacht trotzdem eine Therapie ein – auch für alle Familienmitglieder.

Milben den Garaus machen Der Arzt verschreibt meist eine Salbe mit dem Wirkstoff Permethrin (der auch bei Läusen zum Einsatz kommt). Substanzen wie Crotamiton und Benzylbenzoat werden heute in der Regel nur in Ausnahmefällen eingesetzt, da sie weniger gut wirken, mehr Nebenwirkungen besitzen und die Milben häufiger dagegen unempfindlich sind. Mittel zum Schlucken sind bei uns nicht zugelassen. In einer Studie hat sich auch Teebaumöl als wirksam erwiesen (z.B. alle 2 Tage 15–20 Tropfen ins Vollbad),[111] eine weitere – nicht bewiesene – Empfehlung ist das regelmäßige Bad, dem ein Essig-Öl-Zucker-Gemisch zugefügt wurde (z.B. Apfelessig, Ringelblumen-, Thymian- und Lavendelöl), welches zusätzlich auch zum Einreiben genommen werden kann.

Juckreiz lindern und Haut pflegen Gegen den Juckreiz helfen Antihistaminika, die über einige Tage abends eingenommen werden, ggf. auch eine Kortisonsalbe, mit der die allergische Entzündung abklingt. Ölbäder und pflegende Hautprodukte helfen bei der Hautregeneration.

Übertragung verhindern Wechseln Sie täglich benutzte Bettwäsche, Handtücher und Unterwäsche und waschen Sie diese bei mindestens 60 °C; vergessen Sie auch die Kuscheltiere nicht. Statt Hitze töten auch einige Tage in der Kühltruhe bei – 18 °C die Plagegeister ab. Saugen Sie täglich gründlich Polstermöbel, Teppiche, Kissen und Autositze und geben Sie einmal pro Woche Oberbekleidung und Decken in die chemische Reinigung.

Übrigens: Hauterscheinungen und Juckreiz halten evtl. trotz erfolgreicher Behandlung für Wochen an – möglicherweise als Folge der allergischen Reaktion, die durch die abgetöteten Reste aufrecht erhalten wird, und/ oder als Nebenwirkung der Therapie.

Lähmungen

Lähmung bedeutet die Minderung (**Parese**) oder den Ausfall der Funktion (**Plegie** oder auch Paralyse) eines Körperteil oder Organs, oft wird sie auch synonym mit dem Ausfall der Muskelkraft gebraucht (motorische Lähmung). Da diese durch Störungen der versorgenden Nerven (periphere Lähmung) oder des Gehirns bzw. Rückenmarks (zentrale Lähmung) bedingt ist, ist oft gleichzeitig das Empfinden für Berührung, Schmerz und Temperatur beeinträchtigt (**sensible Lähmung**). Die **zentrale Lähmung** ist gekennzeichnet durch eine Spastik, also erhöhte Spannung

und Steifheit der Muskeln, die **periphere Lähmung** durch schlaffe Muskeln und später einen deutlichen Muskelschwund.

Lähmungen entstehen z.B. durch eine Schädigung des Gehirns während der Schwangerschaft oder Geburt (**Zerebralparese** = CP), was sich überwiegend durch Störungen der motorischen, in schweren Fällen aber auch der geistigen Entwicklung zeigt. Sie können zwar nicht geheilt, aber durch frühzeitige Bewegungsförderung und Krankengymnastik sowie orthopädische Hilfsmittel günstig beeinflusst werden. Andere Ursachen sind Verletzungen, Entzündungen oder Tumoren des Gehirns oder Rückenmarks, Erkrankungen, die mit Muskelschwäche wie Muskelschwund oder Kinderlähmung einhergehen (→ S. 218) und Nervenlähmungen z.B. nach einem Knochenbruch, einer Gelenkverrenkung oder einer schweren Geburt.

Von einer Lähmung kann auch ein Organ betroffen sein, z.B. die Muskulatur des Darms als Folge eines Darmverschlusses (→ S. 111).

> **Buchtipp**
>
> Gisela Hinsberger: **Weil es dich gibt**. Herder, Freiburg 2007
>
> Die Autorin erzählt vom Leben mit ihrem schwerbehinderten Kind Sofie – zärtlich und einfühlsam, sachlich und unverstellt. Ein Mutmachbuch!

Laryngotracheobronchitis

Alle – meist durch Viren verursachten – Entzündungen der unteren Luftwege werden unter diesem Begriff zusammengefasst, da ihre Symptome sich nicht immer voneinander abgrenzen lassen. Dazu gehören die Laryngitis (→ Kehlkopfentzündung, S. 211), die Tracheitis (Entzündung der Luftröhre) sowie die Bronchitis und Bronchiolitis (→ S. 106). Vor allem im englischen Sprachraum wird Laryngotracheobronchitis auch synonym mit Pseudokrupp verwendet (→ S. 307). Leitsymptom bei diesen Krankheiten ist der Husten (→ S. 198).

Lebensmittelvergiftung

Vor wenigen Stunden hat Ihr Kind auf der Kirmes eine Bratwurst und anschließend ein Eis gegessen. Und jetzt ist ihm übel, es hat Bauchkrämpfe und Durchfall? Vermutlich waren die Lebensmittel nicht mehr ganz frisch.

Als Lebensmittelvergiftung werden alle Beschwerden bezeichnet, die durch die Aufnahme verunreinigter, mit Bakterien besiedelter oder giftiger Nahrungsmittel hervorgerufen werden. Die Symptome betreffen überwiegend den Magen-Darm-Trakt in Form von Bauchschmerzen, Erbrechen und Durchfall (»verdorbener Magen«), können sich aber auch an anderen Organen zeigen.

Bakterien Besonders leicht verderben Speiseeis, Milch- und Eierspeisen, Fleisch und Wurst, Fisch und Meeresfrüchte, vor allem wenn sie nicht richtig gelagert oder zubereitet worden sind. Dann lassen sich darauf Bakterien (v. a. Salmonellen und Staphylokokken) nieder und verursachen nach Aufnahme in den Magen-Darm-Trakt selbst oder durch von ihnen abgegebene giftige Stoffwechselprodukte (Toxine) vor allem einen **Magen-Darm-Infekt** (→ S. 252) mit Durchfall und Erbrechen. Da sich entsprechende Keime besonders in warmen Monaten vermehren, spricht man auch von **Sommerdurchfall**.

Besonders gefährlich sind die Nervengifte des Bakteriums Clostridium botulinum (Botulinustoxin), das sich in verdorbenen Konservendosen bildet und lebensbedrohliche Schluck- und Atemlähmungen hervorrufen kann (Botulismus). Ein Sonderfall ist der **Säuglingsbotulismus**, bei dem v. a. über Honig Bakteriensporen aufgenommen werden. Die Bakterien überwuchern den Darm und bilden dort Gifte, die dann in die Blutbahn gelangen. Deshalb sollten Kinder unter einem Jahr nie Honig bekommen, auch nicht in kleinen Mengen (z. B. zum Süßen des Schnullers!).

Natürliche Gifte Diese Form der Lebensmittelvergiftung kommt seltener vor und wird z. B. durch Giftpilze, verfaultes Fleisch oder Muscheln (**Saxitoxin**) hervorgerufen, aber auch durch Solanin, das von Nachtschattengewächsen wie grünen Kartoffeln, Kartoffelkeimen oder grünen Tomaten produziert wird (hemmt die Reizübertragung an Nervenfasern mit Mattigkeit, Magen-Darm-Beschwerden, Lähmungserscheinungen). Ein weiterer Auslöser ist Mutterkorn in Getreide (Ergotismus mit Taubheitsgefühl, Lähmungen, Bewusstseinsstörungen). Die Toxine vor allem bei einer Pilzvergiftung können u. a. eine akute Leberentzündung (→ Lebererkrankungen, S. 240) verursachen.

Chemische Verunreinigungen Metalle wie Blei, Zink und Kadmium können sich in der Glasur von Geschirr und Kochtöpfen befinden, durch Säure in Lebensmitteln herausgelöst werden und eine Vergiftung hervorrufen, ebenso wie Rückstände von Pflanzenschutzmitteln, Schädlingsbekämpfungsmitteln oder Mitteln gegen Schimmelpilzwachstum.

Was Sie für Ihr Kind tun können

Üblicherweise treten innerhalb weniger Stunden bis Tage nach der Giftaufnahme Magen-Darm-Beschwerden für einige Tage auf – anfangs meist Erbrechen. Bei Verdacht auf eine Pilzvergiftung oder einen Botulismus, bei zusätzlichen Beschwerden oder einem kleinen Kind suchen Sie sofort den Arzt auf. Falls Sie noch Reste der Mahlzeit haben, bewahren Sie diese kühl auf und nehmen Sie sie zum Arzt mit – evtl. lässt sich so das Gift nachweisen.

So unangenehm es ist: Erbrechen (→ S. 129) ist der Versuch des Körpers, möglichst viel des Übels gleich wieder auf direktem Wege loszuwerden. Erst nach mehrmaligem Erbrechen sollten falls erforderlich Mittel gegen Erbrechen zum Einsatz kommen (z. B. Vomex®, Vomacur®). Gut geeignet ist auch Arsenicum album D6, am besten im Wechsel mit Veratrum album D4. Bei Brechdurchfall auf Reisen versuchen Sie Okoubaka D4 – zunächst 4-mal stündlich, danach 4-mal tgl. Ansonsten können Sie 1–2 Tage abwarten und die Maßnahmen anwenden, die unter Magen-Darm-Infekt (→ S. 252) beschrieben sind.

Lebererkrankungen

Andere Bezeichnung: Hepatopathien

Die Leber hat zahlreiche Funktionen in Stoffwechsel und Verdauung – fast genauso zahlreich sind die möglichen Erkrankungen, die im Kindesalter aber eher selten vorkommen.

Egal, ob Entzündungen, angeborene Stoffwechselerkrankungen oder Störungen im Bereich der Gallenwege – Leberkrankheiten sind im Kindesalter zwar selten, zeigen aber oft ähnliche Symptome, weil sie die Leber in ihrer Funktion behindern. Und einige von ihnen führen unbehandelt dazu, dass sich die betroffenen Leberzellen nach und nach in narbiges Bindegewebe umbauen (**Leberzirrhose**). Letzter Ausweg ist dann nur noch eine Lebertransplantation.

Häufigste Lebererkrankung bei Kindern ist die **akute Leberentzündung** (Hepatitis), die durch verschiedene Hepatitisviren ausgelöst wird oder als vorübergehende Mitreaktion der Leber bei anderen Infektionskrankheiten wie Pfeiffer-Drüsenfieber (→ S. 300), durch Infektion mit Bakterien oder Parasiten (z. B. Bandwürmern, → S. 392) oder bei Vergiftungen (z. B. durch Pilze oder Medikamente) auftritt. Selten tritt dabei ein akutes Leberversagen auf, bei dem die Leber ihre Aufgaben plötzlich nicht mehr erfüllen kann, oder eine **chronische Leberentzündung**, bei der sich die Entzündungsreaktion über Jahre hinzieht und die zur vorgenannten Zirrhose führt.

Akute Virushepatitis

Bisher sind 7 Virustypen bekannt, die alphabetisch bezeichnet sind (A–G). Sie unterscheiden sich durch den Übertragungsweg, die Zeit zwischen Ansteckung und Ausbruch der Krankheit, aber auch in der Ausprägung der Symptome und dem Risiko für Komplikationen. Im Kindesalter kommen vor allem die Hepatitis A und B vor.

Hepatitis A Die Ansteckung erfolgt über den Mund, v.a. durch verunreinigte Nahrung, aber auch engen Kontakt; die Erreger werden über den Stuhl ausgeschieden und so weitergetragen (etwa 2 Wochen vor bis 2 Wochen nach Erkrankungsbeginn). Die meist leichten Beschwerden beginnen nach 2–7 Wochen oder gar nicht – häufig verläuft eine Hepatitis A unbemerkt. Die Krankheit heilt fast immer ohne Folgen aus, einmal infiziert ist man lebenslang immun. Oft erfolgt die Ansteckung im Urlaub, weshalb diese Form auch als Reisehepatitis bezeichnet wird.

Hepatitis B Diese Variante ist weniger harmlos: Zwar kann auch sie folgenlos ausheilen, häufiger ist aber ein chronischer Verlauf (bei Babys in bis zu 90 % der Fälle!). Die Ansteckung erfolgt entweder bei der Geburt oder über die Muttermilch infizierter Mütter, später dann über infiziertes Blut, bei Jugendlichen beim Geschlechtsverkehr, Drogenkonsum mit infizierten Nadeln (»Spritzenhepa-

titis«) oder durch mangelnde Hygiene z.B. beim Piercing. Die Zeit zwischen Ansteckung und Ausbruch der Krankheit beträgt mehrere Wochen bis zu einem halben Jahr, die Ansteckungsgefahr erkrankter Personen für andere variiert (und lässt sich nur im Blut feststellen). Die Beschwerden sind mit höherem Alter meist ausgeprägter. Nur wenn man sich mit Hepatitis B infiziert hat, kann auch eine Infektion mit Hepatitis D erfolgen.

Harmlose Neugeborenengelbsucht
Über die Hälfte der Neugeborenen entwickeln 2–3 Tage nach der Geburt für einige Tage eine gelbe Hautfarbe – zuerst im Gesicht, dann am ganzen Körper. Ursache ist das Stoffwechselprodukt Bilirubin, das beim normalen Abbau des roten Blutfarbstoffs anfällt und von der Leber entsorgt wird. Da diese sich aber erst mal an ihre neue Aufgabe gewöhnen muss und das Baby über einen Überschuss an roten Blutkörperchen verfügt, sammelt sich das Bilirubin im Körper an und färbt die Haut gelb. Bilirubin scheint den Stoffwechsel zu schützen – vielleicht hat die Neugeborenengelbsucht also ihren Sinn.[112,113] Schaden kann sie, wenn die Konzentration von Bilirubin sehr hoch ist und sich dieses auch im Gehirn

Ich bin gelb und mir ist übel
- **Grippeähnliche Beschwerden** mit Fieber, Abgeschlagenheit, Müdigkeit, Gelenk- und Muskelschmerzen sind oft erstes Symptom einer Virushepatitis.
- **Gelbsucht** (Ikterus): Die Gelbfärbung sieht man zunächst am Augenweiß, später an der ganzen Haut. Sie entsteht, weil sich der Gallenfarbstoff im Blut ansammelt – die Leber baut ihn nicht mehr richtig ab. Dunkelgelber Urin (der Farbstoff wird über die Nieren ausgeschieden) und heller Stuhl (die Gallenfarbstoffe gelan-
gen nicht in den Darm) folgen. Der Ikterus ist evtl. begleitet von Juckreiz.
- **Magen-Darm-Beschwerden:** Unwohlsein, Appetitlosigkeit, Übelkeit und Erbrechen oder Durchfall sind möglich, Bauchschmerzen eher selten.
- **Verwirrtheit,** Hautblutungen, ein Anschwellen des Bauches sowie Mundgeruch nach frischer Leber (**Foetor hepaticus**) zeigen ein lebensgefährliches Leberversagen an, z.B. nach einer Pilzvergiftung. Rufen Sie einen Notarzt!

ablagert (Kernikterus). Besteht diese Gefahr, verändert eine Fototherapie mit speziellem, blauem Licht das Bilirubin so, dass es auch über die Nieren ausgeschieden wird; ggf. ist auch ein Blutaustausch nötig. Ein gelbes Baby sollte immer einem Kinderarzt vorgestellt werden – spätestens bei zusätzlicher Trinkschwäche, Schlappheit und geringer Urinausscheidung (wiederholt trockene Windeln beim Wickeln).

Was hilft Häufiges Stillen regt die Darmtätigkeit an und fördert die Ausscheidung von Bilirubin (das sonst in den unteren Darmabschnitten wieder aufgenommen wird). Da Neugeborene mit einer Gelbsucht oft nicht kräftig genug trinken, ist es sinnvoll, vorübergehend abgepumpte Muttermilch mit der Flasche nachzufüttern. Damit die Gelbsucht schneller überwunden ist, versuchen Sie evtl. auch einmalig Carduus marianus D4.

Was Sie für Ihr Kind tun können

Suchen Sie Ihren Kinderarzt auf. Meist lässt sich die Diagnose anhand verschiedener Bluttests stellen, gleichzeitig wird damit auch die Leberfunktion beurteilt. Die Lebergröße wird mit Ultraschall untersucht, manchmal wird eine Gewebeprobe entnommen, um die genaue Ursache der Entzündung zu klären. Je nach Art der Lebererkrankung und Schwere der Symptome wird Ihr Kind evtl. im Krankenhaus behandelt, meist jedoch können Sie es zu Hause versorgen. Eine spezielle Therapie gibt es nur für manche chronische Formen.

Auch bei einer harmlosen Hepatitis A dauert es 2–4 Wochen, bis Ihr Kind wieder einigermaßen fit ist, bei der Hepatitis B meist länger; Konzentrationsschwierigkeiten und Müdigkeit sind sogar monatelang möglich. Strenge Bettruhe ist bei Fieber angezeigt,

ansonsten kann Ihr Kind zwischendurch aufstehen und ruhig spielen, sollte sich aber schonen. Eine spezielle, fettarme Leberdiät wird heute meist nicht mehr für nötig erachtet: Geben Sie Ihrem Kind, worauf es Lust hat – allerdings in kleinen Mengen, um zu prüfen, ob es dies verträgt. Wichtig ist, dass Ihr Kind viel trinkt.

Heilpflanzen, Wasser & Wickel

Besonders nach dem Essen regen warme Bauchwickel in der Lebergegend (→ S. 383) den Stoffwechsel an: entweder einfach nur mit heißem Wasser oder zusätzlich mit Kamillenblüten, Schafgarbenkraut oder als Heublumensack. Unterstützende Aufbaupräparate sprechen Sie mit Ihrem Arzt ab,

Lebensgefährliches Reye-Syndrom

Glücklicherweise selten ist das Reye-Syndrom, eine akute Leberentzündung, die vorwiegend bei Kindern und Jugendlichen zwischen 5 und 15 Jahren auftritt. Die genaue Ursache ist unklar; der Auslöser scheint bei besonders empfänglichen Menschen die Kombination von bestimmten Virusinfekten mit der Einnahme von Acetylsalicylsäure zu sein.

Es kommt dann zu einer ausgeprägten Leberentzündung sowie Krampfanfällen, Bewusstseinsstörungen und Atemproblemen als Zeichen einer Hirnentzündung. Das Kind muss umgehend intensivmedizinisch betreut werden. Eine komplette Heilung ist möglich, aber selten. Deshalb: **Geben Sie Ihrem Kind bei Fieber niemals Acetylsalicylsäure (z. B. Aspirin®)!**

da viele Wirkstoffe über die Leber abgebaut werden und diese evtl. zusätzlich belasten.

Und sonst

Hygiene vermindert die Ansteckungsgefahr – sowohl bei der Betreuung Erkrankter als auch zur Vorbeugung z.B. auf Reisen.

Hepatitis A Desinfizieren Sie Ihre Hände nach jedem Kontakt und die Toilette nach jedem Besuch – am besten hat Ihr Kind eine Toilette nur für sich. Handtücher, Waschlappen und sogar Geschirr und Besteck werden nur vom Kind benutzt und separat gewaschen. Auf Reisen gelten die gleichen Regeln wie zur Vorbeugung von Magen-Darm-Infekten (→ S.256). Daneben gibt es eine Hepatitis-A-Impfung.

Hepatitis B Gefährlich sind hier nur blutende Verletzungen – tragen Sie beim Versorgen Ihres Kindes Handschuhe. Klären Sie Ihr älteres Kind über die Übertragungswege und vorbeugende Maßnahmen z.B. beim Geschlechtsverkehr auf; Küssen und Schmusen sind erlaubt.

Gegen die Hepatitis B wird eine Impfung im 1. Lebensjahr empfohlen. Viele Eltern verzichten im Säuglingsalter jedoch dann darauf, wenn keine Ansteckungsmöglichkeiten in der Familie bestehen; Alternative ist eine Nachimpfung im Alter von 12–15 Jahren. Mütter mit einer Hepatitis B oder C können Ihr Baby über die Muttermilch anstecken und sollten deshalb auf das Stillen verzichten.

Informationen und Hilfestellung, insbesondere auch zu den im Kindesalter seltenen chronischen Leberkrankungen, geben unter anderem die BundesArbeitsGemeinschaft Leber (**www.bag-leber.de**), der Verein Deutsche Leberhilfe (**www.leberhilfe.org**) und der Verein leberkrankes Kind (**www.leberkrankes-kind.de**).

Lernprobleme

Andere Bezeichnung: Lernschwächen

Mal eine Fünf in Mathe ist noch kein Weltuntergang. Hat Ihr Kind jedoch bereits in der Grundschule Probleme mit dem Lernen, kann eine Teilleistungsstörung dahinterstecken.

Lernen ist ein komplexer Vorgang, der die individuellen geistigen Fähigkeiten wie Intelligenz und Aufmerksamkeit jedes Mal wieder von Neuem fordert.

Der Erwerb neuer Verhaltensweisen und das Abspeichern und Erinnern neuer Informationen hängen stark vom Alter ab. Bis zum elften Lebensjahr verbessern sich die geistigen und feinmotorischen Fähigkeiten, bis sie nahezu Erwachsenenniveau erreicht haben. Danach steigt die Hirnleistung kaum noch

an, Gelerntes scheint hauptsächlich gefestigt zu werden.[114] Die Leistung des verbalen Kurzzeitgedächtnisses verbessert sich bis zum siebzehnten Lebensjahr, Lernstrategien hingegen werden in den ersten Schuljahren erlernt, später lediglich verfeinert.

Mädchen und Jungen lernen unterschiedlich – Mädchen scheinen besser abstrakt Sprachen im Gehirn dekodieren zu können, was ihnen gegenüber Jungen einen Lernvorteil verschafft. Jungen hingegen scheinen einfacher zu lernen, wenn sie Informationen gleichzeitig hören und sehen.[115]

Lernen ist für uns selbstverständlich und ein alltäglicher Vorgang – fast jeden Tag entdeckt man etwas Unbekanntes, lernt etwas Neues aus der Zeitung, aus dem Internet oder

GESUND WERDEN

Drei mal drei sind acht

Ungefähr 35 000 Kinder eines Jahrgangs haben eine **Lese-Rechtschreib-Schwäche,** weitaus häufiger sind Jungen betroffen. Diese Störung wirkt sich auf alle Schulfächer aus, da beispielsweise auch im Matheunterricht Textaufgaben vorkommen. Typisch sind

▌ Buchstabenverdrehungen,
▌ Auslassungen von Buchstaben, Silben oder ganzen Wörtern,
▌ eine niedrige Lesegeschwindigkeit, die sich auch nach vielem Üben nicht bessert
▌ und Wortersetzungen beim Vorlesen.

Falls ein Kind nicht in der Lage ist, sich einfache Reime zu merken, Gelesenes nicht wiedergeben kann und auf Fragen mit All-gemeinwissen statt Textinformationen antwortet, sollten Sie an eine Teilleistungsstörung denken.

Seltener ist die **Rechenschwäche,** die etwas häufiger bei Mädchen vorkommt und nicht so ins Auge fällt wie die Legasthenie. Wenn Ihr Kind Schwierigkeiten hat, die Uhr zu lernen, auch in der zweiten Klasse noch die Finger zum Rechnen nimmt oder Plus und Minus vertauscht, sollten Sie hellhörig werden. Denn normalerweise haben Kinder bereits mit 5 oder 6 Jahren ein intuitives Zahlenverständnis und sind in der Lage, Zahlenverhältnisse und Mengen grob abschätzen, auch wenn sie noch nicht rechnen können.[116]

von seinen Mitmenschen. Doch gezieltes Lernen über Jahre hinweg ist für Kinder die Tätigkeit, die sich wesentlich auf das weitere Leben auswirkt. Umso bedenklicher ist es, dass Schulprobleme bei vielen Kindern vorkommen und bereits bei Grundschulkindern abzusehen ist, dass sie nur bei optimaler Förderung einen Schulabschluss erreichen werden.

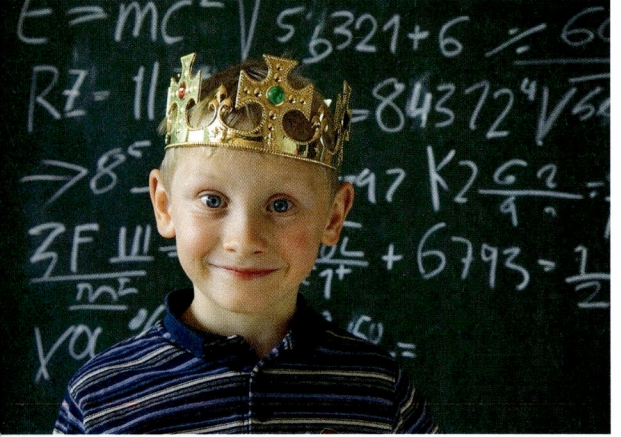

▲ Heute ein König – motiviert klappt das Lernen besser

Ursachen

Viele Faktoren können dazu führen, dass ein Kind Schulprobleme entwickelt: Konzentrationsstörungen (→ S. 222) oder gar ein ADHS (→ S. 57), Angst (→ S. 72), Kopfschmerzen (→ S. 227), Aggressionen (→ S. 60) und Stress im Elternhaus oder mit Freunden. Problematisch sind besonders Lernschwierigkeiten, die entstehen, wenn die Schulwahl nicht an die Fähigkeiten des Kindes angepasst ist (mit der Folge von Über-, aber auch Unterforderung). Häufiger sind Störungen, bei denen bestimmte Teilbereiche der Hirnprozesse trotz normaler Intelligenz nicht so gut funktionieren. Diese Teilleistungsschwächen oder -störungen betreffen das Denken, Fühlen, Sprechen, Erkennen und Wahrnehmen und äußern sich häufig als **Lese-Rechtschreib-Schwäche** (Legasthenie oder Dyslexie) und seltener als **Rechenschwäche** (Dyskalkulie). Möglicherweise liegt diesen Teilleistungsschwächen eine Wahrnehmungsstörung zugrunde, die neben dem erschwerten Spracherwerb im Kleinkindalter auch visuelle und motorische Defizite beinhaltet.

Was Sie für Ihr Kind tun können

Ihr Kind ist fleißig, motiviert und trotzdem sind die Noten schlecht? Bei Verdacht auf eine Teilleistungsstörung wird Ihr Kinderarzt zuerst überprüfen, ob Augen und Ohren funktionieren und ob eine Intelligenzminderung besteht. Danach schließen sich standardisierte Tests an, mit denen eine Teilleistungsstörung und auch deren Ausmaß erkannt wird.

Hat Ihr Kind eine Lernschwäche, sollte es langfristig in einem speziellen Förderprogramm von geschulten Pädagogen betreut werden. Die Teilleistungsschwäche wird so zwar höchstwahrscheinlich nicht verschwinden, aber Ihr Kind wird dabei angeleitet und unterstützt, seine schulischen Aufgaben trotz der Lernschwäche zu meistern. Je nach Bundesland unterscheiden sich die Fördermaßnahmen – fragen Sie am besten bei Ihrem Schul- und Jugendamt nach, welche Hilfe Sie erwarten können.

Hausaufgaben werden Freunde

Helfen Sie Ihrem Kind bei den Hausaufgaben. Nicht, indem Sie neben ihm sitzen, sondern indem Sie ein funktionierendes Ablagesystem auf seinem Schreibtisch organisieren, ihm eine Uhr stellen, damit es nach einer halben Stunde eine kurze Pause macht und es für jede richtige, gelöste Aufgabe loben. Bei Flüchtigkeitsfehlern bauen Sie eine »TÜV-Überprüfung« ein – so lernt es, alles noch einmal zu kontrollieren, bevor es sich der nächsten Aufgabe zuwendet.

Bedenken Sie, dass das Gedächtnis trainiert werden kann. Je kontinuierlicher und regelmäßiger Ihr Kind seine Hausaufgaben immer zur gleichen Zeit, am gleichen Ort und zu gleichen Bedingungen (vorher ausreichend Wasser getrunken) erledigt und je selbstverständlicher z. B. das Anwenden von Eselsbrücken, Ablagesystemen oder kurze Bewegungspausen sind, desto besser wird Gelerntes im Gedächtnis verankert.

Manchem Kind fallen die Hausaufgaben leichter, wenn es leise Musik hört – kurzfristig kann Musik die Lernbereitschaft erhöhen. Selber musizieren hingegen steigert zwar nicht wie früher angenommen den Intelligenzquotienten, aber die Konzentrationsfähigkeit, die Frustrationstoleranz, die Fähigkeit, eine Fremdsprache zu erlernen, und die soziale Kompetenz – es gibt also viele Gründe, ein Musikinstrument zu erlernen.

Unterstützen Sie die Lernbereitschaft Ihres Kindes schon frühzeitig, indem Sie Reime und Liedtexte einüben. Wenn Sie zu den Silben klatschen, lernt Ihr Kind spielerisch, Worte in Silben zu zerlegen.

Und sonst

Mit vitaminreicher und ausgewogener Ernährung unterstützen Sie die Lernfähigkeit Ihres Kindes; umgekehrt scheint z. B. ein beständiger Eisenmangel nicht nur eine Blutarmut und damit möglicherweise Konzentrationsprobleme hervorzurufen, sondern sich auch negativ auf die geistige Entwicklung auszuwirken.[39]

Aromaöle können die Konzentration steigern und das Gedächtnis unterstützen – jedenfalls scheinen Düfte, die während des Lernens eingesetzt werden, Erinnerungen zu verfestigen.[117]

Im Buchhandel sind diverse Förderprogramme erhältlich, deren Nutzen oft nicht belegt ist. Wenn Sie glauben, dass Ihr Kind von einem Programm profitieren könnte, probieren Sie es aus. Allerdings ist der Einsatz vieler Fördermaterialien recht zeitintensiv, was Kinder neben der oft bereits verlängerten Hausaufgabenzeit anstrengen kann.

GESUND WERDEN

Lerntypen –
Unterschiede berücksichtigen

Um zu lernen und sich Informationen zu merken, ist das Gehirn auf unsere Sinnesorgane angewiesen. Dabei ist das Lernverhalten individuell verschieden – während der eine Informationen hauptsächlich über die Augen erfasst, braucht der Nächste jemanden, mit dem er sich über das Gehörte austauschen kann, und wieder ein anderer ist heißer Verfechter von »learning by doing« – er will alles ausprobieren. Grundsätzlich existieren vier verschiedene Lerntypen, doch funktioniert Lernen meist am besten, wenn mehrere Sinne angesprochen werden.

Lernen durch Hören

Um sich die 46 Länder Europas einzuprägen, reicht dem **auditiven** Lerntyp, dass ihm jemand einen Vortrag über alle Länder hält. Er kann alle Informationen aufnehmen, behalten und später wiedergeben. Um zu lernen, liest er sich selbst laut vor, er kann auch dem mündlichen Vortrag eines Lehrers gut folgen. Auswendiglernen und mündliche Aufgaben sind seine Favoriten.

Wenn Ihr Kind oft Selbstgespräche führt, während es sich konzentriert, Informationen in Reime kleidet und singt und sich durch Musik oder andere Hintergrundreize gestört fühlt, wenn es Hausaufgaben macht, ist es am ehesten ein auditiver Lerntyp.

Lernen durch Sehen

Der **visuelle Typ** braucht eine Europakarte, um sich die 46 Länder einzuprägen – Grafiken, Tabellen, Flussdiagramme und Bilder helfen ihm ungemein, sich Lernstoff anzueignen.

Wenn Ihr Kind gerne liest, Comics und farbig gestaltete Bücher bevorzugt, dazu oft mitschreibt und wichtige Informationen mit Farbe hervorhebt, wird es auch von Filmbeiträgen oder Fotos zu einem bestimmten Thema profitieren – klassisch für den visuellen Typ.

Lernen durch Gespräche

46 Länder bedeuten 46 verschiedene Nationalspeisen, -flaggen und viele verschiedene Sprachen. Der **kommunikative Typ** braucht ein Gegenüber, mit dem er über die Informationen sprechen und diskutieren kann. Er braucht den Austausch mit anderen.

Ihr Kind diskutiert mit Ihnen über alle Informationen, die es erhält. Es hinterfragt Neues, freut sich über Fragen zum Thema, deckt Widersprüchliches auf, lernt gut in Gruppen und spielt gerne Rollenspiele – ein kommunikativer Lerntyp.

Lernen durch Bewegung

In 46 Ländern werden 46 verschiedene Sportarten gespielt oder Tänze getanzt. Der **motorische Typ** möchte am Lernprozess beteiligt sein – am besten mit dem ganzen Körper Neues erfahren und ausprobieren.

Wenn Ihr Kind beim Lernen gern im Zimmer auf und ab spaziert, Informationen mit Gestik und Mimik unterlegt oder Dinge in die Hand nimmt, dann ist es am ehesten ein motorischer Lerntyp.

Die Mischung macht's

Über das Hören lassen sich ca. 9 Länder merken, über das Sehen 13, doch wenn Hören und Sehen gekoppelt werden, können wir uns an 23 Länder erinnern. Wenn man dann noch über Europa spricht, schnellt die Rate auf 32 Länder hoch – doch am höchsten ist sie, wenn zusätzlich Tänze und Sportarten dazukommen: Bis zu 41 Länder werden so gelernt.

Brain-Gym® Wenn beide Gehirnhälften optimal zusammenarbeiten, fällt Lernen viel leichter. Während die linke Hirnhälfte meist für das mathematisch-logische Verständnis zuständig ist, laufen musisch-kreative Prozesse rechts ab. Bestehen Blockaden zwischen links und rechts, ist Lernen ermüdend und anstrengend. Das Programm Brain-Gym® enthält Bewegungsübungen, die bei regelmäßiger Anwendung eine erstaunliche Wirkung auf die geistige Leistungsfähigkeit haben. Probieren Sie diese leicht umsetzbare Möglichkeit, Lernblockaden zu lösen, aus – Informationen (leider nur auf Englisch) finden Sie unter **www.braingym.org**; auch einige Bücher auf Deutsch sind auf dem Markt (z. B. **»Brain-Gym® und Co.«** von Christina Buchner).

Leukämie

Andere Bezeichnung: Blutkrebs

Eine Krebsdiagnose ist furchtbar – für alle Beteiligten. Doch gibt es heutzutage zumindest Hoffung: Leukämie bei Kindern ist in vielen Fällen heilbar.

Leukämien sind bösartige Erkrankungen des blutbildenden Systems. Mit jährlich 600 Neuerkrankungen geht rund ein Drittel aller kindlichen Krebsarten auf ihr Konto, gefolgt von bösartigen Tumoren des Lymphsystems (maligne Lymphome, → S. 252) und des Nervensystems. Betroffen sind überwiegend Kinder in den ersten 5 Lebensjahren.

HAUPTSYMPTOME

Ich weiß nicht, was mit mir los ist

Die Schwierigkeit liegt darin, dass die Beschwerden zunächst recht uncharakteristisch sind – so ist das Kind müde, hat zu nichts Lust, keinen Appetit und verliert Gewicht. Die Symptome hängen mit den fehlenden und zahlreichen fehlerhaften Blutzellen zusammen – dazu gehören vor allem Blässe, Infektneigung und blaue Flecken, später Lymphknotenvergrößerungen, Knochenschmerzen, Kopfschmerzen, Übelkeit und Erbrechen.

Leukämie bedeutet »weißes Blut« – was die Krankheit recht gut beschreibt. Bei ihr werden nämlich im Knochenmark, dem Ort der Blutbildung, massenhaft und unkontrolliert weiße Blutkörperchen (Leukozyten) gebildet und – als funktionslose Vorstufen (Blasten) – ins Blut ausgeschüttet. Dadurch werden die anderen Blutzellen (rote Blutkörperchen und Blutplättchen) nicht mehr in ausreichender Zahl hergestellt, was zu Blutarmut (→ S. 99) und erhöhter Blutungsneigung (→ S. 102) führt. Außerdem arbeiten die veränderten weißen Blutkörperchen nicht richtig, so dass es zu Störungen der Immunabwehr mit erhöhter Infektionsneigung (→ S. 205) kommt. Bei Kindern treten fast nur **akute Leukämien** auf, die im Gegensatz zu den **chronischen Leukämien** recht plötzlich beginnen und sich ohne Therapie schnell verschlechtern. Was wie ein Nachteil klingt, verhilft ihnen jedoch zu der guten Prognose: Durch den schnellen Zellumsatz reagieren diese Leukämieformen empfindlicher auf Medikamente und sind somit eher heilbar. Je nachdem, welche Art der weißen Blutkörperchen betroffen ist, wird zwischen der häufigen (80 %) **lymphatischen Leukämie** und seltenen **myeloischen Leukämie** unterschieden, die im Labor noch weiter unterteilt werden. Sie unterscheiden sich in Therapie und Prognose.

Was Sie für Ihr Kind tun können

Treten die genannten Beschwerden auf, ohne dass Sie eine Erklärung haben, suchen Sie bald den Kinderarzt auf – sofort, wenn Ihr Kind viele punktförmige Blutungen zeigt. Sind im Blutbild Vorstufen der weißen Blutkörperchen zu sehen, kommt eine schwere Zeit auf Ihr Kind und Sie zu. Zunächst muss sich Ihr Kind vielen, teils unangenehmen Untersuchungen unterziehen, um die Art und Ausbreitung der Leukämie zu bestimmen – u. a. einer Punktion des Knochenmarks, einer

AUS DER FORSCHUNG

Auslöser und Vorbeugung

Eine vom Bundesamt für Strahlenschutz initiierte Studie ging der Frage nach, ob Wohnen in der Nähe von Atomkraftwerken Krebs auslöst. Die 2007 veröffentlichten Ergebnisse deuteten auf eine erhöhte Krebsrate im Umkreis von 50 Kilometern hin, werden allerdings in der Fachwelt sehr kontrovers diskutiert – was den Anstieg der Leukämie bewirkt, ist derzeit unbekannt.[118]

Dafür scheint der Besuch von Kindertagesstätten vor akuter Leukämie zu schützen – das Risiko sinkt um immerhin 30–40 %. Vermutlich spielt das Training des Immunsystems durch die vielen Kontakte eine Rolle. [217]

Entnahme des Nervenwassers, Ultraschall- und Röntgenuntersuchungen.

Danach folgt ein Behandlungsmarathon: zunächst im Krankenhaus eine anstrengende Chemotherapie über mehrere Monate, die die vorhandenen Krebszellen so weit zerstört, dass sie nicht mehr im Blut nachweisbar sind (Remission). In manchen Fällen braucht das Kind eine Knochenmarktransplantation (Stammzelltherapie), um die durch die Chemotherapie zerstörten normalen Zellen zu ersetzen. Im Anschluss folgt eine weitaus schonendere Dauerbehandlung über etwa 2 Jahre, mit der verhindert werden soll, dass sich neue Zellen bilden. Sind dann keine bösartigen Zellen mehr nachweisbar, gilt das Kind als geheilt. Dies ist bei 3 von 4 Kindern der Fall – vor 30 Jahren überlebte ein Kind mit dieser Krankheit durchschnittlich 4 Monate! Nicht nur Ihrem Kind, sondern der ganzen Familie steht eine schwere Zeit bevor. Suchen Sie Rat und Unterstützung, wo Sie nur können. Viele Informationen und Hilfe speziell zu Krebserkrankungen im Kindesalter finden Sie beim Infodienst der Gesellschaft für Pädiatrische Onkologie und Hämatologie (**www.kinderkrebsinfo.de**) und bei der Deutschen Kinderkrebsstiftung (**www. kinderkrebsstiftung.de**).

Lidrandentzündung

Andere Bezeichnung: Blepharitis

Das Augenlid entzündet sich vor allem im Bereich der Lidränder, was unangenehm und nicht selten recht hartnäckig sein kann. Bei allen Formen verstopfen die Fettdrüsen an den Lidkanten, so dass der Fettanteil der Tränenflüssigkeit zu gering ist und die Augen sehr trocken werden.

Besonders bei Kindern mit Hautproblemen wie Gneis (→ S. 157) oder Neurodermitis (→ S. 287) führen Staub, Sand, Rauch, Wind, zu viel Sonne oder eine Erkältung schnell (und immer wieder) zur trockenen Form einer Lidrandentzündung mit schuppigen Veränderungen. Auch allergische Reaktionen z. B. auf Kosmetika sind eine mögliche Ursa-

Meine Augen jucken

- Babys reiben sich ständig die Augen, ältere Kinder klagen über Brennen und Jucken.
- Die Lidränder sind vor allem nach dem Schlafen verklebt und infolge der Entzündung dick und gerötet.
- Zwischen den Wimpern zeigen sich zahlreiche Schuppen.
- Bei einer bakteriellen Infektion sind mehrere Eiterpünktchen, gelbe Krusten und kleine offene Stellen zu sehen; evtl. fallen die Wimpern aus.

che. Seltener ist die eitrige Form, die durch Bakterien (v.a. Staphylokokken) hervorgerufen wird und die zu unwiderruflichem Wimpernausfall führen kann. Diese geht auch öf-ter mit einem Gerstenkorn (→ S.155) einher. Die Kombination von Lidrandentzündung und Bindehautentzündung (→ S.95) nennt man Blepharokonjunktivitis.

Was Sie für Ihr Kind tun können

Suchen Sie den Kinderarzt auf. Bei einer Besiedlung mit Keimen verschreibt er antibiotikahaltige Augentropfen. Wischen Sie die Lidränder zweimal täglich vorsichtig mit einem fusselfreien Tuch, das Sie mit lauwarmem abgekochtem Wasser oder Augentrosttee tränken, von außen Richtung Nase ab (bevor Sie Augentropfen einbringen) und entfernen Sie so die Krusten. Benutzen Sie für jedes Eintauchen eine unbenutzte Stelle. Vorbeugend sollte Ihr Kind trockene Luft meiden, da sie die Augen reizt.

Homöopathie

Stehen Juckreiz und Brennen im Vordergrund, geben Sie Sabadilla D6, insbesondere wenn Ihr Kind zu allergischen Hautreaktionen neigt. Kehren die Entzündungen immer wieder, versuchen Sie Euphrasia D6. Bei ausgeprägten weiß-gelblichen Absonderungen könnte Pulsatilla D6 angezeigt sein; treten diese – vor allem beim Säugling – im Rahmen einer Erkältung auf, könnte auch Sambucus D3 helfen.

Schüßler-Salze

Im akuten Fall hilft Nr.3 Ferrum phosphoricum kombiniert mit Nr.4 Kalium chloratum, bei immer wiederkehrenden Entzündungen ist Nr.11 Silicea angezeigt. Geben Sie alle 1–2 Stunden, mit dem Nachlassen der Symptome 3- bis 6-mal täglich eine Tablette. In der Apotheke erhalten Sie auch eine fertige Wirkstoffkombination aus Nr.3, Nr.4, Nr.8 (Natrium chloratum) und Nr.9 (Natrium phosphoricum) als Gel zum Auftragen auf die Lidränder.

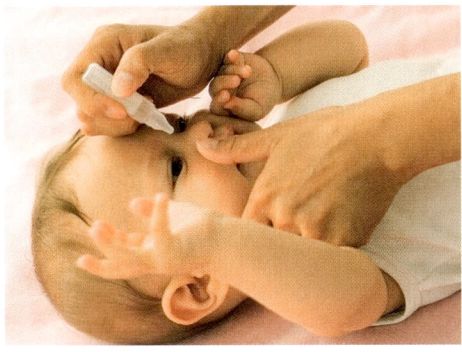

▲ Augentropfen – unangenehm, aber nötig: Lassen Sie den Tropfen einfach ins geöffnete, ggf. von Ihnen offen gehaltene Auge fallen

Lungenentzündung

Andere Bezeichnung: Pneumonie
Eine Lungenentzündung folgt bei Kindern oft auf eine Infektion der oberen Luftwege, die erst die Bronchien, dann das Lungengewebe mit den Lungenbläschen angreift.

Erreger einer infektiösen Lungenentzündung sind vor allem Bakterien und Viren, wobei das Spektrum je nach Alter des Kindes variiert: bei Neugeborenen oft Streptokokken, bei Kleinkindern z. B. RS-Viren und Haemophilus influenzae und bei Schulkindern Mykoplasmen. Meist geht der Lungenentzündung ein Atemwegsinfekt voraus, sie kommt aber auch bei Erkrankungen wie Masern vor. Besonders gefährdet sind Kinder mit Vorerkrankungen der Atemwege (z. B. → Mukoviszidose, S. 268) oder einer Abwehrschwäche, zumal sich bei ihnen auch Keime niederlassen, die sonst keine Krankheiten verursachen. Daneben kann ein Fremdkörper – vorwiegend bei kleineren Kindern – einen Atemwegsabschnitt verlegen und eine Entzündung hervorrufen.

Komplikationen
Auch wenn eine Lungenentzündung meist nach 3–6 Wochen folgenlos ausheilt, sind Komplikationen möglich: Wenn die Entzündung auf das Brustfell übergreift (**Pleuritis**), wird es schmerzhaft. Auch kann sich Flüssigkeit im Spalt zwischen den beiden Brustfellblättern ansammeln (**Pleuraerguss**) und die Lungenbewegung einschränken oder es bildet sich im Lungengewebe eine schwer zugängliche Eiterkapsel (**Lungenabszess**). Vor allem bei Babys entsteht schnell ein lebensgefährlicher Sauerstoffmangel, so dass sie immer zumindest zur Beobachtung im Krankenhaus bleiben sollten. Ältere Kinder werden – je nach Schwere der Erkrankung – evtl. auch zu Hause betreut.

Was Sie für Ihr Kind tun können

Bei verdächtigen Symptomen suchen Sie den Kinderarzt auf. Er wird bereits durch das Abhören der Lunge meist die entsprechende Verdachtsdiagnose stellen können. Die

Husten, Auswurf, Atembeschwerden

Ältere Kinder haben häufig zunächst eine Erkältung mit trockenem Husten, die sich nicht bessert oder nach anfänglicher Besserung wieder verschlechtert. Der Husten geht dann mit Schleimbildung oder sogar blutigem Auswurf einher, die Kinder bekommen oft Fieber. Das Atmen ist schmerzhaft oder mit dem Gefühl verbunden, nicht genug Luft zu bekommen. Gelegentlich hört man nahe am Mund des Kindes Knistern oder Geräusche vergleichbar dem Platzen kleiner Wasserbläschen.

Säuglinge trinken schlecht oder verweigern die Nahrung ganz; häufig haben sie Fieber und sind unruhig. Die beeinträchtigte Atmung äußert sich durch rasches Ein- und Ausatmen mit »Nasenflügeln« (also Auseinanderziehen der Nasenflügel beim Einatmen), Stöhnen oder Schnaufen beim Beginn der Ausatmung, Einziehungen zwischen den Rippen und bläulicher oder grauer Hautfarbe. Spätestens jetzt sollte das Kind umgehend einem Arzt bzw. im Krankenhaus vorgestellt werden.

Blutuntersuchung und ein Röntgenbild der Lunge schließen auch Komplikationen aus. Andere Lungenkrankheiten wie Mukoviszidose oder Tuberkulose sind zunächst nicht immer sicher abzugrenzen. Auch wenn die Erreger häufig nicht identifiziert werden, erscheint die Verordnung von Antibiotika oft gerechtfertigt (auch wenn diese nicht gegen Viren wirken). Sprechen bei älteren Kindern in leichten Fällen auch die Umstände für eine Virusinfektion, kann – unter enger Kontrolle durch den Arzt – auch erst einmal damit abgewartet werden.

Allgemeinmaßnahmen

Sorgen Sie dafür, dass Ihr Kind Bettruhe einhält oder – in leichten Fällen – sich zumindest schont. Lassen Sie Ihr Kind viel trinken. Sorgen Sie für gut belüftete Räume mit hoher Luftfeuchtigkeit, erhöhen Sie den Kopfteil des Bettes. Fragen Sie den behandelnden Arzt oder Physiotherapeuten, ob er Ihnen einige Atemübungen zeigt, die das Atmen und Abhusten erleichtern. Es hilft in jedem Fall, mehrmals täglich bewusst im Sitzen oder noch besser im Stehen tief ein- und auszuatmen.

Den Schleim lösen

Bei Schulkindern lässt sich besonders fest sitzender Schleim auch mit einem speziellen Atemtherapiegerät (z.B. GeloMuc®, Flutter VRP 1®) lösen, das die Muskeln in den Bronchien und Bronchiolen unterstützt. Es sieht ein bisschen so aus wie eine Schiedsrichterpfeife, die verkehrt herum gehalten wird. Durch Hineinpusten beim Ausatmen wird eine Metallkugel und dadurch der Luftstrom in Schwingung versetzt, der wiederum von innen »gegen die Schleimhaut klopft« und den Schleim löst.

Wenn es Ihrem Kind schon wieder besser geht (und Ihre Nerven es zulassen), lockert Mundharmonikaspielen das Sekret. Übrigens: Säuglinge mit Atembeschwerden nicht auf den Bauch legen – das schränkt die Atmung noch mehr ein. Die ärztliche Behandlung unterstützen die Maßnahmen gegen Husten (→ S. 198) und Fieber (→ S. 143).

Lymphknotenschwellung

Andere Bezeichnung: Lymphom

Meist zeigen vergrößerte Lymphknoten, dass das Immunsystem funktioniert und sich der Körper gerade mit krank machenden Keimen auseinandersetzt. Selten deuten sie auf eine bösartige Erkrankung hin.

Lymphknoten sind im Körper wie lokale Polizeistationen verteilt. Sie kontrollieren die vorbeiströmende Körperflüssigkeit und alarmieren das Immunsystem über verdächtige Eindringlinge. Bei einer Infektion finden sich zahlreiche solche Subjekte, diese werden bis zum Eintreffen des Abwehrkommandos festgesetzt: Die Lymphknoten schwellen an. Typisches Beispiel sind tastbare »Knubbel« unter dem Kieferknochen und hinter dem Ohr bei einer Infektion von Hals und Ohren. Sobald das Immunsystem die Eindringlinge abgewehrt hat, schwellen die Lymphknoten wieder ab. Sind die Keime besonders aggressiv, ist auch schon mal eine feindliche Übernahme der Polizeistation möglich – der Lymphknoten entzündet sich, was auch als Lymphadenitis bezeichnet wird.

Sehr selten treten die Lymphknotenschwellungen als – meist erstes – Zeichen einer bösartigen Erkrankung auf, welche entweder vom lymphatischen System, also beispielsweise den Lymphknoten (**malignes Lymphom**), oder von den Blutzellen bzw. dem Knochenmark (→ **Leukämie**, S. 247) ausgeht.

Dicke Knubbel

- Druckschmerzhafte, gut verschiebliche vergrößerte Lymphknoten an einer oder mehreren Stellen des Körpers zeigen eine Infektion an – entweder im dazugehörigen Körpergebiet (z. B. → Hals- und Mandelentzündung, S. 161) oder eine Allgemeininfektion (z. B. → Pfeiffer-Drüsenfieber, S. 300; → Röteln, S. 314).
- Ein schmerzhafter, stark vergrößerter Lymphknoten mit geröteter Haut an einer Körperstelle, evtl. begleitet von Fieber, ist meist Zeichen einer eitrigen Lymphknotenentzündung.
- Eine harte, nicht schmerzhafte Lymphknotenschwellung an einer oder mehreren Stellen des Körpers kann Zeichen einer Allgemeinerkrankung, einer Tuberkulose (→ S. 358) oder auch einer bösartigen Erkrankung wie ein malignes Lymphom oder eine Leukämie sein.

Was Sie für Ihr Kind tun können

Bei bekannter Infektion sind geschwollene Lymphknoten nicht behandlungsbedürftig. Bilden sich diese jedoch nach 2–3 Wochen nicht zurück, befragen Sie Ihren Kinderarzt. Suchen Sie den Arzt bald auf, wenn ein Lymphknoten sehr geschwollen und die Umgebung gerötet ist – bei einer eitrigen Lymphknotenentzündung werden evtl. Antibiotika gegeben und manchmal wird der Eiter durch einen Schnitt nach außen abgeleitet. Bei eher harten Lymphknoten ohne weitere Beschwerden suchen Sie innerhalb der nächsten Tage den Kinderarzt auf. Evtl. wird aus dem Lymphknoten eine Gewebeprobe entnommen, um eine bösartige Erkrankung auszuschließen.

Magen-Darm-Infekt

Andere Bezeichnungen: infektiöse Gastroenteritis, (Magen-)Darm-Grippe, infektiöser Brechdurchfall
Infektionen des Magen-Darm-Trakts gehören zu den häufigsten Erkrankungen bei Kindern. Meist sind sie innerhalb weniger Tage überstanden, besonders bei Babys können sie jedoch auch lebensbedrohlich verlaufen.

Den halben Tag auf der Toilette sitzen mit einem Eimer in der Hand – fast jeder kennt diese elende Situation eines akuten Brechdurchfalls. Ursache sind Erreger, die in den Magen-Darm-Trakt gelangt sind: mit Abstand am häufigsten Viren (vor allem Rotaviren, aber auch Noro- und Adenoviren), weniger häufig Bakterien (z. B. Salmonellen, Escherichia coli), selten Parasiten (vor allem auf Reisen, z. B. Amöben und Lamblien). Oft werden die Keime über die Nahrung aufgenommen – dann wird der Magen-Darm-Infekt als **Lebensmittelinfektion** bezeichnet, eine Form der Lebensmittelvergiftung (→ S. 239). Doch auch andere Übertragungswege sind mög-

Gleichzeitig oben und unten

- **Brech-Durchfall:** Typisch sind zahlreiche dünnflüssige Durchfälle, die oft sehr unangenehm riechen. Sie sind begleitet von Übelkeit und Erbrechen, häufig auch von – meist krampfartigen – Bauchschmerzen. Bei manchen Formen tritt auch Fieber auf. Sind die Durchfälle blutig, suchen Sie sofort einen Arzt auf.
- **Zeichen der Austrocknung:** Zunächst werden Zunge, Lippen und Schleimhaut trocken, das Kind lässt nur noch selten Wasser, der Urin ist dunkel und das Kind wirkt schlapp und teilnahmslos. Im Verlauf versiegt die Urinproduktion völlig (die Windel bleibt mehr als 8 Std. trocken oder das Kind geht länger als 12 Std. nicht zur Toilette), die Haut ist gräulich und bleibt beim »Kneifen« als Falte stehen, die sich nur langsam oder gar nicht zurückbildet. Beim Säugling ist die Fontanelle (Knochenlücke am Kopf) eingesunken, das Kind wird zunehmend apathisch. Sie sollten schleunigst einen Arzt aufsuchen!

lich, beispielsweise verschmutzte Hände und Gegenstände.

Komplikationen

Die Gefahr liegt – besonders bei kleinen Kindern und bei zusätzlichem Fieber – im starken Flüssigkeitsverlust durch den Durchfall und das Erbrechen.

Durch die Übelkeit ist es oft nicht so einfach, die Menge an verlorener Flüssigkeit und Salzen wieder zu ersetzen, so dass vor allem bei Babys die Kompensationsmechanismen des Körpers z. B. durch Konzentrieren des Urins schnell erschöpft sind. Es kommt zur »Austrocknung« (Dehydration), die unbehandelt im schlimmsten Fall zum Organversagen führt.

EHEC und HUS

Escherichia coli sind Bakterien, die meist problemlos im Darm von Menschen und Tieren leben. Allerdings gibt es hoch infektiöse Stämme, die **enterohämorrhagischen E. coli** (EHEC), in Wiederkäuern (z. B. Schafen, Ziegen, Kühen) und Wildtieren – selbst das Streicheln von Tieren (bei denen z. B. infektiöse Kotpartikel im Fell hängen) kann zu einem Magen-Darm-Infekt führen. Deshalb: immer möglichst schnell die Hände waschen! Die Hauptgefahr der EHEC geht von ihren Giften (Shiga-Toxinen) aus, die bei 5–10 % der Betroffenen, vor allem bei kleineren Kindern, das lebensgefährliche **hämolytisch-urämische Syndrom** (HUS) auslösen. Dabei zerstören die Gifte die Blutkörperchen (Hämolyse) und die Niere versagt ihren Dienst (Urämie). Antibiotika erhöhen die Wahrscheinlichkeit für ein HUS, weshalb man sie nicht gibt.

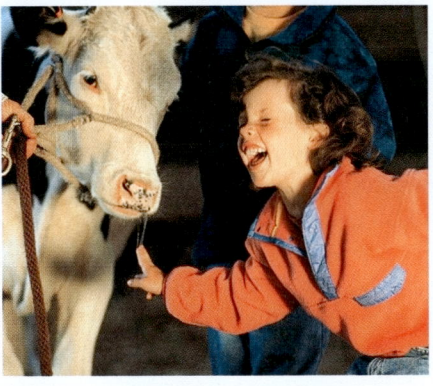

▲ Keime von Tieren können gefährlich werden – nach dem Streicheln Hände waschen!

GESUND WERDEN

Was Sie für Ihr Kind tun können

Die meisten akuten Magen-Darm-Infekte sind nach kurzer Zeit von selbst überstanden. Suchen Sie einen Arzt auf, wenn Ihr Kind Symptome einer Austrocknung zeigt, blutige Durchfälle hat oder noch klein ist oder wenn sich die Beschwerden nicht innerhalb von 2–3 Tagen bessern. Rechtsseitige Bauchschmerzen zeigen evtl. eine Blinddarmentzündung (→ S. 98) an.

In manchen Fällen entnimmt der Arzt Stuhl- und Blutproben zur weiteren Diagnostik. Besonders kleine Kinder werden manchmal für kurze Zeit ins Krankenhaus aufgenommen, um Infusionen mit Flüssigkeit zu bekommen. Mittel zum Unterdrücken des Durchfalls (Antidiarrhoika) gibt man nicht, da der Durchfall ja die Giftstoffe und Erreger aus dem Körper herausbefördert.

Trinken, trinken, trinken

Hauptsächlich werden die verlorene Flüssigkeit und die Mineralstoffe (Wasser- und Elektrolythaushalt) ersetzt. Führen Sie gleichzeitig Zucker zu, dann werden die Salze besser aufgenommen. Feste Nahrung ist zunächst unnötig, wichtig ist das Trinken! Geben Sie öfter kleine Mengen – so verringern Sie das Risiko, dass alles wieder erbrochen wird.

Babys Stillen Sie weiter bzw. geben Sie weiterhin die gewohnte Milchnahrung, auch wenn Ihr Kind erbricht. Zusätzlich geben Sie beim gestillten Kind Kamillen- oder Fencheltee, beim nicht gestillten Kind darüber hinaus sog. Rehydratationslösungen (mit denen man auch die Mineralstoffe schonend ersetzt). Diese sind in der Apotheke in verschiedenen Geschmacksrichtungen als Pulver (Oralpädon®) oder fertige gut schmeckende Trink-Packs zu je 200 ml (IXUT®) erhältlich. Sie können diese aber auch selbst

herstellen (10 TL Traubenzucker und 1 TL Salz in 1 l abgekochtem Wasser auflösen, für den Geschmack ein Glas Orangen- oder Bananensaft hinzugeben). Bei starkem Erbrechen geben Sie Flüssigkeiten teelöffelweise (alle paar Minuten!) mit einer Spritze in den Mund. Trinkt Ihr Kind noch vorwiegend Säuglingsnahrung auf Milchbasis, stellen Sie ein paar Tage auf Heilnahrungen (z. B. Humana HN®) oder Beba Durchfalldiät®) um.

Kleinkinder und ältere Kinder Verzichten Sie kurzzeitig auf feste Nahrung. Auch hier sind Kamille- oder Fencheltee angeraten, daneben Wasser, evtl. mit ein wenig Apfelsaft gemischt. Ein Klassiker ist eine leichte Hühner- oder Gemüsebrühe bzw. Nudelsuppe, die Flüssigkeit und Mineralstoffe ersetzt. Geben Sie Ihrem Kind auch bei Übelkeit so viel Flüssigkeit wie möglich – notfalls auch schluck- oder esslöffelweise alle paar Minuten. Die »Cola-Salzstangen-Diät« ist zwar landläufig bekannt, hauptsächlich wirkt aber der (überreichliche) Zucker in der Cola einer Unterzuckerung mit Stoffwechselentgleisung entgegen. Besser bewährt hat sich Tee mit etwas Traubenzucker, Honig oder auch weißem Zucker und dazu ruhig Salzstangen.

Ist das Schlimmste überstanden, hat Ihr Kind schnell wieder Appetit. Es darf dann essen, worauf es Lust hat, nur auf fettreiche Speisen und zu viele Milchprodukte sollten Sie in den ersten Tagen verzichten. Beim Säugling machen Sie einfach weiter wie bisher – Muttermilch ist das beste Mittel für die gereizte Darmschleimhaut.

Heilpflanzen, Wasser & Wickel

Gerbstoffhaltige Heilpflanzen wirken zusammenziehend und schwach stopfend: Getrocknete (keine frischen!) **Heidelbeeren** kann Ihr Kind einfach kauen oder als Saft, eingerührt in Magerquark zu sich nehmen. Sie lindern nicht nur den Durchfall, sondern auch den Brechreiz und den wunden Po. Alternativ brauen Sie einen Tee aus gepulverten Heidelbeeren (aus der Apotheke): 1 EL mit 200 ml kaltem Wasser zum Kochen bringen, 10 Min. köcheln lassen und abseihen. Babys und Kleinkinder dürfen pro Tag 1 Tasse (mit der Flaschennahrung zubereitet, evtl. zusätzlich mit etwas Reismehl), Kinder bis zum 4. Lebensjahr 2, ältere Kinder 3 Tassen trinken. Alternativ bereiten Sie 2-mal tgl. einen Tee aus **Brombeerblättern** (1 TL mit 200 ml kochendem Wasser übergießen und 10 Min. ziehen lassen) zu. Am besten geben Sie dazwischen Kamillentee: Der beruhigt den gereizten Darm.

Die Klassiker Geben Sie Ihrem Kind einen **rohen Apfel**, am besten aus biologischem Anbau, den Sie mit der Schale (ohne Kerne) fein reiben (2- bis 3-mal tgl.). Dabei tritt Pektin aus, das die Schleimhaut schützt und Gifte bindet. Sie können auch alternativ oder abwechselnd Möhren geben. Wie wär's mit **Karottensuppe**? 1 Pfund Möhren mit 1 l Wasser gut 1 Std. kochen lassen, dann pürieren, mit Wasser wieder auf 1 l auffüllen und 1 TL Salz hinzugeben; esslöffelweise geben; falls Ihr Kind mag, geben Sie etwas frisch geriebenen **Ingwer** hinzu – der hilft gegen Übelkeit.

Rote Wurzel, Grüner Tee Für Kinder ab dem 1. Lebensjahr ist auch **Blutwurz** geeignet, insbesondere bei krampfartigen Durchfällen (2- bis 3-mal tgl.). Mischen Sie einfach eine Messerspitze Pulver (in der Apotheke erhältlich) unter den geriebenen Apfel oder bereiten Sie einen Tee (1 El mit 250 ml heißem Wasser übergießen, 10 Min. ziehen lassen; evtl. mit $1/2$ TL Salz und 3 TL Traubenzucker mischen). Vielleicht können Sie Ihr Kind zu **Grünem Tee** oder Oolong-Tee überreden: Diese wirken wie Schwarztee zusammenziehend, aber besser ($1/4$ Std. ziehen lassen).

Homöopathie
Arsenicum album D6 hilft gut – am besten im Wechsel mit Veratrum album D4; bei Brechdurchfall auf Reisen versuchen Sie Okoubaka D4. Besonders bei Babys helfen oft Ferrum phosphoricum D12 bei gleichzeitigem Fieber und Colocynthis D6, wenn das Kind Bauchkrämpfe zu haben scheint und deshalb die Beinchen anzieht. Stehen Übelkeit und Erbrechen im Vordergrund, ist Tabacum D6 angezeigt. Geben Sie 5 Globuli zunächst stündlich (4-mal), danach 4-mal täglich.

Schüßler-Salze
Geben Sie viertelstündlich Nr. 7 Magnesium phosphoricum als heiße Sieben (→ S. 338) gegen das Erbrechen und die Bauchkrämpfe zusammen mit Nr. 3 Ferrum phosphoricum gegen den Durchfall.

Und sonst
Probiotika wie Trockenhefe (Saccharomyces boulardii; z. B. Perenterol®, Yomogi®) und die Bakterien Lactobacillus rhamnosus GG (z. B. Infectodiarrstop® LGG) oder Lactobacillus acidophilus (z. B. Omnisept®, SymbioLact® A) helfen bei Durchfallerkrankungen.[119–122] Insgesamt verkürzt sich die Krankheitsdauer, vor allem wenn die Präparate frühzeitig verabreicht werden. Sie können auch vorbeugend gegen Reisedurchfälle eingesetzt werden (5 Tage vor Anbruch der Reise mit der Einnahme beginnen).[123] Die Trockenhefe-Kapseln können Sie öffnen und den Inhalt unter die Nahrung mischen, Lactobazillen gibt es in Pulverform. Eine gute Alternative sind auch probiotische Joghurts, wenn keine Kuhmilchprodukte vertragen werden.

Gegen die Bauchkrämpfe helfen feuchtwarme Bauchauflagen z. B. mit Kamillenzusätzen (→ Wasser & Wickel, S. 383); ansonsten behandeln Sie den Durchfall (→ S. 119), das Erbrechen (→ S. 129) und die Bauchschmerzen (→ S. 92).

Vorbeugung

Hygienische Maßnahmen stehen an erster Stelle, um die Ansteckungsgefahr für einen Ess-Brech-Durchfall zu vermindern:

- **Küchenhygiene:** Rohe Produkte (wie Eier oder Hackfleisch) möglichst ganz vermeiden oder zumindest am Tag der Herstellung verbrauchen; Fleisch möglichst durchgaren und Gerät wie Messer und Brettchen, das zur Zubereitung benutzt wurde, gründlich mit heißem Wasser waschen.
- **Hände waschen** nach dem Toilettengang und vor dem Essen, außerdem besonders nach dem Kontakt mit Tieren.
- **Auf Reisen** besonders in südlichen und vor allem in tropischen Ländern gilt: »Boil it, cook it, peel it or leave it« – Benutzen Sie nur abgekochtes Wasser (auch zum Zähneputzen!), essen Sie nur wirklich durchgegarte Speisen und nur (selber) geschältes Obst, essen Sie Salat nur, wenn Sie ihn selbst mit abgekochtem Wasser gewaschen haben, verzichten Sie komplett auf Eis und Eiswürfel.

Außerdem existieren gegen manche Erreger von Magen-Darm-Infekten Impfungen:

Typhus Informieren Sie sich vor Ihrer Reise, welche Länder betroffen sind.

Rotaviren Vor einigen Jahren trat bei einem Impfstoff bei geimpften Kindern vermehrt ein Darmverschluss (→ S. 111) durch eine Einstülpung auf. Nun führten zwei neue Impfstoffe zu Kontroversen: Bei Rotarix® ist das Risiko für Atemwegserkrankungen wie Bronchitis und Lungenentzündung mit schwerem Verlauf (bis hin zu Todesfällen) erhöht.[124] Bei RotaTeq® scheint das Risiko für eine Darmeinstülpung und ein Kawasaki-Syndrom (eine zum Teil schwere Autoimmunkrankheit, die zu den → rheumatischen Krankheiten [S. 310] zählt) erhöht zu sein.[125] Zwar werden Magen-Darm-Infekte im Kindesalter meist durch Rotaviren verursacht, allerdings ist die Erkrankung in der Regel nach wenigen Tagen überstanden. Zwar kann eine Rotavirusinfektion durchaus einmal so schlimm werden, dass eine stationäre Aufnahme und Infusionstherapie nötig wird; bei adäquater Durchführung sind Komplikationen und Folgeschäden jedoch die Ausnahme. Deshalb sind Nutzen und mögliche Nebenwirkungen einer solchen Impfung fraglich. Die Rotavirusimpfung wird derzeit (noch) nicht von der STIKO generell empfohlen.

Magenpförtnerenge

Andere Bezeichnungen: hypertrophe Pylorusstenose, Magenausgangsstenose

Der Magenpförtner ist eine natürliche Enge zwischen Magen und Zwölffingerdarm, die durch verdickte Magenmuskulatur entsteht. Er entlässt nur so viel Speisebrei aus dem Magen, wie der Darm verarbeiten kann.

Bei etwa 3 von 1000 Kindern sind die ringförmigen Muskeln am Magenpförtner (Pylorus) so verdickt (hypertroph), dass der Speisebrei nicht mehr ausreichend durch die Enge (Stenose) hindurchpasst. Diese Pylorusstenose macht sich etwa ab der 2. bis 5. Lebenswoche bemerkbar, Jungen sind rund 4-mal häufiger betroffen als Mädchen. Die Ursache ist ungeklärt. Manchmal liegt auch eine Verkrampfung der Muskulatur vor (**Pylorospasmus**).

Schlecht drauf und nichts bleibt drin

- Kurz nach dem Trinken erbricht das Baby explosionsartig die angedaute, sauer riechende Mahlzeit in einem typischen bogenförmigen Guss, ähnlich wie ein Strahl aus einem Gartenschlauch, wenn man flink das Wasser ganz aufdreht.
- Häufig sieht man unter der Bauchdecke den sich in Wellen bewegenden Magen beim Versuch, den Speisebrei durch die Enge zu drücken.
- Typisch ist ein angespannter, leidender Gesichtsausdruck, oft mit Stirnrunzeln.
- Besteht die Magenpförtnerenge länger, sind Austrocknung, Verschiebungen im Salz- und Wasserhaushalt, Gewichtsverlust und Gedeihstörungen möglich.

Was Sie für Ihr Kind tun können

Viele Säuglinge erbrechen in den ersten Lebensmonaten häufig oder gelegentlich (**habituelles Erbrechen**). Sie trinken meist zu gierig, vielfach auch zu große Portionen, und schlucken Luft. Erbricht Ihr Baby seine Mahlzeit häufiger, suchen Sie den Kinderarzt auf, vor allem wenn es nicht recht gedeiht oder ständig weint. Besteht der Verdacht auf eine Magenpförtnerenge, wird eine Ultraschalluntersuchung durchgeführt, womit sich die Diagnose fast immer bestätigen lässt.

- In leichten Fällen wird das Kind mit häufigen, kleinen, dünnflüssigen Milchmengen gefüttert. Zur Unterstützung ist Cuprum D30 einen Versuch wert – 5 Globuli zunächst täglich, dann jeden 2. Tag.
- Bessern sich die Beschwerden so innerhalb von 24 Stunden nicht, wird operiert; bei schweren Verengungen direkt. Meist wird eine Längsspaltung des Muskels (**Pyloromyotomie**) mittels Bauchspiegelung über einen kleinen Schnitt am Nabel vorgenommen. Die Prognose ist sehr gut. Treten nach der Operation Schwierigkeiten beim Füttern auf (das Kind beugt sich beim Trinken nach hinten und schreit), geben Sie einige Tage lang das Bismutum nitricum D6.
- Liegt dem Erbrechen ein Pylorospasmus, also eine Verkrampfung der Muskulatur zugrunde, hilft oft Aethusa cynapium D6 (3-mal tgl. 3 Globuli), bei gewohnheitsmäßigem Erbrechen bei Stillkindern Magnesium carbonicum D6 (20 Minuten vor den Mahlzeiten je eine halbe Tablette an Mutter und Kind).

Magenverstimmung

Als »verdorbener Magen« werden vorübergehende Beschwerden im Magen-Darm-Trakt, vor allem Bauchschmerzen, Völlegefühl, Übelkeit und Erbrechen bezeichnet.

Bei Kindern verdirbt ein gereizter Magen oft die gute Laune nach einer Geburtstagsfeier, bei der viel Süßes und Deftiges durcheinander gegessen wurde. Aber auch eine Lebensmittelvergiftung (→ S. 239) bzw. ein Magen-Darm-Infekt (→ S. 252) oder die Mitreaktion des Magens bei einer Allgemeininfektion lösen eine Magenverstimmung aus, betreffen meist auch den Darm und gehen dann zusätzlich mit Durchfall einher.

Nach 1–2 Tagen sollte alles wieder vorbei sein. Als Akutprogramm sollte Ihr Kind auf Wasser, Tee und eine weite Hose umsteigen. Zusätzlich geben Sie Nux vomica D6.

Schmerzen im Oberbauch können auch von einer psychischen Verstimmung herrühren – vielleicht liegt Ihrem Kind etwas im Magen? Stress vermindert die Anzahl »guter« Bakterien im Darm, weshalb eher Störungen auftreten.[126] Hat Ihr Kind akut Kummer, probieren Sie Ignatia D6, neigt es eher zu ständig schlechter Laune, Chamomilla D6. Sind die Beschwerden im Mittelbauch lokalisiert, sind es vielleicht Nabelkoliken (→ S. 276).

Masern

Andere Bezeichnung: Morbilli

Masern werden von Viren übertragen und sind hoch ansteckend. Sie kommen auf der ganzen Welt vor, heilen meist nach einigen Tagen folgenlos aus, können aber auch bleibende Schäden verursachen.

Masernerreger werden durch Tröpfchen in der Ausatemluft übertragen, und zwar viele Meter weit. Masern sind also sehr ansteckend – haben 100 nicht geimpfte Personen Kontakt zu einem Erkrankten, stecken sich mindestens 90 davon an! Heute kommen Ungeimpfte oft erst im Jugend- oder Erwachsenenalter mit den Keimen in Kontakt, denn die Krankheit tritt als Folge der Impfungen seltener auf – leider steigt auch die Komplikationsrate mit höherem Lebensalter an. Gerade um Masern entfacht immer wieder

die Diskussion um den Sinn von Impfungen. Denn: Sowohl die Krankheit als auch – seltener – die Impfung haben schwere Folgen.

Die Krankheit bricht etwa 9–12 Tage nach der Ansteckung mit zunächst unspezifischen Symptomen aus und wird zu diesem Zeitpunkt bereits weiterverbreitet. Einmal an Masern erkrankt, besteht vermutlich eine lebenslange Immunität, die Impfung hinterlässt dagegen wahrscheinlich keinen lebenslangen Schutz.

Komplikationen

Je älter das Kind ist, desto eher kommt es zu Begleiterkrankungen wie Entzündungen des Mittelohrs, der Nasennebenhöhlen oder der Lunge. Gefährlich ist die Entzündung und Schwellung der Kehlkopfschleimhaut (»Ma-

Buch- und Hörtipps

Erwin Grosche: *3x Täglich Pusten: Geschichten zum Gesundwerden.* Thienemann, Stuttgart 2006 bzw. Audiolino, Hamburg 2007

Geschichten über die Trösterbande oder das Quatschfieber – diese Bettlektüre macht das Kranksein erträglicher. Gibt's als Buch, CD oder Hörkassette.

Gute Besserung. Topsound V (SPV GmbH), Hannover 2004

Ihr Kind mag Radio? Dann gefällt ihm vielleicht diese Erste-Hilfe-CD oder -Hörkassette! Mike Mumps begrüßt in seinem Radiosender interessante Gäste wie Martin Maser, Waldemar Windpocke oder Karla Keuchhusten.

Verquollen, verheult, verrotzt

▍ Zuerst treten nach etwa 9–12 Tagen Schnupfen, Husten, gerötete Bindehäute und mittelhohes Fieber auf.

▍ 1–2 Tage später zeigen sich für ca. 3 Tage weiße Punkte und zarte Streifen in der Wangenschleimhaut (Koplik-Flecken).

▍ Kurze Zeit später kommt es zu einem erneuten, starken Fieberanstieg bis zu 40 °C. Hinter den Ohren beginnt ein feinfleckiger, hellroter Ausschlag, der sich dann zügig von oben nach unten über den ganzen Körper ausbreitet und dabei rot-braun verfärbt.

▍ Zu diesem Zeitpunkt ist das Kind schwer krank, lichtscheu und sehr ruhebedürftig. Das Gesicht wirkt aufgedunsen. Manche Kinder haben Durchfall.

▍ Bei komplikationslosem Verlauf bessert sich das Allgemeinbefinden 3 Tage nach Beginn des Ausschlags; der schleimige Husten besteht noch einige Tage länger, der Ausschlag verblasst nach 4–7 Tagen.

sernkrupp«), eine Form des Pseudokrupps (→ S. 307). Gefürchtet, wenn auch selten ist die akute Hirnentzündung (Schätzungen liegen bei 1:15 000 im Kindesalter und 1:1000 bei Erwachsenen). Diese heilt bei 6 von 10 der Erkrankten folgenlos ab, kann aber bleibende neurologische Schäden und den Tod verursachen. Manche – vor allem anthroposophisch tätige – Ärzte vermuten, dass chemische fiebersenkende Mittel wie Paracetamol das Risiko dafür erhöhen.

Beobachten Sie Ihr Kind gut: So erkennen Sie frühzeitig eine Verschlechterung. Rufen Sie Ihren Kinderarzt in folgenden Fällen:

▍ **Krämpfe** zu Beginn der Erkrankung sind zwar meist harmlos und Folge des schnellen Fieberanstiegs. Informieren Sie trotzdem Ihren Arzt.

▍ **Ohrenschmerzen** deuten darauf hin, dass sich eine Mittelohrentzündung anbahnt, klopfende Kopfschmerzen zeigen eine Entzündung der Nasennebenhöhlen an.

▍ **Nasenflügeln**, also das Aufblähen der Nasenflügel beim Einatmen, zeigt einen Luftmangel an und damit evtl. eine Lungenentzündung.

▍ **Atemnot** und laute Einatemgeräusche sprechen für Masernkrupp.

▍ **Dunkelrote Flecken** an Haut oder Schleimhäuten sind Zeichen einer Blutung.

▍ **Kopfschmerzen,** Nackensteifigkeit, Benommenheit oder Krampfanfälle zusammen mit einem erneuten ausgeprägten Fieberanstieg legen den Verdacht einer Hirnentzündung nahe. Ihr Kind braucht sofort ärztliche Hilfe, und zwar im Krankenhaus!

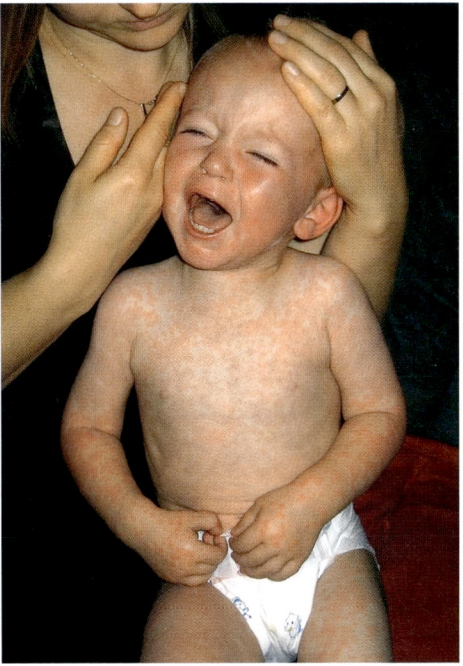

▲ Mit Masern ist Ihr Kind richtig krank – und zeigt einen zusammenfließenden Ausschlag

Daneben besteht noch die Gefahr einer schleichenden Hirnentzündung (SSPE), die 5–10 Jahre später auftritt und tödlich endet. Es scheinen eher Kinder betroffen zu sein, die zur Zeit der Maserninfektion sehr jung waren.[127] Deshalb glauben einige Wissenschaftler, dass diese Komplikation zunehmen

wird – und zwar als Folge des verminderten Nestschutzes: Mütter, die selbst Masern durchgemacht und gegen die Erreger Antikörper gebildet haben, geben diese für die ersten Monate nach der Geburt an ihr Kind weiter; sind die Mütter geimpft, ist dieser »Nestschutz« fraglich.

Was Sie für Ihr Kind tun können

Masern verlaufen in der Mehrzahl der Fälle ohne Folgeschäden, aber anstrengend. Ein an Masern erkranktes Kind gehört in jedem Fall auch ärztlich betreut.

Zwar lässt sich die Erkrankung selbst nicht beeinflussen (gegen die Erreger gibt es keine Mittel), aber man kann dem Kind die Zeit so angenehm wie möglich machen: Bettruhe in einem leisen Zimmer mit kühler, befeuchteter Luft und gedämpftem Licht, viel Flüssigkeit und allenfalls leichte Kost. Weitere Maßnahmen sind die sanfte Behandlung des Fiebers (→ S. 143) und des Hustens (→ S. 198).

Heilpflanzen, Wasser & Wickel

Gegen die gereizten Bindehäute hilft Augentrost (Euphrasia): als in Tee getränkte Kompresse auf die geschlossenen Augen oder auch als Augentropfen aus der Apotheke.

Eis für müde Krieger

Kochen Sie Tee aus 2 TL Holunderblüten und 150 l Wasser. Geben Sie nach dem Abseihen und Abkühlen den Saft einer frischen Orange und $1/_2$ TL Traubenzucker hinzu. Füllen Sie die Mischung in Eiswürfelbehälter und lassen sie gefrieren. Das Eislutschen hilft gegen Halsschmerzen, Holunder ist gut gegen Fieber, Vitamin C stärkt die Abwehrkräfte und der Zucker sichert die Kalorienzufuhr.

Homöopathie

Ihr Kind ist weinerlich, lässt sich gern umsorgen, ist »verrotzt«, klagt über Ohrenschmerzen und hat ein Verlangen nach Frischluft? Geben Sie Pulsatilla D6. Dies ist oft das am besten wirkende homöopathische Masernmittel.

Will Ihr Kind eher in Ruhe gelassen werden und klagt über trockenen Husten und viel Durst, versuchen Sie Bryonia D6. Treten Augenbeschwerden auf, hilft Euphrasia D6. Verläuft die Infektion eher schleichend, mit schwach ausgeprägtem Ausschlag, kann einmal täglich Sulfur D12 helfen.

Schüßler-Salze

Hauptmittel für die Entzündung und das Fieber ist Nr. 3 Ferrum phosphoricum als Tablette, anfangs viertelstündlich, nach wenigen Tagen 2- bis 4-mal am Tag. Oft wird empfohlen, ab dem 2. Tag zusätzlich Nr. 4 Kalium chloratum in gleicher Dosierung einzunehmen. Geht die Heilung nur schleppend voran, hilft Nr. 6 Kalium sulfuricum, 2- bis 4-mal am Tag.

Und sonst

Hat Ihr Kind die Krankheit gut überstanden, ist es möglicherweise noch einige Zeit »angeschlagen«. Gönnen Sie Ihrem Kind und seinen Abwehrkräften etwas Erholung, vermeiden Sie unnötige Anstrengungen, z. B. Schulsport.

Massagen – Klopfen, Kneten, Drücken

Massagen werden überall auf der Welt bei Erwachsenen und Kindern eingesetzt. Das sanfte Reiben, Streichen, Klopfen und Kneten ist eine Wohltat für Körper und Geist.

Die Berührung von warmen Händen, die gewissenhaft ihre Kreise auf Rücken oder Bauch ziehen und mit erfahrener Grifftechnik sanft, aber bestimmt zupacken, löst bereits erste Körperreaktionen aus: Der Atem wird ruhiger, die Atemzüge tiefer, der Blutdruck sinkt und die Körperspannung nimmt ab. Doch Massage kann noch mehr: Die verschiedenen Handgriffe fördern lokal die Durchblutung, dehnen die Muskulatur und wirken über Nervenreize entspannend auf den ganzen Körper ein.

Massagen werden schon seit über 4000 Jahren therapeutisch eingesetzt, dabei wurden in den unterschiedlichen Heilsystemen auch die Massagetechniken ausgefeilter. So werden bei der Tuina-Massage die Meridiane und Akupunkturpunkte besonders berücksichtigt, bei der Schröpfkopfmassage die Reflexzonen des Rückens gereizt.

Wie oft und mit welchem Öl?

Sie massieren Ihr Kind meist wegen eines akuten Ereignisses – sei es, dass es Bauchschmerzen hat und Sie ihm den Bauch massieren, sei es, dass Sie bei zu niedrigem Blutdruck einen Akupunkturpunkt massieren. In der Regel wird Ihnen Ihr Kind signalisieren, wenn es ihm reicht.

Für die Massage sollten Ihre Hände warm, sauber und trocken sein. Wenn Sie ein Öl verwenden möchten, ist ein Naturöl aus Mandeln, Weizenkeimen oder Sesam zu empfehlen – ein Öl ist aber kein Muss. Aromaöle mit ihren ätherischen Inhaltsstoffen sind für eine Massage des ganzen Körpers eher nicht sinn-

voll, da sie Hautreizungen und allergische Reaktionen hervorrufen können. Allerdings können sie bei Teilmassagen die Wirkung verstärken, so wirkt z. B. Kümmelöl bei einer Bauchmassage krampflösend.

Die Babymassage

Ihr Neugeborenes kann sich anfangs nicht drehen und wenden. Es liegt mehr oder weniger den ganzen Tag in einer Position – seine Muskeln freuen sich deshalb über eine Massage. Um die Technik der Babymassage zu erlernen und sicherer im Umgang mit Ihrem Baby zu werden, können Sie einen Babymassagekurs besuchen – Sie können aber auch auf Ihr gesundes Bauchgefühl vertrauen und Ihr Baby behutsam, aber doch mit sanftem Druck am ganzen Körper massieren. Als Öl eignet sich Kokos-, Oliven- oder Mandelöl. Da Ihr Baby für die Massage nackt sein sollte, bietet sich eine morgendliche und abendliche Massage an, nämlich dann, wenn Sie Ihr Kind umziehen. 10–20 Minuten täglich massieren reichen aus – Sie werden schnell spüren, wie Ihr Kind entspannt, die Berührungen genießt

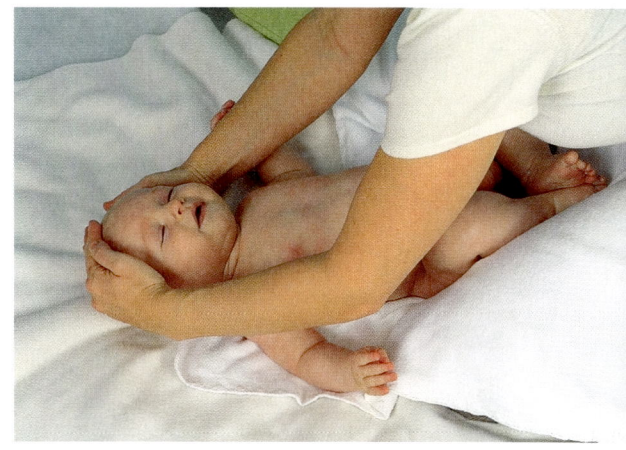

▲ Kuscheln und reden – Kommunikation findet auf vielen Ebenen statt

und sich seine Körperwahrnehmung verbessert. Sobald sich Ihr Baby allein auf den Bauch drehen kann, ist die Notwendigkeit für eine Massage nicht mehr unbedingt gegeben – genießen wird es Ihr Kind immer noch.

Was alles massieren?

Auch nach der Säuglingszeit wird Ihr Kind eine Massage als wohltuend empfinden: Vielleicht bauen Sie diese nach dem Bad oder einer bestimmten sportlichen Tätigkeit als gemeinsames Ritual in Ihren Tagesablauf ein. Eine Massage aktiviert über Nervenbahnen auch im Körperinneren gelegene Organe: Diese sogenannten Reflexzonen werden durch Ihre Berührungen stimuliert und regen Stoffwechsel und Immunsystem an.

ZUM WEITERLESEN

Buchtipp

Jutta Bläsius: **Streichelgeschichten.** *Massage für kleine Hände. Don Bosco, München 2008*

Massagen im Stehen oder Sitzen können auch Kinder untereinander durchführen. Mit Geschichten und Gedichten sind die Griffe so erklärt, dass sie leicht zu verstehen sind. So lassen sich die Tage in Kindergarten und Schule locker bewältigen.

Holen Sie sich neben den klassischen Handgriffen der herkömmlichen Massage auch Anregungen aus Shiatsu oder der ayurvedischen Massage – allerdings ist dann meist fachlicher Rat unumgänglich, da beide Techniken recht schwierig zu erlernen sind.
Aus der traditionell chinesischen Medizin stammt die **Tuina-Massage**, bei der ähnlich wie bei der Akupressur bestimmte Akupunkturpunkte, aber auch ganze Meridiane massiert werden (→ Fernöstliche Medizin, S. 139). Sie entspannt Muskeln und bekämpft Schmerzen, stimuliert die Immunabwehr

und regt den Stoffwechsel an. Tuina gibt es speziell für Kinder – Sie erlernen die wichtigsten Bewegungsabläufe bei einem Therapeuten.
Eine besondere Massageform, um die Reflexzonen zu aktivieren, stellt die Fußreflexzonenmassage dar. Auch wenn das theoretische Konstrukt hinter dieser Massagetechnik umstritten ist, werden die Fußsohle durchknetende Handgriffe meist als Wohltat empfunden. Sie können dafür auch einen Igel-Ball verwenden – allerdings nur, wenn Ihr Kind nicht kitzelig ist.

Die Bauchmassage

Bei Bauchkrämpfen, Blähungen und auch Verstopfung empfinden viele Kinder eine Massage als sehr angenehm – andere hingegen mögen genau dann nicht am Bauch berührt werden.
Wenn Ihr Kind es mag, dass Sie ihm den Bauch massieren, streichen Sie erst behutsam, dann mit etwas stärkerem Druck im Uhrzeigersinn mit Ihrer Hand um seinen Nabel. Sie unterstützen damit die Darmbewegung, und Luft oder Stuhlgang werden in Richtung Ausgang befördert. Sie erhöhen die Massagewirkung mit Kümmel- oder Fenchelöl, da beide Öle ebenfalls Krämpfe lösen.

Die Rückenmassage

Der Rücken ist sicher die am häufigsten massierte Körperregion: Entlang der Wirbelsäule, der langen Rückenmuskulatur und im Bereich der Schultern treten besonders oft Verspannungen auf. Da Rückenschmerzen (→ S. 315) leider auch bei Kindern immer häufiger auftreten, kann es durchaus vorkommen, dass Ihr Sprössling Sie um eine Rückenmassage bittet. Nach der Massage unterstützt Wärme den Entspannungseffekt.

Schröpfkopfmassage Eine besonders intensive Reizwirkung erzielen Sie mit einer

Schröpfkopfmassage, die beispielsweise bei chronisch-entzündlichen Darmerkrankungen (→ S. 108) eingesetzt wird. Sie setzen auf den eingeölten Rücken eine Schröpfglocke mit etwas Vakuum auf und fahren mit langsamen Bewegungen über den Rücken. Das Vakuum führt dazu, dass die Haut und die tiefer liegenden Gewebsschichten stärker

durchblutet und die Reflexzonen stärker gereizt werden. Durch das Öl wird die angehobene Hautfalte kontinuierlich mitverschoben. Sobald der Rücken gerötet ist, sollten Sie die Schröpfglocke entfernen, weiteres Schröpfen führt zum Entstehen eines Blutergusses. Das Schröpfen lassen Sie sich am besten von einem Therapeuten zeigen.

Milchschorf

Seinen Namen verdankt dieser Hautausschlag bei Säuglingen und Kleinkindern seinem Aussehen von im Topf angebrannter Milch. Er tritt am Kopf auf und kann erstes Symptom einer Neurodermitis sein.

Milchschorf beginnt meist nach dem 3. Lebensmonat. Oft ist er Ausdruck einer atopischen Veranlagung, also einer angeborenen

Überempfindlichkeit der Haut und Schleimhaut gegen Umweltstoffe und erstes Zeichen einer Neurodermitis (→ S. 287). Er kann aber auch nach einigen Monaten von selbst wieder verschwinden.

Im Volksmund wird Milchschorf häufig mit Gneis (→ S. 157) gleichgesetzt, den harmlosen fettig-gelben Kopfschuppen der seborrhoischen Säuglingsdermatitis.

HAUPTSYMPTOME

Meine Kopfhaut juckt und mir geht's nicht gut

- Der behaarte Kopf, aber auch Stirn und Augenbrauen, Wangen und Hals zeigen eine juckende, zunächst trockene, weißliche Schuppung.
- Durch den Juckreiz (abends meist stärker als morgens) kratzt das Kind die Hautstellen auf – sie werden entzündlich-

rot, geschwollen und nässend, später verkrustet, also mit gelblichem Schorf bedeckt. Dadurch entsteht das Bild angebrannter Milch.
- Oft schlafen die Babys schlecht, sind unruhig, schreckhaft, weinen vermehrt und wollen herumgetragen werden.

Was Sie für Ihr Kind tun können

Ausgeprägten Milchschorf behandeln Sie am besten wie Neurodermitis (→ S. 289).

Heilpflanzen, Wasser & Wickel

Um trockene Krusten von der Kopfhaut zu lösen, reiben Sie den behaarten Kopf abends mit Olivenöl, Ringelblumenöl oder Kletten-

wurzelöl ein und waschen ihn am nächsten Morgen mit einem Babyshampoo. Auch mit Stiefmütterchentee lassen sich die Schuppen aufweichen und entfernen; er lindert zusätzlich den Juckreiz und hemmt die Entzündung. Nässender Schorf wird mit einer Kochsalzlösung abgetupft und gereinigt und dann trocknen gelassen.

Homöopathie

Versuchen Sie Viola tricolor D3, besonders wenn das Ekzem stark nässt. Graphites D12 hilft bei vielen gelblichen Borken, Sulfur D12 bei starker Schwitzneigung und so starkem Juckreiz, dass das Kind sich blutig kratzt. Eine Selbstbehandlung ist wie bei der Neurodermitis meist wenig erfolgreich. Besser ist eine Konstitutionsbehandlung durch einen Homöopathen.

Mittelohrentzündung

Andere Bezeichnung: Otitis media

Das Mittelohr ist über eine Röhre mit dem Nasen-Rachen-Raum verbunden, deshalb breiten sich Erkältungskrankheiten häufig auch ins Ohr aus. Betroffen sind eher jüngere Kinder besonders im Herbst und Winter.

Durchschnittlich 9 von 10 der akuten Mittelohrentzündungen werden von Viren verursacht, die fast immer aus dem Rachenraum einwandern. Seltener sind zu Anfang Bakterien (z.B. Pneumokokken, Hämophilus) beteiligt oder alleinige Auslöser. Hat das Trommelfell ein Loch, können Keime auch durch den Gehörgang eindringen.

Wie in der Nase rufen die Erreger auch in der Schleimhaut des Mittelohres eine Entzündung hervor. Dadurch wird vermehrt Schleim gebildet (→ Paukenerguss, S. 298). Da der Verbindungsgang zwischen Ohr und Nasen-Rachen-Raum bei Kindern noch sehr eng ist, schwillt dieser bei Entzündungen schnell zu. Folge ist, dass das Sekret aus dem Mittelohr nicht abfließen kann und von innen gegen das Trommelfell drückt – das tut weh.

Ursachen

Einige Kinder erkranken immer wieder an Mittelohrentzündungen, andere dagegen haben kaum Ohrenbeschwerden. Risikofaktoren sind wohl: viel Kontakt mit anderen Kindern (Geschwister, Kindertagesstätte) und dadurch Erregern, ständiges Nuckeln am Schnuller sowie Zigarettenrauch in Innenräumen und Schadstoffe in der Außenluft wie Stickstoffdioxid und Feinstäube.[128] Auch anatomische Gegebenheiten führen zu wiederholten Ohrentzündungen, zum Beispiel wenn große Rachenmandeln (→ S. 364),

Es sticht und klopft in meinem Ohr

▌ Meist geht der Mittelohrentzündung eine Erkältung mit Schnupfen voraus. Typisch ist also die Kombination Husten, Schnupfen und Ohrenweh.

▌ Plötzlich oft aus dem Schlaf heraus entwickeln sich meist nur auf einer Seite stechende oder pochende, starke Ohrenschmerzen.

▌ Bei kleineren Kindern können die Beschwerden auch unspezifisch sein: Bauch- statt Ohrenschmerzen, Durchfall und hohes Fieber sind nicht selten. Säuglinge sind unruhig, schreien viel und verweigern die Nahrung. Hinweise kann dann der ständige Griff zum erkrankten Ohr geben.

▌ Wird der Druck auf das Trommelfell zu stark, kann dieses platzen (Perforation). Die entzündliche Flüssigkeit läuft ab, die Schmerzen lassen damit deutlich nach. Der Riss heilt normalerweise wieder innerhalb weniger Tage von selbst.

ständige Halsentzündungen oder angeborene Gaumenspalten den Verbindungsgang verengen. Umstritten ist der Einfluss von Allergien und des Rückflusses von Magensäure. Stillen in den ersten 3 Lebensmonaten scheint dagegen einen schützenden Effekt zu haben.

Komplikationen

Meist heilt eine akute Mittelohrentzündung gut aus. Gefährdet für Komplikationen sind immungeschwächte und kleine Kinder bis zu 2 Jahren. Die Keime können das Trommelfell zerstören oder sich auf umliegende Strukturen wie die luftgefüllten Knochen hinter dem Ohr (Warzenbeinzellen = Mastoid) oder die Hirnhäute ausbreiten und dort Entzündungen (Mastoiditis, Meningitis) hervorrufen. Die **Mastoiditis** zeigt sich durch erneutes Fieber, zunehmende Schmerzen und Schwerhörigkeit; die Region hinter dem Ohr ist gerötet und geschwollen, das Ohr steht ab. Sie erfordert Antibiotika und manchmal eine Operation. Verdacht auf eine **Meningitis** (→ S. 186) besteht bei plötzlichen starken Kopfschmerzen und Nackensteifigkeit.

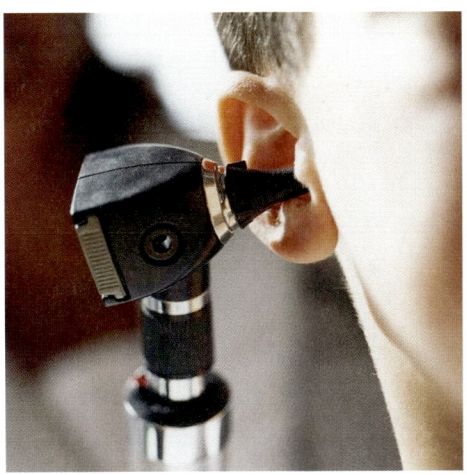

▲ Eine Mittelohrentzündung erkennt der Arzt mit einem Ohrenspiegel meist gut am Trommelfell

Bei manchen Kindern kehren Mittelohrentzündungen ständig wieder oder heilen nicht richtig aus. Es sammelt sich immer wieder Eiter im Mittelohr an, der sich oft durch das einmal gerissene Trommelfell entleert. Dies kann auf Dauer zur Beeinträchtigung des Hörvermögens führen und erfordert den Besuch eines HNO-Spezialisten.

Was Sie für Ihr Kind tun können

Suchen Sie bei Ohrenschmerzen einen Arzt auf. Er klärt mit einer einfachen Untersuchung mit dem Ohrenspiegel, ob eine Entzündung vorliegt, und entscheidet über eine Antibiotikatherapie.

▪ **Antibiotika:** Etwa 80 % der akuten Ohrinfektionen heilen von allein ab.[129] Deshalb wird meist dann auf Antibiotika verzichtet, wenn der Allgemeinzustand recht gut und nur ein Ohr betroffen ist, die Schmerzen nicht zu stark sind, sich kein eitriger Ausfluss aus dem Ohr entleert und das Kind älter als 2 Jahre ist. Allerdings will der Arzt Ihr Kind dann in einigen Tagen oder bei Verschlechterung der Beschwerden noch einmal sehen.

▪ **Schmerzmittel:** Gegen die Schmerzen und das Fieber helfen Paracetamol oder Ibuprofen. Mit Paracetamol-Zäpfchen können Sie auch die Zeit bis zum Arztbesuch überbrücken.

▪ **Nasentropfen:** Abschwellende Nasentropfen werden zwar immer mal wieder verordnet; ein Effekt bei einer Mittelohrentzündung konnte bisher jedoch nicht nachgewiesen werden. Verwenden Sie alternativ kochsalzhaltige Nasentropfen zur Anfeuchtung der Schleimhaut.

- **Ohrentropfen:** Diese haben keinerlei Wirkung, da sie wegen des Trommelfells gar nicht bis zum Mittelohr gelangen. Nur bei einer Entzündung des Trommelfells haben betäubende Ohrentropfen einen schmerzstillenden Effekt.

Wie bei jeder Infektion mit Fieber (→ S. 143) sollte Ihr Kind ausreichend trinken und sich schonen. Zum Abschwellen der Schleimhäute kommen die bei Erkältung (→ S. 199) beschriebenen Maßnahmen zum Einsatz.

Heilpflanzen, Wasser & Wickel

Zwiebel und Kamille werden traditionell bei Infektionen im Kopf-Hals-Bereich eingesetzt, um Entzündungen zu hemmen und Schmerzen zu stillen.

Ohrenwickel Ob mit gehackter Zwiebel oder einer Handvoll getrockneter Kamillenblüten gefüllt – ein Ohrenwickel aus Baumwolltuch und Schal oder Wickelmütze aus dem Fachhandel nimmt den Schmerz. Vorheriges Anwärmen oder eine Wärmflasche, auf die sich das Kind mit dem kranken Ohr legen kann, verstärkt die Wirkung. Das Zwiebelsäckchen kann mehrfach täglich etwa eine halbe Stunde und über Nacht liegen bleiben.

Wärme Die meisten Kinder empfinden eine Wärmflasche oder eine Rotlichtbestrahlung als angenehm (2- bis 3-mal täglich über etwa 10 Minuten; das Kind sollte eine Schutzbrille tragen und einen halben Meter entfernt von der Lampe sitzen).

Knoblauch Als schnelles Mittel zur Schmerzbekämpfung ist folgende Maßnahme einen Versuch wert: Reiben Sie frisch gepressten Knoblauch etwa eine Minute lang in die Ellenbeuge ein, die dem betroffenen Ohr ge-

Therapie und Vorsorge

Antibiotika ja oder nein?

Die Empfehlungen zur Antibiotikatherapie bei akuter Mittelohrentzündung werden seit Jahren kontrovers diskutiert mit der Folge, dass z. B. in den Niederlanden nur $1/3$ der Kinder Antibiotika erhalten, in den USA und Australien dagegen 98 %. Antibiotika verkürzen zwar die Dauer der Schmerzen (was genauso gut mit Schmerzmitteln zu erreichen ist), beeinflussen den sonstigen Verlauf aber nicht nennenswert.[130] Auf der Website der Universität Witten/Herdecke (**www.patientenleitlinien.de**) finden Sie Informationen zur Mittelohrentzündung, die sich mit diesem Thema differenziert auseinandersetzt.

Gefährliches Babyschwimmen?

Kinder, die mehrmals am Babyschwimmen teilnehmen, erkranken im ersten Lebensjahr deutlich häufiger an Mittelohrentzün-

dungen und Durchfallerkrankungen als andere Babys – vermutlich wegen der in Deutschland üblichen, eher geringen Konzentration von Chlor in Schwimmbädern.[131] In höheren Dosen führt Chlor vermutlich zu einem erhöhten Asthmarisiko.[132]

Pneumokokken-Impfung pro und kontra

In Deutschland wird die Impfung gegen Pneumokokken, die Entzündungen des Mittelohrs, der Nasennebenhöhlen, der Lunge und der Hirnhäute hervorrufen können, für kleine Kinder empfohlen. Die Impfung schützt aber nur vor 7 von zahlreichen Pneumokokkenvarianten! Nach der Impfung gehen Neuerkrankungen gegen diese Untergruppen deutlich zurück.[133] Entsprechend häufiger finden sich damit leider Infektionen durch andere Varianten – einige davon sprechen auf kein gängiges Antibiotikum an.[134]

Otovowen® richtig einnehmen

Dieses Homöopathikum wirkt gut, muss dafür aber auch regelmäßig etwa stündlich eingenommen werden. Gar nicht so einfach im Alltag! Unser Tipp: Brauen Sie einfach größere Mengen des Hexentrunks (30–40 Tropfen in eine Trinkflasche oder ein Glas mit schwachem Tee oder Wasser geben) und bieten Sie Ihrem Kind diesen alle 30–60 Minuten an. Damit das Gebräu seine Zauberkraft entfalten kann, müssen kleine Schlucke genommen und etwas im Mund gehalten werden.

genüberliegt, und waschen Sie den Knoblauch anschließend kalt ab.

Homöopathie

Homöopathische Mittel scheinen bei akuter Mittelohrentzündung genauso gut oder sogar besser als Antibiotika zu wirken.[135–137]

- Bei akutem Beginn mit hohem Fieber und plötzlichen starken Schmerzen ist Aconitum D12 angezeigt. Hilft dies nicht, versuchen Sie Belladonna D6, v.a. wenn sich die Beschwerden nicht nachts, sondern am Nachmittag verschlimmern und das Gesicht und Ohr heiß und rot sind. Bei kleineren Kindern oder wenn sich starke und geringe Beschwerden abwechseln, kann auch Ferrum phosphoricum D6 helfen. Ihr Kind ist gereizt und hat Durst auf kalte Getränke? Dann könnte Chamomilla D6 das passende Mittel sein.
- Ist der Beginn weniger heftig und das Fieber eher mäßig, ist meist Pulsatilla D6 das Mittel der Wahl, insbesondere wenn sich die Beschwerden nachts verschlimmern und das Kind sehr viel Zuwendung einfordert. An Lycopodium D12 ist zu denken, wenn die Symptomverschlechterung eher nachmittags eintritt und zunächst oder nur das rechte Ohr betroffen ist.

In der Apotheke erhältliche **Kombinationspräparate** (z.B. Otovowen®) stimulieren das Immunsystem und hemmen die Entzündung, wirken schmerzlindernd und schleimlösend.

Schüßler-Salze

Geben Sie alle 1–2 Stunden eine Tablette Nr. 3 Ferrum phosphoricum im Wechsel mit Nr. 4 Kalium chloratum. Hat Ihr Kind auch Schnupfen mit dickem Schleim, geben Sie zu Nr. 4 zusätzlich Nr. 6 Kalium sulfuricum.

Und sonst

Ob und wie lange Ihr Kind dem Kindergarten oder der Schule fernbleiben muss, ist individuell verschieden. Mit dem Schwimmen sollte es ein paar Wochen warten, bei wiederholten Ohrentzündungen auf Kontakt mit Chlorwasser ganz verzichten. Nach etwa einem Monat untersucht der Arzt das Ohr noch einmal, um einen bleibenden Erguss oder einen Hörverlust frühzeitig zu entdecken.

Buchtipp

*Anita van Saan: **Mach mal! Rund ums Hören.** moses. Verlag, Kempen 2007*

Auch wenn die Ohren gerade weh tun – ohne sie wäre das Leben weniger spannend. Aber was sind überhaupt Geräusche? Warum haben Elefanten so große Ohren? Und wie entsteht Musik? Kinder ab 4 Jahren können mit diesem Buch nicht nur ihren Wissensdurst stillen, sondern mit Dingen aus dem Alltag z.B. ein Telefon bauen, das sich auch als Stethoskop nutzen lässt. Physik zum Anfassen und Verstehen!

Mukoviszidose

Andere Bezeichnung: zystische Fibrose, Abkürzung: CF

Etwa 8000 Menschen leiden in Deutschland an dieser unheilbaren Erbkrankheit. Zwar hat sich die Prognose in den letzten Jahren gebessert, aber trotzdem liegt die Lebenserwartung nur bei durchschnittlich 35 Jahren.

Ursache ist ein genetischer Strickfehler auf dem Chromosom 7, der erst zum Tragen kommt, wenn beide, selbst meist gesunde, Eltern ihn weitervererben. Dadurch ist zwischen Zellen und ihrer Umgebung der Austausch von Wasser und Salzen gestört, der über eine spezielle Verbindung (CFTR-Kanal) stattfindet. Diese Kanäle finden sich in Lunge, Schweißdrüsen, Bauchspeicheldrüse und Leber, Nieren und Geschlechtsorganen, wo sich dann zäher Schleim bildet.

Betroffen sind vor allem die Atemwege und die Lunge, wo der Schleim nicht nur die Atmung beeinträchtigt, sondern auch ein idealer Nährboden für Krankheitserreger ist. Die wiederkehrenden Entzündungen zerstören das Gewebe nach und nach, die Funktion lässt nach. So kommt es nicht nur zu chronischem Husten, ständigen Nasennebenhöhlenentzündungen und wiederkehrenden Lungenentzündungen mit zunehmenden Atemproblemen, sondern auch zu Verdauungsstörungen und Untergewicht, Zuckerkrankheit, Osteoporose und – bei den jungen Männern – Unfruchtbarkeit.

Mein Baby gedeiht nicht

▌ In 5–10 % der Fälle tritt als erstes Symptom beim Neugeborenen ein Darmverschluss (→ S. 111) infolge sehr zähen Kindspechs (Mekoniumileus) auf.

▌ Im Lauf des ersten Lebensjahres sind eine ständige Bronchitis (→ S. 106) mit Husten und wiederholte Lungenentzündungen (→ S. 250), häufige Durchfälle und Gedeihstörungen typisch.

Was Sie für Ihr Kind tun können

In Österreich testet man Neugeborene routinemäßig im Blut auf Mukoviszidose, in Deutschland dagegen nur auf Wunsch der Eltern (und dann nicht kostenfrei) bzw. bei begründetem Verdacht. Es wird ein – schmerzloser – Schweißtest durchgeführt, der evtl. durch genetische und andere Untersuchungen ergänzt wird.

Nach außen hin führen die Kinder oft ein recht normales Leben, allerdings müssen sie dafür einiges auf sich nehmen: Täglich 3–4 Stunden Physiotherapie und Inhalieren, um den Schleim in der Lunge zu lösen und abhusten zu können, sind keine Seltenheit – und das Tag für Tag, Woche für Woche, ein ganzes Leben lang! Daneben müssen die meisten Betroffenen ständig und immer wieder zahlreiche Medikamente schlucken, so z.B. Verdauungsenzyme für die Bauchspeicheldrüse, Antibiotika für die Atemwegsinfekte und Vitamine für das Wachstum. Wird die Lunge schwächer, wird eine Sauerstofftherapie und als letzte Möglichkeit eine Lungentransplantation durchgeführt. Alle Maßnahmen verlangsamen nur das Fortschreiten der Krankheit, heilen sie aber nicht. Hilfestellung geben Selbsthilfeorganisationen, v. a. der Bundesverband Mukoviszidose e. V. (**www.muko.info**).

Mumps

Andere Bezeichnungen: Ziegenpeter, Parotis epidemica

Mumps wird durch Viren übertragen, tritt gehäuft im Winter und Frühjahr auf und äußert sich meist in einer schmerzhaften Speicheldrüsenentzündung. Infolge der Schutzimpfung kommt Mumps bei uns mittlerweile eher selten vor.

Der Erreger, das Paramyxovirus, wird durch Tröpfchen in der Atemluft und durch direkten Kontakt z.B. beim Küssen übertragen. Nur zwei von drei angesteckten Kindern entwickeln Krankheitssymptome.

Mumps bekommt man gewöhnlich nur einmal im Leben, wobei der Schutz nach der Impfung vermutlich nicht lebenslang bestehen bleibt. Heute kommen Ungeimpfte oft erst im Jugend- oder Erwachsenenalter mit den Keimen in Kontakt; erkrankt man also später im Leben, kommt es erfahrungsgemäß zu wesentlich mehr Komplikationen als im Kindesalter.

Komplikationen

Die Palette möglicher Verlaufsformen ist recht groß: 30–40 % der Kinder zeigen gar keine Symptome – bei jüngeren denkt man eher an einen Atemwegsinfekt; bei vielen Kindern sind eine oder meist beide Ohrspeicheldrüsen betroffen. Bei 2–5 % der Infizierten ist auch die Bauchspeicheldrüse befallen, bei 3–10 % kommt es zu einer Hirnhautentzündung (→ S. 186). Diese und die – weitaus seltenere Gehirnentzündung – verursachen eine Schwerhörigkeit (→ S. 344). Betroffen sind davon etwa 1 von 10 000 an Mumps Erkrankten. Je älter die Kinder sind, desto eher sind auch andere Drüsen in Mitleidenschaft gezogen – neben Bauchspeicheldrüse z.B. auch Keimdrüsen wie Eierstöcke und Hoden, Brustdrüse oder Schilddrüse. Bei Jungen nach der Pubertät kann dies zur Unfruchtbarkeit führen.

Infiziert sich eine Frau vor allem während der ersten drei Schwangerschaftsmonate erstmalig mit dem Mumpsvirus, ist eine Fehlgeburt möglich.

HAUPTSYMPTOME

Au, du dicke Backe!

- 2–3 Wochen nach der Ansteckung fühlt sich das Kind insgesamt krank.
- Häufig tritt Übelkeit auf, oft kommt es zu Kopfschmerzen, Fieber ist aber meist nur leichtes vorhanden.
- Dann kommt es zunächst meist zu einer Schwellung der Ohrspeicheldrüse nur einer Gesichtshälfte. Diese Speicheldrüse liegt vor dem Ohr und ist nur in geschwollenem Zustand sicht- und schmerzhaft tastbar; eventuell steht das Ohrläppchen ab. Diese »Hamsterbacke« tut besonders beim Öffnen des Mundes, Kauen, Schlucken und Kopfdrehen weh,

die Schmerzen können bis ins Ohr oder zum Hals ziehen.
- Nach wenigen Tagen geht die Entzündung und somit auch die Schwellung meist auch auf die andere Gesichtshälfte über.
- Als Zeichen einer Beteilung anderer Drüsen treten gelegentlich Bauch- oder Unterleibsschmerzen auf. Tritt bei Jungen gegen Ende der ersten Krankheitswoche wieder Fieber auf, gefolgt von einer schmerzhaften Schwellung eines Hodens, besteht der Verdacht auf eine Hodenentzündung (Mumpsorchitis).

Was Sie für Ihr Kind tun können

Ihr Kind braucht ärztliche Betreuung, insbesondere wegen der Komplikationen. Vorsicht ist geboten, wenn es Ihrem Kind nach etwa 10 Tagen schlechter geht oder Nackensteifigkeit auftritt. Ob Ihr Kind Bettruhe braucht, hängt davon ab, wie es sich fühlt. Schonung ist aber immer sinnvoll. Bei einer Hodenentzündung sollte auf jeden Fall einige Tage Bettruhe eingehalten werden.

Wegen der Gesichtsschwellung ist flüssige oder breiige Nahrung am besten geeignet. Fragen Sie Ihr Kind, ob es einen Strohhalm möchte und ob es Warmes oder Kaltes bevorzugt. Säuren reizen die Speicheldrüsen, Fette belasten die Verdauungsdrüsen – seien Sie damit also zurückhaltend.

Heilpflanzen, Wasser & Wickel

Die meisten Kinder empfinden Wärme z.B. in Form einer Wärmflasche als angenehm, manche bevorzugen aber auch Kälte.

Die Wurzel von Angelica archangelica (**Engelwurz**) hilft gegen die Schwellung und unterstützt den Heilungsprozess. Sie ist als fertige Salbe in der Apotheke erhältlich und kann 1- bis 3-mal täglich als Salbenverband angelegt werden: Streichen Sie ein Baumwoll- oder Leinentuch dünn ein, legen Sie es auf die betroffene Seite und befestigen es. Das Ohr kann dabei ruhig mit bedeckt werden. Sie können alternativ Öl aus **Ringelblumen** (Calendula) verwenden. Mag Ihr Kind lieber Kälte, machen Sie ihm einen kühlen **Quark-, Essig-** oder **Zitronenumschlag**.

Homöopathie

Bei Fieber am Anfang geben Sie Belladonna D6 bei Bedarf, maximal 1- bis 2-stündlich über 3 Tage. Klagt ihr Kind über starken Speichelfluss und werden seine Schmerzen durch Kälte besser, geben Sie einmal täglich Mercurius solubilis D30 10 Minuten vor oder nach dem Essen.

Gegen die Schwellungen der Ohrspeicheldrüsen hilft zunächst Phytolacca D6, erst 3-mal alle 1–2 Stunden, dann 3-mal täglich. Gehen diese auch nach mehreren Tagen nicht zurück und verhärten sich, bietet sich Barium carbonicum D6 an. Bei Schmerzen im Unterbauch oder den Hoden hilft Pulsatilla D6.

Schüßler-Salze

Hauptmittel gegen die Drüsenschwellung sind Nr. 4 Kalium chloratum und Nr. 9 Natrium phosphoricum, bei starkem Speichelfluss ergänzt durch Nr. 8 Natrium chloratum. Hat Ihr Kind starke Schmerzen, geben Sie zusätzlich Nr. 7 Magnesium phosphoricum. Sie können die Tabletten bis zu halbstündlich geben. Viele Kinder empfinden warme Kompressen mit Nr. 3 Ferrum phosphoricum als angenehm. Lösen Sie dafür 5–10 Tabletten in Wasser auf und streichen Sie den Halswickel (→ S. 383) damit ein.

Akupressur

Die Akupressur des Punktes Dickdarm 4 hilft gegen die Schmerzen im Kopfbereich und beruhigt (→ S. 141).

Und sonst

Die Erkrankung dauert in der Regel 3–8 Tage. Ansteckungsgefahr besteht bei Mumps ungefähr eine Woche vor Beginn der Gesichtsschwellung bis zu 14 Tage danach. Ihr Kind sollte frühestens nach 1–2 Wochen wieder in Kindergarten oder Schule gehen, nach dem Abklingen der Schwellungen sollten mindestens fünf Tage vergangen sein.

Mundgeruch

Kinder riechen viel seltener aus dem Mund als Erwachsene. Ursachen für – auch als Foetor ex ore bezeichneten – Mundgeruch sind oft mangelnde Zahnpflege mit Karies (→ S. 207) oder Zahnfleischentzündungen, wodurch sich Bakterien ansiedeln, Speisereste zersetzen und so Fäulnisprozesse hervorrufen. Auch Entzündungen der Mundschleimhaut, Hals- und Mandelentzündungen (→ S. 161) und andere Krankheiten mit Halsschmerzen (→ S. 164) sowie Entzündungen der Bronchien (→ S. 106) oder Lungen (→ S. 250) sind bei Kindern häufige Auslöser; seltener sind Magenentzündungen und Stoffwechselstörungen. Ein spezieller Geruch tritt bei bestimmten Störungen auf, z. B. Aceton (apfelartig, wie Nagellackentferner) bei Zuckerkrankheit (→ S. 398). Ähnlich, aber meist weniger intensiv, riecht der Atem auch bei der Austrocknung z. B. bei (Brech-)Durchfall (→ S. 119).

Mundgeschwüre

Andere Bezeichnungen: Aphthen

Auf Mundschleimhaut, Zahnfleisch oder Zunge finden sich immer mal wieder kleine Bläschen oder Geschwüre. Meist sind sie harmlos, aber leider sehr schmerzhaft.

Manche Menschen haben sie immer wieder, andere nie – die Ursache ist noch ungeklärt. Vermutlich reagiert das Immunsystem auf bestimmte Faktoren mit der Bildung dieser nicht infektiösen Schleimhautdefekte. So löst häufig der Genuss bestimmter Nahrungsmittel wie Zitrusfrüchte und Nüsse, aber auch emotionale oder körperliche Belastung (z. B. eine Erkältung) Aphthen aus. Auch Eisen- und Vitaminmangel oder manche Zahnpasten können die Ursache sein. Bei der Crohn-Krankheit (→ S. 108) kommen im gesamten Verdauungstrakt – und damit auch im Mund – Geschwüre vor. Daneben führen verschiedene Virusinfektionen zu aphthenähnlichen Schleimhautdefekten, vor allem die Mundfäule bei der Erstinfektion mit Herpesviren (→ S. 180), die Herpangina (→ S. 178) und die Hand-Mund-Fuß-Krankheit (→ S. 166). Erinnert der Belag auf dem Geschwür an Schimmel, kann eine Pilzerkrankung (→ S. 302) zugrunde liegen. Findet sich die wunde Stelle an der Innenseite der Wange, eine mechanische Irritation durch einen rauen Zahn bzw. eine Zahnspange oder einfach nur ein »Sich-auf-die-Wange-Beißen« die Ursache sein.

HAUPTSYMPTOME

Im Mund tut es so weh

- Auf der Schleimhaut oder Zunge finden sich einzelne oder mehrere, bis zu linsengroße, rundlich-ovale Gewebsdefekte, die von einem geröteten Saum umgeben sind. In der Mitte ist ein weißlicher Belag aus Blutgerinnselfasern.

- Die Geschwüre schmerzen stark, vor allem beim Sprechen, Kauen und Schlucken. Besonders stark gewürzte, saure oder gesüßte Nahrungsmittel verstärken den Schmerz. Die Aphthen heilen innerhalb von 1–2 Wochen ab.

Was Sie für Ihr Kind tun können

Gegen die Schmerzen und die Entzündung helfen Mundspülungen mit kühlem Kamillentee. Ältere Kinder können auch mehrmals täglich mit Tees aus gerbstoffhaltigen Heilpflanzen (z.B. Salbei, Heidelbeere, Kamille) gurgeln. Auch Tinkturen aus Rhabarberwurzelextrakt oder Myrrhe sollen helfen. Kälte wirkt schmerzlindernd: Frieren Sie doch einfach Wasser mit Heidelbeeren in Eiswürfelbehälter ein und geben Sie diese Ihrem Kind zum Lutschen. Einen Versuch wert ist auch ein schmerzstillendes, lokal betäubendes Gel (z.B. Dentinox®), das es frei verkäuflich in der Apotheke gibt. Als homöopathische Präparate eigen sich vor allem Borax D6 oder in ausgeprägteren Fällen Lachesis D12.

Muskelbeschwerden

Vorübergehendes Zwacken und Ziehen in den Muskeln ist bei Kindern meist harmlos. Lähmungen und Rückgang der Muskulatur haben hingegen meist ernstere Ursachen.

Muskelschmerzen (Myalgie) oder eine Beeinträchtigung der Muskelkraft, Beweglichkeit oder Muskelspannung haben verschiedene Ursachen. Wichtig zur Unterscheidung und letztlich entscheidend für eine Therapie sind die Art der Beschwerden (Schmerzen, Krämpfe, Schwäche), wann und wodurch sie auftreten, ob sie plötzlich, immer wieder oder ständig vorhanden sind, wo sie lokalisiert sind und ob Ihr Kind über weitere Beschwerden klagt. Nicht immer ist es einfach, Beschwerden der Muskeln von Gelenk- und Knochenschmerzen (→ S. 154) abzugrenzen.

Muskelschmerzen

Bei Kindern sind meist **Wachstumsschmerzen** (→ S. 373), **allgemeine Gliederschmerzen** im Rahmen viraler Infekte und **Muskelverspannungen**, die oft zu Rückenschmerzen (→ S. 315) führen, die Ursachen.
Ungewohnte oder starke Beanspruchung der Muskeln verursacht **Muskelkater**. Leichtes Weiterbewegen wie Fahrradfahren und Schwimmen hilft, durchblutungsfördernde Wärmeanwendungen (z.B. Bad, Sauna) lindern ebenfalls. Eine Massage ist tabu – hartes Kneten verursacht zusätzliche Schäden im Muskel. Homöopathika mit Arnica als Globuli oder Gel helfen eher nicht.[138]
Plötzliche Muskelschmerzen vor allem nach kurz andauernder, starker Beanspruchung sprechen für eine **Muskelverletzung**, z.B. einen Muskelfaserriss oder eine Prellung (→ S. 404). Häufig zeigt sich dabei auch eine sichtbare Schwellung. Auch nach einer **Impfung** kann der Muskel im Bereich der Einstichstelle schmerzen – bedingt durch eine entzündliche Reaktion oder einen Bluterguss. Geben Sie Ihrem Kind bis zu Abklingen der Beschwerden Ledum D6, bei einem Bluterguss hilft Arnica auch als Salbe.
Tun nicht nur die Muskeln, sondern auch die Gelenke weh, kann eine **rheumatische Erkrankung** (→ S. 310) oder akute Gelenkentzündung (→ Arthritis, S. 80) anderer Ursache z.B. bei einer Borreliose (→ S. 104) vorliegen, v.a. wenn die Gelenke geschwollen sind.

Muskelschmerzen im Brustbereich treten häufig im Rahmen von Atemwegsinfekten auf, die mit starkem Husten einhergehen (z.B. → Bronchitis, S.106; → Lungenentzündung, S.250) oder sind durch Rippenprellungen oder ähnliche Verletzungen bedingt. Ernstere Ursachen für Schmerzen im Brustbereich wie eine Brustfell- oder Herzbeutelentzündung sollten allerdings vom Arzt ausgeschlossen werden.

Muskelzuckungen und -krämpfe

Zuckungen beim Einschlafen Das abrupte, kurze Zucken einzelner Muskeln oder Muskelgruppen während des Einschlafens kennen etwa 60–70 % der Menschen. Diese **Einschlafmyoklonien** sind harmlos. Ähnliches gilt für das plötzliche Gefühl des Fallens, was oft dazu führt, dass man wieder hellwach im Bett sitzt. Falls diese Symptome häufig auftreten und Ihr Kind am Einschlafen hindern, versuchen Sie Zincum valerianicum D3.

Restless-Legs-Syndrom (RLS) Wenn beide Beine zucken, kribbeln, brennen, ziehen und reißen, sobald das Kind zur Ruhe kommt und sich die tief in den Muskeln und Knochen gespürten Missempfindungen durch Aufstehen und Bewegung bessern, liegt ein Syndrom der unruhigen Beine vor. Es ist im Kindesalter vergleichsweise selten, allerdings vermuten manche Ärzte eine hohe Dunkelziffer unerkannter Fälle[139, 140] oder sie werden den Wachstumsschmerzen zugeordnet.[141] RLS wird vererbt oder durch hormonelle Störungen oder Eisen- und Folsäuremangel verursacht. Was genau zur Erkrankung führt, ist noch nicht genau bekannt. Auch bei dieser Symptomatik hilft Zincum valerianicum.

Zuckungen am Tag

Faszikulationen Tagsüber treten manchmal unregelmäßige, unter der Haut sichtbare Zuckungen kleiner Muskelgruppen z.B. an Augenlid, Oberschenkel oder Waden auf. Sie kommen bei Gesunden besonders bei Müdigkeit, Kälte oder Magnesiummangel vor. Treten solche Faszikulationen zusammen mit Muskelschmerzen und evtl. anderen neurologischen Störungen (z.B. des Gleichgewichts) auf, sollte eine Borreliose (→ S.104) ausgeschlossen werden.

Tic Sind immer die gleichen Muskeln von plötzlichen Zuckungen betroffen, entstehen bestimmte, immer wiederkehrende Bewe-

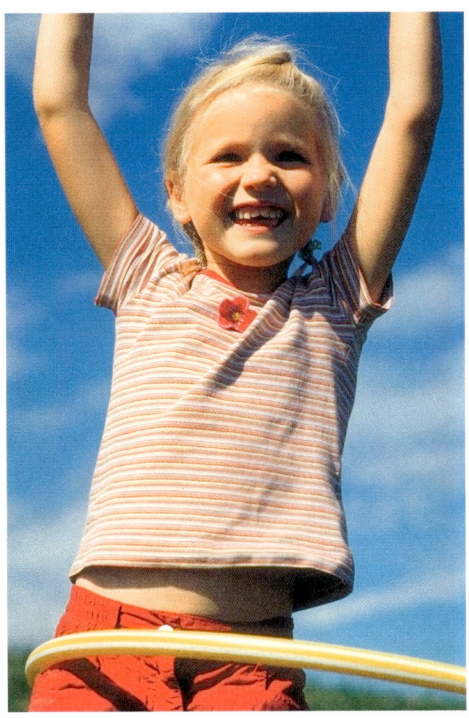

▲ Muskelkater ist harmlos, chronische Muskelschmerzen gehören untersucht

gungsmuster, z. B. Grimassieren, Blinzeln, Kopfschütteln oder Räuspern, evtl. auch unwillkürlichen Lautäußerungen. Ein Tic tritt besonders bei Entspannung ein und kann kurze Zeit willkürlich unterdrückt werden. Tics sind bei Kindern relativ häufig und geben sich meist von selbst wieder. Nur selten entwickeln sie sich zu einer richtigen Krankheit, dem **Tourette-Syndrom**. Einen leichten Tic ignorieren Sie am besten – ständiges »Draufrumreiten« verschlimmert und verfestigt ihn eher. Stärkere Tics belasten Ihr Kind und zeigen vielleicht eine andere psychische Störung an – suchen Sie sich professionelle Hilfe.

Krämpfe

Muskelkrämpfe Harmlose, aber recht unangenehme Krämpfe, z. B. in Wade oder Oberschenkel, entstehen durch Überanstrengung, besonders wenn vor dem Sport auf Aufwärmübungen verzichtet wurde. Die Beine zu belasten und umherzugehen oder die Zehen in Richtung Knie zu ziehen, verschafft Abhilfe. Treten Muskelkrämpfe häufig auf, kann ein Mangel an Mineralstoffen, insbesondere Magnesium, vorliegen.

Hyperventilationstetanie Bei älteren Kindern führen Aufregung und Angst zu übersteigerter Atmung, wodurch sich kurzzeitig die Zusammensetzung der Mineralstoffe im Blut ändert. Der so entstehende Kalziummangel führt zu Kribbeln, Taubheitsgefühl und schmerzhaften Muskelkrämpfen v. a. an den Händen (»Pfötchenstellung«) und im Gesicht. Die resultierende Angst verstärkt das Geschehen und kann bei entsprechend vorbelasteten Kindern zu einem Asthmaanfall führen. Abhilfe schafft meist bereits das Beruhigen und oberflächliche Atmen; evtl. halten Sie Ihr Kind an, kurzfristig in eine vor Mund und Nase gehaltene kleine Plastiktüte zu atmen (das Kohlendioxid aus der »verbrauchten« Luft kehrt das Geschehen um). Ein Krampf im Bereich des Gesichts kann auch einen – mittlerweile sehr seltenen – Wundstarrkrampf (→ Tetanus, S. 357) anzeigen.

Zucken einzelne Muskeln oder der ganze Körper, stürzt das Kind und wirkt es abwesend, ist ein Krampfanfall (→ S. 233) wahrscheinlich. Falls Ihr Kind insulinpflichtiger Diabetiker ist, ist auch eine Unterzuckerung möglich.

Muskelschwäche

Starkes, anhaltendes Erbrechen und Durchfall führen zu Flüssigkeitsverlust und einer erniedrigten Kaliumkonzentration im Blut. Ist Ihr Kind also nach einem durchgemachten Magen-Darm-Infekt auch nach mehreren

Buchtipp

David Hill: **Bis dann, Simon.** *Beltz, Weinheim 2000*

Simon mag Fußball, Freunde und Mädchen. Und er hat Muskelschwund. Dieses Buch zeigt älteren Kindern und Erwachsenen eindrucksvoll, witzig und rührend, wie man mit Krankheit und Tod umgehen kann, ohne den Lebensmut zu verlieren. Unbedingt lesen!

Infos aus dem Internet

Unterstützung und Informationen zum Thema Muskelerkrankungen finden die betroffenen Kinder und Eltern bei verschiedenen Vereinen: der Deutschen Muskelschwund-Hilfe e. V. (**www.muskelschwund.de**), der Deutschen Gesellschaft für Muskelkranke e. V. (**www.dgm.org**) und – speziell bei der häufigsten Form, der Muskeldystrophie Duchenne – aktion benni & co. e. V. (**www.benniundco.de**).

Tagen ständig müde und kraftlos, sollte der Arzt den Mineralstoffhaushalt prüfen. Länger dauernde Müdigkeit und Muskelschwäche zusammen mit Kälteempfindlichkeit und Gewichtszunahme weisen auf eine Unterfunktion der Schilddrüse (→ S. 325) hin. Aufsteigende Muskellähmungen, begleitet von Muskel- und Gliederschmerzen und Nackensteifigkeit nach einem vorausgegangenem Infekt sind ein typisches Merkmal der Kinderlähmung (→ S. 218).

Muskelschwund

Eine langsam zunehmende Muskelschwäche mit Abnahme der Muskelmasse und zunehmender Einschränkung der Motorik bis hin zur Atmung ist selten und wird durch verschiedene erbliche Erkrankungen ausgelöst. Diese Störungen spielen sich entweder an den Muskeln selbst ab (**Muskeldystrophie**) oder an den sie versorgenden Nervenzellen (**spinale Muskelatrophie**) und führen zu einem fortschreitenden Untergang der Muskulatur. Meist beginnen die Beschwerden bereits im Kleinkind- bis Grundschulalter, die Lebenserwartung ist stark verkürzt. Auch wenn kürzlich zumindest ein Entstehungsmechanismus aufgeklärt wurde[142], ist nach wie vor keine Heilung bekannt. Therapeutische Maßnahmen verbessern allenfalls die Beweglichkeit.

Nabelbruch und Leistenbruch

Andere Bezeichnungen: Umbilicalhernie und Inguinalhernie
Zeigt sich bei Kindern eine Vorwölbung im Nabelbereich oder in der Leistengegend, steckt oft ein Bruch dahinter. Gefährlich werden Brüche dann, wenn sie sich einklemmen.

Es gibt im Körper einige natürliche Schwachstellen mit dünnem Bindegewebe und Lücken für den Durchtritt von z. B. Gefäßen und Nerven. Dort kann sich – besonders bei erblicher Veranlagung und bei Jungen häufiger als bei Mädchen – das bewegliche Bauchfell mit Darmschlingen hindurchdrücken. Lebensgefahr besteht, wenn sich die Baucheingeweide einklemmen (Inkarzeration): Dann muss sofort operiert werden.

Beim **Nabelbruch** hat sich die Bauchdecke um den Nabelring nicht schnell genug verschlossen. Es ist dort eine Lücke von bis zu drei Zentimetern tastbar oder manchmal eine recht große Vorwölbung zu sehen. Da beim Baby die Bauchmuskulatur noch recht schwach ausgebildet ist, aber das häufige

Ein Knubbel am Nabel oder an der Leiste

▪ Am Nabel bzw. ein- oder beidseitig in der Leistengegend ist eine Wölbung sicht- und gut tastbar, besonders beim Husten, Niesen, Schreien oder Stuhlgang. Beim Leistenbruch klagen die Kinder manchmal über Bauchschmerzen. Beim Hodenwasserbruch ist der Hodensack prall-elastisch geschwollen, aber nicht gerötet.

▪ Stärkere Bauchschmerzen, anhaltendes Schreien bei Säuglingen mit bekanntem Bruch und später Übelkeit und Erbrechen und ein »harter Bauch« können eine Einklemmung anzeigen. Sie führt zum Absterben von Darmgewebe oder zum Darmverschluss – sofort den Notarzt verständigen!

Schreien und Pressen beim Stuhlgang einen hohen Druck im Bauchraum aufbaut, tritt ein Nabelbruch im ersten Lebensjahr recht häufig auf.

Beim **Leistenbruch** wandern die Eingeweide – bei Jungen zusammen mit dem Samenstrang – durch den Leistenkanal unter das Leistenband. Durch diesen Kanal wandern die Hoden während der Entwicklung im Mutterleib von der Bauchhöhle in den Hodensack (Skrotum). Wird der Kanal nun nicht, wie meist bei den Mädchen, durch Bindegewebe verschlossen, ist dies eine Schwachstelle, durch die ein Bruch bis in das Skrotum (**Skrotalhernie**) oder bei Mädchen in die Schamlippen (**Vaginalhernie**) wandern kann.

Bei Jungen kommt gar nicht so selten gleichzeitig oder alternativ ein **Hodenwasserbruch** (Hydrozele) vor, bei dem statt der Darmschlingen Flüssigkeit aus dem Bauchraum in den Hodensack gelangt. Dieser schwillt dadurch langsam an und schmerzt manchmal etwas. Die Hydrozele bildet sich im Gegensatz zum Leistenbruch allerdings meist von selbst zurück; ansonsten ist auch hier ein kleiner ambulanter Eingriff nötig.

Was Sie für Ihr Kind tun können

Der **Nabelbruch** kommt bei jedem fünften Neugeborenen und bei 4 von 5 Frühgeborenen vor. Da er sich bei fast allen Kindern bis zum 4. Lebensjahr von selbst verschließt und nur äußerst selten einklemmt, wird einfach abgewartet: auf jeden Fall bis zum 2. Geburtstag, wenn er sich bis dahin merklich verkleinert, auch noch länger. Die über »Mundpropaganda« weitergereichten Tipps wie Nabelpflaster oder -binden (mit oder ohne darunter festgeklebten Münzen) sind überflüssig, da wirkungslos!

Der **Leistenbruch** ist zwar seltener als der Nabelbruch (bei etwa 1–4 % der Kinder bzw. 20 % der Frühgeborenen), bildet sich aber nie spontan zurück. Die Gefahr der Einklemmung ist recht hoch (bei etwa jedem 10. betroffenen Kind und vor allem im 1. Lebensjahr). Deshalb wird er immer operiert. Liegt keine akute Einklemmung vor, können Sie den Eingriffstermin mit Ihrem Arzt in Ruhe planen. Die Operation ist ein vergleichsweise kleiner Eingriff und wird in der Regel ambulant durchgeführt. Ist der Bruch dagegen bereits eingeklemmt, ist Eile geboten. In den ersten 12 Stunden versucht der Arzt (!) noch ein Zurückdrücken des Darminhaltes (Reponieren): Gelingt dies, ist für Operationsvorbereitungen etwas Zeit gewonnen. Ansonsten ist eine sofortige Notoperation angezeigt!

Nabelkolik

Viele Kinder haben sie, keiner weiß so genau, wo sie herkommen: immer wieder auftretende, kurze Anfälle krampfartiger Bauchschmerzen in der Nabelgegend.

Manche Kinder reagieren wohl – genau wie einige Erwachsene – auf aufregende Situationen verstärkt mit körperlichen Symptomen. Häufig äußern sich diese als Verkrampfungen des Darms (**funktionelle Bauchschmerzen**). Besonders betroffen sind Kinder im Vorschul- und Grundschulalter, mehr Mädchen als Jungen und häufig Kinder, die sehr ehrgeizig, empfindsam und brav sind. Warum manche Menschen eher körperlich auf Stress reagieren als andere, ist noch ungeklärt – möglicherweise besteht eine besonders ausgeprägte Verbindung zwischen Nervenzellen im Darm (»Bauchhirn«) und dem zentralen Nervensystem.

Diese Bauchschmerzen regen mich auf

▪ Das Kind hat plötzlich krampfartige, mehr oder weniger starke Schmerzen in der Nabelgegend, die es dazu bringen, sich nach vorn zu krümmen und hinzulegen (oft auf den Bauch). Die Attacken dauern wenige Minuten bis zu einer Stunde und klingen dann von selbst wieder ab (im Anschluss ist das Kind wieder »fit«). Der Bauch ist auch während der Schmerzattacke weich, beim Draufdrücken findet sich kein eindeutiger Schmerzpunkt, Herumlaufen ist problemlos möglich.

▪ Begleitend können Blässe, vermehrtes Schwitzen, Kopfschmerzen oder Zeichen eines niedrigen Blutdrucks (→ S. 294), z. B. Schwindel auftreten.

▪ Andere Symptome sprechen eher für eine andere Erkrankung!

Was Sie für Ihr Kind tun können

Suchen Sie Ihren Kinderarzt auf – er schließt andere Ursachen für die Bauchschmerzen wie eine Verstopfung (→ S. 367) oder Blinddarmentzündung (→ S. 98) aus.

Geben Sie keine gängigen Schmerzmittel wie Paracetamol – bis diese wirken, sind die Beschwerden bereits wieder abgeklungen! Stattdessen lindert z. B. eine sanfte Bauchmassage im Uhrzeigersinn (wenn man von vorn auf den Bauch schaut) mit warmen Händen die Beschwerden. Anis, Kümmel, Fenchel oder Kamille sind krampflösend, können zusätzlich als Öl einmassiert oder als feuchtwarmer Bauchwickel aufgelegt werden. Die meisten Kinder empfinden auch eine Wärmflasche als angenehm.

Als homöopathische Mittel eignen sich besonders Colocynthis D6 und Magnesium phosphoricum D6 alle 10 Minuten im Wechsel. Alternativ bieten sich die Schüßler-Salze Nr. 2 Calcium phosphoricum und Nr. 6 Kalium sulfuricum an (alle 5 Minuten im Wechsel).

Nabelprobleme

Noch ein bis zwei Wochen zeugt der Nabelstumpf beim Neugeborenen von der gekappten körperlichen Verbindung zur Mutter, dann fällt er ab.

Fragen Sie Mütter verschiedenen Alters, mehrere Hebammen und Kinderärzte, so werden Sie sicher unterschiedliche Meinungen hören, was dem Nabel guttut. Ziel der Nabelpflege ist allerdings immer, den Nabelstumpf und die Umgebung trocken zu halten, damit alles abheilt und sich nichts entzündet.

Nabelpflege Vermutlich ist auch bei der Nabelpflege – wie so häufig – weniger mehr. Deshalb: Schlagen Sie den Nabelstumpf nur locker in einen Mulltupfer ein (1-mal täglich wechseln) und »befestigen« sie ihn einfach

GESUND WERDEN

mit dem Body. Vermeiden Sie das Reiben des Windelrandes am Stumpf. Pflaster und Nabelbinden produzieren eine feuchte Kammer, in der Keime gedeihen, Puder hat den gleichen Effekt und gelangt zudem beim Einatmen in die empfindlichen Babylungen, Alkohol verzögert die Wundheilung. Sobald der Nabelstumpf trocken ist, nehmen Sie die Klemme ab. Übrigens: Selbst Baden ist erlaubt; tupfen Sie danach den Nabel wieder trocken. Der Nabelrest fällt meist nach einer guten Woche von alleine ab. Helfen Sie nicht durch Ziehen o. ä. nach, das verzögert nur die Heilung. Das Gleiche gilt für Schorf – nicht beim Ablösen nachhelfen!

Reinigen (durch vorsichtiges Abtupfen!) ist bei einem trockenen Nabelstumpf nur einmal täglich und sonst dann nötig, wenn er durch Urin oder Stuhl verschmutzt ist. Nehmen Sie dafür einfach warmes Wasser, evtl. zusätzlich Muttermilch. Allgemein anerkannt ist, dass Luft die Heilung beschleunigt, lassen Sie Ihr Kind also häufig nackt strampeln. Auch Hautkontakt zur Mutter tut der Heilung gut – die Bakterien der mütterlichen Haut siedeln sich auf dem kindlichen Nabel an und bieten so einen natürlichen Schutz vor anderen

Keimen.[143] Ob eine zusätzliche Desinfektion nötig ist, darüber streiten sich die Fachleute – sie vernichtet auch die nützlichen Bakterien. Beim Benutzen flüssiger Antiseptika dauert es länger, bis die Nabelschnur abfällt, während die Zeit durch Puder verkürzt wird – was häufiger zu Nachblutungen führt.

Übrigens: Eine leichte, kurz andauernde Blutung nach dem Abfallen ist normal und kommt häufig vor. Erschrecken Sie also nicht, wenn auf einmal der Tupfer oder Windelrand etwas blutig ist.

Der Nabel nässt Einen nässenden oder schmierigen Nabel reinigen Sie mehrmals am Tag mit warmem Wasser und etwas Babyseife und tupfen ihn danach trocken. Sie können dem Wasser auch einen Spritzer Calendulaessenz zugeben – die Ringelblume wirkt der Entzündung entgegen. Hört das Nässen nicht nach einigen Tagen auf und der Belag wird eitrig, evtl. mit kleinen Pickelchen, sprechen Sie mit der Hebamme oder Ihrem Kinderarzt. Das Gleiche gilt, wenn sich eine Rötung um den Nabel herum zeigt, die sich evtl. ausbreitet, und der Nabel unangenehm riecht. Manchmal entwickelt sich eine eitrige **Nabelentzündung** (Omphalitis), gegen die der Arzt Antibiotika verschreibt. Eine seltene Ursache für anhaltendes Nässen ist eine Verbindung zwischen dem Nabel und der Harnblase (**Urachusfistel**), ein vorgeburtlicher Gang, der normalerweise verkümmert. Dieser wird dann operativ verschlossen.

Nabelknötchen und Vorwölbungen Manchmal wuchert nach dem Abfallen des Nabelstumpfes Restgewebe am Nabelgrund weiter und wird zu einem kleinen, hellroten Knötchen, das nässt (**Nabelgranulom**). Bildet sich dieses »wilde Fleisch« nicht von selbst zurück, ätzt es der Kinderarzt mit einem Silbernitratstift. Wölbt sich der gesamte Nabel vor, spricht das für einen Nabelbruch (→ S. 275).

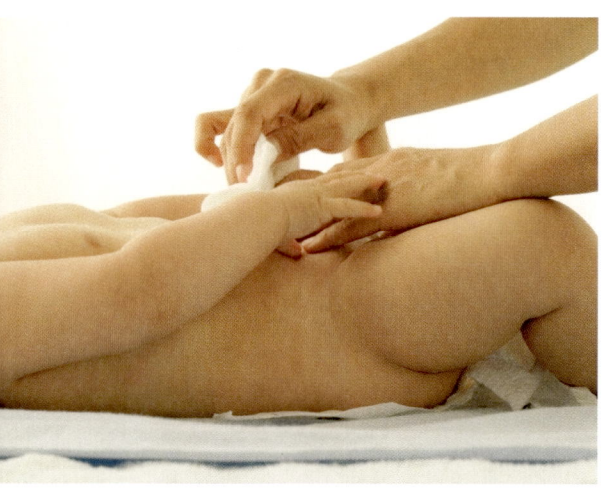

▲ Mit guter Nabelpflege heilt alles schnell und ohne Entzündung ab

Nackensteifigkeit

Kann Ihr Kind den Kopf nicht oder nur unter Schmerzen nach vorn beugen, ist eine Entzündung der tiefen Halslymphknoten oder ein einfacher Reizzustand der Hirnhäute z.B. im Rahmen eines grippalen Infektes wahrscheinlich. Es kann sich aber auch eine gefährliche Hirnhautentzündung dahinter verbergen (→ S. 186). Verspannte Muskeln im Schulter-Nacken-Bereich führen ebenfalls zu einem »steifen Hals« (muskulärer → Schiefhals, S. 323), wobei dann eher die Seitbewegung beeinträchtigt ist. Um ernste Störungen auszuschließen, suchen Sie bei Nackensteifigkeit umgehend einen Arzt auf.

Nagelveränderungen

Die Nägel an Fingern und Zehen dienen beim Tasten als Widerlager, erleichtern das Greifen und schützen Finger- und Zehenenden vor Verletzungen. Störungen im Bereich von Nagel und Nagelbett sind schmerzhaft und können auf ernste Erkrankungen hinweisen.

Veränderungen von Farbe, Form oder Beschaffenheit des Nagels entstehen auf dem Boden einer Entzündung, Hautkrankheit, Allgemeinerkrankung oder Verletzung (z.B. »Nägelkauen«, eingewachsener Nagel). Besonders häufig sind Veränderungen infolge eines Nagelpilzes (→ S. 304) und die eitrige Entzündung des Nagelfalzes (Paronychie) bzw. Nagelbettes (Onychitis) infolge einer bakteriellen Infektion.

Eine teilweise oder vollständige Weißfärbung der Nägel (Leukonychie) hat viele Ursachen – weiße Flecken sollten jedoch immer den Verdacht auf eine Kryptopyrrolurie (→ S. 113) lenken. Auch kann sich die Nagelplatte teilweise oder vollständig vom Nagelbett ablösen (Onycholysis).

Nagelfalzentzündung und Nagelumlauf

Durch kleine Verletzungen am Nagelfalz, z.B. durch ständiges »Knibbeln«, dringen Bakterien (meist Staphylokokken) ein und verursachen eine Entzündung – meist an einem Finger, seltener am Zeh. Manchmal breitet sich die Entzündung um die Fingerkuppe hinten herum bis hin zum anderen Rand das Nagels aus – daher der Name Nagelumlauf.

Auch unter dem Nagel kann sich Eiter ansammeln, was durch den Druck sehr schmerzhaft ist (Nagelbettentzündung). Dann kommen starke pochende Schmerzen hinzu und das Kind mag den betroffenen Finger oder Zeh nicht bewegen. Später löst sich evtl. der Nagel vom Nagelbett ab. Eine eitrige Entzündung am Finger kann sich sogar in tiefere Hautschichten bis hin zu Sehnen und Knochen ausbreiten.

Was Sie für Ihr Kind tun können

Ist mehr als nur die Hautfalte am Nagelrand betroffen, nehmen die Beschwerden nicht ab bzw. sogar zu oder entwickelt Ihr Kind Fieber, suchen Sie einen Arzt auf. Meist reichen äußerliche Maßnahmen mit desinfizierenden Mitteln und möglichst Ruhigstellen der Glied-

GESUND WERDEN

maßen. Nur in ausgeprägteren Fällen ist ein Antibiotikum oder ein kleiner chirurgischer Eingriff zum Eröffnen des Eiterherdes nötig.

Heilpflanzen, Wasser & Wickel

Bewährt sind Kern- oder Schmierseifebäder. Lösen Sie dazu 2 EL Seife in 250 ml heißem Wasser auf und lassen Sie Ihr Kind 2- bis 3-mal täglich Hand oder Fuß für 10–15 Minuten so heiß wie möglich einweichen. Die Wirkung lässt sich verstärken, wenn Sie statt

des Wassers Tee aus Arnika, Ringelblume, Ackerschachtelhalm oder Kamille nehmen. Wenn die Entzündung zurückgeht, lassen Sie die Bäder weg und tragen Ringelblumensalbe dünn auf die Wundränder auf.

Homöopathie

Versuchen Sie zusätzlich Silicea D6 bei dem Gefühl »stechend, wie ein Fremdkörper« oder Hepar sulfuris D12, vor allem wenn Wärme die Beschwerden bessert.

Nahrungsmittelunverträglichkeiten

Ihr Kind leidet häufig an Bauchkrämpfen und anderen Verdauungsbeschwerden, klagt über juckende Quaddeln oder Hautausschläge und immer wiederkehrende Hustenattacken? Vielleicht reagiert es empfindlich auf manche Nahrungsbestandteile.

Eines vorab: Der Einfluss unserer Nahrung auf das Verdauungs- und Immunsystem und den gesamten Organismus ist nicht zu unterschätzen. Trotzdem wird sie in den letzten

Jahren vermutlich häufiger zum Sündenbock für eine Vielzahl von Krankheiten gestempelt, als sie wirklich zu verantworten hat. Ihre Bedeutung einzuschätzen, wird dadurch erschwert, dass viele Zusammenhänge nicht endgültig geklärt sind. Dazu kommt, dass es verschiedene Formen von Nahrungsmittelunverträglichkeiten gibt, die allerdings meist ähnliche Symptome hervorrufen. Deshalb werden die Bezeichnungen oft wild durcheinander benutzt:

Nahrungsmittelunverträglichkeiten (Lebensmittelunverträglichkeiten, LMU)

Oberbegriff für alle unerwünschten Reaktionen, die nach dem Verzehr von Nahrungsmitteln innerhalb von Minuten bis wenigen Tagen auftreten. Dazu gehören sowohl Symptome von Lebensmittelvergiftungen (→ S. 239) bei Gesunden als auch Beschwerden, die von Nahrungsbestandteilen nur bei besonders empfindlichen Personen ausgelöst werden. Dieser **Lebensmittelhypersensitivität** liegen wiederum verschiedene Mechanismen zugrunde: entweder Prozesse, an denen das Immunsystem beteiligt ist (Nahrungsmittelallergie; → Zöliakie, S. 396) oder

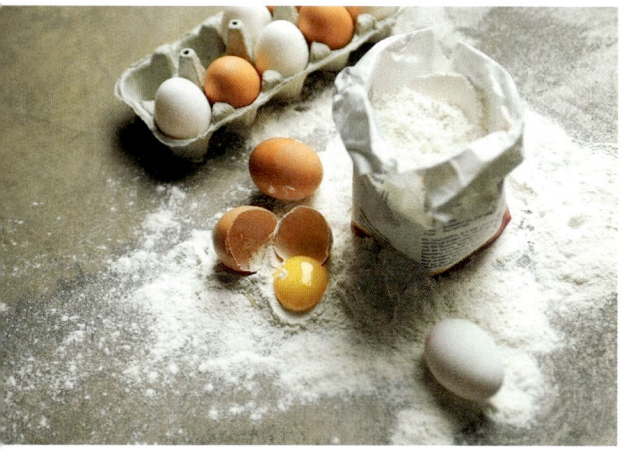

▲ Viele Nahrungsmittelallergiker vertragen keine Eier

solche, die ohne immunologische Reaktionen ablaufen (Nahrungsmittelintoleranzen).

Nahrungsmittelallergien (allergische Lebensmittelhypersensitivität)

Diese echten Allergien (→ S. 65) zeichnen sich durch eine Überempfindlichkeit des Immunsystems für Nahrungsbestandteile (vor allem tierische Eiweiße, Nüsse, Soja, Meeresfrüchte) aus, die bei Nichtallergikern keine Reaktionen hervorrufen.

Nahrungsmittelintoleranzen

Bei dieser Unverträglichkeit von Nahrungsbestandteilen ist kein immunologischer Mechanismus nachweisbar:

Enzymmangel Dies ist die häufigste Form einer Nahrungsmittelintoleranz. Dabei fehlt ein Eiweiß (oder funktioniert nicht richtig), das im Darm für die Aufspaltung oder im Blut für die Verstoffwechslung bestimmter Nahrungsbestandteile nötig ist. Meist ist das Enzym Laktase betroffen, das zur Verwertung des in der Milch vorkommenden Milchzuckers (Laktose) unabdingbar ist. Besteht ein Laktasemangel, wird der Milchzucker nicht aufgespalten und dadurch nicht mehr aus dem Darm aufgenommen. Er wird dann von den Darmbakterien (unter Bildung von Gasen) vergoren – mit Blähungen, Bauchschmerzen und Durchfällen. Seltener als diese **Laktoseintoleranz** (Milchzuckerunverträglichkeit) kommt eine **Fruktoseintoleranz** vor.

Pseudoallergien Diese haben die gleichen Symptome und oft auch die gleichen Auslöser wie echte Allergien, allerdings werden die Beschwerden verursachenden Botenstoffe (z. B. Histamin) nicht vom aktivierten

---

Bauch, Haut, Atmung beeinträchtigt

Verschiedene Ursachen, die aber alle die gleichen Beschwerden hervorrufen können, zahlreiche Symptome, die sich wiederum an einer Vielzahl von Organen abspielen – es ist selbst für Fachleute oft nicht leicht, sich zurechtzufinden.

Hauptunterschied zwischen den allergischen und den nichtallergischen Formen ist, dass Allergien bereits durch geringste Mengen ausgelöst werden, während diese bei Unverträglichkeitsreaktionen oft noch vertragen werden.

Allergien (und auch Pseudoallergien) treten nach recht regelmäßigen Zeitabständen auf (Jucken im Mundbereich nach wenigen Minuten, Erbrechen und Durchfall nach 1–2 Stunden, bei manchen Allergieformen kommt es allerdings eventuell auch erst nach 1–2 Tagen zu Symptomen), während beim Enzymmangel die Reaktionen individuell unterschiedlich schnell auftreten und verschieden stark sind.

- **Verdauungsbeschwerden:** Bauchkrämpfe, Übelkeit und Erbrechen, Blähungen, Durchfall (evtl. blutig).
- **Hauterscheinungen:** juckende, rote Flecken oder Quaddeln (→ Nesselsucht, S. 285) an der Haut; Kribbeln, Brennen und Schwellung im Bereich der Mundschleimhaut.
- **Atembeschwerden:** Symptome wie beim Heuschnupfen (→ S. 184) oder – durch Anschwellen der Schleimhäute in den Bronchien – Atemnot wie beim Asthmaanfall (→ S. 80) oder wie bei einer akuten Kehlkopfentzündung (→ S. 211). Lebensbedrohlich ist der **allergische Schock**, bei dem die Luftnot rasch zunimmt.

Ob und wie stark z. B. Migräne (→ S. 227), ADHS (→ S. 57) oder Depressionen (→ S. 112) mit Nahrungsmitteln oder Lebensmittelzusatzstoffen zusammenhängen, wird kontrovers (und leider teilweise auch recht dogmatisch) diskutiert.

HAUPTSYMPTOME

Immunsystem, sondern direkt durch die Nahrungsmittel freigesetzt. Häufige Auslöser sind Salicylate (z. B. in Honig, Obst- und Ge-müsesorten, Aspirin®), biogene Amine (z. B. in Rohwurst, Käsesorten, Sauerkraut, Spinat, Tomaten), Farb- und Konservierungsstoffe.

Was Sie für Ihr Kind tun können

Wenn Sie den Verdacht haben, dass Ihr Kind bestimmte Nahrungsmittel nicht verträgt, sollten Sie dies gelegentlich mit Ihrem Arzt besprechen.

Ernährungsprotokoll In der Zwischenzeit führen Sie ein Ernährungsprotokoll, auf dem Sie vermerken, welche Kost nach welcher Zeit welche Beschwerden auslöst. Damit erleichtern Sie dem Arzt die Diagnostik, ob überhaupt eine Nahrungsmittelunverträglichkeit (und nicht etwa eine andere Krankheit) vorliegt, und die Spurensuche nach möglichen Auslösern. Auch wenn solch ein Ernährungsprotokoll aufwendig erscheint, ist es doch wichtige Grundlage jeder weiteren Abklärung und Therapieempfehlung.

Allergensuchkost Sind mögliche Übeltäter gefunden, können diese – in Absprache mit dem Kinderarzt – mit einer Allergensuchkost weiter eingegrenzt werden:

- **Auslassdiät** (Eliminationsdiät): Die verdächtigen Lebensmittel werden über 3–5 Tage weggelassen und es wird im Anschluss geprüft, ob sich daraufhin die Beschwerden bessern.
- **Additionsdiät**: Hier wird zunächst alles weggelassen, dann werden zur Kost nach und nach Lebensmittelgruppen hinzugefügt. So wird geprüft, welche der Nahrungsmittel Symptome verursachen. Diese Suchdiät ist leider extrem aufwendig und liefert auch nicht immer eindeutige Ergebnisse, zumal sich bereits durch die Zubereitung die allergische Reaktion ändern kann.

Im Alltag

Sind mögliche Auslöser gefunden, heißt es, die Ernährung anzupassen. Ob ein Nahrungsmittel ganz gemieden oder nur in geringer Dosis bzw. angepassten Alternativen (z. B. angesäuerte Milchprodukte statt normaler Milch) zugeführt wird, hängt davon ab, ob eine Intoleranz oder eine echte Allergie vorliegt und wie stark die Beschwerden sind. Eine kleine Gruppe von Nahrungsmitteln (z. B. Zitrusfrüchte) zu vermeiden, ist noch recht einfach zu bewerkstelligen. Bei häufig vorkommenden Zusatzstoffen oder Grundnahrungsmitteln oder mehreren Auslösern sollten Sie eine professionelle Ernährungsberatung in Anspruch nehmen – Weglasstherapien in Eigenregie begünstigen Nährstoffmangel und Gedeihstörungen. Besprechen Sie die Situation nicht nur mit Ihrem Kind, sondern informieren Sie alle Bezugspersonen und Ansprechpartner im Umfeld (in Kindergarten bzw. Schule, bei Verwandten etc.).

Und sonst

Beachten Sie die vorbeugenden Maßnahmen unter Allergie (→ S.68). Bedenken Sie, dass sich eine beim Baby oder Kleinkind diagnostizierte Nahrungsmittelunverträglichkeit in vielen Fällen »auswächst«. Erfolgversprechende alternative Therapieansätze verbessern die Funktion der Darmschleimhaut und die Zusammensetzung der Darmflora (→ Mikrobiologische Therapie, S.71). Auch Homöopathie und (Laser-)Akupunktur sind – in der Hand eines erfahrenen Therapeuten – einen Versuch wert.

Nasennebenhöhlenentzündung

Andere Bezeichnung: Sinusitis
Alle Nasennebenhöhlen münden in die Nasenhöhle – kein Wunder also, dass sich ein einfacher Schnupfen manchmal in einer oder mehreren dieser Höhlen im Schädelknochen festsetzt.

Die Nasennebenhöhlen sind wie die Nase mit einer Schleimhaut ausgekleidet, die bei einer Erkältung mitreagiert, anschwillt und Sekret absondert. Diese Reizung ist normalerweise harmlos und klingt mit allen anderen Entzündungszeichen ab.
Problematisch wird es, wenn die Verbindungsgänge zwischen Nebenhöhlen und Nase zuschwellen. Dann fließt das Sekret nicht mehr aus der Nasennebenhöhle ab – optimale Voraussetzung für Bakterien, sich ungestört zu vermehren. Dadurch bilden sich noch mehr Sekret und Eiter, stauen sich, verursachen erhöhten Druck innerhalb der Nebenhöhlen und damit Beschwerden. Übrigens können nicht nur akute Atemwegsinfekte zu einer Sinusitis führen, sondern auch Allergien. Oft sind dann die Beschwerden milder, der Verlauf dafür lang andauernd oder immer wiederkehrend. Bei Kindern eher seltene Auslöser sind Entzündungen der Zahnwurzeln, die sich in die Kieferhöhlen ausbreiten. Da sich die verschiedenen Nasennebenhöhlen erst nacheinander entwickeln, hängt es vom Alter des Kindes ab, welche betroffen sein können: die Siebbeinzellen bereits beim Neugeborenen, die Kieferhöhlen ab dem Vorschulalter, die Stirn- und Keilbeinhöhlen ab dem 10. Lebensjahr.

Was Sie für Ihr Kind tun können

Suchen Sie den Kinderarzt auf; er entscheidet über eine Antibiotikatherapie. In leichten Fällen reicht eine Behandlung mit schleimlösenden Substanzen und abschwellenden Nasentropfen aus. Liegen z. B. eine Allergie oder Polypen vor, hilft deren Therapie auch gegen die Nasennebenhöhlenentzündung. Ihr Kind bekommt besonders häufig nach dem Schwimmen eine Sinusitis? Dann sollte es während einer Erkältung auf den Schwimmbadbesuch verzichten!
Für den Sekretabfluss und das Abheilen der akuten Entzündung helfen die Maßnahmen, die auch Schnupfen (→ S. 333) und Erkältungsbeschwerden (→ S. 135) lindern. Bei chronischen Verläufen ist zusätzlich eine Stärkung des Immunsystems (→ S. 56) sinnvoll, z. B. mit Mikrobiologischer Therapie[214] (→ S. 71) und Vitamin-C-reicher Ernährung.

Heilpflanzen, Wasser & Wickel

- Besonders empfehlenswert sind – neben feuchter, kühler Luft im Schlafraum und reichlicher Flüssigkeitsaufnahme – **Spülungen** mit lauwarmen Salzlösungen, z. B. mit einer Nasendusche aus der Apotheke, und **Dampfinhalationen**.
- Auch z. B. Holunder, Lindenblüten, Schlüsselblume, Kamille und Thymian lösen Schleim und hemmen Keime und können 3-mal täglich als **Teemischung** zum Trinken oder Inhalieren zubereitet werden (je 20 g mischen, 2 Teelöffel mit ½ Liter Wasser übergießen, nach 10 Minuten abseihen). In der Apotheke erhalten Sie pflanzliche Kombinationspräparate wie Sinupret®.
- Bei älteren Kindern probieren Sie vor dem Schlafengehen eine feuchtwarme **Breiauf-**

Verstopfte Nase und Kopfschmerzen

▪ Typisch ist eine Erkältung, bei der auch nach mehreren Tagen die verstopfte Nase dickes gelb-grünliches Sekret absondert oder bei der sich das Allgemeinbefinden wieder verschlechtert und die Temperatur erneut ansteigt.

▪ Es kommt zu Kopfschmerzen, die sich beim Schnäuzen, Hüpfen und anderen Erschütterungen verstärken: bei der Siebbeinhöhlenentzündung im Bereich von Nasenwurzel, Stirn und um die Augen, bei der Stirnhöhlenentzündung in der Stirn (schlimmer beim Bücken), bei der Kieferhöhlenentzündung in der Stirn und am Oberkiefer oder im ganzen Kopf. Durch die geschwollenen Schleimhäute

sind vorübergehend Nasenatmung, Geruchs- und Hörvermögen beeinträchtigt.

▪ Läuft immer wieder Entzündungssekret aus den Nebenhöhlen durch den Rachen ab, begünstigt dies zusätzlich eine Bronchitis (→ S.106) mit Räusperzwang und Reizhusten. Dies nennt man **sinubronchiales Syndrom.**

▪ Üblicherweise heilt eine akute Sinusitis in etwa 2 Wochen aus. Selten greift sie auf das umliegende Gewebe oder sogar die Hirnhäute und das Gehirn über (→ S.186, 152). Warnsignale sind Schwellungen und Rötungen, sehr starke Kopfschmerzen, Lichtempfindlichkeit und Schläfrigkeit.

lage mit **Leinsamen**: 3 Teile Leinsamen (ganz oder geschrotet) mit 4 Teilen Wasser unter Rühren kochen lassen, bis ein sehr zäher Brei entstanden ist. Den körperwarmen Brei esslöffelweise in Teefilterbeutel oder zusammengefaltete Küchenrolle füllen. Je ein Päckchen links und rechts neben der Nase auf die Wangen sowie zwei auf die Stirn legen, bis sie abgekühlt sind; dies 2- bis 3-mal wiederholen.

▪ Ihr Kind mag keine Auflagen im Gesicht? Versuchen Sie doch stattdessen **Senfmehlkompressen** unter den Fußsohlen: zweimal 2 EL Senfmehl aus der Apotheke in je ein dünnes Baumwolltuch einschlagen, diese Päckchen mit lauwarmem Wasser durchfeuchten, ausdrücken und mit Socken unter den Fußsohlen fixieren. Nach spätestens 10 Minuten abnehmen und die Haut dick eincremen.

Homöopathie

Eine akute Entzündung der Nasennebenhöhlen als Begleiterscheinung des Schnupfens

wird durch dessen Behandlung besser. Zusätzlich können folgende Mittel helfen:

▪ Kalium bichromicum D4 hilft häufig bei akuter Sinusitis, besonders bei Schmerzen im Bereich der Nasenwurzel, zähem Sekret, länger verstopfter Nase und sinubronchialem Syndrom. Die Beschwerden bessern sich durch Wärme.

▪ Werden die Symptome durch Wärme eher schlimmer und sind vor allem die Stirnhöhlen (mit Schmerzen an der Nasenwurzel und den Augenbrauen) betroffen, versuchen Sie Pulsatilla D6 (wenn das nicht wirkt, Kalium sulfuricum D6) oder – wenn die Beschwerden vor allem nachts zunehmen und die Wangen sich heiß anfühlen – Cinnabaris D4.

▪ Will die Entzündung einfach nicht weichen, kann Silicea D12 angezeigt sein, insbesondere bei zarten, kälteempfindlichen Kindern, die zu Infektionen und zu Nasenbluten neigen.

Gerade bei immer wiederkehrenden Infekten und Nasennebenhöhlenentzündungen empfiehlt sich der Besuch eines Homöopathen,

DAS TUT IHREM KIND GUT

Ingwertrunk zur inneren Erwärmung

Im asiatischen Raum wird besonders Ingwer eine wärmende, schleimlösende Wirkung zugesprochen. Begeistern Sie Ihr Kind für den folgenden Zaubertrank: Schneiden Sie eine frische Ingwerwurzel in kleine Stücke, übergießen diese mit dem Saft zweier frisch ausgepresster Zitronen und etwa 50 °C heißem Wasser. Süßen Sie das Ganze mit Honig oder Holundersirup und geben Sie es Ihrem Kind mehrmals täglich. Das Getränk hilft nebenbei auch gegen Unruhe. Übrigens: Indische, thailändische oder chinesische Gerichte machen oft auch in kinderfreundlichen, milden Versionen Nase und Nasennebenhöhlen frei.

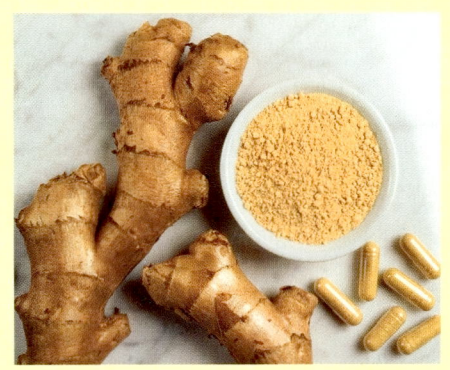

▲ Im asiatischen Raum wird Ingwer eine wärmende, schleimlösende Wirkung zugesprochen

um mit einem Konstitutionsmittel die allgemeine Anfälligkeit zu mindern.

Schüßler-Salze

Im akuten Fall hilft Nr. 3 Ferrum phosphoricum kombiniert mit Nr. 4 Kalium chloratum, bei immer wiederkehrenden Nasennebenhöhlenentzündungen mit erhöhter Infektanfälligkeit ist Nr. 11 Silicea angezeigt. Sind die Nebenhöhlen ständig entzündet, kann auch Nr. 6 Kalium sulfuricum eingesetzt werden. Geben Sie alle 1–2 Stunden, mit dem Nachlassen der Symptome 3- bis 6-mal täglich eine Tablette.

Und sonst

Eine bereits seit einigen Tagen bestehende Sinusitis spricht gut auf Wärme an. So hilft nicht nur die feuchte Wärme von Inhalationen und Auflagen, sondern auch die trockene Wärme von Infrarotlicht (drei Gesichtsbestrahlungen täglich über etwa 10 Minuten; das Kind sollte eine Schutzbrille tragen und einen halben Meter entfernt von der Lampe sitzen). Auch die »Wärme« von scharfen Gewürzen (im Englischen z. B. bedeutet »hot« sowohl heiß als auch scharf) und entsprechenden Pflanzen hilft – nicht umsonst werden Zwiebel, Meerrettich, Kresse und Senf traditionell bei Erkältungen eingesetzt.

Nesselsucht

Andere Bezeichnung: Urtikaria
Plötzlich ist die Haut am gesamten Körper von zahlreichen, blassrosa Erhebungen bedeckt. Diese Quaddeln sind verschieden groß und jucken so sehr, dass Ihr Kind sie ständig reiben will.

Der Name ist Programm: Urtikaria leitet sich von Urtica, dem lateinischen Ausdruck für Quaddel, ab. Und jeder, der schon einmal mit einer Brennnessel aneinandergeraten ist, weiß, was der deutsche Begriff mit dem Krankheitsbild zu tun hat.

Wie in eine Brennnessel gefallen ...

▌ Plötzlich schießen an unterschiedlich vielen Hautstellen juckende kleine und/oder große Quaddeln auf. Diese verschwinden nach Minuten bis Stunden und tauchen kurze Zeit später an anderen Orten wieder auf.
▌ Manchmal tritt Fieber hinzu **(Nesselfieber),** selten auch Schmerzen von Kopf, Gelenken oder Bauch oder Übelkeit. Probleme mit dem Kreislauf und/oder Atmung können einen beginnenden allergischen Schock (→ S. 67) anzeigen – rufen Sie den Notarzt!

me sind nach ein paar Tagen, aber spätestens 6 Wochen verschwunden) auf, hält selten auch – eher bei älteren Kindern – länger an **(chronische Urtikaria).**

Komplikationen

Sehr selten ist die Reaktion so ausgeprägt, dass es in kurzer Zeit zum Schock mit Kreislauf- und Atemproblemen kommt.

Vermutlich eine Sonderform ist das **Angioödem,** bei dem das Histamin nicht zu Schwellungen der oberen, sondern der unteren Hautschichten vor allem im Gesicht (Lippen, Lider, Zunge) führt.

Verschiedenste Ursachen führen bei »empfindlichen« Menschen zur Nesselsucht. Es werden Botenstoffe, v. a. Histamin freigesetzt, die die Hautveränderungen und den Juckreiz auslösen. Bei Kindern sind es häufig Infektionen – bereits einfache Erkältungen führen plötzlich zu den zahlreichen Quaddeln. Oft kommen zwei Faktoren zusammen: Das Kind hat eine Infektion und nimmt ein Nahrungsmittel zu sich, was es davor (und danach) ohne Probleme essen kann (z. B. Fisch, Erdbeeren, Gewürze) – oder Arzneimittel wie Penicillin führen plötzlich zu den störenden Hauterscheinungen. Auch Wurmerkrankungen (→ S. 391), Leberentzündungen (→ S. 240) oder der direkte Hautkontakt zu z. B. Gräsern, Raupen oder Quallen sind Auslöser. Oft wird kein Missetäter gefunden. Die Nesselsucht ist im Kindesalter häufig. Sie tritt meist als **akute Urtikaria** (Sympto-

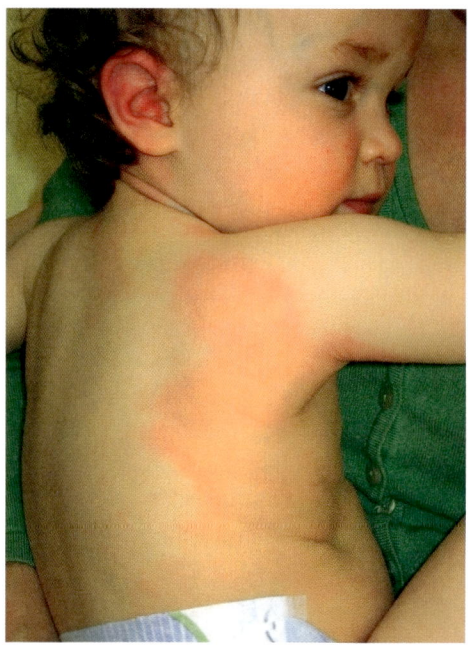

▲ Meist verschwindet eine Nesselsucht innerhalb weniger Tage wieder

Was Sie für Ihr Kind tun können

Suchen Sie den Arzt auf. In 95 % der Fälle tritt die Nesselsucht einmal und nie wieder auf, eine ausführliche Ursachenforschung ist un-

nötig. Nimmt Ihr Kind gerade Medikamente ein, muss es evtl. auf andere Präparate umsteigen. Weiterführende Tests z. B. nach Allergien werden erst dann gemacht, wenn die Urtikaria häufiger auftritt oder nicht wieder nachlässt. Bei der einfachen Nesselsucht wird nur der Juckreiz behandelt: meist mit Antihistaminika (z. B. Fenistil®, Zyrtec®), die die Wirkung des Histamins unterbinden. Zusätzlich können Sie noch die unter Juckreiz

(→ S. 205) beschriebenen Möglichkeiten ausprobieren.

Homöopathie
Bei häufig wiederkehrenden Verläufen kann ein klassischer Homöopath helfen.

Neurodermitis

Andere Bezeichnungen: atopische Dermatitis, endogenes Ekzem
Starker Juckreiz, Schuppen, wunde Stellen – Neurodermitis ist eine Erkrankung mit überempfindlicher Haut. Allein in Deutschland sind vermutlich 6 Millionen Menschen betroffen.

Die Krankheit hat in den letzten Jahrzehnten zugenommen, mittlerweile zeigt fast jedes zehnte Kind entsprechende Symptome. Noch immer wird nach Ursachen und dem Zusammenspiel der Auslöser geforscht. Erwiesen ist eine genetisch bedingte Überempfindlichkeit: Das, was gesunde Haut kalt lässt, führt bei Neurodermitikern zu verschiedenen Reizungen. Ihre Haut ist trockener und damit durchlässiger für schädigende Substanzen und anfälliger für Irritationen, denn sie kann weniger Wasser binden und es mangelt ihr an verschiedenen Fetten.

Häufige Auslöser der Krankheitsschübe mit Hautausschlägen sind Nahrungsmittel (z. B. Kuhmilch, Nüsse, Hühnerei), Hausstaubmilben, Tierhaare und Blütenpollen, verschlimmert wird die Erkrankung oft durch z. B. Abgase, verrauchte Räume oder trockene Heizungsluft, aber auch Stress und andere psychische Belastungen. Der oft quälende Juckreiz kann durch scheuernde Kleidung verstärkt werden. Zwischen den akuten Schüben ist die Haut häufig blass und trocken.

HAUPTSYMPTOME

Am liebsten würde ich aus der Haut fahren
Je nach Lebensalter variieren die Formen der Hautveränderungen und die betroffenen Körperpartien.

▪ **Säuglinge und Kleinkinder:** Typisch sind zunächst trockene Haut und fleckige, meist stark juckende Stellen, die durch Kratzen Krusten haben können oder zu feuchten hochroten oder blutenden Wunden werden. Betroffen sind vor allem Kopf (Wangen, Augenbrauen, hinter den Ohren), Hals und Schultern. Säuglinge, die unter Milchschorf (→ S. 263) leiden, entwickeln häufiger eine Neurodermitis.

▪ **Ältere Kinder und Jugendliche:** Der Ausschlag ist weniger nässend, sondern eher schuppig und trocken, die Haut zeigt Kratzspuren. Besteht die Erkrankung länger, wird die Haut gröber und dicker, die Veränderungen bleiben auch zwischen den akuten Schüben bestehen. Sie wandern zum Körperstamm und zu Armen und Beinen und finden sich später meist in den Beugen großer Gelenke und auf den Innenseiten der Handgelenke. In der Pubertät wandert der Ausschlag wieder zu anderen Stellen, z. B. Hals oder Gesicht.

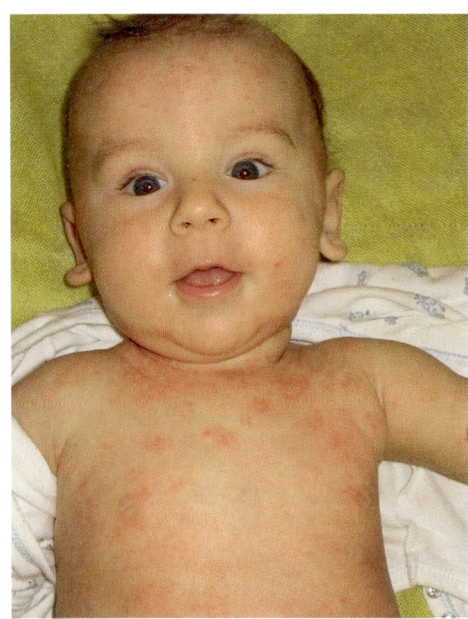
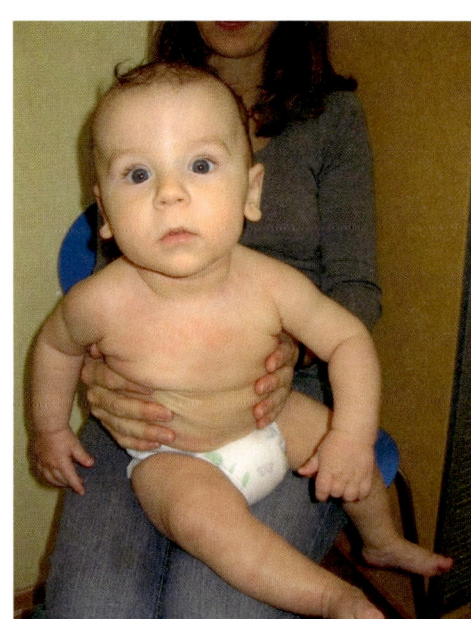

▲ Ein ganzheitliches Therapiekonzept kann die Neurodermitis positiv beeinflussen

Meist zeigen sich Symptome bereits im ersten Lebenshalbjahr, bei manchen aber auch erst in der Schulzeit oder später. Nicht selten wechseln sich Phasen mit vielen und schweren Schüben mit solchen ab, in denen die Haut fast normal erscheint. Ernährungsbedingte Beschwerdeverschlimmerungen geben sich häufig, aber nicht zwingend nach dem 2. Lebensjahr. Bei vielen Neurodermitikern enden die akuten Schübe im Erwachsenenalter, die empfindliche Haut bleibt meist erhalten.

Neurodermitis und Psyche

Haut und Psyche hängen eng zusammen.[144–146] Egal, ob Stress und psychische Probleme nun Auslöser oder Folge der Neurodermitis sind – gerade bei Kindern jenseits des 2. Geburtstages gilt: Nur wenn Sie die psychische Komponente beim Kind, aber auch bei sich selber berücksichtigen, bessern sich die Beschwerden Ihres Kindes langfristig. Dabei bieten sich Verhaltenstherapie und Entspan-

nungstechniken, evtl. auch Hypnose an. Die Neurodermitis eines Kindes ist häufig eine Belastungsprobe für die gesamte Familie. Es ist für Sie als Eltern schwer, unbefangen mit körperlicher Nähe umzugehen, wenn Berührungen der Haut Unbehagen oder gar Schmerzen verursachen. Bereits kleinere Kinder erleben Zärtlichkeiten ambivalent. Ältere Kinder leiden unter ihrem Aussehen, müssen oft Hänseleien und Ausgrenzungen bewältigen, was eine Verschlimmerung des Hautbilds bewirken kann. Nicht zuletzt treiben der quälende Juckreiz und das Sich-blutig-Kratzen Kind und Eltern schier in den Wahnsinn. Trotz allem: Räumen Sie Ihrem Kind innerhalb der Familie keine Sonderstellung ein, insbesondere wenn andere Geschwister da sind. Integrieren Sie die Basispflegemaßnahmen (→ S. 292) in den Tagesablauf und lassen Sie genügend Raum für »normale« andere Tätigkeiten. Setzen Sie Grenzen und lehren Sie Ihr Kind, Juckreiz und Kratzen nicht als Erpressungsmittel zu benutzen.

Was Sie für Ihr Kind tun können

Die Behandlung der Neurodermitis bleibt immer schwierig, egal, ob schul- oder alternativmedizinische Schwerpunkte gesetzt werden. Es gibt kein Patentrezept – vieles muss individuell ausprobiert und angepasst werden. Das erfordert Geduld und Durchhaltevermögen.

Haben Sie den Verdacht, Ihr Kind leidet an einer Neurodermitis, sollten Sie auf jeden Fall zu einem Arzt gehen, der Erfahrung mit Hauterkrankungen und Allergien besitzt. Besonders im akuten Schub muss der Teufelskreis aus Juckreiz und Kratzen durchbrochen werden. Das therapeutische Konzept besteht aus mehreren Säulen:

- **Ursachenforschung:** Individuelle Auslöser finden – so lassen sich vorbeugende Maßnahmen besonders effektiv einsetzen.
- **Vorbeugung:** Akute Schübe verringern, möglichen Verschlechterungen entgegenwirken – ein wichtiges Hilfsmittel ist, auslösende Faktoren zu vermeiden.
- **Behandlung:** Einen individuellen Behandlungsplan erstellen und im Verlauf immer wieder neu anpassen.
- **Begleitung:** Unterstützung durch Fachleute – denn Psyche und Haut hängen zusammen.

Sie können sehr viel dazu beitragen, dass es Ihrem Kind besser geht. Die Basispflege (→ S. 292) dient dazu, die empfindliche Haut bei Neurodermitis zu umsorgen und ihre Anfälligkeit für Irritationen zu vermindern. Ihr kommt ein großer Stellenwert zu, da eine gut gepflegte Haut deutlich weniger Beschwerden macht.

Die anderen Maßnahmen helfen, die Beschwerden zu lindern. So werden in der Schulmedizin verschiedene Medikamente eingesetzt, die den Juckreiz dämpfen, der Entzündung entgegenwirken und Hautinfektionen eindämmen. Bekannt und berüchtigt, aber im akuten Fall sehr gut entzündungshemmend, ist Kortison. Als »Dauerlösung« ist es jedoch aufgrund seiner Nebenwirkungen nicht geeignet. Neuere Medikamente wie Tacrolimus oder Pimecrolimus wirken gezielt dämpfend auf das Immunsystem, ohne die starken Nebenwirkungen der Kortisonpräparate zu haben. Allerdings sind sie teurer und die mögliche Erhöhung des Hautkrebsrisikos wird derzeit noch kontrovers diskutiert.

Daneben helfen spezielle Kuren (z. B. als Lichttherapie oder Klimatherapie am Meer), mit der Krankheit umzugehen und Beschwerden zu mildern.

Heilpflanzen, Wasser & Wickel

Heilpflanzen helfen gegen Juckreiz und Entzündungen. Alle Heilpflanzen erhalten Sie in der Apotheke oder einer gut sortierten Drogerie. Grundsätzlich sollten Sie feuchte Hautausschläge feucht und trockene Ekzeme trocken oder austrocknend behandeln.

Feuchte Umschläge und Gele
Diese kühlen die Haut im akuten Stadium – oder geben Sie Ihrem Kind eine Pflanzenspritze mit Eiswasser zum Besprühen. So macht die Krankheit wenigstens etwas Spaß.

Umschläge und Bäder gegen den Juckreiz
Die folgenden Substanzen wirken zusammenziehend und bessern so Entzündungen und Juckreiz, insbesondere bei nässenden Ausschlägen.

- **Schwarzer und Grüner Tee:** Für Spülungen, Umschläge oder Waschungen mehrmals täglich kochen Sie 1 Esslöffel Teeblätter eine Viertelstunde lang in 250 ml Wasser auf und lassen den Sud abkühlen. Auch ausgekochte Schwarzteebeutel lassen sich im abgekühlten, noch feuchten

GESUND WERDEN

Zustand gut auf betroffene Hautstellen legen, evtl. mit einem Wickel oder einer Binde locker fixiert.

- **Eichenrinde:** Kochen Sie 1–2 Esslöffel fein geschnittene Eichenrinde 10 Minuten in 1 l Wasser. Den abgeseihten, abgekühlten Sud geben Sie zum Badewasser oder legen ihn als Kompresse auf nässende Ekzeme auf. Achtung: Nicht bei Kindern unter 2 Jahren und nicht länger als 2 Wochen am Stück anwenden (trocknet stark aus). Eichenrinde färbt hartnäckig, deshalb säubern Sie die Badewanne am besten sofort mit Zitronensaft.
- **Haferstroh:** Haferstrohextrakt riecht zwar nicht besonders, wirkt aber gut. Er kann

entweder als Fertigpräparat in der Apotheke erworben (100 ml für ein Vollbad) oder selbst zubereitet werden (50–100 g mit 2 l Wasser eine halbe Stunde kochen und den Sud zum lauwarmen Badewasser geben; einmal täglich etwa 10 Minuten baden).

- **Schachtelhalmkraut:** Probieren Sie einen Sud (100 g in 2 l Wasser 5 Minuten kochen und 10 Minuten ziehen lassen) im Badewasser – die enthaltene Kieselsäure lindert die Entzündung und kräftigt die Haut.

Weitere Präparate **Nachtkerzenöl** enthält die entzündungshemmende Gamma-Linolensäure. Es wirkt sowohl als Salbe oder Bade-

Häufige Fragen

Bei meinem Kind stehen Impfungen an. Verschlechtern diese die Neurodermitis?
Es gibt keine wissenschaftlichen Studien, die Hinweise darauf liefern, dass sich das Beschwerdebild bei der Neurodermitis durch Impfungen generell verschlimmert. Während eines akuten Schubs sollte die Impfung allerdings verschoben werden, um Haut und Immunsystem nicht zusätzlich zu belasten. Ob ein Abweichen vom empfohlenen Impfplan sinnvoll ist, besprechen Sie am besten mit dem Kinderarzt Ihres Vertrauens.

Ich leide selbst unter Neurodermitis und habe ein kleines Kind. Was kann ich tun, damit dieses nicht auch krank wird?
Ist ein Elternteil erkrankt, liegt das statistische Risiko für das Kind bei 15 % (also etwa 5 % über dem für Kinder mit gesunden Eltern), leiden beide Elternteile an Neurodermitis, bei 45 %.
Stillen Sie Ihr Baby möglichst lange und ausschließlich, mindestens aber für 6 Monate, und nehmen Sie zusätzlich Probio-

tika ein (→ S. 291). Dies vermindert das Infektionsrisiko des Kindes während der Stillzeit und senkt auch das Risiko für das Entstehen von Neurodermitis. Sollte das Stillen nicht möglich sein, gibt es allergiearme (hypoallergene) Säuglingsnahrungen, welchen direkt zusätzliche Milchsäurebakterien (Laktobazillen) zugesetzt sind. Diese sind ein durchaus akzeptabler Kompromiss. Beginnen Sie frühestens mit dem 2. Lebenshalbjahr, Beikost wie Kartoffeln, Möhren und Pastinaken zuzufüttern, der Nahrungsaufbau sollte sehr langsam erfolgen. Allergene Lebensmittel wie Kuhmilchprodukte, Nüsse, Kakao, Fisch sollten Sie nicht vor dem 1. Geburtstag geben. Wenn Ihr gestilltes Kind Ekzeme bekommt, sobald Sie bestimmte Lebensmittel essen, sollten Sie diese weglassen, Gleiches gilt, wenn das zugefütterte Kind Ekzeme entwickelt. Achten Sie auch auf den Fütterrhythmus: Ein geregelter Stillrhythmus mit Pausen von 3–6 Stunden hat sich in der Praxis bei einigen Kinder als durchaus positiv im Vergleich zum »häufigeren Stillen nach Bedarf« erwiesen.

Probiotika zur Vorbeugung

Probiotika sind Mikroorganismen, die im Darm wünschenswerte Wirkungen erzielen, sie fördern die Gesundheit und stimulieren das Immunsystem. So beugen Laktobazillen (verschiedene Präparate in der Apotheke erhältlich) schon in der Schwangerschaft speziell einer Neurodermitis vor. Nach der Geburt wird die Therapie über 6 Monate fortgeführt – von der Mutter, wenn sie stillt, vom Säugling, wenn er nicht gestillt wird – oder einfach von beiden.[148, 149] Unser Vorschlag sowohl für Mutter wie Kind: SymbioLact comp.® 1- bis 2-mal tgl. ($^1/_2$ Beutel in warmem Wasser oder Muttermilch auflösen) oder LGG®-Kapseln 1- bis 2-mal tgl. (Kapsel öffnen und in warmes Wasser einrühren).

zusatz als auch, wenn es eingenommen wird.[147] Kleinkindern schneiden Sie die Kapsel auf und mischen den Inhalt dem Brei oder sonstigem Essen unter. Auch **Bittersüßstängel** (als Fertigpräparat) lindern die Beschwerden und werden mehrere Wochen eingenommen. Blätter und Rinde des **Zauberstrauchs** (Hamamelis) und **Borretschsamenöl** als Cremes, Salben, Badezusätze oder für Umschläge sind ebenfalls bewährt. Neben Fertigpräparaten können Sie einfach Hamamelisblätter mit Sonnenblumenöl in ein Schraubglas füllen, drei Wochen an einem sonnigen Platz stehen lassen und dann den Ölauszug abfiltern.

Und sonst

Ernährung Im Prinzip geht es darum, Nahrungsmittel aufzuspüren und wegzulassen, die Hautsymptome hervorrufen oder verschlechtern. Versuchen Sie daneben auch, Nahrungsmittel wegzulassen, auf die viele Neurodermitiker reagieren. Dazu gehören Kuhmilch, Eier, Weizenmehl, Nüsse, Zitrusfrüchte und Haushaltszucker. Vorsicht jedoch vor zu radikalen Diäten – sprechen Sie sich am besten mit dem Kinderarzt oder einer Ernährungsberaterin ab.

Bewegung Sport stimuliert das Immunsystem, verbessert die Schlafqualität und führt zum Schwitzen, was die Zusammensetzung der Haut reguliert. Allerdings muss dann die Kleidung die Schweißverdampfung fördern, weil verschwitzte Haut schnell juckt. Geeignet sind deshalb auch eher Sportarten an der frischen Luft.

Weitere Möglichkeiten

- **Homöopathie:** Eine Neurodermitis eignet sich nicht zur Selbstbehandlung. Suchen Sie einen erfahrenen Homöopathen auf.
- **Mikrobiologische Therapie** (→ S.71): Diese zielt darauf, wieder eine gesunde Darmflora herzustellen und die Überreaktion des Immunsystems wieder zu normalisieren.
- **Eigenbluttherapie:** Vielleicht hilft Ihrem Kind eine homöopathisch potenzierte und schluckbare Eigenblutnosode (→ S.193).
- **Akupunktur:** Suchen Sie einen erfahrenen Therapeuten auf. In manchen Fällen lassen sich teils deutliche Verbesserungen des Hautbildes erzielen.
- **Entspannungsverfahren:** Autogenes Training und andere Methoden reduzieren die psychischen Auslösefaktoren. Für welches Verfahren Sie sich auch entscheiden, alle zeigen positive Effekte.
- **Seelische Unterstützung:** Die Beschwerden verschlimmern sich häufig in Phasen seelischer Belastung, andererseits ist die Erkrankung psychisch anstrengend für die betroffenen Kinder und Eltern. Suchen Sie Unterstützung bei Kinderpsychologen und Selbsthilfegruppen.

Basistherapie – empfindliche Haut umsorgen

Kleidung

Naturmaterialien besser?

Bei der Kleidung kommt es vor allem darauf an, dass diese mechanisch nicht reizt (glatte Oberfläche) und atmungsaktiv ist. Verträglich sind Seide und kochfeste, ungefärbte, schonend gebleichte Baumwoll- oder Leinenfasern. Vermeiden Sie direkten Wollkontakt – es gibt auch Unterwäsche, die innen aus Baumwolle und außen aus Wolle besteht. Kleidungsstücke aus atmungsaktiven Mikrofasern sind ebenfalls geeignet. Viele Kinder entwickeln ein instinktives Gespür dafür, welche Kleidung ihnen guttut: Machen Sie mit Ihrem Kind einen Streicheltest beim Einkaufen. Bewährt hat sich, die Unterwäsche wie Bodys auf links zu tragen, dann sind die reizenden Nähte außen.

Kennzeichnung

Die »EU-Blume«, das europäische Gütezeichen für umweltfreundliche Produkte, oder das »Naturtextil«-Label des Internationalen Verbandes der Naturtextilwirtschaft zeigt an, dass diese Kleidung weder umweltschädliche noch allergiefördernden Farbstoffe oder Chemikalien enthält und dass bei der Produktion strenge Richtlinien eingehalten werden: Die Rohwaren werden auf Pestizide untersucht, der Herstellungsprozess ist umweltfreundlich und bestimmte umwelt- und gesundheitsschädliche Chemikalien dürfen nicht verwendet werden. Das bekanntere Gütezeichen »Öko-Tex-Standard-100« bedeutet zwar, dass die fertige Kleidung schadstoffgeprüft ist, sagt allerdings nichts über die gesamte Produktionskette aus.

Spezialschicht

Silberbeschichtete Spezialkleidung aus Mikrofasern senkt die Bakterienzahl bei entzündeter Haut und bessert so das Ekzem, wodurch sich die Menge des – im akuten Schub oft eingesetzten – Kortisons und damit seine Nebenwirkungen reduzieren lassen.[150] Daneben kann sie auch einen gewissen vorbeugenden Effekt haben.

Wäsche waschen

Wählen Sie die höchstmögliche Temperatur und legen Sie einen zusätzlichen Spülgang ein. Probieren Sie beim Weichspüler aus, was Ihrem Kind guttut – manche Neurodermitiker reagieren empfindlich auf die Inhaltsstoffe, andere profitieren von ihrer Wirkung auf die Kleidung.

Schlafen und Umfeld

Bettwäsche

Verwenden Sie unbehandelte Baumwolle oder Kapok, am besten aus biologischem Anbau.

Matratze

Sie sollte aus allergenarmen Materialien gefertigt sein und keine tierischen Produkte wie Wolle oder Rosshaar enthalten. Und so schön warm und weich eine Lammfellunterlage ist – auch sie kann Beschwerden verursachen. Auch milbendichte Überzüge sind einen Versuch wert.

Klima

Ziehen Sie Ihr Kind nicht zu warm an und sorgen Sie nachts für eine niedrigere Schlaftemperatur (16–18 °C) und eine ausreichend hohe Luftfeuchtigkeit im Schlafraum (50–55 %). Kaufen Sie zur Kontrolle ein Hygrometer.

Lüften Sie Bettzeug und Zimmer regelmäßig und wechseln Sie die Bettwäsche Ihres Kindes jede Woche.

Warme, trockene Haut juckt schneller: Deshalb die Raumtemperatur auch tagsüber nicht zu hoch einstellen (etwa 20 °C) und die Luft möglichst feucht halten.

Plüschtiere

Sie sollten grundsätzlich aus synthetischen Materialien und waschbar sein. Maximal das Lieblingstier darf sich mit ins Bett kuscheln, und es sollte regelmäßig gereinigt werden. Am besten wird es vorher in einer Plastiktüte verpackt für 24 Stunden ins Eisfach gelegt (»Urlaub am Nordpol«) – das tötet gleichzeitig die Hausstaubmilben ab.

Juckreiz

Regelmäßiges Nägelschneiden verhindert extreme Kratzspuren. Bei Kleinkindern versuchen Sie zumindest nachts auch das Tragen von Baumwoll- oder Silbertextilfäustlingen. Vielleicht kaufen oder nähen Sie einen Overall aus Baumwolle, von dessen Handschuhen bunte Gesichter lachen? Das verleitet zum Spielen und lenkt vom Kratzen ab.

Hautpflege

Reinigung

Der Begriff des Säureschutzmantels der Haut ist mittlerweile anerkannt und viele Pflegeprodukte sind auf dieses saure Milieu (pH 5,5) eingestellt. Doch es gibt auch recht gute Pflegeprodukte, die den Körper über die Haut entsäuern sollen (z. B. Siriderma®-Pflegeserie). Die Erfahrungen in der Praxis sind hiermit teils recht gut. Sollten Sie noch nicht Ihr Pflegeoptimum gefunden haben, lohnt sich ein Versuch. Duschen trocknet die Haut weniger aus als Baden. Für Vollbäder gilt daher: nicht mehr als einmal wöchentlich, kurz und mit einer Wassertemperatur nicht über 38 °C. Rückfettende Badezusätze aus der Apotheke oder ein Schuss Oliven-, Mandel- oder Leinöl wirken dem Austrocknen der Haut entgegen.

Nach dem Baden oder Duschen wird die Haut kurz kühl abgebraust und vorsichtig, aber ausgiebig trocken getupft. Die betroffenen Hautstellen werden dünn mit einer fettreichen Salbe eingecremt.

Salben & Co.

Die Haut Ihres Kindes braucht häufige Pflege – sie sollte mit einer rückfettenden Salbe oder Lotion mindestens morgens und abends, besser häufiger eingecremt werden. Geben Sie Ihrem Kind eine kleine Cremedose für unterwegs mit und halten Sie es dazu an, sich zwischendurch immer mal wieder einzucremen. Ganz nebenbei fördert dies auch seinen aktiven Umgang mit der Krankheit.

Im akuten Stadium haften fetthaltige Salben nicht auf den nässenden Stellen. Benutzen Sie deshalb stattdessen wasserhaltige Lotionen oder Gel.

Verwenden Sie nur Körper- und Hautpflegemittel ohne synthetische Zusatzstoffe wie Konservierungs-, Farb- und Duftmittel. Auch ätherische Öle und Kräuterzusätze wie Kamille können das Hautbild verschlechtern.

Schwimmen

Chloriertes Wasser in Schwimmbädern gut abduschen, bei offenen Stellen ist Schwimmen ganz tabu.

AUS DER FORSCHUNG

Pflanzencreme – Wolf im Schafspelz?

Viele Eltern lehnen es ab, bei ihren Kindern Kortisonsalbe zu verwenden, schließlich kann diese bei längerer Anwendung die Haut ausdünnen. Stattdessen stehen pflanzliche Produkte hoch im Kurs. Aber:

Nicht alles, was als natürlich verkauft wird, hält was es verspricht. In Großbritannien wurden 24 Pflanzencremes, die laut Mundpropaganda besonders gut bei Neurodermitis wirkten, auf ihre Inhaltsstoffe getestet: 20 davon enthielten Kortison in zum Teil recht hohen Dosen. Und dies, ohne dass davon auf der Verpackung ein Wort erwähnt worden wäre.[151] Deshalb: Kaufen Sie nur Produkte, bei denen die Inhaltsstoffe auf der Packung aufgelistet sind.

Niedriger Blutdruck

Andere Bezeichnung: (arterielle) Hypotonie
Besonders in Zeiten mit großen Wachstumsschüben ist der Kreislauf manchmal so gefordert, dass die Blutdruckregulation hinterher
hinkt. Deshalb sackt vor allem während der
Pubertät der Blutdruck immer mal ab.

Auch wenn ein niedriger Blutdruck selten
krankhaft ist, ist er ganz schön lästig. Betroffen sind vor allem schlanke Jugendliche,
Mädchen häufiger als Jungen. Der niedrige
Blutdruck macht sich meist als **Orthostase-
Syndrom** (oder auch »orthostatische Dys-
regulation«) bemerkbar, bei dem es nach
längerem Stehen, bei plötzlichem Aufstehen
oder beim Pressen während des Stuhlgangs
zu Schwindel oder Schwarzwerden vor den
Augen kommt. In ausgeprägten Fällen wird
das Kind kurz bewusstlos. Ursache ist eine
kurzfristige, mangelnde Durchblutung der
Organe und insbesondere des Gehirns durch
den schnellen Blutdruckabfall. Die Kreislauf-
regulation erfolgt dann mit kurzer Verzögerung; die Symptome bilden sich innerhalb
kurzer Zeit ohne Folgen zurück. Schneller
geht es, wenn sich das Kind hinlegt und die
Beine etwas anhebt.
Selten ist ein niedriger Blutdruck Ausdruck
einer Blutarmut (→ S.99), eines Herzfehlers,
von Hormonstörungen oder eines Schock
mit Kreislaufkollaps bei einer Blutvergiftung
(→ S.103), der Schwindel (→ S.347) kann
auch durch eine Störung des Gleichgewichts-
organs im Innenohr entstehen.

Mir wird so schummerig

▪ Besonders morgens kommen die Kinder
schwer in Gang, fühlen sich müde und
neigen zu kalten Füßen und Händen.
▪ Beim Orthostase-Syndrom treten beim
Aufstehen und nach längerem Stehen vor
allem bei Hitze Flimmern (»Sternchen sehen«) oder Schwarzwerden vor den Augen, Schwindel oder ein Pfeifen im Ohr
auf. Das Kind ist evtl. blass und schwitzt.
In ausgeprägten Fällen wird es kurz ohn-
mächtig, wobei die Beschwerden im Anschluss wieder komplett verschwinden.

Was Sie für Ihr Kind tun können

Im Akutfall Legen Sie Ihr Kind auf den Boden und heben seine Beine um etwa 45° an.
Es soll dann ein paar Minuten ruhig liegen
bleiben, sich danach langsam aufsetzen und
kurze Zeit später langsam hinstellen. Geben
Sie Ihrem Kind viel zu trinken, sorgen Sie für
frische Luft und begeben Sie sich ggf. in den
Schatten. Vielleicht haben Sie Melissengeist,
Rosmarin- oder Lavendelöl zu Hause? Diese
stimulieren beim Einatmen den Kreislauf.
Ärztliche Hilfe sollten Sie rufen, wenn Ihr
Kind nicht innerhalb von einigen Sekunden
wieder zu sich kommt oder Zuckungen, Blau-
werden, andauerndes Herzrasen oder Lähmungen auftreten.

**Immer wiederkehrendes Orthostase-Syn-
drom** Erklären Sie Ihrem Kind, dass seine Beschwerden ungefährlich sind. Ist der
Schwindel »gerichtet« (z.B. Drehgefühl in
eine Richtung) oder tritt er häufig auch bei
normaler Betätigung wie Treppensteigen

oder Fahrradfahren auf, hält die morgendliche Müdigkeit den ganzen Tag an oder kommt Gewichtsverlust hinzu, suchen Sie bald einen Arzt auf. Dieser misst wiederholt den Blutdruck an Armen und Beinen und macht evtl. einen Test zur Diagnostik eines Orthostase-Syndroms (Schellong-Test). Weitere Untersuchungen orientieren sich an den Beschwerden und Befunden.

Heilpflanzen, Wasser & Wickel

Ihr Kind sollte ausreichend trinken und sich viel draußen aufhalten, Räume mit trockener, warmer Heizungsluft sind eher zu meiden. Regelmäßige Bewegung, insbesondere **Ausdauersport** stabilisieren den Kreislauf. Regelmäßige **Wechselarmbäder** trainieren die Blutgefäße und helfen wirklich gut. Dafür brauchen Sie zwei Gefäße – eins füllen Sie mit 36-38 °C warmem, das andere mit maximal 18 °C kaltem Wasser. Lassen Sie Ihr Kind die Arme bis zur Oberarmmitte erst 3–5 Minuten ins warme, dann – unter Ausatmen – ins kalte Wasser tauchen und langsam bis 10 zählen. Wiederholen Sie das Ganze einmal und lassen Sie Ihr Kind anschließend noch eine Viertel- bis halbe Stunde ruhen. Sie können das Ganze auch als **Wechselbeinbäder** bis oberhalb der Knie durchführen, mit zwei entsprechend großen Eimern. Die Wirkung wird mit dem Wasser zugegebenem Rosmarinöl verstärkt. Bei **Wechselduschen** braust man nach dem Duschen oder Baden die Arme bis zu den Ellenbeugen und die Beine bis zu den Knien kurz kalt ab. Das kann sehr gut regelmäßig und ohne Aufwand in den Alltag eingebaut werden – Kinder, die die positiven Effekte erlebt haben, denken meist selbst daran; wegen der belebenden, durchblutungsfördernden Wirkung sollten Wechselduschen besser nicht abends vor dem Einschlafen gemacht werden.

Homöopathie

Bei akuter Kreislaufschwäche hilft Veratrum album D6. Treten immer wieder Schwächeepisoden vor allem morgens nach dem Aufstehen auf, machen Sie einen Versuch mit Haplopappus D3 über 2–3 Wochen (1 Tablette morgens im Bett lutschen, im Anschluss 1–2 Minuten auf die Bettkante setzen und erst danach aufstehen).

Akupressur

Im Akutfall massieren Sie mit Ihrem Daumen den Punkt Perikard 9 (**Mittlerer Angriffspunkt;** im Zentrum der Spitze des Mittelfingers auf der Handoberseite) auf beiden Seiten kräftig, jedoch nicht schmerzhaft.

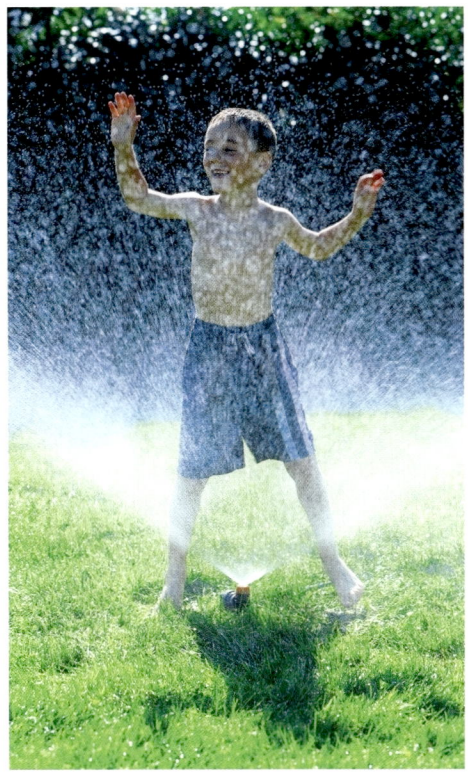

▲ Wasser und Bewegung – zwei starke Verbündete gegen niedrigen Blutdruck

Nierenentzündung

Andere Bezeichnung: Nephritis

Die Nieren sind unsere lebenswichtige Filter-
anlage. Entzündungen des Nierengewebes
können Narben und Einschränkungen der
Nierenfunktion bedingen.

Nephritis ist der Oberbegriff für alle akuten
oder chronischen entzündlichen Veränderungen des Nierengewebes; letztlich gehört
also auch die Nierenbeckenentzündung (Pyelonephritis, → Harnwegsinfektionen, S. 166)
dazu. Im engeren Sinn wird darunter häufig
auch nur die Entzündung der Nierenkörperchen (**Glomerulonephritis**) und des Nieren-
bindegewebes (**interstitielle Nephritis**) verstanden.

Verquollenes Gesicht

▌ Oft bestehen bei einer Nierenentzündung anfangs gar keine Beschwerden
oder nur die der Grunderkrankkung
wie Symptome einer akuten Mandelentzündung. Das Allgemeinbefinden
kann beeinträchtigt sein.

▌ Typisches Zeichen einer vermehrten
Durchlässigkeit der Nierenkörperchen sind Wassereinlagerungen ins
Gewebe, z. B. im Gesicht, besonders
an den Augenlidern, und bräunlicher
Urin. Die Urinmenge ist möglicherweise vermindert.

Glomerulonephritis (GN)

Die Entzündung der Nierenkörperchen kann
kurz und heftig (akut), rasch fortschreitend
(rapid-progressiv) oder langsam und schleichend (chronisch) verlaufen. Folge ist deren
Undichtigkeit, so dass vermehrt Eiweiße
und Blutkörperchen in den Harn übertreten
(**nephrotisches Syndrom**). Letztlich führen
die entzündlichen Veränderungen zu einem
Nierenversagen (Niereninsuffizienz), das im
Extremfall die regelmäßige Blutwäsche oder
eine Transplantation notwendig macht.
Bei der Entstehung der Glomerulonephritis ist immer das Immunsystem, meist im
Sinne einer Autoimmunkrankheit (→ S. 87),
beteiligt. Nicht alle Mechanismen sind geklärt, bekannt ist aber z. B., dass sich bei einer der Formen körpereigene Abwehrzellen
und feindliche Zellen verklumpen (Antigen-
Antikörper-Komplexe), an der Wand der Nierenkörperchen ablagern und Entzündungen
hervorrufen. Bei einer anderen Form sieht
das Immunsystem die Nierenkörperchen
als feindliche Zellen an und zerstört diese.
Die Glomerulonephritis tritt auch im Rahmen von Gefäßentzündungen oder Rheuma
auf. Bei Kindern ist am häufigsten die akute **Poststreptokokken-Glomerulonephritis**,
die 2–4 Wochen nach einem unbehandelten
Infekt mit Streptokokkenbakterien, z. B. einer
eitrigen Angina oder Scharlach (→ S. 317),
auftritt.

Was Sie für Ihr Kind tun können

Suchen Sie den Kinderarzt auf; meist wird er
Sie in eine Klinik überweisen. Dort werden
verschiedene Untersuchungen durchgeführt
(z. B. Urintest, Rachenabstrich, Ultraschall,
Entnahme einer Nierengewebeprobe). Je nach

Form der Glomerulonephritis unterscheiden
sich Therapie und Prognose. Manchmal werden Kortison und Mittel, die das Immunsystem unterdrücken, gegeben, evtl. auch harntreibende und andere Substanzen.

Ohrenschmerzen

»Mein Ohr tut so weh« – die meisten Eltern haben diesen Satz schon gehört. Ohrenschmerzen sind oft sehr unangenehm, meist jedoch schnell vorüber.

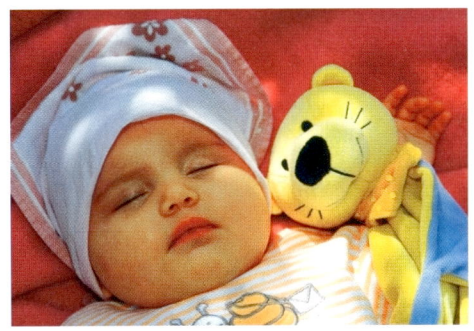

Die meisten Ohrenschmerzen entstehen im Ohr selbst und zwar am Trommelfell. Dies ist entweder entzündet oder aufgrund eines fehlenden Druckausgleichs sehr gespannt. Manchmal strahlen Schmerzen auch von einem anderen Ort aus, z. B. bei Zahnproblemen.

▲ Wärme tut bei Ohrenschmerzen meist gut

Was Sie für Ihr Kind tun können

Leichten Ohrenschmerzen im Rahmen einer Erkältung können Sie oft selbst abhelfen, bei einem Fremdkörper suchen Sie direkt einen HNO-Arzt auf. Direkt zum Kinderarzt sollten Sie auch bei Babys (auch hinter Fieber und Durchfall kann eine Mittelohrentzündung stecken!), stärkeren Begleitsymptomen, wenn Ihr Kind immer wieder über Ohrenweh klagt oder Sie den Eindruck haben, dass es plötzlich oder zunehmend schlechter hört. Der Klassiker bei entzündlichen Ohrenschmerzen ist der Zwiebelwickel – diesen und weitere Maßnahmen finden Sie unter der Mittelohrentzündung (→ S. 265).

Ohrenschmerzen und mögliche Begleitsymptome	Vermutliche Ursachen
Druckgefühl im Ohr, Hörvermögen im gleichen Ohr beeinträchtigt	Ohrenschmalz, Fremdkörper (→ S. 417) im Gehörgang, fehlender Unterdruckausgleich z. B. nach einer Flugreise (v. a. bei → Schnupfen, S. 332),
Druckgefühl oder leichte Ohrenschmerzen mit Erkältungssymptomen, evtl. Schwerhörigkeit	Mitreaktion der Schleimhäute in der Tube (Tubenkatarrh) und dem Mittelohr im Rahmen einer Erkältung (→ S. 133), evtl. Paukenerguss (→ S. 298)
Juckreiz und Schmerzen im und am Ohr, evtl. geschwollener, geröteter und feuchter Gehörgang	Gehörgangsentzündung (→ S. 153)
Eher heftige Ohrenschmerzen evtl. mit Fieber, meist nach Erkältung mit Schnupfen	Mittelohrentzündung (→ S. 264)
Ohrenschmerzen und Schwellung vor dem Ohr; Ohr steht ab	Mumps (→ S. 269)

Ohrenschmerzen und mögliche Begleitsymptome	Vermutliche Ursachen
Ohrenschmerzen und Schwellung hinter dem Ohr, erneutes Fieber, Ohr steht ab	Entzündung des knöchernen Warzenfortsatzes (Mastoiditis) als Komplikation einer Mittelohrentzündung (→ S. 265)
Wiederholte Ohrenschmerzen, Hörvermögen beeinträchtigt	Vergrößerte Mandeln (→ S. 364) mit chronischem Paukenerguss (→ S. 299)
Ohren- und Halsschmerzen	Hals- und Mandelentzündung (→ S. 161), die bis zu den Ohren zieht
Ohren- und Zahnschmerzen	Zahnbeschwerden (→ S. 395) oder Kieferprobleme z. B. durch ständiges Zähneknirschen (→ S. 393), die ins Ohr ausstrahlen

Paukenerguss

Andere Bezeichnungen: Tuben-Mittelohr-Katarrh, Seromukotympanon
Schleim und Flüssigkeitsansammlungen im Mittelohr können zu Schwerhörigkeit führen. Wichtig ist deshalb, dass sie frühzeitig erkannt werden.

Der Verbindungsgang zwischen Mittelohr und Rachen (Tube) dient der Belüftung der Paukenhöhle. Bei Kindern bis zum 7. Lebensjahr ist dieser Kanal noch sehr kurz, gerade und eng. Eine entzündliche Schleimhautschwellung bei Infekten oder Allergien (**Tubenkatarrh**) oder vergrößerte Rachenmandeln (Polypen, → S. 364) verschließen den Gang schnell. Dann fließt das Sekret nicht mehr ab und die Belüftung ist gestört. Auch dringen Keime aus dem Nasen-Rachen-Raum recht einfach ins Ohr ein. Das führt bei Besiedlung der Paukenhöhle mit Keimen zu einer Mittelohrentzündung (→ S. 264), sonst zu einer schmerzlosen Flüssigkeitsansammlung ohne Infektion, dem Paukenerguss. Besteht dieser länger als drei Monate, ist er chronisch.

Nun hör doch mal

Die – in immerhin 30–40 % der Fälle chronisch verlaufende – Erkrankung macht sich oft gar nicht bemerkbar. Aufmerksam werden sollten Sie, wenn:

▌ Ihr Kind permanent oder immer wieder auf einem oder beiden Ohren schlecht hört (durch den Unterdruck bewegen sich die Gehörknöchelchen nicht mehr richtig und leiten den Schall nicht mehr ausreichend weiter).

▌ Ihr Kind über ständigen Druck oder »Völlegefühl« im Ohr klagt.
▌ Ihr Kind gleichzeitig unter chronischem Schnupfen oder Polypen leidet.

Besteht die Schwerhörigkeit über einen längeren Zeitraum, kann es insbesondere bei kleineren Kindern zu Störungen der Sprachentwicklung kommen. Nur wer richtig hören kann, lernt auch korrekt und altersgerecht zu sprechen!

Was Sie für Ihr Kind tun können

Suchen Sie mit Ihrem Kind einen Arzt auf. Er erkennt mit einfachen Untersuchungen einen Erguss. Tritt dieser im Rahmen eines Infekts der oberen Luftwege auf, verschwindet er meist nach wenigen Wochen von selbst. Ansonsten helfen die Maßnahmen, die bei der Mittelohrentzündung beschrieben sind.

Kinder ab 4 Jahren trainieren die Tuben mit einem »Flutter« (RC-Cornet®N, 3-mal täglich jedes Nasenloch für 1–2 Minuten) oder einem Nasenballon (z. B. Otovent®, Otobar® morgens und abends über 2–3 Wochen.[152] Der Flutter vibriert und lockert, verflüssigt und löst so den Schleim – bei regelmäßiger Anwendung normalisiert sich die Schleimhaut. Beim Nasenballon öffnet sich die Tube durch die Druckerhöhung. Nicht anzuwenden sind diese Systeme allerdings bei einer akuten Infektion – es droht eine Keimverschleppung. Mit beiden Anwendungen wird auch während des Fliegens ein Druckausgleich erzeugt.

Da beim Paukenerguss meist die lymphatischen Gewebe geschwollen sind und der Lymphabfluss behindert, hilft eine tägliche Lymphdrainage am Hals (→ S. 366) über mindestens 4 Wochen.

Chronischer Paukenerguss

Meist ist eine ärztliche Therapie erforderlich: die operative **Entfernung vergrößerter Rachenmandeln** (Adenotomie), evtl. mit Eröffnung des Trommelfells durch einen kleinen Schnitt (**Parazentese**), der von selbst wieder zuheilt, und Absaugen des Sekrets. Dies führt bei 75–85 % der Kinder zum Erfolg.

Ist der Schleim in der Paukenhöhle zu zäh oder eitrig, wird bei der Operation ein **Paukenröhrchen** ins Trommelfell eingesetzt, das die Belüftung des Mittelohrs für eine längere Zeit sichert. Ihr Kind spürt dieses Röhrchen nicht. Sein Durchmesser ist so gering, dass beim normalen Duschen und Baden kein Wasser ins Mittelohr gelangt. Schwimmen ist deshalb bereits wieder wenige Tage nach Einlage des Paukenröhrchens möglich.[153] Erst beim Tauchen wird der Wasserdruck so groß, dass Wasser hindurchgepresst wird. Vorsicht ist bei natürlichen Gewässern wie Badeseen wegen potenzieller Krankheitskeime geboten – Schutz bieten spezielle Ohrenstöpsel oder in etwas Hautcreme gerollte Watte. Regelmäßiges Kaugummikauen scheint das Risiko zu verringern, chronische Paukenergüsse zu entwickeln.[218]

Perthes-Krankheit

Andere Bezeichnungen: jugendliche aseptische Hüftkopfnekrose

Das Hüftgelenk – gebildet aus Becken und Kopf des Oberschenkelknochens – hat eine tragende Funktion, doch manchmal stirbt das Hüftkopfgewebe im Kindesalter ab.

Das obere Ende des Oberschenkelknochens (Hüftkopf) liegt beweglich in der Hüftgelenkpfanne, gesichert durch straffe Bänder und die Gelenkkapsel. Warum bei manchen Kindern (vor allem Jungen im Alter zwischen 3 und 10 Jahren) eine Durchblutungsstörung und dann ein Absterben von Knochengewebe (Nekrose) in meist einem Hüftkopf auftreten, ist nach wie vor ungeklärt. Der Hüftkopf verändert seine Form, selbst normale Belastungen führen zu einem vorzeitigen Verschleiß des Hüftgelenks. Besonders bei jüngeren Kindern baut sich der Hüftkopf allerdings evtl. wieder vollständig auf und die Erkrankung heilt folgenlos aus.

Die Krankheit durchläuft 4 Stadien, die sich nur mittels bildgebender Verfahren erkennen lassen. Wie schwer und wie lange die Krankheit verläuft, lässt sich nicht vorhersagen. Bis zur Ausheilung (mit oder ohne Defekt des Hüftkopfes) vergehen Monate bis Jahre.

Ich kann nicht mehr so lange laufen

▍ Bei Belastung der Beine, beispielsweise beim Laufen oder Hüpfen, ermüden diese rasch.

▍ Meist kommen – besonders bei Beinbewegungen und nachts – zunächst leichte, später stärkere Schmerzen in Leiste, Oberschenkel oder Knie hinzu. Diese können zu einem Hinken führen.

▍ Häufig ist das betroffene Hüftgelenk weniger beweglich, was sich vor allem beim Drehen des Beines nach innen und Abspreizen nach außen zeigt.

Was Sie für Ihr Kind tun können

Suchen Sie einen Arzt auf, wenn Ihr Kind hinkt oder immer wieder über Schmerzen in Hüfte oder Bein klagt. Die Diagnose ist nicht immer einfach zu stellen, da die Beschwerden zuerst nur gering und die Veränderungen im Röntgenbild recht unspezifisch sein können. So muss z.B. ein harmloser Hüftschnupfen (→ S.204) ausgeschlossen werden. Meist werden neben der Röntgenaufnahme auch zusätzlich eine Ultraschalluntersuchung und in manchen Fällen auch eine Kernspintomografie durchgeführt.

Ist die Krankheit erkannt, sind regelmäßige Kontrolluntersuchungen unerlässlich.

Die Behandlung wird von einem kinderärztlich erfahrenen Orthopäden individuell angepasst. Es wird versucht, die Beweglichkeit des Hüftgelenks zu erhalten. In leichteren Fällen wartet man nur ab oder verordnet Krankengymnastik; Entlastungsschienen oder operative Maßnahmen kommen nur bei schweren Verläufen zum Einsatz. Bewegungen und Sportarten, die die Hüfte stark belasten (z.B. Springen, Geräteturnen), sollten vermieden werden, Radfahren und Schwimmen sind dagegen günstig. Eine homöopathische Konstitutionstherapie kann den Heilungsverlauf günstig beeinflussen.

Pfeiffer-Drüsenfieber

Andere Bezeichnungen: infektiöse Mononukleose, Kusskrankheit

Das Pfeiffer-Drüsenfieber ist eine durch Viren übertragene, häufige Infektionskrankheit. Sie verläuft oft unbemerkt, kann aber auch Komplikationen verursachen.

Das Epstein-Barr-Virus wird über Speichel z.B. beim Küssen und durch Tröpfchen in der Atemluft übertragen. Es nistet sich im Lymphgewebe wie Mandeln, Lymphknoten und Milz ein. Die Krankheit bricht bei Kindern 7–30 Tage, bei Jugendlichen und jungen Erwachsenen 4–7 Wochen nach der Ansteckung aus. Bis zur Pubertät haben schätzungsweise 80 % der Kinder das Pfeiffer-Drüsenfieber durchgemacht und sind danach lebenslang immun. Allerdings verbleiben die

Viren – wie die Herpesviren bei Windpocken (→ S. 388) – im Körper. Tückisch ist, dass diese immer wieder zu Infektionen (»Reaktivierungen«) führen, die das Immunsystem abwehrt, ohne dass der Betroffene dies merkt. Während dieser Zeit steckt er allerdings andere mit dem Virus an. Eine Schutzimpfung existiert nicht.

Eine Diagnose ist nicht immer einfach zu stellen. So wird das Krankheitsbild oft mit einer Grippe oder Mandelentzündung verwechselt. Wird dann das Antibiotikum Amoxicillin gegeben, kommt es zu einem typischen, teils sehr ausgeprägten Hautausschlag. Eine Blutuntersuchung zeigt typische Veränderungen der weißen Blutkörperchen und Antikörper gegen den Erreger. Die meist vorhandene Schwellung von Leber und Milz beurteilt der Arzt beim Abtasten des Bauches.

Komplikationen

Der Verlauf ist sehr verschieden und hängt – neben dem Status des Immunsystems – v. a. vom Alter ab: Besonders bei kleinen Kindern setzt sich der Organismus oft mit den Erregern auseinander, ohne dass Krankheitszeichen auftreten. Fieber und Lymphknotenschwellungen sind eher bei älteren Kindern typisch; bei jungen Erwachsenen sind Verläufe mit Mandelentzündungen und Augenproblemen häufiger, ebenso die Fälle, bei denen Erschöpfung und Müdigkeit über Monate anhalten.

Es sind viele Komplikationen möglich, die glücklicherweise allesamt sehr selten auftreten. Neben Entzündungen von Gehirnhaut, Lunge, Herzmuskel oder Leber kann es auch zu Veränderungen des Blutbildes kommen. Häufiger und potenziell lebensbedrohlich ist ein Riss der geschwollenen Milz.

HAUPTSYMPTOME

Müdigkeit, Halsschmerzen, geschwollene Lymphknoten

- Meist treten zunächst Müdigkeit, allgemeines Unwohlsein und Appetitlosigkeit auf, die auch nach dem Abklingen der akuten Symptome (nach etwa 10 Tagen) noch über Tage bis Wochen anhalten können.
- Dann kommt es über mehrere Tage zu Krankheitsgefühl, Fieber bis 39 °C, Hals-, Kopf- und Gliederschmerzen.
- Die Lymphknoten an Hals und im Nacken schwellen zum Teil stark an und schmerzen häufig. Begleitend kommt es

meist zu einer Mandelentzündung mit grau-weißen Belägen und Schluckbeschwerden. Oft haben die Kinder starken Mundgeruch. Manchmal zeigt sich kurz ein juckender Hautausschlag.
- Eine Gelbfärbung der Haut oder Beschwerden im linken Oberbauch deuten auf eine Beteiligung von Leber oder Milz hin. Sie sollten mit Ihrem Kind schnell den Arzt aufsuchen. Bei plötzlichen Schmerzen und Kreislaufschwäche liegt ein lebensbedrohlicher Milzriss vor.

Was Sie für Ihr Kind tun können

Schonung hilft immer, Bettruhe nur dann, wenn sich Ihr Kind entsprechend fühlt. Eine spezifische Therapie gegen die Viren gibt es nicht – lindern lassen sich das Fieber (→ S. 143) sowie die Halsschmerzen und Schluckbeschwerden (→ S. 164).

Lassen Sie Ihr Kind viel trinken und geben Sie ihm eher weiche Kost. Falls es nachts stark schwitzt, wechseln Sie häufig seine Wäsche. Sonst besteht die Gefahr, dass sich zusätzlich eine bakterielle Halsentzündung entwickelt.

Homöopathie

Bei ausgeprägten Belägen auf den Mandeln ist Mercurius besonders geeignet – sind sie eher weißlich, dann Mercurius cyanatus, sind sie eher grau, dann Mercurius solubilis (jeweils D6, 3-mal tgl.). Tritt dazu hohes Fieber auf, wird – im Wechsel mit Mercurius – Ferrum phosphoricum D12 empfohlen.

Ist der Rachen tiefrot, der Allgemeinzustand schlecht, sind die Lymphknoten stark geschwollen und schmerzen die Glieder, bietet sich Phytolacca D6 an. Dies kann auch bei länger anhaltenden Beschwerden gegeben werden.

Bei Milzschwellung wird – bei immer wiederkehrendem Fieber – Chininum arsenicosum D12 oder – bei Appetitlosigkeit – Ceanothus americanus D6 gegeben.

Einige Homöopathen empfehlen die Gabe von Eigenblutnosoden (→ S. 199).

Und sonst

Ansteckungsgefahr besteht von wenigen Tagen vor Ausbruch der Krankheit bis etwa 2 Wochen nach ihrem Beginn. Bis die Milzschwellung zurückgegangen ist, dauert es meist 6–8 Wochen. In dieser Zeit sollte Ihr Kind Raufereien und Sportarten, bei denen etwas die empfindliche Milz verletzen könnte, vermeiden. Nach 2 Monaten schaut Ihr Arzt das Kind erneut an und tastet den Bauch ab. Über anstehende Impfungen wird nicht vor 4 Wochen nachgedacht, wenn das Kind wieder ganz erholt und die Milzschwellung komplett zurückgegangen ist.

Pilzerkrankungen

Andere Bezeichnung: Mykosen

Pilze sind überall vorhanden, doch nur wenige der 250 000 bekannten Arten lösen beim Menschen Erkrankungen aus. In unseren Breitengraden sind diese bei sonst Gesunden zwar oft hartnäckig, aber harmlos.

Pilze kommen nahezu überall vor und gehören wie Bakterien zu den normalen Bewohnern auf der Haut und Schleimhaut. Krank machen sie erst, wenn sie in die Haut oder Blutbahn eindringen und sich vermehren können. Dafür brauchen sie – zumindest bei uns – günstige Bedingungen: entweder vorgeschädigte Haut wie bei ständig feuchten Füßen oder eine starke Abwehrschwäche wie sie z. B. bei Krebs vorliegt. Erst in letzterem Fall breiten sich die Pilze ungehindert über das Blut im ganzen Körper aus (**systemische Mykose**) und rufen damit auch z. B. Lungen- oder Hirnhautentzündungen hervor. In ande-

ren Gebieten der Erde gibt es darüber hinaus so aggressive Pilze, dass sie auch bei Gesunden eine systemische Infektion hervorrufen.

Welche Pilze gibt es?

Dermatophyten sind bestimmte Fadenpilze, die nur oberflächliche Erkrankungen an Haut, Haaren und Nägeln hervorrufen. Sie sind am häufigsten.

Hefepilze (Sprosspilze) verursachen Infektionen der Haut (z. B. zwischen den Zehen) und vor allem der Schleimhäute, z. B. in der Genitalregion (häufig bei Babys als → Windelausschlag, S. 386) oder im Mund. Bei Abwehrschwäche rufen sie eine systemische Mykose hervor. Hefepilzerkrankungen werden überwiegend von Pilzen der Art Candida albicans verursacht und dann als Candidamykose oder Soor bezeichnet, die Systemmykose auch als **Candidose**. Ein weiterer, recht häufiger Hefepilz ist Malassezia furfur, der die **Kleienpilzflechte** und vermutlich auch vermehrte Schuppenbildung verursacht.

Schimmelpilze sind Fadenpilze, sie führen selten selbst zu Hauterkrankungen, können bestehende aber verschlimmern. Häufiger verursachen sie Systemmykosen, z. B. durch das Inhalieren von Sporen. Deshalb machen sich diese Erkrankungen oft zunächst an der Lunge bemerkbar.

Schimmelpilze und ihre Stoffwechselprodukte begünstigen oder lösen Allergien aus. Außerdem verderben sie Nahrungsmittel und verursachen beim Verzehr Vergiftungen. Bekannt sind hier die Aflatoxine, die sich besonders auf Nüssen, Kokosraspeln, Mohn, Sesam und Getreide finden und im Tierversuch sogar Krebs erzeugen. Sie sind der Grund dafür, dass man verschimmelte Lebensmittel komplett wegwerfen sollte.

Tabelle: Pilzerkrankungen im Überblick

Befallene Körperstellen		Erkrankungen durch		
		Dermatophyten	Hefepilze	Schimmelpilze
Hautpilz (Dermatomykose) Meist ausgelöst durch Dermatophyten, seltener Hefepilze, sehr selten Schimmelpilze	Ganzer Körper	▪ Tinea corporis ▪ Mikrosporie	▪ Windelsoor ▪ Candida intertrigo (Körperfalten) ▪ Kleienpilzflechte (Pityriasis versicolor; an Hautstellen mit vielen Talgdrüsen, z. B. Brustbein, Schultern)	Sehr selten, meist Sekundärinfektion
	Füße (Fußpilz), vor allem Zehen zwischenräume (Interdigitalmykose)	▪ Tinea pedis	▪ Interdigitaler Soor	
	Kopf, Sonderform: Trichomykose (auf behaarter Haut)	▪ Tinea capitis ▪ Favus (Erbgrind) ▪ Mikrosporie ▪ Bartflechte	Selten	
Nagelpilz (Onychomykose)		Häufig	▪ Soorparonychie (selten)	Sehr selten
Mykose der Schleimhaut		–	▪ Mundsoor ▪ Vaginalsoor	–
Systemmykose		–	▪ Candidose ▪ Kryptokokkose	▪ Aspergillose

Pilzerkrankungen zeigen sich an der Haut, den Nägeln, der Schleimhaut oder inneren Organen und können von verschiedenen Pilzarten hervorgerufen werden. Manche dieser Erkrankungen haben einen eigenen Namen. Einen Überblick gibt diese Tabelle.

Die häufigsten Pilzerkrankungen

Bei Kindern besonders häufig sind durch Fadenpilze hervorgerufene Haut- und Nagelerkrankungen sowie, vor allem bei kleinen Kindern, der Soor. Einige Pilzerkrankungen sehen typisch aus, bei anderen muss der Arzt Hautschuppen oder Haare genauer untersuchen.

Soor Bei Babys ist die Bakterienflora von Magen-Darm-Trakt und Haut noch nicht fertig ausgebildet. Deshalb haben es die Candida-Pilze leichter, sich vom Magen-Darm-Trakt aus (wo sie sich immer aufhalten!) auszubreiten und Symptome hervorzurufen – das passiert auch, wenn die kindliche Darmflora vorübergehend durch eine Antibiotikatherapie geschwächt ist.

Haut- und Nagelpilz Haut- und Nagelpilze finden sich in der Erde, auf Tieren und auf Menschen; beliebt sind Teppichbeläge, Böden in Schwimmbädern oder geliehene

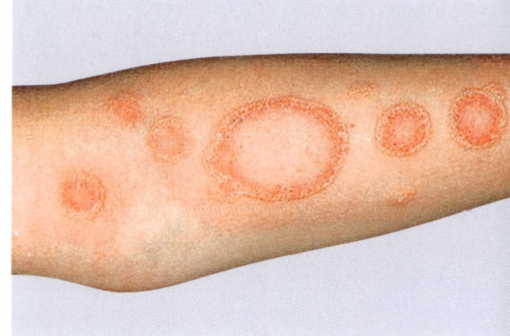

▲ So kann Hautpilz aussehen: leicht erhabene Veränderungen mit schuppigem Rand, die sich ringförmig ausbreiten und dabei in der Mitte abblassen

Skischuhe. Die Pilze siedeln sich gern zwischen den Zehen ab, wo die Haut durch enges Schuhwerk, kleine Verletzungen bei der Nagelpflege und zahlreiche Schweißdrüsen sehr strapaziert ist. Sie dringen dann bei empfänglichen Personen in die Haut ein und

Gefährliche Darmpilze?

Darmpilze der Art Candida albicans haben in den letzten Jahren ein recht ansehnliches Sündenregister angehäuft – über Verdauungsstörungen wie Blähungen und Krämpfe bis hin zu Infektanfälligkeit, Allergien, Müdigkeit, Aufmerksamkeitsstörungen, Depressionen und Kopfschmerzen. Den Pilzen wird nachgesagt, eine ständige Entzündung hervorzurufen und so die Darmschleimhaut durchlässiger für schädliche oder allergieauslösende Substanzen zu machen. Zucker in der Nahrung soll die Pilze »mästen«, so dass sie den ganzen Darm überwuchern. Deshalb werden Antipilzdiäten empfohlen, bei denen auf zuckerhaltige, industriell verarbeitete Nahrungsmittel sowie Obst verzichtet wird.

Zunächst einmal sind Darmpilze normale Bewohner unseres Darms. Es hängt auch von ihrer relativen Anzahl im Bezug auf die Gesamtkeime im Darm ab, ob sie zu krankhaften Symptomen führen; auch unterscheidet man »normale« Candida-Stämme von besonders »aggressiven«, die in der Tat sehr unterschiedliche Symptome auslösen – Hautausschlag, Blähungen, Bauchschmerzen, Verdauungsbeschwerden und Allergien sind die häufigeren.

Bei schweren Störungen des Immunsystems gelangen die Darmpilze in den Körper und verursachen dort ernstere Krankheiten – genau wie alle Darmkeime. Statt Antipilzmittel (die meist nur vorübergehend »Erfolge« zeigen) einzunehmen hilft es, die normale Darmflora zu stärken, damit ihr Gleichgewicht erhalten bleibt und die Pilze nicht übermäßig wuchern, z. B. mittels Mikrobiologischer Therapie (→ S. 71).

Pusteln, Belag und Schuppen

Soor

- **Mundsoor:** auf der Mundschleimhaut ein weißlicher Belag, der fast wie Schimmel aussieht und sich nicht abstreifen lässt. Er gleicht manchmal den Veränderungen bei Mundgeschwüren (→ S. 271). Infolge der Entzündungsreaktion schmerzt der Soor häufig, weshalb das Baby dann das Trinken verweigert.
- **Windelsoor:** am Po ein Windelausschlag (→ S. 368) mit roten Pusteln, Knötchen und Schuppen; die Veränderungen können sich auch über den oft geschwollenen Windelbereich hinaus ausdehnen und gehen in der Regel mit ausgeprägtem Juckreiz einher.
- **Vaginalsoor:** Bei älteren Mädchen kann der Pilz auch eine Scheidenentzündung (→ S. 320) hervorrufen.

Haut- und Nagelpilz

- **Nagelpilz:** meist gelbliche Verfärbung eines oder mehrerer Nägel, die eher am freien Ende beginnt und auf Dauer zu Veränderung der Nagelkonsistenz führt (Brüchigwerden, Verdickung).
- **Fußpilz:** in den Zehenzwischenräumen weißliche oder gerötete Haut, die oft aufgequollen wirkt und in der sich kleine Risse bilden; starker Juckreiz.
- **Hautpilz am sonstigen Körper:** rundliche, leicht erhabene Veränderungen, meist juckend und mit Schuppen am Rand; breiten sich oft ringförmig aus und blassen dabei in der Mitte ab; am Kopf Haarausfall bzw. Abbrechen der Haare direkt über der Kopfhaut. Schreitet die Infektion weiter fort, können auch nässende Stellen und Eiterpusteln entstehen.

verursachen Beschwerden. Arten, die den Kopf bevorzugen, sind stärker ansteckend und verursachen auch schon mal kleine Epidemien (Mikrosporie), selbst wenn die Haut gesund ist. Sie werden gar nicht so selten auch von Katzen übertragen.

Was Sie für Ihr Kind tun können

Bei Verdacht auf eine Pilzerkrankung suchen Sie den Arzt auf. Er wird über die Gabe eines Pilzmittels (Antimykotikum) entscheiden. Meist reicht eines zum Auftragen auf die Haut aus. Bei Kopfhautpilz wird evtl. zusätzlich ein Präparat eingenommen und die Haare werden mit einem speziellen Shampoo gewaschen. Für Nagelpilz gibt es spezielle Nagellacke, die selbst bei konsequenter Handhabung nur unbefriedigende Ergebnisse bringen. Bei ausgeprägtem Befall sind Mittel zum Einnehmen notwendig. Leidet Ihr Kind wiederholt an Kopfpilzinfektionen und Sie haben ein Haustier, lassen Sie dieses auf Pilzbefall untersuchen und ggf. behandeln.

Hygiene

Eigene Handtücher für Ihr infiziertes Kind, die nach dem Benutzen gewaschen werden, sind ein Muss; Barfußlaufen im Haus und an öffentlichen Orten wie Schwimmbädern ist bis zum Ausheilen tabu. Behandeln Sie die Schuhe mit speziellen desinfizierenden Substanzen aus der Apotheke.

Erklären Sie Ihrem Kind, dass es die Haut nach dem Duschen und Baden zwischen den Zehen gut abtrocknet, ggf. auch trockenföhnt. Achten Sie darauf, dass die Schuhe luftdurchlässig und nicht zu eng sind und die Socken aus heiß waschbaren Naturfasern wie Baumwolle bestehen.

Heilpflanzen, Wasser & Wickel

Neigt Ihr Kind zu Schweißfüßen, können regelmäßige warme Fußbäder mit Salbei oder Eichenrinde die Schweißabsonderung vermindern und den Juckreiz bessern.

Einmal täglich 2 EL Salbeiblätter mit $1/2$ l kochendem Wasser übergießen, 10 Minuten ziehen lassen und abseihen oder 2 EL Eichenrinde mit $1/2$ l Wasser aufkochen, 10 Minuten köcheln lassen und abseihen; den Aufguss jeweils in 500 ml Wasser geben. Bewährt hat sich auch die Zugabe von $1/2$ TL Kaiser-Natron®, um einer Übersäuerung der Haut entgegenzuwirken.

Plötzlicher Kindstod

Andere Bezeichnungen: Krippentod, SIDS (Abk. für Sudden Infant Death Syndrome)

Die meisten frischgebackenen Eltern kennen Horrormeldungen wie »Baby tot in der Wiege gefunden« – und befürchten, auch ihnen könnte so etwas passieren.

Seit Ende der 80er Jahre ist die Zahl der betroffenen Babys um mehr als die Hälfte zurückgegangen. Doch noch immer werden pro Jahr etwa 400 Kinder in ihren Bettchen tot aufgefunden – ohne dass sich dieses angekündigt hätte und ohne dass im Nachhinein

So beugen Sie vor

Dass es keine Vorwarnung gibt, ist für Eltern besonders beängstigend: Wie soll man etwas abwenden, wenn man nicht weiß, wen es trifft? Trotz der ungeklärten Ursachen ermittelt die Statistik Risikofaktoren: Wenn Eltern diese vermeiden, vermindern sie zumindest die Wahrscheinlichkeit für das Auftreten eines plötzlichen Kindstods.

▪ **Nicht Rauchen:** Rauchen ist sowohl während der Schwangerschaft als auch danach einer der größten Risikofaktoren für SIDS und potenziert die Gefährlichkeit anderer Risikofaktoren.[154, 155] Deshalb: Ihr Kind sollte rauchfrei aufwachsen und schlafen.

▪ **Rückenlage:** Vermeiden Sie Bauch- und Seitenlage, lassen Sie Ihr Kind auf dem Rücken schlafen. Sobald sich Ihr Kind allein dreht, müssen Sie es jedoch nicht mehr in Rückenlage zwingen.

▪ **Unterlage und Bettwäsche:** Empfehlenswert ist eine eher harte Matratze, verzichten Sie auf zusätzliche Kopfpolster, Schaffelle o. ä. Abzuraten ist von einer Bettdecke; nehmen Sie stattdessen einen Schlafsack, bei dem der Kopf nicht drunterrutschen kann. Verbannen Sie alles lose Flauschige aus der Kopfnähe (Nestchen, Spuckwindel, Kuscheltier).

▪ **Raumtemperatur:** Vermeiden Sie einen überheizten Schlafraum – angemessen sind etwa 18 °C. Ihr Baby braucht nicht mehr als eine Windel, einen Schlafanzug und seinen Schlafsack – keine Wärmflasche oder Heizdecke! Stellen Sie das Bett nicht direkt neben der Heizung auf.

▪ **Ins Elternbett?** Es wird kontrovers diskutiert, ob das Schlafen im Elternbett die Gefahr für SIDS erhöht. Es scheint, dass rauchende Eltern ihr Kind nicht mit ins Bett nehmen sollten, bei Nichtrauchern ist das Risiko nicht erhöht.[156] Alternativ lassen Sie Ihr Kind im elterlichen Schlafzimmer (das verringert das Risiko), aber in seinem eigenen Bett schlafen.

▪ **Stillen und Schnullern?** Ausschließliches Stillen scheint das Risiko für SIDS zu verringern. Auch Schnullern scheint die

Sauerstoffzufuhr zum Gehirn zu erhöhen und so die Gefahr zu vermindern.[157] Verzichten Sie aber auf eine Schnullerkette – Ihr Baby könnte sich damit im Schlaf strangulieren.

Weitere Informationen zum Thema finden Sie auch im Internet auf der Seite des Vereins Schlafmedizin Sachsen des Städtischen Klinikums Görlitz (www.babyschlaf.de) oder unter www.schlafumgebung.de.

eine sichere Todesursache gefunden wird. Es sind etwas mehr Jungen als Mädchen betroffen, der Häufigkeitsgipfel liegt im 2.–4. Lebensmonat; nach dem 8. Monat nimmt die Gefahr rapide ab.

Die Ursache ist nach wie vor ungeklärt. In den letzten Jahrzehnten wurden zahlreiche Theorien diskutiert, u. a. ein unreifer Atemantrieb, der evtl. durch eine Bauchlage verstärkt wird, eine gestörte Erregungsleitung im Herzen, Stoffwechselstörungen, Überaktivitäten in bestimmten Nervenzellen und verschiedene Bakterien oder Viren – doch offensichtlich müssen weitere ungünstige Faktoren dazukommen.

Es ist ein riesiger Schock, wenn ein vorher gesundes Kind unerwartet stirbt. In einer solchen Extremsituation sind Eltern meist auf Hilfe angewiesen. Mögliche Anlaufstellen sind in solchen Lebenslagen der Bundesverband Verwaiste Eltern in Deutschland (www.veid.de), die Selbsthilfe-Initiative und der Verein verwaister Eltern »Leben ohne Dich« (www.leben-ohne-dich.de) oder die Gemeinsame Elterninitiative Plötzlicher Säuglingstod (GEPS) (www.sids.de).

Pseudokrupp

Andere Bezeichnungen: Krupp(husten), subglottische stenosierende Laryngitis

Unterhalb der Stimmritze ist die Luftröhre bei Kindern besonders eng. Bei einer Entzündung verursacht die geschwollene Schleimhaut schnell Luftnot.

»Durchatmen« in Gefahr

Kinder bekommen bei Atemwegsinfektionen schneller Luftnot als Erwachsene: Der Durchmesser ihrer Atemwege ist kleiner. Sind sie gesund, ist das kein Problem – schließlich braucht ihr kleiner Körper pro Atemzug auch weniger Sauerstoff als ein Erwachsener. Gefährlich wird die Situation allerdings, wenn sich die Schleimhaut entzündet und anschwillt: Schnell passt dann kaum noch Luft hindurch – darum leiden besonders Säuglinge und Kleinkinder bei einer Entzündung von Kehlkopf und Bronchien unter Atemnot.

Die Bezeichnung Pseudokrupp sollte diese Krankheit vom echten Krupp abgrenzen, der mit ähnlichen Symptomen einhergeht und Folge einer Diphtherie (→ S. 114) ist. Echter Krupp kommt heute sehr selten vor, so dass inzwischen Pseudokrupp häufig auch Krupp, Krupphusten oder Kruppsyndrom genannt wird. Der Fachbegriff »subglottische stenosierende Laryngitis« beschreibt das Krankheitsbild recht gut: eine unterhalb der Stimmbänder (subglottisch) liegende Kehlkopfentzündung (Laryngitis, → S. 211), die sich bis zur Luftröhre und zu den Bronchien ausdehnen kann und die Atemwege verengt (Stenose).

Bellender Husten in der Nacht

Beim typischen Verlauf gibt es 4 Stadien mit zunehmenden Beschwerden:

1. Meist zwischen 22 und 2 Uhr entstehen plötzlich Hustenattacken, die an Hundebellen erinnern. Die Stimme kann sich heiser anhören. Oft geht den Anfällen eine Erkältung voraus, das Kind kann aber auch völlig gesund sein. Der nächtliche Kortisonabfall (Kortison wird als körpereigener Stoff von der Nebenniere morgens viel und nachts kaum produziert) begünstigt vermutlich die Schleimhautschwellung. Dem Kind geht es sonst noch relativ gut.

2. Die Schleimhautschwellung wird stärker, es entsteht ein zischendes Geräusch (»hi«) bei der Einatmung (Stridor). Das Kind setzt sich meist im Bett auf, ist in Ruhe noch kaum, bei Bewegung jedoch schnell beeinträchtigt.

3. Das Kind hat das Gefühl, nicht mehr genug Luft zu bekommen, wird zunehmend unruhig und blass, sein Puls rast. Die Atemnot zeigt sich auch durch Nasenflügeln (Aufweiten der Nasenlöcher beim Einatmen) sowie Einziehungen der Haut in der Drosselgrube und zwischen den Rippen beim Einatmen.

4. Die Atemnot wird stärker, die Atmung schneller, auch das Ausatmen beginnt mühsam zu werden. Das Kind wird – zunächst um die Lippen – bläulich und evtl. benommen.

Starker Speichelfluss und hohes Fieber um 40 °C sind *nicht* typisch für Pseudokrupp, sondern zusammen mit Stimmlosigkeit für eine lebensbedrohliche Epiglottitis (→ S. 211)! Ein Fremdkörper (z. B. Erdnuss) in den Luftwegen kann ähnliche Symptome wie ein Pseudokruppanfall zeigen.

Vorwiegend betroffen sind Kinder bis zu 2 Jahren und die 3- bis 6-Jährigen, insgesamt fast doppelt so viele Jungen wie Mädchen.[158] Haupterkrankungszeit sind die Herbst- und Wintermonate, wenn die Luft draußen feucht-kühl und drinnen trocken und warm ist und zahlreiche Erkältungsviren im Umlauf sind. Diese gelangen über die oberen Luftwege zum Kehlkopf und lösen dort den akuten infektiösen Pseudokrupp aus. Eher selten verursachen auch Bakterien, eine allergische Überaktivität der Schleimhaut oder ein Rückfluss von Magensäure in die Atemwege die Beschwerden. Hohe Luftverschmutzung und verrauchte Räume begünstigen bzw. verschlimmern einen Anfall.

Was Sie für Ihr Kind tun können

Zu sehen und zu hören, wie das eigene Kind angstvoll nach Luft japst: Pseudokrupp ist nicht nur für das Kind anstrengend oder sogar gefährlich, auch die Eltern sind besonders beim ersten Ereignis sehr besorgt.

Trotzdem ist die wichtigste Sofortmaßnahme: Bleiben Sie ruhig und beruhigen Sie Ihr Kind. Nehmen Sie es auf den Arm, lenken Sie es ab so gut es geht:

▪ **Hilfe:** Tritt eine nächtliche Atemnot erstmals auf oder Sie erachten die Situation als zu bedrohlich, rufen Sie den Notarzt. Schildern Sie kurz die Symptome und vergessen Sie nicht Ihre Adresse. Bei einem erneuten Anfall entscheiden Sie je nach Schwere der Beschwerden, ob ein Notruf nötig ist, ein Anruf beim Kinderarzt reicht oder Sie mit der Situation selbst klarkommen. Rufen Sie lieber einmal zu viel als zu zögerlich ärztliche Hilfe.

▪ **Kälte:** Kühle Luft lässt die Schleimhäute abschwellen. Packen Sie Ihr Kind (und sich selbst) warm ein und gehen Sie mit ihm an die frische Luft. Oder lassen Sie kühle Luft durch weit geöffnete Fenster herein, ggf. setzen Sie sich vor das geöffnete Eisfach.

- **Trinken:** Bieten Sie Ihrem Kind zimmerwarmes Wasser oder Schorle in kleinen Schlucken an. Das heftige schnelle Atmen trocknet die Schleimhäute aus und verschlimmert die Engstellung der Atemwege. Flüssigkeit wirkt dem entgegen und Trinken lenkt Ihr Kind evtl. ab.
- **Keine ätherischen Öle!** Hände weg von Aromatherapietropfen, Salbe zum Einreiben oder zum Inhalieren! Diese können die Schleimhaut irritieren und die Situation verschlimmern.
- **Homöopathie:** Geben Sie anfangs 2-mal Aconitum D12 im Abstand von Minuten. Sie können nach Aconitum auch Spongia D6 und Hepar sulfuris D6 im Wechsel alle 5 Minuten geben, so lange bis eine Besserung eintritt.

Oft bessern sich die Symptome innerhalb von 15–30 Minuten. Viele Eltern nehmen dann das Kind mit in ihr Bett oder legen sich zu

ihm ins Zimmer, um seine Angst zu lindern. Erholt sich das Kind nicht oder entsprechen die Beschwerden den Punkten 2–4, ist die Gabe eines entzündungshemmenden Kortisonzäpfchens (z.B. Rectodelt®, Klismacort®, Infectocortikrupp®) angezeigt. Als weitere Therapiemaßnahme kann der eingetroffene Arzt das Kind Adrenalin inhalieren lassen. Ins Krankenhaus muss es meist nur bei schweren Verläufen. Ausgesprochen selten ist eine künstliche Beatmung nötig.

Vorbeugung

Pseudokrupp wiederholt sich recht häufig in der darauffolgenden Nacht, selten auch zweimal. Das lässt sich nicht sicher verhindern, aber bewährt zur Vorbeugung sind:

- **Starke Abwehr:** Ein abgehärtetes Immunsystem bekämpft Keime besser (→ S.56). Wirksam sind regelmäßige Bewegung, ausgewogene Ernährung, viel frische Luft und Wasser-Anwendungen (→ S.379).
- **Luftqualität:** Rauchverzicht in den Innenräumen – kindliche Schleimhäute sind besonders empfindlich. Sorgen Sie in den Schlafräumen für eine hohe Luftfeuchtigkeit und eine Temperatur unter 18°C.
- **Schlafposition:** Besonders wenn Ihr Kind erkältet ist, sollte es mit leicht erhöhtem Oberkörper schlafen. Das erleichtert ihm das Atmen.
- **Notfallmedikamente:** Ihr Kind hatte bereits einmal eine Attacke? Lassen Sie sich für den Notfall von Ihrem Arzt Kortisonzäpfchen »auf Vorrat« verschreiben. Manche Kinderärzte verordnen auch Adrenalinpräparate zur Inhalation für den Hausgebrauch. Bitten Sie Ihren Arzt um genaue Informationen – Wissen beruhigt Sie und damit Ihr Kind.
- **Homöopathie:** Bei einer Neigung zu Pseudokruppanfällen kann eine Konstitutionstherapie helfen.

Feuchte Luft tut gut

Für das Raumklima ist ein Wasserdampfgehalt der Luft (relative Luftfeuchtigkeit) von 50–55% optimal – wird geheizt, ist die Luft aber trockener, die Schleimhäute leiden und das Kind hustet eher. Bereits 1°C mehr senkt in einem Kinderzimmer die Luftfeuchte (ohne zu lüften) um knapp 3%. Deshalb in der kalten Jahreszeit: in den Schlafräumen Heizung aus, Kind warm anziehen und eine Temperatur von knapp 18°C anstreben! Bei über 60% rel. Luftfeuchte besteht dagegen die Gefahr von Schimmelbildung – auch hier heißt es lüften. Übrigens: Die Luftfeuchte können Sie mit einem (digitalen) Feuchtigkeitsmessgerät (Hygrometer) kontrollieren.

Rheuma

Der Laie verbindet mit Rheuma meist schmerzende, geschwollene Gelenke mit eingeschränkter Beweglichkeit. Doch dahinter verbergen sich – je nach Einteilung – 200 bis 400 verschiedene Erkrankungen des Muskel-Skelett-Systems.

Selbst die Fachleute sind sich nicht einig, was alles zur Gruppe der rheumatischen Erkrankungen zählt. Derzeit erfolgt meist eine Einteilung in 4 oder 5 Gruppen, die sich sowohl bei den Ursachen, als auch den Symptomen und der Therapie unterscheiden:

1. **Degenerative Erkrankungen**, also solche, die mit Gelenkverschleiß einhergehen.
2. **Weichteilrheumatismus,** bei dem nicht die Gelenke, sondern vorrangig Sehnen und Muskeln bzw. innere Organe betroffen sind.
3. **Entzündlich-rheumatische Erkrankungen**, bei denen Abwehrzellen, die sich gegen eigenes Körpergewebe richten (Auto-Antikörper), Entzündungsprozesse in Gang setzen: vor allem an der Gelenk-

innenhaut bei der **rheumatoiden Arthritis** (das, was gemeinhin unter Rheuma verstanden wird) oder bei der **Begleitarthritis** bei Schuppenflechte (→ S. 341), chronisch-entzündlichen Darmerkrankungen (→ S. 108) und Borreliose (→ S. 104). Auch das rheumatische Fieber gehört in diese Gruppe. Daneben können die Autoimmunprozesse auch das Bindegewebe (**Kollagenose**) und die Gefäße (**Vaskulitis**) sowie innere Organe betreffen.

4. **Stoffwechselerkrankungen mit rheumatischen Beschwerden**, die auch als pararheumatische Erkrankungen bezeichnet werden und die durch Veränderungen im Knochen- oder Gelenkstoffwechsel gekennzeichnet sind. Dazu zählen die – bei Kindern früher häufige – Rachitis (durch Vitamin-D-Mangel) und die Osteoporose, für die bereits im Kindesalter der Grundstein gelegt wird.
5. **Rückenbeschwerden** (→ S. 315), die zumindest von der Deutschen Rheuma-Liga als eigene Gruppe angesehen werden.

Schmerzen und Gelenkschwellungen besonders am Morgen

Das Beschwerdebild ist sehr vielgestaltig: Je nach Alter, Geschlecht und Verlauf in den ersten 6 Erkrankungsmonaten unterscheidet man 7 Formen. Die Beschwerden können langsam als unspezifische Gelenk- oder Gliederschmerzen beginnen, aber auch plötzlich auftreten.

▪ Hauptsymptome sind geschwollene, heiße Gelenke und eine (schmerzhafte) Bewegungseinschränkung von bis zu vier (**Oligoarthritis**) oder mehr Gelenken (**Polyarthritis**). Sind mehr als 4 Gelenke betroffen, beginnen die Symptome meist schleichend und sind symmetrisch.

▪ Im Prinzip kann jedes Gelenk im Körper befallen sein; besonders häufig finden sich die Beschwerden jedoch an den Händen, Füßen, Knien und Ellenbogen. Oft tut auch die Ferse weh oder das Becken schmerzt. Morgens fühlen sich die Kinder häufig steif und kommen »schwer in Gang«.

▪ Manchmal ist auch das Auge entzündet, was zu Lichtscheu und Sehstörungen führt. Fieber, Hautausschläge oder Lymphknotenschwellungen zeigen eine schwere Verlaufsform oder eine Gefäßentzündung an.

Machen bei Erwachsenen die ersten beiden Gruppen nahezu 90 % aller rheumatischen Erkrankungen aus, steht bei Kindern die Gruppe der entzündlich-rheumatischen Erkrankungen im Vordergrund.

Juvenile rheumatoide Arthritis

Obwohl »juvenil« jugendlich bedeutet, tritt diese Form der rheumatischen Erkrankungen in jedem Alter auf. Jährlich erkranken in Deutschland etwa 15 000 Kinder neu, Mädchen eher als Jungen.

Warum das Abwehrsystem verrückt spielt, ist ungeklärt. Bestimmte Umweltfaktoren wie eine Virusinfektion scheinen bei Menschen mit einer erblichen Veranlagung zu einer fehlgeleiteten Immunreaktion zu führen, bei der bestimmte Abwehrzellen nach und nach den Gelenkknorpel zerstören. Nicht selten sind auch die Sehnenansätze an den Knochen betroffen, z.B. an der Achillessehne im Bereich der Ferse. Selten kommt es zu einer schweren, akuten Verlaufsform, bei der sich die Autoimmunprozesse vorrangig an den inneren Organen abspielen (**Still-Syndrom**).

Was Sie für Ihr Kind tun können

Nicht immer ist es einfach, Wachstumsschmerzen (→ S.373), eine vorübergehende Mitreaktion der Gelenke bei einer Infektion (z.B. als → Hüftschnupfen, S.204), andere Krankheiten von Gelenken und Knochen und rheumatische Erkrankungen anfangs voneinander zu unterscheiden. Suchen Sie deshalb einen Kinderarzt auf! Die Diagnosestellung umfasst neben der körperlichen Untersuchung verschiedene Laboruntersuchungen. Im Blut werden u.a. Entzündungszeichen, Eisenwerte und Antikörper bestimmt (der sog. Rheumafaktor, Autoantikörper und andere), mit Ultraschall, Röntgen und anderen Verfahren lassen sich Knochen und Gelenke begutachten. Manchmal wird auch Flüssigkeit aus dem Gelenkspalt punktiert; ein Augenarzt beurteilt den Zustand der Augen.

Die Behandlung (am besten betreut durch einen Kinder-Rheumatologen) soll Beschwerden lindern, die Entzündung kontrollieren und mögliche Folgen wie Gelenkzerstörung, -fehlstellung und -versteifung, Wachstumsverzögerung sowie – bei Augenbeteiligung – eine schwerwiegende Sehstörung verhindern. Trotz starker Medikamente erreicht man nicht immer dieses Ziel.

Konventionelle Maßnahmen

Im Zentrum steht die Langzeittherapie mit entzündungshemmenden Substanzen (nichtsteroidale Antirheumatika), die Abwehr unterdrückenden Mitteln (Immunsuppressiva) oder Kortison. Letzteres wird in Einzelfällen auch ins Gelenk gespritzt. In den letzten Jahren wird zusätzlich ein TNF-alpha-Blocker (Antizytokin) eingesetzt, der die körpereigenen Mechanismen umkehrt. In schweren Fällen müssen die zerstörten Gelenke operiert werden. Krankengymnastik und Bewegungsübungen, Anwendungen mit Wärme oder Kälte und spezielle Lagerungsmethoden für die betroffenen Gliedmaßen begleiten die Therapie.

Ganzheitliche Therapie

Warme Bäder (wenn Wärme bei Ihrem Kind lindert) mit Pflanzenzusätzen (z.B. Heublumen) oder Kirschkernkissen (warm oder kalt) lindern die Schmerzen. Zur Einreibung schmerzender Gelenke oder für Umschläge eignet sich Arnika (z.B. als Kombipräparat mit anderen entzündungshemmenden Pflanzen: Dolo-cyl®).

311

Heilpflanzen Pflanzen hemmen die Entzündung und bessern die Beweglichkeit. Besonders bekannt und häufig auch in Fertigpräparaten enthalten sind Weidenrinde, Brennnessel, indischer Weihrauch und Teufelskralle, die bei schmerzhaften Prozessen der Gelenke wirken und bei regelmäßiger Einnahme oft eine Verminderung der Medikamentendosis zulassen. Die Einnahme erfolgt vor allem als Teezubereitung oder Fertigpräparat. Achtung: Falls Ihr Kind Methotrexat (ein das Immunsystem hemmendes Mittel) einnimmt, sollte es den Tee nicht gleichzeitig, sondern zeitversetzt trinken.

Infos aus dem Internet

Rat, Unterstützung und Informationen zum Rheuma speziell bei Kindern finden Sie besonders bei der Kinder-Rheumastiftung (**www.rheumastiftung.de** und deren Seite für betroffene Kinder **www.rheumakids.de**). Auch die Deutsche Rheuma-Liga Bundesverband e. V. (**www.rheuma-liga.de**) bietet einen speziellen Themenbereich für junge Rheumatiker und für Eltern (»von Betroffenen für Betroffene«) an.

Ernährung Empfehlenswert ist eine langfristige Ernährungsumstellung auf wenig oder kein Fleisch, vor allem kein Schweine- und anderes rotes Fleisch. Dieses enthält besonders viel Arachidonsäure, die im Körper in entzündliche Botenstoffe umgewandelt wird. Omega-3-Fettsäuren (z. B. in Fisch, Weizenkeim- und Sojaöl) hemmen diese, sollten also dagegen vermehrt zugeführt werden. Kuhmilchprodukte und Zitrusfrüchte sollten eher vermieden werden. Empfohlen werden auch Vitamin E und pflanzliche Enzyme mit Bromelain (z. B. in der Ananas oder als Fertigpräparat, z. B. Phlogenzym®), das die Autoimmunreaktion hemmen soll.

Akupunktur Manchen Patienten hilft sie – sie berichten über einen positiven Einfluss auf Schmerzen und Entzündungszeichen –, andere spüren keinen Unterschied. Deshalb: Ausprobieren, wenn Ihr Kind das »Nadeln« erträgt, außerdem stehen auch schmerzlose Laserakupunkturverfahren zur Verfügung.

Homöopathie Bei der chronischen Entzündung ist eine Selbstbehandlung nicht angezeigt. Versuchen Sie eine Konstitutionstherapie bei einem erfahrenen Therapeuten.

Und sonst

Während eines akuten Schubes darf das Kind sich nicht belasten und muss manchmal sogar Bettruhe einhalten. In den Phasen dazwischen sollte und muss es sich dagegen viel bewegen, um Knochen und Muskeln zu trainieren. Bestimmte Belastungen wie Springen sind allerdings tabu – lassen Sie sich von Ihrem Arzt beraten.

Ringelröteln

Andere Bezeichnung: Erythema infectiosum
Ringelröteln werden von Viren übertragen, sind selten und harmlos. Eine Erstinfektion während der Schwangerschaft gefährdet allerdings das Ungeborene.

Die Erreger gehören zu der Gruppe der Parvoviren und werden vermutlich durch Tröpfchen in der Atemluft übertragen. Die Krankheit bricht etwa 7–18 Tage nach der Ansteckung aus. Die betroffenen Kinder tragen sie allerdings schon am 4.–10. Tag weiter. Erscheint der typische Ausschlag, ist die Ansteckungsmöglichkeit bereits vorbei. Es gibt viele Virusträger in der Bevölkerung, doch nur ein Teil der Infizierten entwickelt auch Krankheitssymptome. Ringelröteln bekommt man gewöhnlich nur einmal im Leben. Eine Impfung gibt es nicht. Sie sind nicht mit den Röteln zu verwechseln – auch wenn beide Kinderkrankheiten rötlichen Hautausschlag aufweisen.

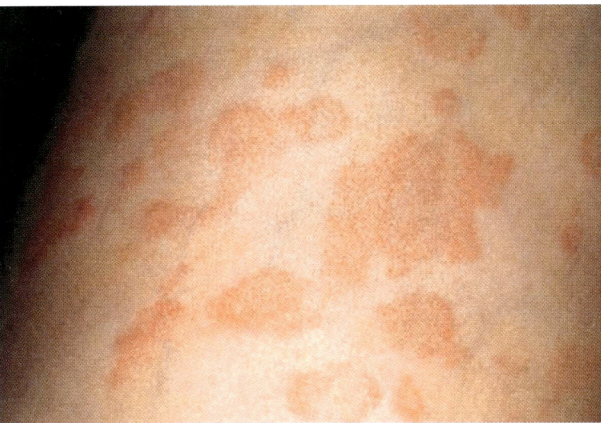

▲ Der Ringelröteln-Ausschlag besteht aus ineinanderfließenden Ringen

Komplikationen

Bei höchstens jedem zehnten Kind treten leichte, schmerzhafte Gelenkentzündungen vor allem an den kleinen Gelenken wie Fingern und Zehen auf. Sie heilen ohne Folgen aus. Eine bestehende Blutarmut (→ S. 99) verschlimmert sich, da die Erreger die ohnehin reduzierten Blutkörperchen befallen.

HAUPTSYMPTOME

Schmetterling im Gesicht, Girlanden am Körper

▍ Etwa eine Woche nach der Ansteckung zeigen manche Kinder flüchtig unspezifische Beschwerden wie Kopf- und Gliederschmerzen oder leichtes Fieber.
▍ Etwa 10 Tage später entwickelt sich ein bläulich-roter Hautausschlag erst an den Wangen, seine Ausprägung erinnert an einen Schmetterling. Er breitet sich über den gesamten Körper, vor allem entlang der Streckseiten von Armen und Beinen geringelt und girlandenförmig aus.
▍ Der Ausschlag juckt nur selten, kann über mehrere Wochen bestehen, aber zwischenzeitlich immer wieder abblassen; bei Wärme (z. B. Duschen) wird er oft stärker.

HÄTTEN SIE'S GEWUSST?

Ringelröteln in der Schwangerschaft

Etwa 60 % aller Frauen im gebärfähigen Alter hatten bereits vor einer Schwangerschaft Kontakt zu dem Virus, die übrigen besitzen keinen Immunschutz gegenüber den Ringelröteln-Erregern.

Infiziert sich eine Frau während der Schwangerschaft zum ersten Mal mit dem Virus, ist das zu jedem Zeitpunkt für das Ungeborene gefährlich. Mögliche Folge ist vor allem eine schwere Blutarmut mit Wassereinlagerungen in verschiedenen Organen, schlimmstenfalls der Tod des Kindes. Man schätzt, dass sich etwa jede 400. Schwangere infiziert und dann in einem Drittel der Fälle das Ungeborene. Deshalb sollten Frauen mit einem erhöhten Infektionsrisiko (z. B. Kindergärtnerinnen) vor einer Schwangerschaft ihren Antikörperstatus im Blut überprüfen. Infizierte Schwangere werden mittels Ultraschall überwacht.

Was Sie für Ihr Kind tun können

Die meisten Kinder sind wenig oder gar nicht beeinträchtigt. Treten Gelenkbeschwerden auf, ist Bettruhe empfehlenswert. Juckreiz wird wie bei Windpocken (→ S. 390) behandelt. Wenn sich der Ausschlag zeigt, ist die Ansteckungsgefahr bereits vorüber. Deshalb darf Ihr Kind – wenn es sich gut fühlt – auch wieder in Kindergarten oder Schule gehen.

Röteln

Andere Bezeichnung: Rubella

Röteln werden von Viren übertragen, treten vor allem bei Schulkindern auf und sind meist harmlos. Eine Erstinfektion während der Schwangerschaft kann allerdings das Ungeborene schädigen.

Die Rötelnviren werden durch Tröpfchen in der Atemluft übertragen. Die Krankheit bricht etwa 2–3 Wochen nach der Ansteckung aus, doch nur ein Drittel bis die Hälfte der Infizierten entwickelt auch Krankheits- symptome. Röteln bekommt man gewöhnlich nur einmal im Leben. Ansteckungsgefahr besteht ungefähr eine Woche nach der Ansteckung bis zehn Tage nach Beginn des Hautausschlags.

Komplikationen

Gelenkbeschwerden oder eine Entzündung von Gehirn (→ S. 152) oder den Hirnhäuten (→ S. 186) sind glücklicherweise sehr selten und heilen auch meist folgenlos aus.

Geschwollene Halslymphknoten und kleine rosa Flecken

- 2–3 Wochen nach der Ansteckung kommt es zu Kopf- und Gliederschmerzen, Mattigkeit, leichtem Fieber. Die Lymphknoten vor allem hinter den Ohren sind geschwollen und etwas schmerzhaft.
- Kurz darauf entwickelt sich ein rosafarbener Hautausschlag, der an den Ohren beginnt und sich innerhalb von 24 Stunden nach unten über den gesamten Körper ausbreitet. Er besteht aus zahlreichen, stecknadelkopfgroßen Flecken, die nicht zusammenfließen, sondern einzeln nebeneinander stehen.
- Der Ausschlag juckt meist nicht und bildet sich innerhalb weniger Tage so zurück, wie er gekommen ist.

Was Sie für Ihr Kind tun können

Die meisten Kinder sind wenig beeinträchtigt. Bei Gelenkbeschwerden oder Fieber empfiehlt sich kurzzeitige Bettruhe. Unterstützend helfen auch über 3 Tage Eupatorium purp. D12 oder – alternativ – das Schüßler- Salz Nr. 3 Ferrum phosphoricum (1 Tab. viertelstündlich über 2–3 Tage). Gegen schmer- zende Lymphknoten helfen warme Quarkwickel und das Schüßler-Salz Nr. 1 Calcium fluoratum.

Um ungeschützte Schwangere nicht anzustecken, sollte Ihr Kind 2 Wochen lang nicht in öffentliche Einrichtungen wie Geschäfte, Kindergarten und Schule gehen.

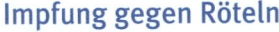

Impfung gegen Röteln

Gegen Röteln kann man impfen. Das soll Mädchen davor schützen, sich später während einer Schwangerschaft erstmalig mit Röteln zu infizieren. Grund ist, dass die Viren beim Ungeborenen schwere Schäden hervorrufen können, v.a. wenn sich die Mutter während der ersten drei Schwangerschaftsmonate infiziert. Zu dieser »Rötelnembryopathie« gehören geistige Behinderung, Schäden von Gehör und Auge und Herzfehler.

Schwangere merken oft nicht, dass sie sich angesteckt haben, deshalb wird zu Beginn der Schwangerschaft im Blut immer der Antikörperstatus untersucht. Fehlen Antikörper, ist besondere Vorsicht geboten. Bei Kontakt zu Rötelnkranken wird in den ersten Tagen danach eine passive Impfung durchgeführt und so das Ungeborene geschützt. Eine Ansteckung des Kindes stellt man mittels Blut- und Fruchtwasseruntersuchungen fest.

Rückenschmerzen

Sitzen, sitzen, sitzen – Bewegungsmangel, einseitige Belastung und Übergewicht nehmen zu, Rückenbeschwerden und Haltungsstörungen bei Kindern und Jugendlichen ebenfalls. Ärzte warnen vor massiven Spätfolgen.

Die Wirbelsäule mit ihren Wirbeln und Gelenken, Bandscheiben, Bändern, Muskeln und Nerven ist äußerst komplex und arbeitet eng mit dem übrigen Bewegungsapparat zusammen. Sobald das System aus dem Gleichgewicht gerät, wird eine Kettenreaktion von Beschwerden und Funktionsstörungen in Gang gesetzt. So führen beispielsweise verschiedene Beinlängen zu einem schiefen Becken und die Wirbelsäule wird ständig fehlbelastet. Die Muskeln versuchen das auszugleichen, verkrampfen sich und erfüllen ihre Stützfunktion nicht mehr richtig. Das führt zu Schmerzen, einer Schonhaltung und verminderter Muskelbelastung – und der Teufelskreis beginnt.
Die Lendenwirbelsäule muss infolge des aufrechten Gangs großen Druck aushalten, ist also besonders häufig betroffen.

Ursachen

Mangelnde Bewegung und falsche Ernährungsgewohnheiten belasten den Rücken: Sie führen zu eingeschränkter Fitness und zu Übergewicht, damit zu verringerter Muskelmasse und mehr Fettgewebe. Weniger und schlaffere Muskeln bedeuten einen höheren Druck auf Wirbel und Bandscheiben mit der Folge von Muskelverspannungen, schlechterer Durchblutung und Nervenquetschungen. Ohne Bewegung bekommt auch das Gehirn nicht genug Reize, um seine Wahrnehmung und Koordinationsfähigkeit zu schulen. Das hält den Teufelskreis in Gang.
Solche funktionellen Rückenschmerzen werden durch Krankheiten ausgelöst oder unterhalten, z.B. durch Fußfehlstellungen, Erkrankungen der Hüfte wie die Perthes-Krankheit (→ S.299) oder die Hüftdysplasie (→ S.202), Erkrankungen der Wirbelsäule selbst wie Wirbelgleiten, die Scheuermann-Krankheit (→ S.322), Skoliose (→ S.353) oder den Schiefhals (→ S.323), eine Knochenmarkentzündung der Wirbel (→ S.221), Rheuma (→ S.310) oder Verletzungen. Auch Harnwegsinfekte (→ S.166) bedingen Rückenschmerzen.

Rückenprobleme äußern sich – vor allem bei kleineren Kindern – nicht immer durch Schmerzen – möglich sind auch eine rasche Ermüdbarkeit beim Gehen und Laufen, eine Abneigung gegen Bewegung, dafür aber Zappeln beim Sitzen, aber auch Konzentrationsschwäche, Kopfschmerzen und depressive Verstimmung.

Was Sie für Ihr Kind tun können

Vorbeugung ist die beste Therapie – vor allem für chronische Rückenbeschwerden. Achten Sie auf das Gewicht Ihres Kindes und das seines Schulranzens. Es soll ausreichend toben und regelmäßig Sport treiben. Ein positives Körpergefühl hilft nicht nur dem Rücken, sondern unterstützt auch das Lernen.

Aus der Wissenschaft

Wiederholt auftretende Rückenschmerzen nehmen mit steigendem Alter zu – von unter 5 % bei Vorschulkindern auf bis zu 35–40 % bei 17-Jährigen. Mädchen sind häufiger betroffen als Jungen.[103] Bei einer anderen Untersuchung von 11- bis 18-Jährigen klagte fast jeder Zweite über Rückenschmerzen, die bei immerhin 3,3 % davon ständig vorhanden waren. Dabei gab es nicht in jedem Fall einen Zusammenhang zwischen Untersuchungsbefund und Schmerzen.[159]

Homöopathie

- Bei akuten Rückenschmerzen nach Überanstrengung, Schwitzen und dann Abkühlung hilft häufig Ruta.
- Chronische Beschwerden lassen Sie dagegen am besten von einem erfahrenen Homöopathen konstitutionell behandeln.

Schüßler-Salze

Bewährt hat sich die Kombination aus Tabletten und Salben:
- Geben Sie über 3–6 Wochen Nr. 1 Calcium fluoratum und Nr. 2 Calcium phosphoricum im Wechsel (3–6 Tab. über den Tag verteilt) und reiben Sie den Rücken morgens zusätzlich mit Calcium-fluoratum-Salbe ein.
- Bei akuten Schmerzen geben Sie stattdessen Nr. 7 Magnesium-phosphoricum-Salbe.

Bewegung

Nur kräftige Bauch- und Rückenmuskeln stützen den Halteapparat und stabilisieren so die Wirbelsäule. Halten Sie Ihr Kind dazu an, viel barfuß zu laufen – die über die Fußsohle vermittelten Reize helfen der Körperwahrnehmung, der Haltung und damit dem Rücken. Stellen Sie eine mit getrockneten Erbsen oder Mais 1–2 cm hoch gefüllte Holzkiste ins Bad, in der Ihr Kind (und Sie) während des Zähneputzens morgens und abends auf und nieder tritt – das hat den gleichen Effekt.

Spaß und Bewegung mit Karten

Bauen Sie doch einfach Übungen zur Bewegung und Geschicklichkeit in Ihren Alltag ein. Eine Methode mit Spaßfaktor sind die Kartenspiele der Reihe »Tierisch gesunde Kids – das kleine Förderspiel«. Aufgebaut wie ein Quartett zeigen acht verschiedene Tiere auf 32 Karten jeweils vier Übungen und fotografische Anleitungen zum Körper- und speziellen Rückentraining. Kann man diese nachmachen, erhält man die jeweilige Karte (www.das-kleine-foerderspiel.de).

Massage

Eine Rückenmassage mit z. B. angewärmtem Sesam-, Weizenkeim- oder Mandelöl wird als angenehm empfunden. Aromaöle verstärken die Wirkung: 5 Tropfen Neroli (Pomeranze) und 3 Tropfen Cassia auf 50 ml Öl.

Säuglingsdermatitis

Im weiteren Sinn umfasst dieser Oberbegriff alle nichtinfektiösen, entzündlichen Hautausschläge (Ekzeme) in den ersten zwei Lebensjahren – auch wenn es nach dem 1. Geburtstag streng genommen keine Säuglings-, sondern eine Kleinkinddermatitis ist. Dazu gehören insbesondere die nicht nässende, harmlose **seborrhoische Säuglingsdermatitis**, die vor allem am Kopf auftritt (→ Gneis, S. 157), die nässende **endogene Säuglingsdermatitis** als kindliche Form der Neurodermitis (→ S. 287), die sich am Kopf als Milchschorf (→ S. 263) zeigt, und die Windeldermatitis (→ S. 386). Im praktischen Sprachgebrauch wird Säuglingsdermatitis manchmal mit Milchschorf (der nicht immer in eine Neurodermitis übergeht!), manchmal mit der Neurodermitis beim Säugling und manchmal mit dem Kopfgneis gleichgesetzt, was oft zu Verwirrung führt.

Scharlach

Andere Bezeichnung: Scarlatina

Scharlach ist eine durch Bakterien übertragene, häufige Infektionskrankheit. Sie tritt vor allem in der kälteren Jahreszeit und bei Kindern zwischen dem 3. und 8. Lebensjahr auf.

Die Erreger gehören zu der Gruppe der Streptokokken und werden – bei engem Kontakt – vor allem durch Tröpfchen in der Atemluft, selten auch über Wunden, Lebensmittel und Wasser übertragen. Im Gegensatz zu den meisten anderen Kinderkrankheiten kann man mehrmals erkranken: Es gibt mehrere Arten von Scharlachbakterien und die Behandlung mit Antibiotika verhindert, dass der Körper schützende Antikörper bildet. Allerdings trägt fast jeder Zehnte die Keime auf seinen Schleimhäuten in Nase und Rachen, ohne Beschwerden zu entwickeln.[160] Also wird nicht jedes angesteckte Kind krank und Gesunde tragen den Keim unbemerkt weiter.

Eine Schutzimpfung gegen Scharlach existiert nicht. Die Beschwerden werden durch die von den Bakterien erzeugten Gifte ausgelöst und beginnen etwa 3–5 Tage nach der Ansteckung.

Komplikationen

Die Familie der Streptokokkenbakterien, die Halsentzündungen hervorruft, ist recht groß. Nur eine kleine Untergruppe davon produziert ein bestimmtes Gift und verursacht damit Scharlach mit seinen typischen Symptomen.
Die möglichen Komplikationen sind jedoch die gleichen wie bei den anderen Streptokokkeninfektionen: Mittelohr- und Nasennebenhöhlenentzündungen, eitrige Abkapselungen (→ Abszesse, S. 53) oder Lungenentzündungen. Das gefährliche Überschwemmen der Blutbahn mit Bakteriengiften kommt heute

Himbeerzunge und Sandpapier

▌ Zuerst treten plötzlich hohes Fieber, Halsschmerzen mit Schluckbeschwerden und gelegentlich Kopfschmerzen auf; manchmal erbricht das Kind. Der Rachen und die Mandeln sind gerötet und zeigen evtl. gelb-weiße Stippchen, die Halslymphknoten sind geschwollen.
▌ Die Zunge ist zunächst weißlich belegt, verfärbt sich dann glänzend rot und die Geschmacksknospen treten hervor (Himbeerzunge).
▌ Am 2.–3. Tag sinkt das Fieber. Gleich-

zeitig beginnt ein Hautausschlag in der Leistengegend und im Bereich der Achseln, der sich über den gesamten Körper ausbreitet und in der Regel nicht juckt. Er besteht aus kleinen roten, dicht stehenden, rauen Pünktchen; die Haut fühlt sich dadurch an wie Sandpapier. Die Mund-Kinn-Partie bleibt frei (»Milchbart«).
▌ Nach 2 Wochen schuppt sich die Haut und löst sich schmerzlos v. a. an Händen und Füßen ab, insbesondere, wenn keine Antibiotika gegeben wurden.

eher selten vor. Manchmal richten sich die Antikörper, die der Organismus vor allem gegen die Scharlach-Streptokokken bildet, auch gegen körpereigenes Gewebe, was einige Wochen später zu Nierenentzündungen (→ S. 295), Gelenkentzündungen (rheumatisches Fieber) und Entzündungen des Herzmuskels führen kann – unter Antibiotikatherapie allerdings heute in Europa nur noch sehr selten.

Was Sie für Ihr Kind tun können

Suchen Sie den Arzt auf – er stellt die Diagnose anhand der typischen Symptome; bei unklaren Verläufen hilft ein Rachenabstrich. Ein Streptokokken-Schnelltest liefert sofort ein Ergebnis, eine genauere Keimanalyse erfolgt über eine Bakterienkultur im Labor. Bei komplizierten Verläufen schließt nach 2–4 Wochen eine Urinuntersuchung eine Nierenentzündung aus.
Ihr Kind sollte wegen des Fiebers einige Tage Bettruhe einhalten und viel trinken. Probieren Sie aus, ob es warme oder kühle Getränke bevorzugt. Aufgrund der Halsschmerzen ist flüssige Nahrung am besten geeignet – bieten Sie Ihrem Kind Brühe, Suppe oder dickflüssige Gemüsesäfte an. Ihr Kind könnte sich angesteckt haben? Dann sollte es kein Eis essen, da Kälte eine Erkrankung begünstigt. Aus dem gleichen Grund besteht nach Ausbruch für 4 Wochen Eisverbot.

Heilpflanzen, Wasser & Wickel
Die Beschwerden der Rachenentzündung lindern Sie wie auf → S. 164 beschrieben.
Kamillentee und Salbeitee hemmen die Ausbreitung der Keime, Kamille schützt zusätzlich die Schleimhaut, Salbei hilft gegen die Halsschmerzen. Übergießen Sie 2 Teelöffel Kamillenbluten oder Salbeiblätter mit $1/4$ l kochendem Wasser. Lassen Sie den Tee zugedeckt ziehen und seihen Sie ihn nach 10 Minuten ab. Mit dem Kamillentee sollte Ihr Kind stündlich gurgeln, mit dem Salbeitee 3-mal täglich. Es schadet auch nichts, wenn es den Tee anschließend hinunterschluckt.
Halswickel (→ S. 383) beschleunigen das Abschwellen der gereizten Rachenmandeln und helfen gegen die Halsschmerzen. Zitrone und Quark wirken abschwellend, kühlend und entgiftend. Ist Ihrem Kind Wärme angenehmer, probieren Sie einen Kartoffelwickel.

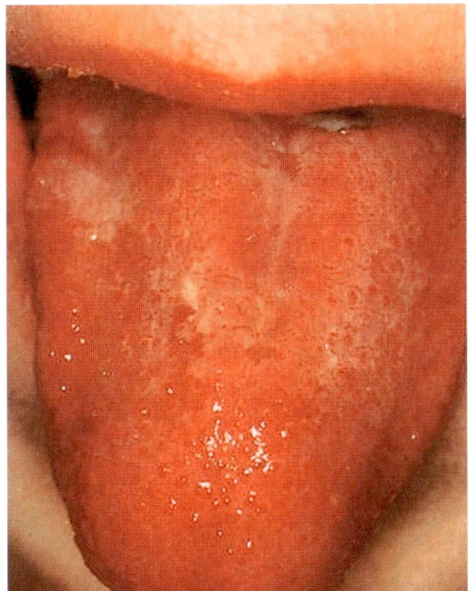

▲ Bei Scharlach verfärbt sich die Zunge glänzend rot und die Geschmacksknospen treten hervor – wie bei einer Himbeere

Homöopathie

Kinderärzte empfehlen immer eine antibiotische Therapie – die Beschwerden lassen schnell nach, die Gefahr von Komplikationen ist vermindert und das Kind nach wenigen Tagen nicht mehr ansteckend. Klassische Homöopathen sind dagegen überzeugt, dass sich Scharlach ohne Antibiotika heilen lässt und es dann seltener zu Rückfällen kommt. Egal, für welchen Weg Sie sich entscheiden – Sie sollten ihn in jedem Fall unter Begleitung Ihres Kinderarztes gehen.
Eine homöopathische Behandlung kann auch unterstützend eingesetzt werden:

▪ Klassisches Mittel bei den ersten Krankheitszeichen der akuten Infektion und bei feuchter, schweißiger Haut ist Belladonna D6 1- bis 2-stündlich über 3 Tage. Ist die Haut eher heiß und trocken, Ihr Kind hat keinen Durst und es treten Schwellungen auf, geben Sie bis zum Ausschlag bei Bedarf Apis D30 einmal täglich. Heiße Haut mit Schüttelfrost und viel Durst sowie linksseitige Halsschmerzen sprechen für Lachesis D12 2-mal täglich.

▪ Ist nach einigen Tagen Ihr Kind schwach und blass, hilft Lycopodium D6 3-mal tgl., entwickelt sich eine eitrige Halsentzündung mit starkem Mundgeruch, Mercurius solubilis D30 2-mal tgl. Wird der Ausschlag stärker, dunkelrot und großfleckig, geben Sie 3-mal tgl. Ailanthus D6.

▪ Verläuft die Infektion eher schleichend und schwach, hilft 3-mal tgl. Sulfur D12.

Schüßler-Salze

Hauptmittel für die Entzündung, Schwellung und das Fieber ist Nr. 3 Ferrum phosphoricum als Tablette, anfangs viertelstündlich, nach wenigen Tagen 2–4-mal am Tag. Oft wird empfohlen, nach 3–4 Tagen zusätzlich Nr. 4 Kalium chloratum einzunehmen.

Und sonst

Das Antibiotikum muss über 7–10 Tage genau nach Verordnung eingenommen werden, auch wenn sich die Beschwerden bereits nach kurzer Zeit bessern oder die Flasche früher aufgebraucht ist. Die Ansteckungsgefahr ist meist ab dem 3. Tag der Antibiotikatherapie vorüber, ohne Antibiotika besteht sie mehrere Wochen. Ihr Kind sollte sich einige Tage schonen; bis zum erneuten Besuch von Schule oder Kindergarten warten Sie mindestens eine Woche. Eine Behandlung von beschwerdefreien nachweisbar infizierten Kontaktpersonen erfolgt nur in Ausnahmefällen.
Wechseln Sie nach einer Erkrankung auf jeden Fall die Zahnbürste Ihres Kindes. Die Borsten sich insbesondere bei nicht ausreichendem Trocknen ein »Versteck« für Streptokokken – sonst beginnen die Beschwerden nach der Antibiotikatherapie erneut.

Scheidenentzündung

Andere Bezeichnung: Vulvovaginitis
Mehr als die Hälfte aller Mädchen leidet mindestens einmal an einer Scheidenentzündung – vorrangig im Vorschulalter und zwischen dem 12. und 14. Lebensjahr.

Die Schleimhaut der Scheide (Vagina) verändert sich im Lauf der Entwicklung, vor allem infolge hormoneller Umstellungen. Deshalb kommt es etwa ab dem 10. Lebensjahr normalerweise zu einer gesteigerten Sekretproduktion, was sich durch einen geruchlosen, klaren Ausfluss bemerkbar macht.

Häufig gelangen Darmkeime in die Scheide durch das verkehrte Po-Abwischen »von hinten nach vorn« und verursachen dort Beschwerden. Beim Säugling geraten auch bei einem schweren Windelausschlag (→ S. 386) Bakterien oder Pilze bis in die Scheidenregion. Der Darmbefall mit Madenwürmern (→ S. 391) ist eine weitere mögliche Ursache für Juckreiz in der Genitalregion.

Daneben rufen chemische und mechanische Reize wie Waschmittelzusätze und parfümierte Seifen, zu enge Hosen, Piercing oder zu wenig bzw. übertriebene Hygiene sowie Allergien eine Scheidenentzündung hervor. Bei kleinen Mädchen kommt es öfter zu einer »Sandkastenvulvitis« oder einer Reizung durch Fremdkörper, die aufgrund der Entdeckungslust in die Scheide gelangt sind. Im Jugendalter kommen dann Infektionen mit Keimen vor, die durch Geschlechtsverkehr übertragen werden (Chlamydien, Herpesviren). Gegen Papillomaviren (HPV), die möglicherweise Gebärmutterhalskrebs verursachen können, wird mittlerweile eine Impfung empfohlen (→ S. 321).

Meine Scheide ist rot und juckt

- Die Schamlippen und der Scheideneingang fühlen sich wund an, sie sind rot und geschwollen.
- Es brennt beim Wasserlassen, evtl. ist Juckreiz vorhanden.
- Bei einer Infektion hat das Mädchen Ausfluss – je nach Erreger weißlich-wässrig, weißlich-käsig oder gelblich-eitrig.

Übrigens: Ein geruchloser, weißlicher (manchmal auch blutiger) Ausfluss bei Mädchen in den ersten drei Wochen nach der Geburt ist normal und Folge der mütterlichen Hormone!

- Bei bestimmten Vireninfektionen zeigen sich auch z. B. Knötchen oder Bläschen im Scheidenbereich.

Verklebung der Schamlippen

Ähnlich wie bei kleinen Jungen in den ersten Lebensjahren oft eine Verklebung der Vorhaut besteht (→ Vorhautverengung, S. 371), tritt bei etwa 2 % der Mädchen unter 6 Jahren eine Verklebung der kleinen Schamlippen (Labiensynechie) auf.

Diese Verklebung ist in der Regel ebenso wenig krankhaft wie bei den Jungen und löst sich fast immer von selbst, spätestens in der Pubertät durch die Hormonumstellungen. Deshalb ist eine Behandlung (mit östrogenhaltiger Creme) nur bei ausgeprägter Verklebung oder Problemen beim Wasserlassen sowie bei Entzündungen der Scheide oder der Harnwege angezeigt. Umgekehrt kann selten auch eine Scheidenentzündung (in manchen Fällen auch unbemerkt) die Schamlippen verkleben.

Was Sie für Ihr Kind tun können

Suchen Sie einen Kinder- oder Frauenarzt auf: Mit speziellen Instrumenten untersucht er vorsichtig die Vagina und entnimmt evtl. mit einem Tupfer Abstriche. Oft reichen die äußere Pflege mit einer Heilsalbe (z.B. mit Ringelblume) und 2- bis 3-mal täglich 10-minütige Sitzbäder mit desinfizierenden Substanzen (z.B. Betaisodona). Auch Kamille, Ringelblume, Eichenrinde oder Zaubernuss sind keimtötend und entzündungshemmend und werden als Tee oder fertige Extrakte aus der Apotheke für ein Sitzbad eingesetzt. Die Haut sollte nach dem Baden vorsichtig trocken getupft werden. Manchmal sind Antibiotika, pilzhemmende Mittel (Salbe, Zäpfchen) bzw. eine östrogenhaltige Salbe nötig.

AUS DEM ALLTAG

Soll ich meine Tochter gegen Gebärmutterhalskrebs impfen lassen?

Seit 2007 empfiehlt die Ständige Impfkommission für Mädchen zwischen 12 und 17 Jahren eine HPV-Impfung (Gardasil® bzw. Cervarix®). Von diesen humanen Papillomaviren (HPV) existieren über 100 Typen, 16 scheinen bei der Entstehung von Gebärmutterhalskrebs beteiligt zu sein. Die Impfung verhindert die Infektion mit vier dieser Typen (HPV-6, 11, 16 und 18), die mit 70 % der Krebsarten der Gebärmutter in Zusammenhang gebracht werden. Aber: Möglicherweise verändern jedoch nicht diese Papillomaviren die Schleimhaut und führen zu Krebs, sondern sie zeigen die aufgrund anderer, noch unbekannter Ursachen veränderten Zellen nur an.[161]

»Die erste Impfung gegen Krebs« – diese Aussage klingt fantastisch. Die Impfung wurde in Windeseile zugelassen und von der STIKO in den Impfkalender übernommen. Doch offene Fragen und Kritikpunkte gibt es viele:[162]

- **Zulassung:** Warum erfolgte diese so schnell? Zum Zeitpunkt der Zulassung waren viele der Studien noch nicht einmal abgeschlossen oder basierten nur auf Ergebnissen der Prototypen.
- **Wirkung:** Ob Krebs wirklich verhindert werden kann, ist bisher nicht eindeutig. Die Wirksamkeit wird bei den Studien nicht daran gemessen, ob viele Jahre später Krebs auftritt, sondern inwieweit sich die Schleimhautveränderungen zurückbilden. Je nach Grad (1–3) entwickelt sich eher Krebs, muss aber nicht.[163] Unklar ist auch, wie häufig die Impfung aufgefrischt werden muss.

- **Verträglichkeit:** In den USA wurden seit 2006 Tausende, z.T. schwere Nebenwirkungen und 11 Todesfälle gemeldet, bei denen ein Zusammenhang mit der Impfung vermutet wird. Daneben enthält der Impfstoff (wie die meisten anderen) als Zusatzstoff Aluminiumhydroxid, das möglicherweise Störungen, z.B. der Gelenke oder des Gehirns, auslöst.
- **Gefahren:** Ungeklärt ist, ob die entstehende »Lücke« auf der Schleimhaut von anderen, gefährlicheren Viren besiedelt wird. Möglicherweise verzichten Mädchen auf die Krebsvorsorge, benutzen seltener Kondome, die Krebsrate steigt evtl. an. Umgekehrt stellt sich die Frage, ob bei regelmäßigen Untersuchungen zur Früherkennung die Impfung überhaupt nötig ist, denn Krebsvorstufen lassen sich bei der gynäkologischen Vorsorge recht sicher erkennen und durch Entnahme der kranken Schleimhaut wirksam behandeln.
- **Kosten:** Der Impfstoff gehört zu den teuersten überhaupt.
- **Positiv:** Möglicherweise kann die Impfung auch andere, durch HP-Viren verursachte Krebsarten (z.B. im Mund-Rachen-Raum) verhindern.

Trägt Ihr Mädchen noch Windeln, lassen Sie es möglichst oft ohne herumkrabbeln oder -laufen und wechseln sie diese häufig. Tauschen Sie täglich Waschlappen und Handtuch aus.

Erklären Sie Ihrem Kind, wie es sich richtig den Po (von vorn nach hinten) abwischt und – wenn es älter ist – dass es auf Intimsprays, Slipeinlagen und enge Synthetikunterwäsche besser verzichten sollte.

Scheuermann-Krankheit

Andere Bezeichnungen: Morbus Scheuermann, Adoleszentenkyphose
Bei vielen Jugendlichen wölbt sich während der Pubertät die Wirbelsäule verstärkt nach hinten. Die Ursachen sind unklar.

Möglicherweise wirken sich bei entsprechender Veranlagung die schnellen Wachstumsprozesse während der Pubertät ungünstig aus, bei Jungen häufiger als bei Mädchen. Wachstumsstörungen und Defekte im Bereich der Wirbelkörper sowie Verlagerung von Bandscheibengewebe bedingen eine Keilform der Wirbelkörper und eine Verschmälerung der Zwischenwirbelräume. Folge ist, dass sich die Brustwirbelsäule verstärkt nach hinten wölbt (Kyphose) und dass ein »Hohlkreuz« im Bereich der Lendenwirbelsäule (Hohlrundrücken) entsteht. Dies schwächt die Rückenmuskeln und überlastet die benachbarten Wirbelsäulenabschnitte. Im Verlauf versteifen die entsprechenden Abschnitte häufig. Die Prognose ist meist gut; allerdings haben die Betroffenen später häufiger Rückenschmerzen und Bandscheibenprobleme als Gesunde.

Ich habe einen Katzenbuckel

▌ Häufig finden sich keine Beschwerden, sondern nur eine sichtbare Formveränderung der Wirbelsäule (verstärkte Krümmung nach hinten). Dies zeigt sich besonders gut beim Vornüberbeugen oder bewussten Rückenstrecken.

▌ Manche Kinder haben Rückenschmerzen, besonders wenn der untere Wirbelsäulenabschnitt betroffen ist.
▌ Mit fortschreitendem Krankheitsverlauf kann die Beweglichkeit immer mehr abnehmen.

Was Sie für Ihr Kind tun können

Stellen Sie Ihr Kind einem Arzt vor. Zusätzlich zur orthopädischen Untersuchung wird meist die Wirbelsäule geröntgt. Regelmäßige Krankengymnastik (über Jahre!) stärkt Rücken- und Bauchmuskulatur und wirkt den Folgen des Krankheitsprozesses entgegen. Nur in sehr schweren Fällen muss die Fehlhaltung mit einem Korsett korrigiert werden. Häufige Bauchlage und Bewegung (z.B. Schwimmen) helfen, verzichten sollte man dagegen auf Tätigkeiten und Sportarten, die den Rücken (z.B. Gewichtheben, Springen) oder die Schultergürtelmuskulatur (z.B. Geräteturnen, Rudern) sehr belasten.[164] Gute Erfolge sollen auch Osteopathie und kraniosakrale Therapie erzielen.

Schiefhals

Andere Bezeichnung: Torticollis
Dieser Begriff umfasst alle Störungen, die mit einer Schräghaltung und evtl. Drehung des Kopfes einhergehen. Ein Schiefhals kann angeboren oder erworben sein und akut oder chronisch auftreten.

Der **muskuläre Schiefhals** entsteht durch eine Verkürzung oder schmerzhafte Verkrampfung des Kopfwendermuskels (Musculus sternocleidomastoideus). Die Verkürzung kann genetisch bedingt sein, durch Platzmangel in der Gebärmutter entstehen, aber auch z. B. durch Verletzungen während einer Zangengeburt. Die Verkrampfung ist Folge von Muskelverspannungen, z. B. weil das Kind »Zug gekriegt« hat. Weitere Ursachen für einen erworbenen Schiefhals sind Verletzungen oder Entzündungen im Bereich der Halswirbelsäule, insbesondere rheumatische Erkrankungen (→ S. 310), Entzündungen von Rachen und Ohren oder Störungen der Augen mit Doppelbildern (die das Kind versucht, durch das Schiefhalten des Kopfes auszugleichen).

Der angeborene **knöcherne Schiefhals** entsteht durch Fehlbildungen der Halswirbelsäule und ist selten.

Eine erst in den letzten Jahren beschriebene Störung, die bei Säuglingen typischerweise mit einem eher leichten Schiefhals einhergeht, ist das **KiSS-Syndom** (→ S. 219).

Mein Hals ist schief

- Das Kind neigt den Kopf zu einer Seite, oft dreht es auch das Kinn zur anderen, gesunden Seite.
- Die Bewegung des Kopfes kann eingeschränkt sein, beim akuten (muskulären) Schiefhals ist sie schmerzhaft.
- Besteht ein Schiefhals beim Baby länger, können sich eine asymmetrische Kopfform und eine Verkrümmung der Halswirbelsäule (→ Skoliose, S. 353) entwickeln. Weitere Symptome finden Sie unter dem KiSS-Syndrom.

Was Sie für Ihr Kind tun können

Der akute Schiefhals als Folge von Muskelverspannungen bessert sich meist auf Wärme. Homöopathika unterstützen die Behandlung:

- Magnesium phosphoricum D6, wenn die Beschwerden vermutlich durch Kälte oder Zugluft verursacht sind, und wenn Wärme bessert.
- Bryonia D6, wenn Aufregung ein möglicher Auslöser war und Ihr Kind gereizt und missgestimmt ist.
- Lycopodium D12, wenn eher Kühle bessert und die Fehlhaltung rechtsseitig ist.
- Lachnanthes D6, wenn die Muskelschmerzen sich auch auf die Schultern, den Nacken und über die gesamte Halswirbelsäule ausbreiten.

Alle anderen Formen sollten vom Kinderarzt abgeklärt werden. Die Behandlung richtet sich nach der Ursache. Möglicherweise sind konsequente krankengymnastische Übungen angezeigt; selten ist eine Operation nötig.

GESUND WERDEN

Schielen

Andere Bezeichnung: Strabismus

In Deutschland schielt etwa jedes zwanzigste Kind. Schielen kann ohne frühzeitige therapeutische Maßnahmen zu einer Sehschwäche führen.

Beim Schielen sind die beiden Augenachsen beim Blick in die Ferne nicht parallel gestellt, sondern weisen in verschiedene Richtungen; beim Nahblick weichen eines oder beide Augen von der beabsichtigten Blickrichtung ab. In den ersten sechs Lebensmonaten ist der hin und wieder auftretende »Silberblick« normal und Folge der am Anfang fehlenden Koordinationsfähigkeit oder oft vorhandenen Weitsichtigkeit (→ Sehstörungen, S. 349). Besteht das Schielen danach weiter, sind unumkehrbare, lebenslange Beeinträchtigungen möglich: Das betroffene Auge sieht schlechter, das räumliche Sehen ist eingeschränkt oder wird gar nicht erst erlernt. Da Schielen zu Doppelbildern führt, schaltet des Gehirn das schielende Auge quasi ab, wodurch es – wie nicht eingesetzte Muskeln – verlernt zu arbeiten.[165] Dieser Verlust der Sehkraft eines eigentlich funktionstüchtigen Auges wird auch als **Amblyopie** bezeichnet und ist nicht durch eine Brille ausgleichbar.

Neben erblichen Faktoren kommen andere Augenfehler (**Begleitschielen**) oder Augenmuskellähmungen (**Lähmungsschielen**) vor; nicht immer wird eine Ursache gefunden.

HAUPTSYMPTOME

Nur eines meiner Augen guckt dich gerade an

❚ Ein Auge weicht ab, meist nach innen; manchmal auch abwechselnd mit dem anderen Auge oder nur, wenn das Kind müde oder belastet ist (latentes Schielen). Ein leichter Silberblick (Minimalschielen) fällt manchen Eltern erst auf, wenn sie Fotos von ihrem Kind anschauen – oft ist nur eines der beiden Augen durch Blitzlicht rot gefärbt. Diesen Effekt nutzt der Kinderarzt bei einem Durchleuchtungstest mit dem Augenspiegel (Brückner-Test).

❚ Scheinbares Schielen bei Säuglingen wird durch einen breiten Nasenrücken verursacht, an dem die Kinder vorbeischauen müssen. Es wird auch als Pseudostrabismus bezeichnet.

❚ Manche Kinder klagen über Kopfschmerzen, Schwindelgefühl oder das Sehen von Doppelbildern, andere halten ihren Kopf schief, kneifen ständig ein Auge zu oder sind einfach nur ungeschickt. Letzteres sollte immer auch den Verdacht auf eine Sehstörung lenken.

Was Sie für Ihr Kind tun können

Schielt Ihr Baby ständig und vorwiegend mit einem Auge oder nach einem Vierteljahr hin und wieder, ist eine fachärztliche Untersuchung angeraten. Gehört es zu einer Risikogruppe (Schielen oder Hornhautverkrümmung eines oder beider Elternteile oder eines der Geschwister, Frühgeborenes, Sauerstoffmangel während der Geburt), ist bis zum Ende des 1. Lebensjahres eine spezielle (orthoptische) Schieluntersuchung nötig. Wird innerhalb der ersten beiden Lebensjahre mit einer Schielbehandlung begonnen, erreichen acht von zehn betroffenen Kindern die volle Sehschärfe; im Alter von 6 Jahren dagegen nur noch zwei von zehn.

Liegt ein Brechungsfehler zugrunde, gibt sich das Schielen meist durch dessen Ausgleich mittels Brille. Kann das Schielen so nicht korrigiert werden, droht eine Amblyopie und damit der Verlust der räumlichen Sehfähigkeit. Hier wird das schwächere Auge konsequent (und leider meist über mehrere Jahre!) trainiert. Dazu werden die Augen abwechselnd (damit auch das gesunde seine Sehkraft nicht einbüßt) nach einem bestimmten Schema mit einem speziellen Pflaster abgeklebt (Okklusionsbehandlung). Bei ausgeprägtem und nicht durch Übungen zu behebendem Schielen wird evtl. eine Schieloperation durchgeführt, bei der die Augenmuskeln verkürzt oder anders eingepflanzt werden. So bleibt die Sehfähigkeit der beiden Augen erhalten, die Fähigkeit des dreidimensionalen Sehens jedoch nicht immer.

Schilddrüsenerkrankungen

Die in der Schilddrüse produzierten Hormone beeinflussen fast jeden Prozess in unserem Organismus. Hormonmangel oder -überfluss stören die kindliche Entwicklung massiv.

Schilddrüsenunterfunktion (Hypothyreose)

Zur Herstellung des Hormons Thyroxin braucht die Schilddrüse Jod. Ist davon nicht genug vorhanden, vermehrt der Körper das Schilddrüsengewebe: Ein tast- und sichtbarer Kropf entsteht (**Jodmangelstruma**). Wenn die Mutter während der Schwangerschaft nicht ausreichend Jod zu sich nimmt, entwickelt sich dieser bereits beim Ungeborenen. Doch ernster als die Schilddrüsenvergrößerung sind die Auswirkungen des resultierenden Hormonmangels auf die körperliche und geistige Entwicklung des Kindes. Früher wurden viele Babys mit einer Schilddrüsenunterfunktion geboren, heute ist es immerhin noch 1 Neugeborenes auf 3500 Kinder und damit die häufigste kindliche Hormonstörung. Allerdings wird in der 1. Lebenswoche standardmäßig im Rahmen des Neugeborenenscreenings bei der U2 ein Bluttest durchgeführt, sodass nahezu alle Fälle früh-zeitig entdeckt und zügig durch Hormongabe behandelt werden. Neben einem Jodmangel ist eine Schilddrüsenunterfunktion bei Kindern auch Folge einer Autoimmunerkrankung (→ S.87), bei der sich körpereigene Zellen gegen Schilddrüsengewebe richten (**Hashimoto-Thyreoiditis**). Seltene Ursache ist ein Hirntumor, bei dem die Schilddrüse nicht mehr beauftragt wird, Hormone nachzubilden. Symptome, die neben dem Kropf auf eine Unterfunktion hindeuten, sind:

▪ beim **Baby** Verstopfung und Trinkunlust, trockene Haut, vergrößerte Zunge und verlangsamte Entwicklung sowohl körperlich als auch geistig,

▪ beim **älteren Kind** Verstopfung, Frieren, struppiges Haar, Leistungsabfall und Kleinwuchs.

Schilddrüsenüberfunktion (Hyperthyreose)

Bei dieser Form werden mehr Schilddrüsenhormone gebildet als nötig und als dem Körper guttun. Sie ist im Kindesalter sehr selten, nimmt in der Pubertät etwas zu und tritt fast immer als Folge einer Autoimmunreaktion auf (**Basedow-Krankheit**).

Neben dem Kropf (der auch hier vorkommen kann) deuten Gewichtsverlust, Durchfall, schneller Herzschlag, Schwitzen und Wärmeempfindlichkeit, evtl. »hervorquellende« Augen, Nervosität, Händezittern und Schlafstörungen auf eine Überfunktion hin.

Was Sie für Ihr Kind tun können

Falls Sie den Verdacht auf eine Schilddrüsenstörung haben, suchen Sie den Kinderarzt auf; ist bereits eine solche diagnostiziert worden, geben Sie Ihrem Kind regelmäßig die Medikamente und nehmen Sie die Kontrolluntersuchungen wahr. Daneben sollten Sie auf eine Ernährung mit ausreichend Jod achten, also v. a. viel Meeresfisch servieren.

Von Algen und Schafen – die Geschichte der Therapie

Vermutlich wurden bei Vergrößerungen der Schilddrüse bereits im Altertum (Jod enthaltende) Algen oder getrockneter Meerschwamm gegeben. Erst im 19. Jahrhundert erkannte man den Zusammenhang zwischen ernährungsbedingtem Jodmangel, dem Kropf und der Schilddrüsenunterfunktion. Ende des 19. Jahrhunderts entdeckte man – neben der Jodgabe – eine weitere Therapiemöglichkeit: das Ersetzen der fehlenden Hormone. Wenig appetitlich und nicht selten allergieerregend wurde ein aus Schafsschilddrüsen gewonnener Extrakt unter die Haut gespritzt, wenig später musste wöchentlich eine halbe Schafsschilddrüse roh verzehrt werden. Glücklicherweise gibt es heute sowohl Jod als auch Schilddrüsenhormone als Tabletten.

Schlafstörungen

»Mama, ich kann nicht schlafen« – wenn dieser Satz fällt, haben die meisten Eltern bereits so einige schlaflose Nächte und zahllose Versuche hinter sich, ihr Kind mit den abwegigsten Kniffen ins Traumland zu befördern.

Schlaf dient der körperlichen und geistigen Erholung, damit wir im Wachzustand gesund und leistungsfähig sind. Außerdem dienen nächtliche Träume dem Lernen und Verarbeiten der Eindrücke des vorangegangenen Tages: Wer länger nicht schläft oder häufig geweckt wird, wird gereizt und aggressiv – das werden leidgeprüfte Eltern bestätigen. Auch das immunologische Gedächtnis (also die Bildung von Antikörpern) und der Stoffwechsel werden vom Schlaf beeinflusst, z. B. produziert der Körper bei Schlafmangel weniger Antikörper und ist infektanfälliger, daneben kommen stärkere Blutzuckerschwankungen vor.

Einige Schlafprobleme betreffen das Einschlafen, andere verhindern das Durchschlafen. Diese klare Abgrenzung setzt aber das Vorhandensein von längeren Wach- und Schlafphasen voraus, die erst auftreten, wenn der Biorhythmus zwischen Tag und Nacht unterscheidet. Säuglinge in den ersten Lebenswochen haben noch keinen Schlafrhythmus, der gestört sein könnte; ihr Biorhythmus bildet sich erst aus. Hier spricht man also noch nicht von Schlafstörungen.

Einschlafstörungen

Nach sechs Monaten scheint ein Kind allmählich lernen zu können, selbstständig einzuschlafen. Allerdings hängt das Einschlafverhalten von vielen Faktoren ab, sodass eine allgemeingültige Aussage nicht möglich ist. So sind einige Kinder abends sehr unruhig und liebesbedürftig, und manche Eltern empfinden das Einschlafritual »Kind auf der elterlichen Brust oder Schulter« oder das gemeinsame Insbettgehen entspannend und bindungsfördernd – und haben somit kein Interesse, diese lieb gewonnene gemeinsame Zeit abzuschaffen. Anders sieht es aus, wenn sich die kindliche Einschlafphase über Stunden hinzieht und für Eltern und Kind eine nervliche Belastungsprobe darstellt.

Wird das Kind älter, bekommt man es oft schwer ins Bett: Es will sich nicht trennen – nicht von Mutter oder Vater, aber auch nicht von dem spannenden Tag, dem es mit immer größerer Neugierde begegnet. Auch Erkrankungen verhindern das Einschlafen, z.B. Juckreiz bei Neurodermitis (→ S.287) oder das Syndrom der unruhigen Beine (RSL, → Muskelbeschwerden, S.273).

Müde 2- oder 3-Jährige gehen zwar halbwegs bereitwillig ins Bett, schlafen dann aber oft nicht ein, weil sie z.B. Gespenster sehen oder andere Ängste entwickeln. Diese Einschlafproblematik verstärkt sich durch eine fremde Umgebung oder ein aufregendes Tagesgeschehen und spielt mit zunehmendem Kindesalter eine immer größere Rolle.

Durchschlafstörungen

Viele Kinder beginnen mit etwa einem halben Jahr durchzuschlafen, d.h., sie schlafen acht oder mehr Stunden ohne elterliche Zuwendung oder etwas zu trinken. Diese Zeitspanne ist allerdings kein durchgehender Schlaf, sondern sie besteht aus vielen Schlafphasen unterschiedlicher Qualität. Zwischendurch ist der Schlaf ganz oberflächlich oder sogar unterbrochen, das Kind ist unruhig, wird kurz wach und schläft aber in der Regel allein wieder ein. Richtige Durchschlafstörungen beginnen meist erst später:

- **Albträume** kommen bereits bei 2-Jährigen, häufiger aber ab dem 4. Lebensjahr vor. Sie treten in den oberflächlichen Schlafphasen auf, führen zum Erwachen und sind an vorhergehende Aufregungen gekoppelt. Durch den erschreckenden Albtraum ist das Kind keiner Vernunftargumentation zugänglich.
- **Nachtschreck-Attacken (Pavor nocturnus)** beginnen im 3. Lebensjahr. Diese nächtlichen Angstattacken treten in den Tiefschlafphasen auf, werden meist durch einen markerschütternden Schrei eingeleitet und führen trotz heftiger körperlicher Aktivität des Kindes, das um sich schlägt und tritt, stark verängstigt wirkt und mit

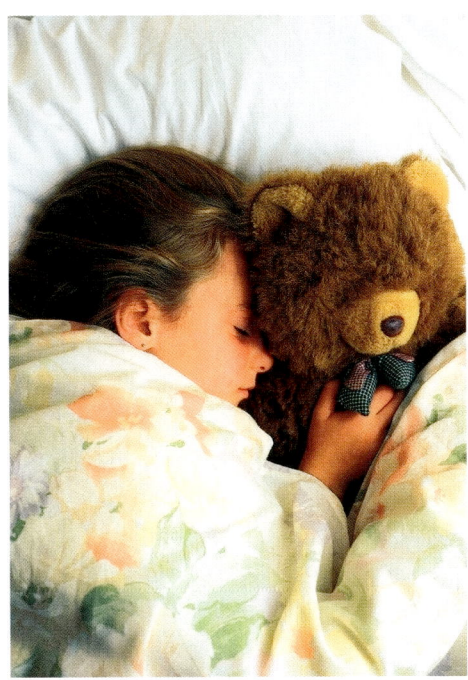

▲ Nur wer regelmäßig und ausreichend schläft, bleibt körperlich und geistig fit

327

Schlafen in den verschiedenen Lebensabschnitten

Die ersten Monate
Neugeborene schlafen zwischen 16 und 18 Stunden am Tag, was bedeutet, dass ihre kurzen Wachphasen bereits mit der bis zu 10-mal täglich nötigen Nahrungsaufnahme und dem Windelwechseln ausgefüllt sind. Da sie aber noch kein Gefühl für Tag und Nacht haben und oft die Nahrungsmenge pro Mahlzeit nach 2–4 Stunden bereits wieder verdaut ist, kollidieren leider einige Essens- und Wickelprozeduren mit dem elterlichen Nachtschlaf. Häufig sind die Schlafzeit beschränkende Dreimonatskoliken (→ S. 115) oder ausgedehnte Schreiattacken (→ Schreien, S. 335). Drei Monate alte Kinder schlafen immer noch durchschnittlich 15 Stunden am Tag; sie halten zwischen 3 und 5 Nickerchen tagsüber – und schlafen nachts in der Regel nicht durch.

Nach 6 Monaten
Nach 5–6 Monaten hat sich bei vielen Kindern der grundsätzliche Schlafrhythmus an den ihrer Eltern angepasst – sie schlafen hauptsächlich nachts, ihre Wachphasen tagsüber werden immer länger, sie kommen mit etwa 12 Stunden Schlaf aus und machen oft nur noch ein, zwei Nickerchen und einen ausgedehnteren Mittagsschlaf. Langsam lernen sie, auch allein einzuschlafen – allerdings muss diese Fähigkeit, diese bewusst herbeigeführte Trennung im Wachen von der Mutter oder einer anderen Bezugsperson, erst allmählich gemeistert werden. Sobald das Einschlafen erlernt ist und das Durchschlafen manchmal klappt, kommt bereits die nächste Phase – Ihr Kind nimmt inzwischen seine Umgebung so aktiv wahr, dass sich Aufregung und jede Abweichung von der Abendroutine auf Ein- und Durchschlafen auswirken.

Zwischen 2 und 6 Jahren
Außergewöhnliches wie Krankheit oder Aufregung bringt Ihr Kind immer noch um den Schlaf – aber ansonsten wird es jetzt auch mal längere Phasen hintereinander durchschlafen (meist im 4. Lebensjahr). Oft stellt sich jetzt die Frage, wie man sein Kind von lieb gewonnenen Einschlafhilfen wie Schnuller oder Daumenlutschen entwöhnt, die ab dem 4. Lebensjahr zu Kiefer- und Zahnfehlstellungen führen. Normal sind in diesem Lebensalter andere Schlafphänomene wie Nachtschreck-Episoden bei Zweijährigen, Alpträume und Schlafwandeln mit 3 und 4 Jahren. Ihr Kind entdeckt etwa nach dem 3. Geburtstag seine eigene Persönlichkeit – dieser Ablöseprozess wird oft mit Angst vor dem Alleinsein begleitet, was mit Einschlafproblemen einhergeht.

Im Grundschulalter
Nachtschreck- und Schlafwandel-Episoden werden langsam weniger und ins Bett macht Ihr Kind meist auch nicht mehr. Dafür können sich Albträume mehren, da Ihr Kind immer stärkeren Anforderungen ausgesetzt ist: Der »Ernst des Lebens« spielt eine größere Rolle und Schulleistungen, Nachmittagsaktivitäten und Sozialstress nehmen manchmal überhand und wirken sich negativ auf den Schlaf aus. Kinder im Grundschulalter kommen mit etwa 10 Stunden Schlaf aus und halten in der Regel keinen Mittagsschlaf mehr, genehmigen sich aber häufig eine halbe Stunde Ruhe am frühen Nachmittag.

In der Pubertät
Hier haben Schlafstörungen die gleichen Gründe wie bei Erwachsenen – Kummer in der Schule, Stress mit Freunden oder dem Partner, zu wenig Bewegung, zu viel oder zu spätes Essen. Verstärkt wird dies durch die Situation pubertierender Jugendlicher: Sie sind unsicher, haben ein geringes Selbstwertgefühl und ihnen fehlt die Erfahrung, dass sich unlösbar scheinende Probleme oft mit der Zeit relativieren.

offenen Augen wild um sich schaut, *nicht* zum Erwachen.

- **Zähneknirschen** (→ S. 393) kann ein Kind bereits, sobald die Zähne durchkommen; den Schlaf stört es allerdings meist erst ab dem 3. Lebensjahr.
- **Nachtwandeln (Somnambulismus)** ist typisch ab dem 4. bis 6. Lebensjahr. Auch bei dieser nächtlichen Aktivität wird das Kind nicht wach, es erledigt im Schlaf folgerichtige Handlungen, zieht sich beispielsweise an und verlässt dann die Wohnung oder

packt seinen Koffer und bringt ihn dann an die Haustür. Gefährlich kann bei dieser Schlafstörung das Verlassen der Wohnung, aber auch das Klettern aus Fenstern oder Treppensteigen sein.

- **Einnässen** (→ S. 122) stört nach dem 5. Lebensjahr, **Wachstumsschmerz** (→ S. 373) ab dem Vorschulalter bis zur Pubertät den Schlaf. Auch Erkrankungen wie Asthma (→ S. 80), Keuchhusten (→ S. 212) oder Pseudokrupp (→ S. 307) beeinträchtigen evtl. den Schlaf.

Was Sie für Ihr Kind tun können

Schlafprobleme gehören bei den meisten Kindern zum Schlaf dazu, sie treten in einer bestimmten Lebensphase auf und verschwinden nach einiger Zeit ohne Behandlung. Bei einer unklaren Häufung einer bestimmten Schlafstörung, Wachstumsschmerzen oder Albträumen klären Sie mit Ihrem Arzt ab, ob eine organische Erkrankung dahintersteckt. Neben bestimmten Verhaltensregeln gibt ein über mehrere Wochen geführtes Schlaftagebuch Aufschluss z. B. über Dauer des täglichen Nacht- und auch Tagesschlafs und erleichtert die Zuordnung einer Schlafstörung zu einem bestimmten Ereignis. Vielleicht schläft Ihr Kind tagsüber zu viel und ist deshalb nachts nicht ins Bett zu bekommen? Zwar existieren für jedes Alter Empfehlungen, wie viel ein Kind schlafen sollte, doch ist die individuelle Schlafdauer sehr variabel.

Lang schlafen von Anfang an Mit einigen Tricks dehnen Sie schon bei Säuglingen die nächtlichen Ruhephasen etwas aus:

- Wenn Ihr Kind wach wird, bieten Sie kein großes Programm: Trinken lassen, Stillen und wenn nötig Windeln wechseln werden bei wenig Licht und ohne große Worte erledigt. Vielleicht stillen Sie im Bett

und wechseln die Windel nur, wenn sie voll oder Ihr Kind wund ist.

- Säuglinge schlafen oft unruhig und oberflächlich: Geben Sie Ihrem Kind die Chance, selbst wieder in den Schlaf zu finden.
- Verlegen Sie die letzte Abendmahlzeit nach hinten, lenken Sie Ihr Kind z. B. durch Spielen ab und bieten Sie Ihrem Kind dann viel zu trinken an.

Einschlafen lernen Nach einem halben Jahr können Sie beginnen, den Einschlafprozess Ihres Kindes zu lenken.

Am bekanntesten ist die nicht ganz unumstrittene Methode des amerikanischen Schlafforschers Richard Ferber, bei der das Kind nach einer bestimmten Routine wach ins Bett gebracht und dann allein gelassen wird; elterlichen Zuspruch erfährt es nach Bedarf in bestimmten Zeitetappen, z. B. in der ersten Nacht alle 3 Minuten, nachdem es anfängt zu rufen oder zu weinen, in der nächsten Nacht alle 5 Minuten nach der ersten Unruhe etc. Varianten des kontrollierten Schreienlassens schlagen unterschiedliche Zeitspannen vor, nach denen das Kind getröstet wird – doch eine Zubettgeh-Routine zu einer bestimmten Uhrzeit und die konsequente Konditionie-

Gut schlafen

Schlafhygiene fasst alle grundsätzlichen, oft selbstverständlichen Maßnahmen zusammen, die den Schlaf Ihres Kindes positiv beeinflussen.

Grundvoraussetzungen

Die Matratze sollte nicht zu weich sein, die Schlafbekleidung Ihres Kindes der Jahreszeit angemessen.

- In den ersten Lebensjahren ist ein Schlafsack einer Bettdecke vorzuziehen, denn so vermeiden Sie, dass Ihr Kind unter die Decke gerät und dadurch zu wenig sauerstoffreiche Luft einatmet. Auch ein Nestchen oder flauschiges Spielzeug haben nichts im Bett eines Säuglings verloren.
- Ihr Baby schläft so lange in Rückenlage, bis es selbstständig eine andere Schlafposition einnehmen kann.
- Die optimale Temperatur im Schlafbereich beträgt 16–18 °C.
- Rauchen ist im Schlafraum verboten, da sich sonst das Risiko für den plötzlichen Kindstod (→ S. 306) verzehnfacht; außerdem verkürzt rauchgeschwängerte Luft die Schlafphasen und den Tiefschlaf Ihres Kindes.[166]

Das kommt dazu

Ihr Kind kann im eigenen Zimmer, im Schlafzimmer der Eltern und dort dann im Ehebett oder im eigenen Bett schlafen – Sie entscheiden über den Schlafplatz Ihres Kindes und müssen dies Ihrem Kind gegenüber konsequent vertreten.

- Als Schlafplatz wenig geeignet sind Durchgangszimmer oder Bereiche in der Nähe der Küche, des Fernsehers oder des Badezimmers – ein kleines Nachtlicht sollte die einzige Beleuchtung sein.
- Nach einigen Monaten wird sich bei Ihnen eine Zubettgeh-Routine einstellen – diese ist für das Einschlafen wichtig. Planen Sie für z. B. Ausziehritual, Vorlesen, Beten, Streicheleinheiten und Badezimmergang eine bestimmte Zeit ein.
- Eine späte Mahlzeit wird Ihr Kind anfangs noch nicht beim Schlafen stören, aber ab dem Vorschulalter sollte die letzte Nahrungsaufnahme 2 Stunden vor dem Schlafengehen erfolgen.
- Sport ist nur bis 3 Stunden, Spielen bis 1 Stunde vor dem Schlafengehen empfehlenswert, sonst ist Ihr Kind zu aufgekratzt und schläft nicht ein.

rung auf eine Tröstung nach der Uhr ist fester Bestandteil all dieser Programme.

Dieses »Ferberisieren« ist oft erfolgreich – vielen Eltern fällt es allerdings schwer, ihrem Kind beim Einschlafen die Zuwendung vorzuenthalten, die es einfordert, und probieren andere Methoden aus, z.B. geben sie ihrem Kind ein T-Shirt oder Spucktuch mit ins Bett, das nach Mama riecht, oder sie akzeptieren die Einschlafproblematik als vorübergehendes familiäres Abendprogramm, das sich nach einigen Jahren wieder gibt.

Schlafprobleme lösen Egal, ob Ihr Kind unter Albträumen, Nachtschreck-Attacken oder Nachtwandeln leidet, versuchen Sie Ruhe zu bewahren.

Wenn sich Ihr Kind im Kinderzimmer fürchtet und wegen wilder Tiere, Gespenstern oder anderer Bösewichte unter dem Bett **Angst** hat und nicht einschläft, nehmen Sie es vor allem ernst und versuchen Sie, sich in seine Lage zu versetzen. Erleichtern Sie ihm den Umgang mit den angsteinflößenden Gestalten, indem Sie ihm Zauberspray (z. B. einen mit Wasser gefüllten Pflanzenbestäuber), Zauberpulver (einen mit etwas Salz und Reis gefüllten Salzstreuer) oder einen Zauberstab (z. B. aus mehreren Strohhalmen und Geschenkband gebastelt) mit ins Bett geben.

Bei **Albträumen** beruhigen Sie Ihr Kind und sprechen es erst am nächsten Tag auf den Inhalt des Traumes an. Häufig handeln Albträume von Verfolgung, Angst um nahestehende Menschen oder einem Hinterhalt. Ihr Kind ist in seinem Albtraum seinen Gefühlen ausgeliefert und nachts keiner Argumentation zugänglich. Bei wiederkehrenden Träumen hilft es Ihrem Kind vielleicht, den Albtraum sowie einen Ausweg aus dem bösen Traum zu malen; dieser muss nicht realistisch sein, sondern kann auch z.B. Zauberpulver oder andere Fantasiewaffen beinhalten.

Nachtschreck-Attacken und **Nachtwandeln** haben gemeinsam, dass Ihr Kind nicht wach ist, d.h., es bekommt Ihre Beruhigungsversuche und Ins-Bett-Bring-Manöver nicht mit. Helfen Sie ihm, indem Sie spitze Gegenstände aus seiner Reichweite entfernen, die es beim Umsichschlagen treffen könnte, und Treppen und Fenster so sichern, dass sich Ihr Kind beim Herumgehen nicht verletzt.

Mit verschiedenen Entspannungsverfahren (→ S. 124) können Sie versuchen, eine Einschlafatmosphäre zu schaffen, die den Schlafproblemen vorbeugt.

Heilpflanzen, Wasser & Wickel

Heilpflanzen stoßen – v.a. in Kombination mit Wasser – den Schlaf an, ohne in den natürlichen Schlafrhythmus einzugreifen.

▪ Eine warme Dusche oder ein **warmes Bad** mit Lavendelöl, Linden- oder Melissenblüten (Dosierungen, → Heilpflanzen, S. 173) fördern die Durchblutung und beruhigen Ihr Kind – genau wie zwei Minuten **Wassertreten** im kühlen Wasser der Badewanne und dann mit warmen Socken sofort ins Bett.

▪ Wasser hilft Ihrem Kind auch innerlich als **Tee**. Melissen- oder Lavendelblüten, Baldrianwurzel oder Johanniskraut (Dosierungen → Heilpflanzen, S. 173) sind

klassische Helfer bei Einschlafproblemen – allerdings wird der Geschmack wahrscheinlich nicht sonderlich begeistern. Aber fertige Teemischungen, die z.B. auch eine wohlschmeckende Art des Hopfens enthalten, oder eine heiße Milch mit Honig und Holunderblüten treffen eher den Kindergeschmack.

▪ Hängen Sie Lavendelrispen als Strauß an das Bett Ihres Kindes oder deponieren Sie sie in einem **Schlafkissen** in Kopfnähe; stellen Sie aus Melissen- oder Kamillenblüten eine feuchtwarme beruhigende Kompresse für den Bauch her (Zubereitung wie Heublumensack, → S. 175).

Homöopathie

Wenn Ihr Kind nicht einschlafen kann, ihm viele Gedanken durch den Kopf gehen und es überdreht wirkt, als hätte es zu viel Kaffee getrunken, hilft Coffea D6. Hat es einen verschobenen Schlafrhythmus (z.B. nach einer Flugreise), macht es sich Sorgen um andere und ist ihm schwindelig? Dann geben Sie ihm Cocculus D6. Ist Ihr Kind überreizt, gestresst, zeigt überempfindliche Sinne? Hier hilft Nux vomica D6. Wenn Ihr Kind nicht durchschläft, weil es überempfindlich auf das kleinste Geräusch reagiert, einen nervösen und labilen Eindruck macht und oft sehr mitfühlend oder trostbedürftig ist, versuchen Sie Phosphorus D6.

Und sonst

Beruhigend wirken auch 3 Tropfen Mandarinen-, Rosen- oder Lavendelöl, die über eine Duftlampe oder einen Aromastein in der Raumluft verteilt werden. Die Bach-Blüten Aspen und White Chestnut mindern Ängste und beruhigen. Autogenes Training oder andere Entspannungsverfahren (→ S. 124) leiten die Nachtruhe ein.

Schnupfen

Andere Bezeichnung: Rhinitis
Eine Entzündung der Nasenschleimhaut führt zu vermehrter Sekretabsonderung, Niesreiz und behinderter Nasenatmung. Sie wird durch Virusinfekte oder bakterielle Infektionen ausgelöst – oder ist Symptom einer Allergie.

Es gibt wohl kaum ein Kind, das nicht schon mal eine Triefnase gehabt hätte. Die Anzeichen sind typisch: Zunächst ein Kitzeln in der Nase mit häufigem Niesen, gefolgt von vermehrtem Sekret und geschwollenen Schleimhäuten als Zeichen des Entzündungsprozesses: Die Blutgefäße werden weit gestellt, um Abwehrzellen anzuliefern, die vermehrte Schleimproduktion soll Erreger wegspülen.

Verschiedene Verlaufsformen

Am meisten verbreitet ist **die akute infektiöse Rhinitis**, also das, was landläufig unter einem gewöhnlichen Schnupfen verstanden wird, der meist im Rahmen einer Erkältung (→ S. 133) auftritt. Aber auch andere Viruskrankheiten wie Masern oder Grippe gehen mit Schnupfen einher.

Bei der **chronischen infektiösen Rhinitis** können die Keime von einem Infektionsherd z. B. an den Mandeln oder in den Nasennebenhöhlen immer wieder Symptome verursachen. Das Sekret ist dann meist schleimigeitrig. Selten ist ein Fremdkörper Ursache für eitriges Sekret.

Die **allergische Rhinitis** (oder auch allergischer Schnupfen) tritt im Rahmen von Allergien (→ S. 65) und insbesondere als Heuschnupfen (→ S. 184) auf.

Der **»Säuglingsschnupfen«** ist *keine* Entzündung der Nasenschleimhaut, sondern die Bezeichnung für das klare, schleimige Nasensekret, das bei manchen Kindern in den ersten 12 Lebenswochen auftritt und harmlos ist. Die Ursache ist unbekannt.

Schnäuzen oder Schniefen?

»Putz dir die Nase« – in der Erkältungssaison hören die meisten Kinder diesen Spruch wohl mehrmals am Tag. Viele Eltern finden eine Rotznase nicht nur unappetitlich, sondern glauben, dass mit dem Naseschnäuzen die Keime schneller ausgespült werden. Doch ist dies wirklich gesund? Einiges spricht auch für »Hochziehen«:

- Die feinen Flimmerhaare in der Nase leiten den Schleim nach hinten zum Rachen, wo er geschluckt wird. »Hochziehen« entspricht diesem natürlichen Weg.
- Das heruntergeschluckte Sekret wandert durch den Magen-Darm-Trakt, kommt hier in Kontakt mit unserem »Darm-Immunsystem« (→ S. 37) und löst gezielte Abwehrvorgänge aus.
- Beim kräftigen Schnäuzen wird ein hoher Druck im Naseninnern aufgebaut und Krankheitskeime im Schleim gelangen dadurch eher in die Nasennebenhöhlen. Beim Hochziehen entsteht in den Nasennebenhöhlen dagegen eher ein Unterdruck und die Viren werden in den Rachen gespült (und nicht, wie oft angenommen, ins Gehirn!).[167]
- Schnäuzen verteilt genau wie Husten und Niesen die Keime eher in der Umgebung – möglicherweise steigt die Ansteckungsgefahr für andere.

Was Sie für Ihr Kind tun können

Die meisten Kinder beeinträchtigt die Schniefnase wenig bis gar nicht. Selbst »dicker Rotz« erfordert keine Behandlung mit Antibiotika. Nur Säuglingen fällt das Atmen schwer, das Trinken ist mühsam und der Schlaf unruhig. Doch auch hier sollte nach einer Woche alles überstanden sein. Treten Ohrenschmerzen, Atemnot oder hohes Fieber auf, wird der Schnupfen nach einer Woche nicht besser oder trinkt Ihr Baby deutlich schlechter, suchen Sie den Kinderarzt auf.

Ihr Kind darf und soll ruhig reichlich trinken, am besten Tee oder Wasser. Nach der chinesischen Ernährungslehre fördern insbesondere Kuhmilchprodukte, aber auch sehr süße Nahrungsmittel (Honig, Nuss-Nougat-Creme etc.) eine Verschleimung. Frische, feuchte Luft tut gut, Bettruhe ist nur selten nötig, Kindergarten- oder Schulverbot nur dann, wenn sich Ihr Kind unwohl fühlt.

Heilpflanzen, Wasser & Wickel

In und um die Nase Sie stillen Ihr Baby? Dann geben Sie doch einfach ein paar Tropfen **Muttermilch** in beide Nasenlöcher. Sie enthält Salze zum Abschwellen und hemmt die Entzündung. Streichen Sie vorher die Nase von der Nasenwurzel her nach unten aus.

Bereiten Sie selbst **Nasentropfen** zu: 1 g Kochsalz mit 100 ml Wasser aufkochen und 2–3 Tropfen mehrmals täglich mit einer Pipette oder Einmalspritze in jedes Nasenloch träufeln. Bewahren Sie die Lösung in einem verschließbaren Glas bis zu 5 Tage im Kühlschrank auf. Alternativ erhalten Sie in der Apotheke fertige »Salznasentropfen«. Ist der Schnupfen richtig zäh und eitrig, helfen auch **Nasenspülungen** recht gut:[169] Mithilfe einer »Nasendusche« (aus der Apotheke) oder einfach aus der Hand zieht man Salzwasser in die Nase hoch. Mit entsprechender Anleitung und vor allem Vormachen sind dafür schon Kinder ab 5 Jahren zu gewinnen!

Im Fachhandel sind **Nasensauger** erhältlich, sie entfernen das Sekret durch Unterdruck. Manche Modelle lassen sich an einen Staubsauger anschließen – das klingt zwar gefährlich, ist es aber nicht: Durch einen speziellen Adapter wird der Luftstrom in einen sanften, aber effektiven Sog umgewandelt. Achten Sie darauf, dass sich das Modell öffnen lässt und so leicht zu reinigen ist.

Nasentropfen und -sprays zum Abschwellen

Verzichten Sie am besten auf Nasivin®, Olynth®, Otriven® etc., setzen Sie allenfalls Einzelgaben ein. Diese Medikamente verringern vorübergehend die Blutzufuhr der Nasenschleimhaut, dadurch trocknet sie aus und erfüllt ihre Funktion – Befeuchtung und Anwärmung der Atemluft – nicht mehr richtig. Nasentropfen oder -sprays wirken nur ein paar Stunden, danach schwillt die Nase erst recht zu, man gerät leicht in einen Teufelskreis. Solche Präparate scheinen insbesondere bei ganz jungen Säuglingen Komplikationen bis hin zum Koma zu verursachen.[168]

Nur selten sind solche abschwellende Nasentropfen sinnvoll – besprechen Sie dies mit Ihrem Kinderarzt. Geben Sie sie nicht länger als eine Woche, da sonst eine Schleimhautschädigung droht. Benutzen Sie stattdessen kochsalzhaltige Nasentropfen (Emser®, Rhinomer® etc.). So wirkt man einer Austrocknung entgegen, unterstützt den Abfluss des Nasensekrets und die Schleimhaut erholt sich schnell.

Majoransalbe für die Oberlippe Die ätherischen Öle machen die Nase frei, ohne sie zu reizen, und sind auch für Säuglinge geeignet: Hacken Sie eine gute Handvoll frisches Majorankraut oder zerkleinern Sie es im Mörser. Mischen Sie es in einem kleinen Glas mit Sonnenblumenöl und lassen das Ganze 2 Wochen stehen (wenn Sie stattdessen 1 TL Weingeist nehmen, können Sie die Mischung bereits nach wenigen Stunden absehen). Erwärmen Sie das abgefilterte Öl mit 20 g Bienenwachs und 50 g geklärter Butter (schmelzen lassen, Schaum abschöpfen und entsorgen) und füllen die Masse in ein Schraubglas oder einen leeren Cremetiegel. Die Salbe hält sich etwa ein Jahr im Kühlschrank – Sie sind also für mehr als eine Schnupfensaison gerüstet.

Inhalation

Insbesondere bei Säuglingen wirkt ein Teller klein geschnittener Zwiebeln am Kinderbett gut – das macht die Nase frei. Wenn der Zwiebelgeruch zu sehr stört, können Sie bei Kindern über 2 Jahren auch Pfefferminz-, Eukalyptus- oder Kiefernsprossenöl einsetzen. Sie wirken schleimlösend und durchblutungsfördernd. Reiben Sie Ihrem Kind mit einer fertigen Mischung dieser ätherischen Öle aus der Apotheke Brust und Rücken ein. Da auch ältere Kinder häufiger Hautreaktionen zeigen, können Sie stattdessen auch 2–3 Tropfen Öl auf 1 l heißes Wasser geben und das Gefäß im Raum aufstellen.

Bäder:

- Ein **ansteigendes Fußbad** (→ S. 380) fördert die Durchblutung und hilft besonders zu Beginn und bei kalten Füßen. Thymian (1 Handvoll Kraut mit $1/2$ Liter Wasser übergießen, nach 10 Min. abseihen) verstärkt die Wirkung.
- Ein **warmes Vollbad** mit Kamille oder Heublumen tut den gereizten Schleimhäuten gut.

Getränke:

- Ein **Tee aus Kamille und Fenchel** löst festen Schleim, **Linden- und Holunderblütentee** wirkt schweißtreibend.
- Eine heiße, gut gewürzte **Hühnerbrühe** mit frisch zerkleinerter Ingwerwurzel ($1/2$ TL) wirkt entzündungshemmend, abschwellend und durchblutungsfördernd; mehr dazu finden Sie auf S. 285.

Homöopathie

Am Beginn der Erkältung hilft Aconitum D12, damit diese gar nicht erst zum Ausbruch kommt, besonders wenn Kälteeinwirkung der Auslöser war.

Für den wässrigen Schnupfen, bei dem durch das ständige Rinnen des Sekrets die Nasenränder ganz wund sind, bietet sich Allium cepa D12 an. Verschlechtert sich der Schnupfen an der frischen Luft, ist Euphrasia D4 besser geeignet (vor allem bei zusätzlich gereizten Augen). Hat Ihr Kind trotz der rinnenden Nase das Gefühl, diese sei verstopft, versuchen Sie Arsenicum album D6.

Zeigt sich gelb-grünes, dickes Sekret, kommt Pulsatilla D6 zum Einsatz.

Stockschnupfen mit trockener, wunder Nase verlangt nach Luffa D12. Ist die Nase vor allem nachts und im Warmen verstopft, rinnt aber morgens, kann Nux vomica D12 helfen. Räuspert sich das Kind dauernd und ist der Schleim sehr zäh, ist Kalium bichromicum D4 angezeigt.

Beim jungen Säugling hilft oft Sambucus D4, ein Pulver, von dem Sie mehrmals täglich eine Messerspitze auf den Schnuller oder direkt in den Mund geben (am besten vor dem Trinken). In Tropfenform kann es auch direkt in die Nase geträufelt werden.

Als Alternative zu den gängigen Nasensprays erhalten Sie in der Apotheke Euphorbium comp®, ein homöopathisches Komplexmittel in Spray- oder Tropfenform.

Schüßler-Salze

Mittel der Wahl bei akutem Schnupfen ist Nr. 8 Natrium chloratum. Bei Stockschnupfen geben Sie eher Nr. 4 Kalium chloratum, kommt Fieber hinzu, ist an Nr. 3 Ferrum phosphoricum zu denken. Geben Sie zunächst viertelstündlich eine Tablette, dann halbstündlich, später stündlich. Je früher Sie anfangen, desto besser ist die Wirkung.

Buchtipp

Dagmar Henze: **Hatschi, kleines Schnupfentier.** *Sauerländer, Düsseldorf 2005*

Ihr kranker Hase langweilt sich? Vielleicht ist dann dieses Buch genau das Richtige: Lustige Gedichte, kleine Basteleien, tröstende Lieder und eine Vorlesegeschichte, die zeigt, dass auch Gespenster Schnupfen bekommen, bringen Abwechslung und Trost für erkältete Kinder ab 2 Jahren.

Bach-Blüten

Tragen Sie 2-mal täglich Rescue-Salbe auf den Nasenrücken, die Nasenflügel und die beiden Wangen auf. Das soll den Heilungsprozess anstoßen.

Fernöstliche Medizin

Gerade bei Säuglingsschnupfen lindert Akupressur. Kreisen Sie mit einem Finger unter leichtem Druck etwa eine Minute lang auf den folgenden Punkten:

- **Siegelhalle (Ex-HN 3):** in der Mitte zwischen den Augenbrauen; er wird auch als »Wunder-Punkt« bezeichnet, weil er bei verstopfter Nase sehr schnell wirkt.
- **Willkommen des Duftes (Di 20):** in den Vertiefungen neben den Nasenflügeln.
- **Tal am Zusammenschluss (Di 4):** zwischen Daumen und Zeigefinger auf dem Muskelwulst, der bei deren Zusammenpressen entsteht und zu einer Mulde wird, wenn sich die Hand entspannt.

Schreien

Wenn ein Baby stundenlang brüllt, möchten Eltern (und Nachbarn) am liebsten mit einstimmen – kaum etwas belastet die Nerven mehr. Doch zunächst einmal ist Schreien der Versuch Ihres Kindes, etwas mitzuteilen.

Stellen Sie sich vor, Sie können nicht sprechen, haben Ihre Finger nicht unter Kontrolle, um auf etwas zu zeigen, können sich nicht drehen und schon gar nicht laufen, um Hilfe zu holen, und sind nicht fähig, in Ihrer Erfahrungskiste nach vergleichbaren Erlebnissen und erfolgreichen Bewältigungsstrategien zu kramen. Und dann haben Sie Hunger, Sie liegen unbequem, Ihnen ist warm oder kalt. Oder ein lauter Knall hat Sie erschreckt, Sie

sind total aufgedreht nach einem spannenden Tag oder langweilen sich einfach, weil nichts passiert. Vielleicht möchten Sie auch in den Arm genommen werden, einfach mal so.

Eigentlich verständlich, dass gerade Neugeborene in den ersten 3 Lebensmonaten viel schreien. Und auch verständlich, dass nicht das Schreienlassen dem Kind Vertrauen gibt und die Welt wieder angenehm macht, sondern die liebevolle Zuwendung. Kein Wunder also, dass Kinder, die viel getragen werden, insgesamt weniger schreien und Kinder, die in den ersten Lebensmonaten zuverlässig getröstet wurden, später weitaus weniger brüllen als Kinder, die nicht durch Trost »verwöhnt« wurden.

Schreien darf sein

Sie dürfen Ihr Kind ruhig mal schreien lassen – nicht allein in seinem Bett und Zimmer, sondern auf Ihrem Arm. Starten Sie nicht beim ersten Zucken der Mundwinkel direkt Ablenkungsmanöver. Setzen Sie sich stattdessen bequem hin, versuchen Sie zu lächeln und sagen Sie zu Ihrem Liebling: »Erzähl doch mal!«. Und dann hören Sie einfach zu. Sicher gibt es auch bei Ihnen Situationen, in denen Sie Ihr Gegenüber oder einfach die Wand anbrüllen, um Stress abzulassen. Warum sollte das nicht auch Ihrem Kind ab und zu helfen?

Im Kleinkindalter kommt dann die nächste »Schreiphase«. Die Welt ist nicht so, wie das Kind sie gern hätte – das löst oftmals lautstarke Explosionen aus. Diese richten sich nicht gegen Sie, auch wenn der Begriff »Trotzphase« dieses suggeriert. Ihr Sprössling entdeckt sein Ich und damit seinen Willen, muss aber gleichzeitig feststellen, dass diesem Grenzen gesetzt sind. Wut und Frust sind die Folge. Dies ist eine wichtige Phase der gesunden kindlichen Entwicklung, die aber den Eltern erneut starke Nerven und eine große Portion Gelassenheit abverlangt.

Was Sie für Ihr Kind tun können

Meist sind die Möglichkeiten, was Ihrem brüllenden Baby fehlen könnte, überschaubar und der Grund ist schnell gefunden. Viele Eltern erkennen nach kurzer Zeit bereits an der

Schreibabys

Sie tun Ihr Bestes? Sind umsorgend und zärtlich? Geben Ihrem Kind genug zu trinken, sorgen für einen geregelten Tagesablauf mit ruhigen, aber auch spannenden Phasen? Sie trinken ausreichend, ernähren sich gesund (ohne Blähendes, weil Sie ja stillen), sorgen für Ruhe während der Fütterzeiten? Ihr Kind schreit trotzdem mehrere Stunden am Tag, ohne Pause, laut und gnadenlos? Für die meisten Eltern ist dieser Zustand glücklicherweise nach den ersten drei, spätestens vier Lebensmonaten überstanden (→ Dreimonatskoliken, S. 115). Selten dauert dieser nervenzerreißende Zustand jedoch an.

Warum manche Babys mehr schreien als ihre Eltern aushalten, ist nicht allgemeingültig zu beantworten. Ausgeschlossen werden sollte – insbesondere nach problematischen Schwangerschaften oder Geburten – ein KiSS-Syndrom (→ S. 219).

Auch die besten Eltern geraten an ihre Grenzen: Bevor Ihr Schlafmangel, das ausgedünnte Nervenkostüm und die Versagensgefühle Sie zu wütenden Handlungen animieren, ziehen Sie die Notbremse. Geben Sie erst mal Ihr Kind kurz ab oder legen Sie es notfalls auch allein ins Bett. Gehen Sie aus dem Raum oder besser nach draußen. Atmen Sie durch und laufen Sie ein paar Minuten um den Block.

Und suchen Sie sich professionelle Hilfe: Zumindest in größeren Städten helfen Schreiambulanzen bei der Ursachenforschung und zeigen, wie man mit der Situation umgehen kann. Im Internet bieten einen guten Einstieg **www.schreibaby.de** und **www.trostreich.de**.

Schuldgefühle sind fehl am Platz – weder Ihr Kind noch Sie können etwas dafür. Und auch wenn Sie sich das vermutlich in der jetzigen Situation schlecht vorstellen können: Dem Gefühl, trotz aller Liebe zu versagen, werden Sie in Ihrer Elternzeit immer wieder begegnen. Nicht immer läuft alles glatt, allen Anstrengungen zum Trotz.

Art des Schreiens, was ihr Kind drückt, und haben dann auch gelernt, was ihm besonders gut hilft: Hochnehmen und auf dem Arm oder im Tuch getragen werden, im Fliegergriff auf dem Bauch, mit dem Kopf in die elterliche Ellenbeuge gekuschelt oder stramm in eine Babydecke gewickelt, mit Brummlauten, Worten oder Liedern getröstet, rhythmisch auf dem Rücken beklopft oder sanft auf dem Bauch massiert – die Formen der Zuwendung sind vielfältig. Letztlich kann kein Ratgeber der Welt das geben, was Sie als Eltern in sich tragen: erfühlen zu können, was Ihrem Kind guttut. Haben Sie keine Scheu, genau das Gegenteil von dem zu machen, was Großmutter oder die Bekannte aus der Rückbildungsgymnastik empfiehlt: Jedes Kind ist anders, Standardrezepte gibt es nicht. Entwickeln Sie aus Selbstbewusstsein, Intuition und Empathie mit Lust am Probieren auch ohne Ratgeberwissen eine Herzenssprache, mit der Sie und Ihr Baby einander verstehen.

Schreien zeigt manchmal Krankheiten wie eine Mittelohrentzündung (→ S. 264), eine Darmeinstülpung (→ S. 111) oder einen eingeklemmten Leistenbruch (→ S. 275) an. Hinweise dafür sind schrilles, ungewohntes Schreien, Trinkunlust, häufiges Erbrechen, Blut in der Windel oder Apathie. Ein Baby kann nicht sagen, ob und wo es ihm wehtut – suchen Sie also lieber einmal zu viel als einmal zu wenig den Kinderarzt auf, zumal sich bei Säuglingen die Situation z. B. durch Austrocknen schnell verschlimmert.

Schüßler-Salze – starke Mineralstoffe

Mineralstoffe braucht der Körper in jeder Zelle – ein Mangel wirkt sich auf die Gesundheit aus. Selbst wenn ausreichend Mineralsalze aufgenommen werden, kommt der richtigen Verteilung im Körper ein besonderer Stellenwert zu.

Vor ungefähr 150 Jahren entwickelte der deutsche Arzt und Homöopath Willhelm Heinrich Schüßler ein Therapieverfahren, bei dem homöopathisch aufbereitete Mineralsalzzubereitungen eingesetzt werden, um die Selbstheilungskräfte des Körpers anzuregen und fehlerhafte Mineralsalzverteilungen zu bekämpfen. Schüßler arbeitete als Homöopath, als er aus der großen Zahl homöopathischer Mittel die seiner Meinung nach wichtigsten, nämlich 12 Mineralsalze, herausfilterte. Er war der Ansicht, dass Krankheit durch eine Störung der Selbstheilungskräfte bedingt ist und der Mineralstoffwechsel für Gesundheit und Krankheit eine wichtige Rolle einnimmt. Die Mineralsalze in homöopathischer Dosis erleichtern den Zellen, genügend Mineralstoffe aufzunehmen, und verbessern die Funktionsweise der Organe.

Die Schüßler-Salze

Die 12 Schüßler-Salze werden aus anorganischen Mineralsalzen hergestellt und nach homöopathischen Prinzipien verdünnt (potenziert). Je höher die Potenz ist, desto stärker ist die Wirkung. In der Biochemie nach Schüßler werden – im Gegensatz zur Homöopathie – allerdings nur D3-, D6- und D12-Potenzen verwendet, dabei wird bei 9 Stoffen mit der D6-Potenz begonnen, bei den Salzen Nr. 1, 3 und 11 mit der D12-Potenz. Diesen 12 Salzen, die Schüßler auch Funktionsmittel nannte, wurden später 12 »Ergänzungsmittel« an die Seite gestellt, die ebenfalls auf den Mineralstoffwechsel einwirken – sie werden von einigen Schüßler-Therapeuten empfohlen, von anderen abgelehnt.

GESUND WERDEN

Wie die Salze funktionieren

Die Schüßler-Salze eignen sich wie die Homöopathika zur Therapie akuter wie auch chronischer Erkrankungen, bei leichten akuten Störungen auch gut zur Selbstbehandlung. Die Mittel werden nach Art der vorherrschenden Symptome ausgewählt. Prüfen Sie, ob sich ein Schüßler-Salz aus der Tabelle für die Erkrankung oder Befindlichkeit Ihres Kindes eignet. Beachten Sie bitte immer, dass eine Behandlung mit Schüßler-Salzen keine ärztliche Therapie ersetzen kann – gerade bei fieberhaften Erkrankungen oder bei einer akut auftretenden Verschlechterung des Gesundheitszustands Ihres Kindes sollten Sie einen Arztbesuch nicht hinauszögern.

Chronische Störungen sind dagegen die Domäne der geschulten Therapeuten. Schüßler vertrat die Ansicht, dass sich der Mineralstoffmangel im Gesicht eines Menschen zeigt, so dass viele Therapeuten die Antlitzdiagnostik einsetzen, um das passende Salz für den jeweiligen Menschen- und Konstitutionstyp zu finden. Dieses Vorgehen ist für eine Konstitutionsbehandlung anzuraten; bei einer akuten Erkrankung reicht dagegen die Auswahl der jeweilig vorherrschenden Symptome aus der Tabelle.

Dosierung

Es existieren verschiedene Dosierungsempfehlungen – sie schwanken zwischen 3 und 10 Tabletten täglich. Wir empfehlen, Ihrem Kind von dem Salz, für das Sie sich entschieden haben, 3-mal täglich eine Tablette zu geben. Bei ausgeprägter Symptomatik geben Sie stündlich eine Tablette – wenn es ganz schlimm kommt, sogar im Viertelstundentakt. Sobald die Beschwerden nachlassen, reichen weniger Tabletten. Manchmal kommt es zu Beginn der Behandlung zu einer Verschlechterung der Symptomatik: Diese sogenannte Erstverschlimmerung gibt es auch in der Homöopathie und zeigt an, dass Sie prinzipiell das richtige Mittel gewählt haben – verlängern Sie das Intervall bis zur nächsten Gabe je nach Dauer und Stärke der Erstverschlimmerung.

Die Tabletten sollen nicht geschluckt werden, sondern im Mund zergehen. Bei Babys oder kleinen Kindern lösen Sie die Tabletten in etwas Wasser auf und geben die Lösung dann im Fläschchen oder Flaschensauger. Wenn Sie parallel mehrere Mittel geben möchten, empfiehlt sich entweder ein täglicher Wechsel des Salzes, eine über den Tag verteilte abwechselnde Einnahme oder die **Wasserglasmethode**: Dabei lösen Sie die Tagesdosis aller Salze in etwas Wasser auf und geben Ihrem Kind über den Tag verteilt von der Lösung löffelweise zu trinken.

Die Salze werden auch äußerlich verwendet, und zwar als Salbe, Creme oder Badezusatz (10–20 Tabletten im Wasser auflösen). Salben und Cremes sind in der Apotheke erhältlich. Eine Besonderheit stellt das Mittel Nr. 7, Magnesium phosphoricum, dar: Es ist ein Akutmittel vor allem bei krampfartigen Schmerzen und wird auch **»heiße Sieben«** genannt: Dafür lösen Sie 7–10 Tabletten in heißem Wasser auf (dabei sicherheitshalber keinen Metalllöffel verwenden, da einige Therapeuten eine Reaktion zwischen Metall und Mineralstoffen befürchten) und lassen Ihr Kind die Lösung so heiß wie möglich in kleinen Schlucken trinken und dabei möglichst lange im Mund behalten.

Besonderheiten

Sie können die Salze ergänzend zu anderen Therapien oder als alleinige Behandlung verwenden, Neben- und Wechselwirkungen sind bis auf die möglichen Erstverschlimmerungen nicht bekannt. Irrtümlicherweise wird den Schüßler-Salzen hin und wieder unterstellt, dass mit ihnen bei hoher Dosierung eine Vergiftung des Körpers möglich wäre: Da die Mineralsalze in den Tabletten homöopathisch verdünnt vorliegen, müsste man aber etwa 4 Millionen Tabletten täglich einnehmen, um den Mineralstoffgehalt einer Mineralwasserflasche aufzunehmen – ein unmögliches Unterfangen. Sie können im Gegenteil

aber eine Beschleunigung der Therapie erreichen, indem Sie dem Körper unter ärztlicher Aufsicht gezielt Mineralsalze zuführen, um einen starken Mineralstoffmangel auszugleichen.

Was unterscheidet nun ein Schüßler-Salz von dem gleich lautenden Homöopathikum? Eigentlich nichts! Letztlich liegt der Biochemie nach Schüßler zwar nicht das Ähnlichkeitsprinzip, sondern eine andere Theorie als der Homöopathie zugrunde, nämlich die Stoffwechselvorgänge rund um die Mineralstoffe, aber die Herstellungsweise der verwendeten Arzneimittel unterscheidet sich nicht. Wenn also beispielsweise bereits Ferrum phosphoricum D12 als Homöopathikum in Ihrer Hausapotheke steht, können Sie es auch als Schüßler-Salz in der von Ihnen gewünschten Dosierung verwenden – es wird genauso wirken wie ein neu gekauftes Ferrum-phoshoricum-Schüßler-Salz.

Welches Schüßler-Salz wofür?

Nr. 1 – Calcium fluoratum	Dieses Salz ist für Elastizität verantwortlich und hilft Ihrem Kind u. a. bei Karies, Gelenkbeschwerden, Knochen- und Zahnerkrankungen und Hautabschürfungen.
Nr. 2 – Calcium phosphoricum	Dieses Salz gibt Stabilität und wird gegen Schulkopfschmerz, bei Knochenbrüchen, Wachstums- oder Zahnungsschmerzen und zur Genesung nach Krankheiten eingesetzt – wenn Ihr Kind gern Geräuchertes, Senf oder Ketchup zu sich nimmt, kann das ein Hinweis sein, dass dieses Salz im Körper fehlt.
Nr. 3 – Ferrum phosphoricum	Dieses Salz unterstützt den Sauerstofftransport im Blut und hilft bei allen entzündlichen und fieberhaften Krankheitsprozessen im Anfangsstadium. Es erhöht die Konzentrationsfähigkeit, vertreibt Müdigkeit und gibt Kraft.
Nr. 4 – Kalium chloratum	Dieses Salz hilft bei Entgiftungsvorgängen, z. B. bei Erkältungen, und wird im Anschluss an Ferrum phosphoricum bei Entzündungen gegeben, die bereits in vollem Gang sind. Unterstützen Sie die Behandlung, indem Sie Ihrem Kind während der Behandlung weder Milch noch Kakao geben.
Nr. 5 – Kalium phosphoricum	Wenn Ihr Kind einen Energieschub benötigt, weil es erschöpft und schwach wirkt, ist dieses Salz das richtige. Es hilft nach langen Schultagen, zu vielen Hausaufgaben, dem Fußballturnier oder dem Schulausflug, bei Heimweh, Hyperaktivität und Nesselausschlag.

Welches Schüßler-Salz wofür?	
Nr. 6 – Kalium sulfuricum	Bei chronischen Schleimhautentzündungen wirkt dieses Salz einer ausgeprägten Schleimbildung entgegen. Es reinigt den Körper nach Erkältungen, bringt Erkrankungen zur Ausheilung und hilft bei Lufthunger. Es kann nach Kalium chloratum gegeben werden, um die Entzündung zu beenden.
Nr. 7 – Magnesium phosphoricum	Ein besonderes Salz bei akuten Schmerzen und Krämpfen, aber auch bei Lampenfieber und allgemeiner Nervosität – es unterstützt das vegetative Nervensystem, das wir nicht willentlich beeinflussen können. Schokoladenhunger zeigt einen starken Mangel dieses Salzes im Körper an.
Nr. 8 – Natrium chloratum	Dieses Salz reguliert den Wasserhaushalt und hilft u. a. bei Schnupfen, Nasennebenhöhlenproblemen und Insektenstichen. Bei Mangel des Salzes im Körper wird Ihr Kind vermehrt Kochsalz aufnehmen, also eine Vorliebe für stark gesalzene Speisen entwickeln.
Nr. 9 – Natrium phosphoricum	Dieses Salz wirkt einer Übersäuerung entgegen und hilft bei Übelkeit, Blähungskoliken, Drüsenschwellungen, Akne und Übergewicht. Ihr Kind hat einen Mangel dieses Salzes, wenn es genau die Speisen liebt, die eine Übersäuerung auslösen, also z. B. Süßigkeiten, Brot, Mehlspeisen, Nudeln, Cola.
Nr. 10 – Natrium sulfuricum	Die Ausscheidung von Stoffwechselendprodukten wird durch dieses Salz gefördert – bei Durchfall, einem beginnenden grippalen Infekt, Schuppenflechte und Neurodermitis, Warzen und Herpes-Fieberbläschen wird es eingesetzt.
Nr. 11 – Silicea	Silicea gibt Festigkeit und kann bei brüchigen Nägeln, Haarspliss und Blutergüssen helfen.
Nr. 12 – Calcium sulfuricum	Dieses Salz ist für die Reinigung von chronischen Wunden zuständig und wird bei Abszessen, eitrigen Wunden, Bindehautentzündung und Nasennebenhöhlenentzündungen eingesetzt.

Schuppen

Schuppen sind zunächst einmal normale Abfallprodukte der Hauterneuerung: Die alten, verhornten Hautzellen werden etwa alle vier Wochen abgestoßen. Verstärkt tritt diese Abschilferung veranlagungsbedingt, während oder nach Erkrankungen der Haut im Rahmen des Heilungsprozesses, nach starker Kälte- oder Hitzeeinwirkung oder als Folge aggressiver Hautpflege auf. Selbst Stress, Hormone und Ernährung können die Schuppenbildung beeinflussen. Eine meist feinschuppige Hautschuppung bei **Neugeborenen** kurze Zeit nach der Geburt ist normal und durch das Austrocknen der im Fruchtwasser aufgeweichten oberen Hautschicht bedingt. Nach einigen Tagen regeneriert sich die Haut – zusätzliche Hilfe von außen ist unnötig.

Häufig ist die Schuppenbildung auch **während der Pubertät** infolge der vermehrten Talgproduktion erhöht.

Daneben gibt es Störungen, bei denen dieser Prozess krankhaft beschleunigt und die Schuppen nicht winzig klein, sondern sichtbare Platten sind. Dazu gehören die seborrhoische Säuglingsdermatitis, die sich besonders häufig am Kopf zeigt (→ Gneis, S. 157), der ebenfalls am Kopf auftretende Milchschorf (→ S. 263), die Neurodermitis (→ S. 287) und die Schuppenflechte (→ S. 341). Auch Pilzerkrankungen (→ S. 302) und Allergien (→ S. 65) gehen mit verstärkter Schuppenbildung und oft mit Juckreiz einher.

Schuppenflechte

Andere Bezeichnung: Psoriasis (vulgaris)
Silbrig graue Schuppen auf geröteter Haut – nicht umsonst hat die Schuppenflechte ihren Namen. Sie ist eine recht häufige, chronische Erkrankung der Haut, die bei Kindern meist schubweise auftritt.

Bei der Schuppenflechte erneuern sich die Zellen der Oberhaut nicht wie bei Gesunden innerhalb von 28, sondern 4–7 Tagen. Dadurch entwickeln sich die Zellen nicht richtig und lagern sich als Schuppen ab. Die Ursache ist nicht endgültig geklärt – zurzeit glaubt man, dass sowohl Fehlfunktionen der Haut selbst als auch eine fehlgeleitete Immunabwehr (→ Autoimmunkrankheit, S. 87) eine Rolle spielen. Sicher ist, dass die Neigung vererbt und ein Krankheitsschub durch individuell unterschiedliche Auslöser wie Infektionen, Verletzungen, Nahrungsmittel, Stress oder Medikamente ausgelöst wird. Auch der Verlauf und das Ansprechen auf Therapien scheint durch bestimmte Gene beeinflusst zu werden.[170] Die Schuppenflechte ist weder ansteckend noch psychisch bedingt (auch wenn seelische Belastungen einen Krankheitsschub auslösen können).

Komplikationen

Bei Kindern ist der Verlauf oft recht mild, Gelenke und Knochen sind eher selten beteiligt. Allerdings ist die Schuppenflechte eine chronische Erkrankung, Ihr Kind verbringt vermutlich sein ganzes Leben damit und schwerere Verläufe und Begleiterkrankungen neh-

HAUPTSYMPTOME

Lästige Schuppen und brüchige Nägel

▍ Charakteristisches Merkmal sind schuppige, etwas erhabene, scharf begrenzte Stellen auf geröteter Haut, deren Zahl und Größe sehr unterschiedlich sind. Sie kommen im Prinzip überall vor, besonders häufig am Kopf (vor allem am Haaransatz in Stirn), Nacken und hinter den Ohren, an den Ellenbogen und Kniescheiben sowie am Steißbein. Bei Säuglingen kann eine Schuppenflechte im Genitalbereich mit einem Windelausschlag (→ S. 386) verwechselt werden.

▍ Manchmal jucken die befallenen Stellen, die Haut spannt. Die oberen Schuppen lassen sich leicht abkratzen, entfernt man die fest sitzenden unteren, zeigen sich darunter punktförmige Blutungen.
▍ Oft kommt es zu Veränderungen der Nägel: gelb-bräunliche Verfärbungen (Ölflecknägel), mehrere rundliche Dellen (Tüpfelnägel) oder Verdickungen mit Zerstörung der Nagelplatte (Krümelnägel).
▍ Sonderformen wie die Schuppenflechte mit Pusteln sind bei Kindern eher selten.

men mit dem Alter zu. Bei Psoriasiskranken scheint das Risiko für Verkalkungen der Blutgefäße, insbesondere der Herzkranzgefäße und damit für einen Herzinfarkt, erhöht zu sein. Außerdem entwickeln sie häufiger eine Crohn-Krankheit (→ S. 108).

Was Sie für Ihr Kind tun können

Schuppenflechte lässt sich derzeit nicht heilen – Therapieziel ist also, dass sie möglichst mild verläuft und akute Schübe schnell abklingen. Besprechen Sie die Behandlungsstrategien am besten mit einem Kinder- oder Hautarzt, der Erfahrung mit Hautkrankheiten im Kindesalter hat. Die Therapie wird individuell auf Ihr Kind abgestimmt und im Verlauf immer wieder angepasst. Geduld ist ein wichtiger Eckpfeiler der Behandlung!
Bei Kindern wird die Schuppenflechte fast ausschließlich von außen behandelt – im Folgenden ein Überblick. Wichtig ist die regelmäßige Pflege der gesamten Haut mit rückfettenden Substanzen, ähnlich wie bei der Basispflege der Neurodermitis (→ S. 292).

Medikamente zum Auftragen

Schuppenlösung Die Keratolyse ist Grundlage der Therapie – nur so erreichen Wirkstoffe die darunterliegende Haut. Die Schuppen werden mit Harnstoff (Urea, nicht im 1. Lebensjahr), Milchsäure oder Salizylsäu-

re (nur bei älteren Kindern und kurzzeitig) aufgeweicht und lösen sich dann. Helfen Sie nicht nach – Kratzen und Reiben verursachen neue Psoriasisherde. Empfehlenswert sind auch Vollbäder, denen Sie 3 %ige Milchsäure, Gerbsäure, Bäckerhefe oder Schmierseife zusetzen. Hat Ihr Kind vor allem hartnäckig haftende Schuppen am Kopf, tragen Sie über Nacht eine fettende Salbe (Unguentum emulsificans aquosum) auf, ziehen darüber eine Kopfkappe (Badekappe, Regenkappe) und waschen die Haare morgens mit einem milden Shampoo.

Hemmen der überstürzten Zellteilung Dazu wird seit Jahren Dithranol eingesetzt. Zwar wirkt es gut, verfärbt aber die Wäsche und Haare dunkel (nicht auf der Kopfhaut anwenden). Da es am Anfang die Haut reizt, beginnt man mit einer geringen Dosierung, die langsam gesteigert wird.
Auch Vitamin D_3 und seine Abkömmlinge hemmen die unkontrollierte Zellvermehrung und wirken darüber hinaus entzündungshemmend. Da sie in den Knochenstoffwechsel eingreifen, werden sie allerdings eher bei älteren Kindern eingesetzt. Die Wirkung beginnt frühestens nach drei Wochen; Sonnenbestrahlung direkt nach dem Auftragen sollte vermieden werden. Auch Fumarsäure in Salben oder Badezusätzen soll das Immunsystem positiv beeinflussen; allerdings raten die meisten Ärzte davon ab, weil die Substanz nicht harmlos ist, sondern massive Nebenwirkungen haben kann und die Aufnahme über die Haut gerade bei Kindern nicht steuerbar ist.

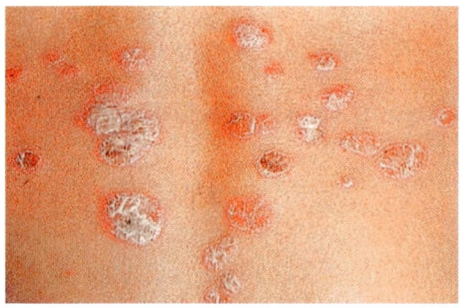

▲ Typisch sind schuppige, etwas erhabene, scharf begrenzte Stellen auf gerötetem Untergrund

Kortison und Alternativen Entzündungs-hemmend und dadurch auch **juckreizmindernd** wirken Kortisonpräparate, die allerdings wegen ihrer Nebenwirkungen sehr sparsam aufgetragen, nur kurzzeitig eingesetzt und nicht abrupt abgesetzt werden dürfen. Die neueren Alternativen Tacrolimus und Pimecrolimus sind zwar offiziell nicht für die Behandlung der Schuppenflechte zugelassen, werden aber wegen ihrer guten Wirksamkeit trotzdem von Kinderärzten eingesetzt (Off-Label-Use). Allerdings stehen sie in dem Verdacht, langfristig krebserregend zu sein.

Licht und Strom

Bestrahlungstherapien mit künstlichem UV-Licht, evtl. kombiniert mit Wirkstoffen oder Salzbädern, sind für Kinder unter 12 Jahren nicht empfehlenswert, danach nur bei schweren Verlaufsformen. Aufenthalte im natürlichen Meeres- oder Hochgebirgsklima (**Klimatherapien**) sind dagegen unbedenklich und oft sehr wirksam (besonders bewährt hat sich der Aufenthalt am Toten Meer), wobei die Wirkung nach den Ende der Kur leider meist schnell wieder nachlässt.

Bei Schuppenflechte an Händen und Füßen ist die nebenwirkungsfreie **Interferenz-strom-Therapie** (Wechselströme mit mittlerer Frequenz) manchmal erfolgreich.[171, 172] Vermutlich wird auch hier die Teilungsaktivität der Zellen gehemmt; evtl. wird zusätzlich die Schmerzschwelle erhöht.[173]

Bei einigen Patienten wirkt eine **Lasertherapie** mit einem sog. Excimer-Laser; Standard ist diese Behandlung bisher nicht.

Innerlich wirkende Medikamente

Wegen der Nebenwirkungen werden systemische Mittel wie Vitamin-A- oder Fumarsäure-Abkömmlinge genauso wie Zytostatika und Medikamente, die das Immunsystem hemmen, sehr selten eingesetzt. Die in letzter Zeit sehr gelobten »Biologics«, bio- bzw. gentechnologisch hergestellte Eiweiße, die gezielt auf das fehlregulierte Immunsystem Einfluss nehmen, sind bisher nicht für die Therapie im Kindesalter zugelassen. Bei starkem Juckreiz verschreibt der Arzt allerdings Antihistaminika.

Heilpflanzen, Wasser & Wickel

Sprechen Sie eine zusätzliche Selbstbehandlung immer mit dem Therapeuten ab:

- **Mahonie:** Die Rinde dieses Berberitzengewächses hemmt die Entzündung, löst die Schuppen und reduziert die Zellteilung.[174, 175] Sie ist als Fertigsalbe in der Apotheke erhältlich, daneben auch als homöopathisches Mittel zum Einnehmen.
- **Hamamelis:** Die Zaubernuss wirkt unter anderem entzündungshemmend und juckreizstillend. Sie eignet sich als Teezubereitung für Umschläge und Bäder (20 g der getrockneten Pflanze mit 250 ml Wasser aufkochen und 15 Min. ziehen lassen, abseihen und dem Bad zugeben; 2- bis 3-mal tgl.); auch Fertigsalben sind in der Apotheke erhältlich.
- **Aloe vera** wird traditionell zur Hautpflege und leichten Wundbehandlung eingesetzt. Die Studienergebnisse reichen von deutlicher Wirksamkeit des Extrakts[176] bis zu schlechterer Wirksamkeit des Gels als der von Placebo-Präparaten.[177]

Und sonst

Ob Johanniskrautsalbe oder Brottrunk zum Einreiben, Apfelessig, Vitaminpräparate oder Kapseln mit Nachtkerzen-, Borretsch-, Lein-, Soja- oder Fischöl zum Einnehmen, Baden mit Meersalz oder mit »Doktorfischen« aus Kangal – die Liste der Dinge, die bei einzelnen Betroffenen geholfen haben, ist lang. Bei manchen Patienten verschlechtern wiederum bestimmte Nahrungsmittel das Hautbild. Auch eine Konstitutionstherapie durch einen erfahrenen Homöopathen kann helfen, evtl. in Kombination mit einer Eigenbluttherapie. Entspannungsmethoden (→ S. 124)

reduzieren Stress, der Schübe auslösen oder verschlimmern kann. Hilfreich ist für Eltern und Kinder der Austausch in Selbsthilfegruppen (im Internet z. B. unter **www.psoriasis-kids.de**, **www.psoriasis-bund.de** oder **www. psoriasis-selbsthilfe.org**).

Schwerhörigkeit

Das Hörvermögen ist wichtig, um sprechen zu lernen und sich verständigen zu können. Ist es vermindert, droht eine verzögerte Entwicklung. Eine Hörminderung muss deshalb frühestmöglich erkannt werden.

Etwa 1 bis 3 von 1 000 Kindern leiden unter einer schweren Hörminderung, schätzungsweise haben 3–4 % eine leichte Hörschädigung. Insgesamt sind in Deutschland weit über 500 000 Kinder schwerhörig.[178]

Jede Schwerhörigkeit ist anders

Unterschieden wird je nach betroffenem Gebiet zwischen Schallleitungs- und Schallempfindungsschwerhörigkeit, außerdem zwischen angeborener und erworbener sowie vorübergehender und permanenter Störung. Zusätzlich erfolgt eine Einteilung nach der Ausprägung in gering-, mittel- und hochgradige Schwerhörigkeit sowie Ertaubung (Hörrestigkeit). Bei den permanenten kindlichen Hörstörungen sind je ein Drittel genetisch bedingt, erworben und ungeklärt.

Schallleitungsschwerhörigkeit

Hier gelangt der Schall nur vermindert oder gar nicht bis ins Innenohr. Eine Schallleitungsschwerhörigkeit besteht meist nur vorübergehend, z. B. bei einem Ohrenschmalzpfropf, einer Mittelohrentzündung (→ S. 264) oder einem Paukenerguss (→ S. 298). Das Hören bleibt aber evtl. als Folge von (wiederkehrenden) Infektionen und daraus folgenden Kalkablagerungen an den Gehörknöchelchen auf Dauer beeinträchtigt.

Schallempfindungsschwerhörigkeit

Die Schallaufnahme und -verarbeitung im Innenohr ist meist durch geschädigte Sinneshärchen vermindert. Die Innenohrschwerhörigkeit bei kleinen Kindern betrifft meist beide Ohren und ist angeboren; ein besonders hohes Risiko haben Frühgeborene. Bei älteren Kindern führen z. B. Mumps (→ S. 269), eine Hirnhautentzündung (→ S. 186) oder Medikamente zu einer meist irreparablen Schädigung des Innenohrs.

Von wachsender Bedeutung ist auch die Lärmbelästigung im Alltag, z. B. durch kurze, sehr laute Schallsignale von Spieluhren, batteriebetriebenen Feuerwehrautos und Spielzeugpistolen oder die Dauerberieselung durch MP3-Player (besonders gefährlich mit Kopfhörern im Ohr) und jugendliche Discobesuche. So ist der Knall einer neben dem Ohr abgefeuerten Spielzeugpistole lauter als der von echten Waffen am Ohr des Schützen.[179] Mancher Teenager hört heute schon schlechter als seine Großeltern. Nur: Wer denkt daran, dass ein Jugendlicher bereits

Zeichen der Stille

Folgende Warnzeichen sollten Anlass für einen Arztbesuch mit Ihrem Kind sein:

- **Babys:** In den ersten Lebenswochen: Überempfindlichkeit auf bestimmte Töne, Schreckhaftigkeit, fehlende Reaktion auf Geräusche oder Rufe; 6. Monat: keine Reaktion auf die mütterliche Stimme, kein Wenden des Kopfes in Richtung von Geräuschen, kein Interesse an Rasseln; 9. Monat: keine Reaktion auf Singen, Ansprechen aus einem Meter Entfernung oder laute plötzliche Geräusche wie Türklingeln, keine Veränderung der Stimme, wenn es Laute produziert; 12. Monat: versteht keine einzelnen Wörter, ahmt keine Silben nach.

- **Kleinkind:** versteht keine einfachen Fragen oder Aufträge (»Gib mir den Ball«), spricht keine ersten Worte; fällt danach durch eine langsame Sprachentwicklung und undeutliche Aussprache auf, versteht vieles nicht, ist lärmempfindlich.
- **Kindergartenkind:** hält sich oft die Ohren zu, missversteht Fragen oder Aufforderungen, hat eine monotone Stimme, kann Geräusche nicht lokalisieren, hat ein schlechtes Rhythmusgefühl, zeigt aggressives Verhalten oder Rückzug.
- **Schulkind:** zeigt Lernschwächen, Hyperaktivität, Konzentrationsstörungen und Müdigkeit, Koordinationsstörungen, versteht vieles nicht.

an Altersschwerhörigkeit erkranken könnte? Daneben fragt man sich, wieso die EU-Norm für Kinderspielzeug Grenzwerte setzt (125 dB im Freifeld und im Abstand von 50 Zentimetern), die über der Schmerzschwelle von 120 dB liegen und unrealistisch sind – was soll man mit Spielzeug in einem halben Meter Abstand anfangen?[180]

Folgen? Auf Bewährung bis lebenslänglich!

Sowohl ständiger Lärm als auch Hörminderungen haben zahlreiche negative Konsequenzen. Manche sind vorübergehender Natur und legen sich, wenn z. B. der Auslöser verschwindet. Viele bleiben allerdings auch dauerhaft bestehen oder verschlimmern sich sogar mit der Zeit.

Angeborene Schwerhörigkeit

Das Ohr ist das erste Sinnesorgan, das voll entwickelt ist. Bereits im Mutterleib nimmt das Ungeborene Geräusche und Stimmen wahr, speichert sie als Erinnerungen und assoziiert damit Gefühle. Schon nach wenigen Wochen lernt das Kind, sich durch Laute zu artikulieren, etwa ab dem 6. Lebensmonat beginnt es, Laute nachzuahmen. Fehlen jetzt Vorbilder und stimulierende Reize, weil das Kind nichts oder nicht genug hört, verstummt es zunehmend oder die Sprachentwicklung verzögert sich nachhaltig. Dadurch ist das Kind später in seiner Kommunikation eingeschränkt. Daneben kommt es nicht selten auch zu Beeinträchtigungen der geistigen Entwicklung, des Selbstvertrauens und der sozialen Integration. Je früher die Schwerhörigkeit erkannt wird, desto besser kann das Kind unterstützt werden. Wird der Hörverlust im ersten Lebenshalbjahr diagnostiziert und behandelt, kann die Sprachentwicklung normal verlaufen.

Schwerhörigkeit bei älteren Kindern

Ein- oder beidseitiger Hörverlust erschwert die Orientierung z. B. im Straßenverkehr, lebensgefährliche Geräusche wie ein schnell näher kommendes Fahrzeug werden nicht rechtzeitig gehört. Auch die Schulleistungen verschlechtern sich häufig (→ S. 243) und bei der Berufswahl kommt einiges nicht mehr infrage. Wenn die Zwischentöne und Betonungen im Gespräch falsch wahrgenommen werden, erschließt sich oft nicht die ganze Bedeutung des Gesagten. Daneben leiden viele Betroffene auch an Schwindel (→ S. 347) und Ohrgeräuschen (Tinnitus), die stören und schlecht therapierbar sind.

Übrigens: Umgekehrt hilft gezieltes Hörtraining Kindern mit einer Lese-Rechtschreib-Schwäche. Amerikanische Forscher fanden heraus, das dieses die Gehirnaktivität so beeinflusst, dass die Betroffenen Sprache besser verstehen können.[181]

Langfristige Lärmbelastung

Ständiger oder wiederholter »Lärmstress« verursacht – neben einer Schwerhörigkeit – weitere Störungen wie Schlafprobleme, Beeinträchtigung der allgemeinen Leistungsfähigkeit und Immunabwehr und erhöht das Risiko für Herz-Kreislauf-Erkrankungen.

Was Sie für Ihr Kind tun können

Seit Jahren existieren schmerzlose, objektive Hörprüfmethoden wie der sog. OAE-Test, die bereits in den ersten Lebenstagen möglich sind. Mit ihnen erfasst man mehr als 95 % der Hörstörungen. Ab Januar 2009 übernehmen die Kassen die Kosten für einen Hörtest bei Babys in den ersten drei Lebensmonaten. Standard ist auch eine allgemeine Prüfung des Gehörs meist bei der U3, 4 oder 5 – der Kinderarzt befragt die Mutter und beobachtet, ob und wie das Baby auf akustische Reize reagiert. Achten Sie im Alltag auf Warnzeichen bei Ihrem Kind. Suchen Sie beim geringsten Verdacht Ihren Kinderarzt auf – er überweist Sie dann ggf. an einen HNO-Spezialisten (Pädaudiologen).

Neben Hörgeräten, die den Schall verstärken, setzt man manchen Kindern auch ein Cochlea-Implantat ein, das die Schallwellen weiterverarbeitet. Je nach Alter des Kindes sowie Form und Ausprägung der Hörbeeinträchtigung kommen begleitende Maßnahmen wie Logopädie, Hörtraining, Erlernen des Lippenlesens und der Gebärdensprache sowie Hilfestellung beim Bewältigen des Alltags zum Einsatz.

Schützen Sie Ihr Kind vor Lärm, bieten Sie ihm immer wieder Inseln der Stille. Verzichten Sie bei kleinen Kindern auf (elektronisches) Spielzeug mit lauter Akustik. Klären Sie Ihr älteres Kind über Lärm und dessen Auswirkungen auf. Vielleicht verzichtet es dann auf eine Dauerberieselung durch Fernseher, Computer und MP3-Player, hört Musik nur in Zimmerlautstärke und möglichst nicht »mit dem Knopf im Ohr« und verwendet auf Konzerten Ohrenstöpsel.

ZUM WEITERLESEN

Infos aus dem Internet

Viele Verlage befassen sich ausschließlich oder in einem Segment mit dem Thema Hörstörungen, Gehörlosigkeit und Gebärdensprache. Das jeweilige Verlagsprogramm (meist mit Bestellmöglichkeiten der Artikel) finden Sie im Internet, z. B. den »Verlag hörgeschädigte Kinder« unter **www.verlag-hk.de,** den »Verlag Karin Kestner« unter **www. Kestner.de** und den »Von Loeper LiteraturVerlag« mit seinem Bereich Sonderpädagogik unter **www.vonloeper.de.** Hilfestellung für Gehörlose und Schwerhörige gibt das Portal **www.taubenschlag.de,** das sich mit einer Unterseite auch speziell an Kinder und Jugendliche richtet (**www.deafkids.de**).

Schwindel

Andere Bezeichnung: Vertigo
Sich minutenlang bei höchster Geschwindig-
keit mit einem Karussell drehen – das, was
Erwachsenen oft bereits beim Zusehen leichte Übelkeit verursacht, ist für Kinder meist
ein Quell der Freude. Doch auch sie erleiden
Schwindelattacken.

Das Gefühl, dass sich der Körper bzw. die
Umwelt in eine Richtung oder hin und her
bewegt, obwohl man still steht, kennen die
meisten Menschen. Typisch sind Dreh- und
Schwankschwindel; tritt der Schwindel bei
Positionsveränderung wie dem Aufstehen
auf, spricht man von Lagerungsschwindel.
Weitere Symptome sind Schwarzwerden vor
den Augen, ein schummriges Gefühl, Ohren-
sausen, eine Unsicherheit beim Stehen und
Gehen oder ein Schwächegefühl. Auch Übelkeit und Brechreiz können auftreten.

Ursachen

Die Art des Schwindels und die Begleitsymptome geben evtl. Hinweise auf die Ursache:
Ein schummriges Gefühl spricht eher für eine
Kreislaufstörung, eine bestimmte Richtung
(z. B. Drehschwindel) eher für eine Störung
im Bereich von Innenohr und Gehirn.

Herz-Kreislauf-Störungen Die häufigsten
Ursachen für harmlosen, vorübergehenden
Schwindel sind das sog. Orthostasesyndrom
bei niedrigem Blutdruck (→ S. 294) und die
Kreislaufbelastung und der Flüssigkeitsmangel bei einer Infektionskrankheit (v. a. mit
Fieber, Durchfall und Erbrechen) oder als
Folge eines Sonnenstichs (→ S. 412). Seltener
sind Herzrhythmusstörungen (→ S. 182). Eine
allergische Reaktion (v. a. nach Insektenstich,
→ S. 410) oder ein starker Blutverlust nach
einer Verletzung führen dagegen nicht nur
zu Schwindel mit Schwarzwerden vor Augen, sondern evtl. zum lebensgefährlichen
Schock. Eine ausgeprägte Blutarmut (→ S. 99)
löst ein dauerhaftes Schwindelgefühl aus.

Gleichgewichtsorgan, Gehirn Ohrkrankhei-
ten ziehen evtl. auch das Innenohr und damit das Gleichgewichtsorgan oder den Ge-
hörnerv in Mitleidenschaft – dazu gehören
nicht nur eine schwer verlaufende Mittelohr-

Schaukeln Schiffe?

Für die Orientierung im Raum melden Augen, Ohren, das Gleichgewichtsorgan im
Innenohr und die Nerven in Haut, Muskeln
und Gelenken ständig Informationen zum
Gehirn. So registriert man, wie und in welcher Lage und Bewegung der Körper sich
gerade im Vergleich zur restlichen Welt befindet und nimmt ggf. unbewusst Korrek-
turen vor. Funktioniert nun beispielsweise
die Koordination zwischen den einzelnen
Empfängern nicht, liefern sie widersprüch-
liche Informationen oder ist das Gleichgewichtsorgan im Innenohr oder eine Hirnregion geschädigt, tritt Schwindel auf. Die
Reisekrankheit als typisches Beispiel tritt
besonders dann auf, wenn man sich auf
einem stark schwankenden Schiff unter
Deck aufhält. Die Informationen des Auges
(»stabiler Raum«) stimmen nicht mit denen
der Lagerezeptoren in den Beinen und dem
Gleichgewichtszentrum überein (»Schaukeln«). Der folgende Brechreiz scheint ein
Schutzmechanismus zu sein, da viele Gifte
eine vergleichbare Wirkung haben.

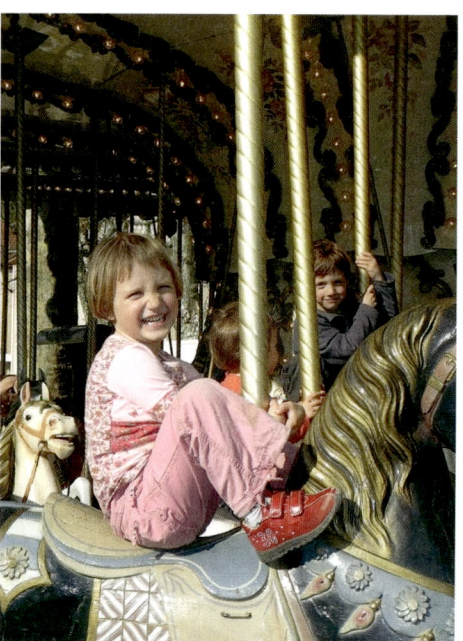

▲ »Gleichgewichtstraining« auf dem Karussell: bei Kindern noch pures Vergnügen, Erwachsene schauen meist lieber zu.

entzündung, sondern auch Virusinfekte z. B. im Rahmen einer Erkältung oder Borreliose. Auch Prozesse im Gehirn wie ein Tumor oder eine Entzündung (→ S. 152) oder Kopfverletzungen (→ S. 232) rufen Schwindel hervor. Ist dieser gefolgt von Kopfschmerzen, Lichtempfindlichkeit und Ohrgeräuschen, spricht das für eine Migräne (→ S. 227).

Psychisch Bei plötzlichem Schreck reagiert der Körper oft mit Symptomen wie Schummrigkeitsgefühl, Schwitzen, Blässe und schnellem Puls (vasovagale Synkope). Aufregung und Angst führen auch zu übersteigerter Atmung mit Muskelkrämpfen und Schwindel (Hyperventilationstetanie, → S. 274). Solche Reaktionen gehen schnell vorüber.

Reisekrankheit Nicht wenig Kinder reagieren empfindlich auf starkes Beschleunigen und Bremsen – neben dem Schwindel leiden sie vor allem an Übelkeit und Erbrechen.

Was Sie für Ihr Kind tun können

Bei leichtem, ungerichtetem Schwindel reicht es meist, das Kind zu beruhigen, es sich hinlegen zu lassen und die Beine hochzulagern. Daneben achten Sie auf eine ausreichende Flüssigkeitszufuhr. Treten Schwindelattacken häufiger auf, ist der Schwindel permanent vorhanden oder hat eine bestimmte Richtung, suchen Sie bald den Arzt auf (insbesondere bei Fieber, Bewusstseinsstörungen oder Schmerzen oder vorausgegangenem Unfall).

Schwitzen

Andere Bezeichnung: Transpiration
Schwitzen stabilisiert die Körpertemperatur auch bei schwankenden Umgebungstemperaturen – unabdingbar für das regelrechte Arbeiten der Organe. Daneben werden mit dem Schweiß giftige Stoffwechselprodukte ausgeschieden und der Säureschutzmantel der Haut wird aufrechterhalten.

Die Steuerung des Schwitzens erfolgt über das Wärmezentrum im Gehirn, Teil des unbewussten (vegetativen) Nervensystems. Es erhält über Wärmefühler in der Haut Informationen über die Temperatur und aktiviert dann ggf. dort die Schweißdrüsen. Diese sitzen besonders eng an Hand- und Fußflächen, in den Achselhöhlen, am Kopf, im Nacken und auf der Stirn. Schweiß ist zunächst geruchsneutral. Erst die auf der Haut vorhandenen Bakterien produzieren streng riechende Substanzen wie die Buttersäure, die beim Verdunsten den unangenehmen Körpergeruch verursachen. Die Schweißproduktion ist eng verzahnt mit anderen Teilen des vegetativen Nervensystems – jeder kennt den Angstschweiß oder das Geschmacksschwitzen, das durch den Genuss von besonders scharfen Speisen verursacht wird.

Schwitzen ist normalerweise eine gesunde Körperreaktion z.B. bei körperlicher Anstrengung oder warmen Temperaturen. Bei Kindern tritt vermehrtes Schwitzen (**Hyperhidrose**) meist vorübergehend bei fieberhaften Erkrankungen auf, kalter Schweiß ist Zeichen eines Schocks oder einer Unterzuckerung, tritt aber auch in psychischen Belastungssituationen auf. Eine Schilddrüsenüberfunktion (→ S. 325) äußert sich durch Wärmeempfindlichkeit und durch Schweißneigung, chronische Krankheiten wie die Tuberkulose (→ S. 358) oder Krebs verursachen oft nächtliches Schwitzen. Eine Neigung zu starker lokaler Schweißbildung z.B. an den Füßen oder unter den Achseln ist häufig angeboren, macht sich aber oft erst in der Pubertät richtig bemerkbar. Eine Unterfunktion der Schweißdrüsen (**Hypohidrose**) führt dagegen zu trockener Haut und kommt z.B. bei der Neurodermitis (→ S. 287) vor.

Was Sie für Ihr Kind tun können

Die klassische Heilpflanze bei übermäßigem Schwitzen ist der Salbei. Lassen Sie Ihr Kind 3-mal täglich Tee trinken (1 TL Salbeiblätter mit 150 ml kochenden Wasser übergießen und nach 2 Minuten abseihen); als Waschung z.B. bei Nachtschweiß und Fieber nehmen Sie die doppelte Menge und lassen den Aufguss 10 Minuten ziehen. Homöopathika sollten im Rahmen einer Konstitutionstherapie zur Anwendung kommen.

Sehstörungen

Egal, welcher Sehfehler vorliegt: Wichtig ist, diesen so früh wie möglich zu erkennen und zu behandeln bzw. das Kind entsprechend zu fördern. Nur dann sind Entwicklungsverzögerungen und Spätfolgen zu vermeiden.

Ungefähr jedes dritte Kind in Deutschland braucht früher oder später eine Sehhilfe – meist wegen einer Kurzsichtigkeit. Andere Brechungsfehler, Farbfehlsichtigkeiten und starke Sehbehinderungen bis hin zur Blindheit kommen dagegen seltener vor. Ein weiterer häufiger Sehfehler bei Kindern ist das Schielen (→ S. 324).

Brechungsfehler

Werden die ins Auge einfallenden Lichtstrahlen nicht genau auf der Netzhaut gebündelt, nimmt der Betroffene die Außenwelt nur unscharf oder verzerrt wahr.

Kurzsichtigkeit (Myopie)

Hier ist der Augapfel relativ zum Lichtstrahl zu lang, der Brennpunkt des Auges liegt also vor der Netzhaut. Das Abbild von in der Ferne gesehenen Objekten ist damit unscharf. Die Kurzsichtigkeit wird mit einer Zerstreuungslinse korrigiert, die den Brennpunkt nach hinten auf die Netzhaut verlegt. Die Augen sehen dadurch

Sieht meine Welt anders aus?

Brechungsfehler und stärkere Sehbehinderung

▌ **Baby:** Ihr Kind schaut und lächelt Sie auch nach zwei Monaten nicht richtig an, folgt nicht Ihren Bewegungen und reagiert nicht auf »stummes« Spielzeug. Es reibt sich die Augen, hat graue oder sehr große Pupillen oder seine Pupillen zittern. Seine Pupillen verengen sich nicht oder nur sehr langsam auf eine plötzlich angeschaltete Taschenlampe in einem dunklen Zimmer.

▌ **Ältere Kinder:** Ihr Kind hält den Kopf häufig schief, kneift ein oder beide Augen zusammen, blinzelt oder schielt. Es hält Gegenstände nah vor das Gesicht und steckt seine Nase tief in Bücher. Es ist motorisch sehr ungeschickt, später hat es womöglich Schulprobleme. Es ermüdet schnell und klagt besonders abends über Kopfweh.

Farbfehlsichtigkeit

▌ Manche der Kinder haben Schwierigkeiten beim Malen mit Farben oder beim Erkennen der Ampellichter. Sie lernen dann die Anordnung (oben = Rot, unten = Grün) oder die Farben ihnen bekannter Gegenstände auswendig. Deshalb wird die Störung oft erst zufällig entdeckt.

kleiner aus (»Minusglas«). Starke Kurzsichtigkeit kann zu einer Netzhautablösung bis hin zur Blindheit führen.

Weitsichtigkeit (Hyperopie) Der Augapfel ist relativ zum Lichtstrahl zu kurz, der Brennpunkt des Auges liegt damit also hinter der Netzhaut. Dadurch wird das Abbild von in der Nähe betrachteten Objekten unscharf.

▲ Manche Kinder haben Schwierigkeiten beim Erkennen von Farben

Nach der Geburt sind fast alle Kinder weitsichtig, was sich bis zum Alter von acht bis zehn Jahren durch das Wachstum der Augen normalerweise ausgleicht. Eine krankhafte Weitsichtigkeit bleibt bei Kindern oft lange unbemerkt. Grund dafür ist, dass Kinder aufgrund ihrer elastischen Linse in der Nähe weitaus besser sehen als Erwachsene und damit eine Fehlsichtigkeit durch vermehrte Muskelarbeit länger ausgleichen. Der Preis dafür ist allerdings ein ständiges Anstrengen der Augenmuskeln und dadurch häufig Kopfschmerzen. Die Weitsichtigkeit wird mit einer Sammellinse korrigiert, die den Brennpunkt weiter vorne bündelt. Die Augen wirken dadurch größer (»Plusglas«).

Astigmatismus (Stabsichtigkeit, Hornhautverkrümmung) Die Innen- und Außenflächen der Hornhaut sind nicht ebenmäßig zu einer Kugel geformt, sondern wie ein Zylinder oder Ei. Dadurch werden Objekte verzerrt gesehen (z.B. ein Kreis als Oval). Der Astigmatismus kommt meist zusammen mit einer Kurz- oder Weitsichtigkeit vor und wird durch entsprechend geschliffene Brillengläser (oder in schwierigen Fällen spezielle Kontaktlinsen) ausgeglichen.

Sehbehinderung

In Deutschland kommen pro Jahr etwa 1000 Kinder mit einer hochgradigen Einschränkung des Sehvermögens oder blind zur Welt. Besonders gefährdet sind Frühgeborene. Die über das Sehen vermittelten Sinnesreize sind bereits im Säuglingsalter extrem wichtig. Schließlich werden damit Sozialkontakte aufgebaut, Tätigkeiten durch Nachahmen gelernt, Greifen, Krabbeln und Laufen geübt. Um den Sehsinn zu kompensieren, bedarf es frühzeitiger und umfangreicher Förderung. Nur so wird eine Entwicklungsverzögerung aufgehalten und aufgeholt.

Farbfehlsichtigkeit

Beim Farbsehen müssen Farben richtig erkannt (Identifikation) und voneinander unterschieden werden (Diskrimination). Das Auge besitzt dafür drei Arten von Farbsinneszellen (Zapfen), mit denen es die drei Grundfarben Rot, Grün und Blau wahrnimmt und daraus mehrere Millionen Farben zusammensetzt.

- Bei der seltenen **totalen Farbenblindheit** (Achromasie) funktionieren diese Zapfen gar nicht. Deshalb werden – vergleichbar mit dem normalen Sehen im Dämmerlicht – nur farblose Bilder in Grautönen wahrgenommen. Bei der **partiellen Farbenblindheit** fehlt die Farbempfindung für eine (Dichromasie) oder zwei (Monochromasie) der drei Grundfarben.
- Bei einer **Farbschwäche** (anomale Trichromasie) funktionieren die Farbsinneszellen zwar, aber ihre Empfindlichkeit ist herabgesetzt, so dass z.B. die betroffenen Farben (meist Rot und Grün = Protanomalie und Deuteranomalie) in bestimmten Situationen verwechselt werden. Dies ist die häufigste Form einer Farbfehlsichtigkeit. Sie ist familiär veranlagt und kommt vorwiegend bei Jungen vor.

Kurzsichtigkeit – Preis der Zivilisation?

Experten sind sich einig: Weltweit nimmt die Kurzsichtigkeit vor allem in den Industrieländern zu. In Europa sind mittlerweile fast die Hälfte aller jungen Erwachsenen betroffen, in Asien sogar 60–80 % – Menschen mit höherem Bildungsstand und in der Stadt häufiger als auf dem Land. Während des Schuljahrs verschlechtert sich die Kurzsichtigkeit oft schneller als in der Ferienzeit, bei Beginn in jüngerem Alter schreitet sie schneller fort, als wenn sie erst bei Jugendlichen beginnt. Die genauen Ursachen sind immer noch unklar, allerdings scheint – neben Erbfaktoren – ständiges Sehen im Nahbereich, insbesondere bei schlechten Lichtverhältnissen und unter Stress, einer der Hauptgründe zu sein. Lesen unter der Bettdecke, regelmäßiges Hocken vor Computerbildschirm und Fernseher, stundenlanges Ausharren am Schreibtisch, um sich noch kurz vor der Klassenarbeit den gesamten Lernstoff einzutrichtern – all diese Tätigkeiten könnten das Auge dazu bewegen, sich verstärkt auf den Nahbereich einzustellen (»kurzsichtig«) und, evtl. durch ständigen Zug an Augenmuskeln und Linse, zum Wachstum des Augapfels führen.

Übrigens: Ein zu geringes Korrigieren der Kurzsichtigkeit erhöht das Risiko, dass diese weiter fortschreitet.[182] Zögern Sie also nicht, Ihrem Kind eine Brille anpassen zu lassen, und sprechen Sie mit dem Augenarzt darüber, ob eine etwas schwächere Brille (die manchmal empfohlen wird) wirklich sinnvoll ist.

Das Farbensehen kann mittels spezieller Tafeln mit verschiedenfarbigen Punkten etwa ab dem 3. Lebensjahr geprüft werden. Eine Therapie gibt es nicht. Je nach Ausprägung schränkt eine Farbenfehlsichtigkeit später die Berufswahl ein.

Was Sie für Ihr Kind tun können

Suchen Sie beim geringsten Verdacht Ihren Kinder- bzw. einen Augenarzt auf und lassen Sie die Sehfähigkeit Ihres Kindes prüfen. Das geht schon ab dem 1. Geburtstag. Falls Ihr Kind eine Brille braucht, ist das kein Drama. Treffen Sie am besten beim Optiker allein eine Vorauswahl, die Ihrem Geschmack und Geldbeutel genehm ist und lassen Sie Ihr Kind dann nur aus diesen Gestellen aussuchen. Stellen Sie sich darauf ein, dass eine Brille bei Kindern immer mal wieder kaputtgeht – selbst Kunststoffgläser und -gestelle, lange Bügel und Haltebänder geben keine 100 %ige »Anti-Bruch-Garantie«. Für die meisten Kinder sind Kontaktlinsen weniger gut geeignet – sie sind nicht in allen Situationen tragbar, teurer und brauchen mehr Pflege. Bei bestimmten Krankheiten wie einer angeborenen Linsentrübung (grauer Star) sind sie allerdings medizinisch angezeigt.

Gute Beleuchtung statt Schummerlicht beim Schreiben und Lesen, qualitativ hochwertige Computermonitore, wenig Fernsehen, ausreichend Abstand von Buch und Bildschirm sowie viel Beschäftigung im Freien, bei der sich Nahsicht und Blick in die Ferne abwechseln, beugen einer Kurzsichtigkeit vermutlich vor. Bei intensiver Naharbeit empfiehlt sich, die Arbeit viertelstündlich für eine Minute zu unterbrechen und konzentriert in die Ferne zu blicken. Sonstige Augenübungen sind umstritten und bei Kindern wenig praktikabel.

Buchtipps

Britta Schwarz, Carsten Märtin: **Meine Brille kann zaubern.** *Lappan Verlag, Oldenburg 2006*

Lisa findet dieses neue Ding auf ihrer Nase doof – bis Sören ihr ein Geheimnis verrät. Ein Bilderbuch, das es schafft, das lästige Nasenfahrrad in einen spannenden Zaubergegenstand zu verwandeln.

Anita van Saan: **Mach mal! Rund ums Sehen.** *Moses. Verlag, Kempten 2008*

Wie funktionieren unsere Augen eigentlich? Ist ein roter Pulli wirklich rot? Kinder ab 4 lernen hier keine trockene Theorie, sondern Physik beim praktischen Experimentieren. Zum Forschen und Staunen!

Infos aus dem Internet

- Sie wollen wissen, wie jemand mit Farbenfehlsichtigkeit die Welt wahrnimmt? Unter **www.ichbinfarbenblind.de** finden Sie Beispiele sowie Farbtests mit den typischen Tafeln. Unter **www.optiker.at/ simulator** können Sie so tun, als seien Sie kurz- oder weitsichtig; Sehbehinderungen lassen sich auf der Website des Allgemeinen Blinden- und Sehbehindertenvereins Berlin **www.absv.de/sbs/ sbs_intro.html** simulieren.
- Hilfestellung zum Thema Sehbehinderung geben z.B. der Deutsche Blinden- und Sehbehindertenverband (**www.dbsv. org**), der Bund zur Förderung Sehbehinderter (**www.bfs-ev.de**), die Bundesvereinigung der Eltern blinder und sehbehinderter Kinder (**www.bebsk.org**).

Skoliose

Eine mit dem Alter zunehmende Krümmung der Wirbelsäule nach vorn und hinten ist in bestimmten Grenzen normal, eine seitliche Biegung und Verdrehung dagegen immer krankhaft. Skoliosen entstehen meist in der frühen Pubertät, und kommen bei Mädchen häufiger als bei Jungen vor.

Bei der **Skoliose** lässt sich die Seitverbiegung weder durch aktive Bewegung, noch durch Kraft von außen ausgleichen. Bei der **skoliotischen Fehlhaltung** gleicht die Wirbelsäule z.B. einen Beckenschiefstand aufgrund unterschiedlich langer Beine aus – hier ist die Verkrümmung korrigierbar (z.B. durch Schuheinlagen). Nur bei 10 % der Betroffenen findet man die Ursache einer Skoliose, z.B. Fehlbildungen der Wirbel, Entzündungen, eine Scheuermann-Krankheit (→ S.322) oder Muskelschwund (→ S.275). Meist verschlechtert sich die Skoliose während der Pubertät aufgrund der Wachstumsprozesse rapide und hat durch die Verunstaltung des Rumpfes nicht nur ästhetische Auswirkungen, sondern führt auch zu Rücken- und Kopfschmerzen, Arthrosen auch anderer Gelenke und beeinträchtigt bei den schweren Formen Lungen und Bauchorgane.

Selten tritt bereits bei Säuglingen eine Seitverkrümmung ohne Verdrehung (**Säuglingsskoliose**) auf. Diese wird meist während einer Vorsorgeuntersuchung entdeckt. Oftmals sieht das Baby »irgendwie schief« aus oder es dreht und neigt den Kopf bevorzugt in eine Richtung. Es kann auch ein muskulärer Schiefhals (→ S.323) oder eine Blockade der Kopfgelenke (KiSS-Syndrom, → S.219) dahinterstecken. In den allermeisten Fällen gibt sich diese Form innerhalb der ersten Monate von selbst oder bildet sich mit Unterstützung von Krankengymnastik und Lagerungstherapie zurück.

HAUPTSYMPTOME

Ich bin schief

- Die sichtbaren Veränderungen gehen den Beschwerden in der Regel voraus: Steht Ihr Kind gerade, verläuft eine entlang der beiden Schultern gedachte Linie nicht parallel zum Boden (Schulterschiefstand) und der zwischen der Taille und den herabhängenden Armen vorhandene Raum (Taillendreiecke) ist asymmetrisch. Beugt sich Ihr Kind nach vorn, sieht man von hinten, dass die beiden Brustkorbhälften unterschiedlich hoch in die Luft ragen (»Rippenbuckel«); befindet sich die Skoliose im unteren Abschnitt der Wirbelsäule sieht man stattdessen dort einen »Lendenwulst«.
- Später kommt es zu Schmerzen und Bewegungseinschränkungen des Rückens und evtl. zu Atemeinschränkungen.

Was Sie für Ihr Kind tun können

Bei den genannten Symptomen suchen Sie einen Arzt auf – je früher während der Wachstumsphase eine Skoliose entdeckt wird, desto wirkungsvoller ist sie zu behandeln! Mit Röntgenaufnahmen bestimmt man das Ausmaß, Therapiemaßnahmen sind konsequent, regelmäßig und über viele Jahre hinweg nötig. Regelmäßige Bewegung zum Muskelaufbau und Stabilisierung der Wirbelsäule ist immer sinnvoll. In leichteren Fällen genügt Krankengymnastik, bei schwereren Formen oder Zunahme der Verbiegung wird bis zum Ende des Wachstums nahezu ständig ein Korsett getragen. Schwere Verformungen treten meist nur bei Grunderkrankungen wie Spina bifida (offener Rücken) auf, sie werden evtl. operativ korrigiert. Wichtig sind immer regelmäßige Kontroll-(Röntgen-)Untersuchungen, meist alle 6–12 Monate. Einen Versuch wert ist auch die Dorn-Therapie.

Dorn-Therapie

Diese sanfte Behandlungsmethode beruht auf der Theorie, dass Verschiebungen von Gelenken und Rückenwirbeln Störungen verursachen. Um die Blockaden zu beseitigen, übt der Dorn-Therapeut gezielten Fingerdruck auf diese Regionen aus, während der Patient gleichzeitig Arme oder Beine leicht bewegt. Häufig koppelt man die Dorn-Therapie mit einer Massage des Rückens nach Breuss, die zur Regeneration der Bandscheiben dient. Man setzt sie außer bei der Skoliose v.a. bei anderen Rücken- und Gelenkbeschwerden z.B. von Hüfte, Knie und Fuß, aber auch bei Kopfschmerzen, Schwindel und Ohrgeräuschen ein. Bei richtiger Durchführung ist sie nebenwirkungsfrei und kann etwa ab dem 3. Lebensjahr eingesetzt werden. Wissenschaftliche Wirksamkeitsnachweise fehlen zwar noch, doch in der Praxis ist sie bewährt.

Speicheln

Fast alle Eltern kennen es: Etwa ab dem 4. Lebensmonat entwickelt sich ihr süßer Säugling zu einem »geifernden Monster«.

Ständig und überall läuft dem kleinen Liebling der dünnflüssige Speichel aus dem Mund – so manche Mutter hat immer mehrere Sabberlätzchen und Dreiecktücher zum Wechseln in der Tasche, damit die Oberkleider nicht vollständig durchnässen. Dieser – normale – Zustand hält meist ein paar Monate an und gibt sich nach dem 1. Lebensjahr von selbst; bei manchen Kindern vergeht auch noch der 2. Geburtstag, bis das Speicheln ganz aufhört. Meist ist es während des Zahnens besonders ausgeprägt.

Um die empfindliche Haut um Mund und Kinn zu schützen, wischen Sie den Speichel häufig mit einem weichen Tuch oder einer Stoffwindel ab. Nachts tragen Sie eine Wundschutzcreme auf.

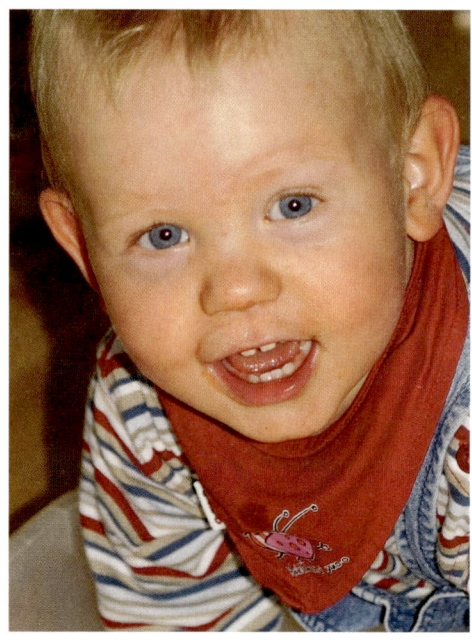

▲ Manche Kinder brauchen lange einen »Speichelschutz«

Sprach-, Sprech- und Stimmstörungen

Das Erzeugen sinnvoller Laute und der Gebrauch von Sprache und Stimme zur Kommunikation sind keine angeborenen Fähigkeiten, sondern werden im Lauf der ersten Lebensjahre erlernt. Nicht immer gelingt das allerdings problemlos.

Nicht nur die Sprache selbst ist komplex, auch die Begriffe, die sich um Störungen von Sprache und Sprechen drehen, sind nicht ganz einfach voneinander abzugrenzen.

▌ **Sprachstörungen** (Lalopathien) haben ihre Ursache in Funktionsstörungen des Gehirns. Die gedankliche Erzeugung von Sprache oder ihre Verarbeitung ist gestört, was das Sprechen, Erkennen/Verstehen, Lesen und/oder Schreiben beeinträchtigt. Sprachstörungen treten entweder als gestörte Sprachentwicklung auf (z. B. bei der → Schwerhörigkeit, S. 344, beim → Autismus oder im Rahmen einer geistigen Behinderung) und führen z. B. zu Lernstörungen (→ S. 243). Oder sie äußern sich – bei Kindern allerdings sehr selten – als Verlust bereits erworbener Sprache.

▌ **Sprechstörungen** sind definiert durch die Unfähigkeit, Sprachlaute flüssig und regelrecht zu artikulieren, d. h., Redefluss und/oder Aussprache sind gestört. Bei kleinen Kindern sind Stottern oder Lispeln anfangs noch normal – schließlich ist es gar nicht so einfach, Wörter, Satzbau und

Verstehst du mich?

Berücksichtigen Sie bitte, dass die Sprachentwicklung individuell sehr unterschiedlich verläuft. Zwar sprechen Mädchen oft früher als Jungen und Erstgeborene schneller als ihre späteren Geschwister, doch letztlich sind alle Statistiken nur Durchschnittswerte mit großer Bandbreite.

▌ **Sprachentwicklungsverzögerung:** Versteht ein 1,5-jähriges Kind keine einfachen Anweisungen oder Fragen (»Wo ist der Ball?«), spricht keine ersten Worte oder nur sehr undeutlich (fehlerhafte Lautbildung = **Alalie**), deutet das auf eine verzögerte Sprachentwicklung hin. Wichtig ist, eine Hörstörung auszuschließen. Erst wenn die Sprache nach Abschluss des Spracherwerbs beeinträchtigt bleibt (also etwa im Grundschulalter), spricht man von einer Sprachstörung oder einem **Sprachfehler**. Übrigens gibt es auch Kinder, die Sprache normal verstehen (und z. B. Begriffe richtig zeigen), aber nicht oder kaum sprechen können.

▌ **Artikulationsstörungen:** Bei Kindern häufig ist das **Lispeln** (Sigmatismus), bei dem die S-Laute (S, SCH, Z, X) nicht richtig gebildet werden. Bis Ende des 4. Lebensjahrs ist es normal, danach wird – nach Ausschluss körperlicher Ursachen wie Schwerhörigkeit, Zahn- und Kieferfehlstellungen sowie psychischer Gründe – evtl. logopädisch behandelt. Seltener ist das **Stammeln** (Dyslalie), bei dem einzelne Laute falsch gebildet, ausgelassen oder durch andere ersetzt werden. Auch hier besteht ab dem 5. Lebensjahr Handlungsbedarf.

▌ **Redeflussstörungen:** Immerhin jedes 10. der 2- bis 4-jährigen Kinder stottert vorübergehend, meist verstärkt bei Aufregung. **Stottern**, also die Unterbrechung des Sprachflusses durch das Wiederholen von Lauten, Silben oder Wörtern, ist vermutlich anlagebedingt. Nach dem 4. Geburtstag wird auch hier ein Logopäde hinzugezogen.

GESUND WERDEN

Grammatik zu lernen und dabei gleichzeitig auch noch Zunge und Lippen richtig zu bewegen! Ab dem 4.–5. Lebensjahr sind Sprechstörungen jedoch behandlungsbedürftig und können zu psychosozialen Problemen führen.

▪ **Stimmstörungen** sind gekennzeichnet durch krankhafte Veränderungen des Klangs und der Leistungsfähigkeit der Stimme. Meist stecken Krankheiten im Nasen-Rachen-Raum und Kehlkopf dahinter – man denke nur an die näselnde Stimme bei Schnupfen (→ S. 332) und Polypen (→ S. 364) oder die heisere Stimme bei Kehlkopfentzündungen (→ S. 211) –, manchmal auch psychische Ursachen.

Was Sie für Ihr Kind tun können

Oft muss eine Schwerhörigkeit ausgeschlossen werden, wofür Ihr Kinderarzt Sie an einen Fachkollegen (Pädaudiologe) überweisen wird. Die Behandlung hängt von der zugrunde liegenden Störung ab. In vielen Fällen ist eine logopädische Beratung und Therapie sinnvoll. Im Internet finden Sie eine Reihe von Selbsthilfevereinen und Institutionen – besonders hervorzuheben sind der Deutsche Bundesverband für Logopädie e.V. (**www.dbl-ev.de**) mit einer Fülle von Informationen und die Bundesvereinigung Stotterer-Selbsthilfe e.V. (**www.bvss.de**), die auch in einem Selbstverlag eine große Auswahl passender Literatur anbietet.

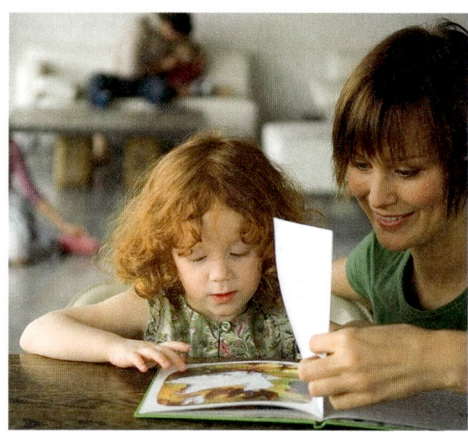

▲ Vorlesen und miteinander sprechen fördert die Sprachentwicklung

HÄTTEN SIE'S GEWUSST?

Sprache ist sozial

Wichtig für die Sprachentwicklung ist, dass Kinder viel Sprache hören. Auch Musik fördert die Vernetzung der nötigen Hirnstrukturen. Nebenbei fördert sie auch noch die soziale Kompetenz und senkt den Stresshormonspiegel – kein Wunder, dass Wiegenlieder seit Urzeiten in allen Teilen der Welt zur Beruhigung von Babys eingesetzt werden. Deshalb: Singen Sie Ihrem Kind von Anfang an viel vor (dabei ist es völlig unerheblich, ob Sie die Töne treffen oder nicht!), sprechen Sie mit ihm, lesen Sie ihm vor. Ist es älter, musizieren Sie gemeinsam: Das funktioniert mit Topfdeckeln, Löffeln und Murmeln in einer Dose genauso gut wie als musikalische Früherziehung unter fachlicher Anleitung. Beenden Sie den Tag, indem sie sich gegenseitig erzählen, was Sie erlebt haben, was schön war und was genervt hat.

Was dagegen mehr schadet als nützt, sind Lern-DVDs für die Kleinsten – zu diesem Schluss sind amerikanische Wissenschaftler gekommen.[183] Die Kinder, die im Alter von 8–16 Monaten ihre Gehirnleistung mit multimedialen Bilderbüchern vor der Flimmerkiste trainieren sollten, hatten einen geringeren Sprachschatz als ihre Altersgenossen ohne Fernsehen. Sprachlich versiert waren dagegen die Kleinen, denen regelmäßig vorgelesen wurde.

Tetanus

Andere Bezeichnung: Wundstarrkrampf
Tetanus wird von Bakterien übertragen und ist gefährlich – aufgrund der Schutzimpfung in Deutschland glücklicherweise sehr selten.

Die Erreger, Clostridien, können nur ohne Sauerstoff leben. Sie bilden aber sehr widerstandsfähige Dauerformen (Sporen), die sich z. B. in der Erde, im Wasser und im Straßenstaub finden. Sie dringen durch eine verschmutzte Wunde oder über kleine Fremdkörper in einer Verletzung in den Körper ein. Die Bakterien produzieren Giftstoffe, die nach 3–60 Tagen lebensgefährliche Muskelkrämpfe und Lähmungen verursachen.

Es gibt eine gut verträgliche Schutzimpfung. In Deutschland erkranken jährlich weniger als 35 Menschen an Wundstarrkrampf, bei höchstens 10 % ist der Verlauf allerdings nach wie vor tödlich. Die Zahl an Erkrankungen ist erstaunlich gering, wenn man bedenkt, dass nicht alle Kinder und Erwachsenen geimpft sind oder einen ausreichenden Impfschutz haben.[184]

HAUPTSYMPTOME

Muskelkrämpfe und Muskelstarre

- Zunächst treten unspezifische Beschwerden wie Müdigkeit, Kopfschmerzen, Schwindel und Reizbarkeit auf.
- Danach beginnen meist im Gesicht schmerzhafte Muskelkrämpfe mit der Unfähigkeit, den Mund zu öffnen (Kieferklemme), gefolgt von einer Muskelstarre. Die Beschwerden schreiten von Kopf und Nacken über Rücken- und Bauchmuskeln bis zu Armen, Beinen und Zwerchfell fort und werden bereits durch verschiedenste, bereits geringste Reize wie Lärm, Helligkeit oder Berührung ausgelöst.
- Krämpfe von Zwerchfell und Kehlkopf können zu Atemstörungen und zum Ersticken führen.

Was Sie für Ihr Kind tun können

Vorbeugung Eine Schutzimpfung gegen Tetanus schützt sicher vor der Erkrankung und wird von der STIKO und auch den meisten homöopathisch arbeitenden Ärzten für sinnvoll erachtet.

Fraglicher Impfschutz Suchen Sie in jedem Fall einen Arzt auf, wenn sich Ihr Kind eine verschmutzte Wunde zugezogen hat und Sie nicht sicher sind, ob sein Impfschutz vorhanden ist oder noch ausreicht. Besonders gefährlich sind tiefe, selbst kleine Wunden, da dort kein Sauerstoff mehr hinkommt – ideale Bedingungen für den Erreger. Der Arzt spritzt Antikörper (Immunglobuline) zur Neutralisation der Giftstoffe. Gleichzeitig gibt er an einer anderen Körperstelle den Impfstoff. Der Impfschutz wird dann nach entsprechender Zeit vervollständigt.

Symptome Ihr Kind hat sich verletzt und entwickelt nach einigen Tagen Muskellähmungen? Ziehen Sie sofort den Arzt hinzu! Bei Verdacht auf eine Tetanusinfektion wird das Kind im Krankenhaus auf der Intensivstation behandelt. Dort werden Immunglobuline gegen die Bakteriengifte sowie Antibiotika gegen die Erreger gegeben.

Impffolgen Entwickelt Ihr Kind nach einer Tetanusimpfung einen allmählichen Leistungsabfall und zunehmende Müdigkeit, die mit der Impfung in Zusammenhang stehen könnten? In solchen Fällen hilft evtl. die einmalige Gabe der Tetanus-Nosode D30.

Tuberkulose

Andere Bezeichnungen: Tbc, Schwindsucht

Die Tuberkulose wird von Bakterien übertragen und ist hartnäckig. Sie ist in Mitteleuropa heute selten, in osteuropäischen Ländern allerdings wieder auf dem Vormarsch.

Tuberkulose gibt es mit Sicherheit seit über 5000 Jahren; lange Zeit gingen viele oder sogar die meisten Todesfälle auf ihr Konto. Durch verbesserte Lebensbedingungen und nach Einführung der Schutzimpfung um 1920 sank die Erkrankungsrate kontinuierlich, in den 70er Jahren glaubte man, die Krankheit ganz ausrotten zu können. Eine trügerische Hoffnung: Heute ist schätzungsweise ein Drittel der Weltbevölkerung mit dem Erreger infiziert und davon erkranken jährlich etwa 8–9 Millionen an der Tuberkulose. Das erneute Auftreten bei uns hängt vor allem mit der erhöhten Mobilität zusammen – die Bakterien werden dadurch aus Osteuropa und der Dritten Welt eingeschleppt. Im Jahr 2006 erkrankten in Deutschland knapp 200 Kinder an Tuberkulose, ein großer Teil davon war ausländischer Herkunft.[185–187] Erschwerend kommt hinzu, dass früher gut wirksame Antibiotika heute teilweise nicht mehr helfen.

Krankheitsherd Lunge

Die Ansteckung erfolgt fast immer durch das Einatmen der Erreger, die von einer infizierten Person beim Husten, Sprechen oder Niesen übertragen werden. Kinder scheinen sich schneller anzustecken als Erwachsene. Meist kapselt das Immunsystem die Bakterien unbemerkt in der Lunge ab (Primärkomplex). Die Keime überleben in diesem verkalkten Herd allerdings bis zu Jahrzehnten, breiten sich z.B. bei Abwehrschwäche wieder aus und lösen eine Tuberkuloseerkrankung aus. Bei Kindern ist das meist innerhalb von 1–2 Jahren der Fall. Bei 40 % dieser Kinder schädigen die Bakterien dann die Lunge so sehr, dass sich große Höhlen bilden, die in die Bronchien durchbrechen können. Erst bei dieser offenen Lungentuberkulose gelangen die Erreger beim Husten wieder nach außen, d.h., der Betroffene ist ansteckend. Über die Blutbahn gelangen die Bakterien auch ins Gehirn oder in andere Organe (Miliartuberkulose). Babys und Kleinkinder sind durch ihr unfertiges Immunsystem besonders gefährdet für einen schweren Verlauf.

Husten und abendliche Temperaturen

▌ Erste Anzeichen sind oft unspezifisch: schlechtes Gedeihen oder Gewichtsverlust, Müdigkeit, Schwäche, starkes nächtliches Schwitzen, leichtes Fieber vor allem abends.

▌ Mindestens 3 Wochen dauerndes Hüsteln oder Husten, oft mit Schleim oder später sogar blutigem Auswurf und evtl. mit Schmerzen beim Atmen, zeigen eine Lungentuberkulose an.

▌ Ist das Gehirn befallen, treten Beschwerden einer Hirnhautentzündung (→ S. 186) auf.

Was Sie für Ihr Kind tun können

Tuberkulose gehört in ärztliche Hände! Die Diagnose zu stellen, ist allerdings nicht immer einfach. Der Tuberkulintest, ein einfacher Hauttest, zeigt zwar den Erregerkontakt an, nicht aber eine akute Erkrankung. Weitere Untersuchungen sind Röntgenbilder der Lunge und evtl. die Erregersuche im Auswurf. Nach Kontakt zu einem Tuberkulosepatienten oder bei einem auffälligen Hauttest ohne weitere Beschwerden gibt man ein Antibiotikum. Bei einer akuten Erkrankung sind mehrere Antibiotika kombiniert über mehrere Monate einzunehmen. Die Impfung schützt nur begrenzt und wird nicht mehr empfohlen, auch wird der Tuberkulintest nicht mehr routinemäßig bei der Vorsorge eingesetzt.

Übelkeit

Fast jeder kennt wohl das »flaue« Gefühl in der Magengegend und den Brechreiz, der das Wohlbefinden erheblich stört. Psychische Ursachen sind häufig – so führen Angst, Ekel oder Abneigung zu Übelkeit (Nausea). Auch zahlreiche körperliche Störungen lösen Übelkeit aus – von Krankheiten des Magen-Darm-Trakts über Gleichgewichtsstörungen (→ Schwindel, S. 347) bis hin zu Unterzuckerung, niedrigem Blutdruck (→ S. 294), Hirnhautreizung (→ S. 187), Medikamenten oder Schmerzen. Übelkeit mündet oft in Erbrechen (→ S. 129); es gelten die dort beschriebenen Behandlungsgrundsätze.

Übergewicht

Hungerkünstlerinnen im Modebusiness auf der einen Seite, Kinder, die wegen ihrer Pfunde nicht mehr hüpfen oder balancieren können, auf der anderen. Abweichungen vom Normalen scheinen immer mehr zuzunehmen.

Wissenschaft und Medien zeichneten in den letzten Jahren ein erschreckendes Bild: Übergewicht wird mit einer Epidemie verglichen, die schlimmste Prognosen übertrifft und nicht nur Konsequenzen für den Einzelnen, sondern auch für Gesundheits- und Sozialsysteme sowie die Wirtschaft hat. Die WHO schätzte 2004 den Zustand von Übergewicht bei Kindern mit 14 Millionen Betroffenen (das entspräche 24 %!) in der EU als »außer Kontrolle geraten« ein.

Ganz so extrem scheinen die Zustände in Deutschland noch nicht zu sein, wenngleich auch hier Übergewicht über die letzten 20 Jahre um 50 % zugenommen hat. Einer aktuellen Studie des Robert-Koch-Instituts zufolge leben in Deutschland etwa 1,9 Millionen (15 %) übergewichtige Kinder und Jugendliche im Alter von 3–17 Jahren, davon sind wiederum etwa 800 000 fettleibig (adipös). Der Anteil nimmt mit dem Alter zu – bei den Kindergartenkindern liegt er noch bei 9 %, steigt jedoch auf 15 % bei Grundschülern und 17 % bei 14- bis 17-Jährigen an.

Ein erhöhtes Risiko für Übergewicht haben Kinder mit Migrationshintergrund, aus Familien mit niedrigem Sozialstatus und übergewichtiger Mütter.[188]

GESUND WERDEN

Begriffsbestimmung

Die kindliche Entwicklung verläuft in individuell unterschiedlichen Sprüngen. Deshalb ist es gar nicht so einfach, Übergewicht und Fettleibigkeit (Adipositas) zu definieren. Beim Erwachsenen wird üblicherweise der Body-Mass-Index (**BMI**) zugrunde gelegt, der von Körpergewicht und -größe abhängt (Gewicht in Kilogramm geteilt durch Größe in Metern zum Quadrat; BMI = kg/m²). Bei ihnen werden alters- und geschlechtsabhängig Normbereiche festgelegt (ca. 19–25) und Abweichungen nach unten als Untergewicht, nach oben als Übergewicht und ab einem gewissen Wert als Adipositas bezeichnet. Bei Kindern wird der BMI in **Perzentilenkurven** (wie die Grafiken im »Gelben Heft«) mit dem BMI einer gesunden Vergleichsgruppe (gleiches Alter und Geschlecht) in Beziehung gesetzt. Die Kurve in der Mitte ist die 50. Perzentile, d. h., eine Hälfte der Kinder liegt darunter, die andere darüber. Übergewicht bedeutet, dass das Kind mit seinem Gewicht oberhalb der 90. Perzentile liegt, also 9 von 10 Kindern leichter sind; Fettleibigkeit besteht ab der 97. Perzentile.[189]

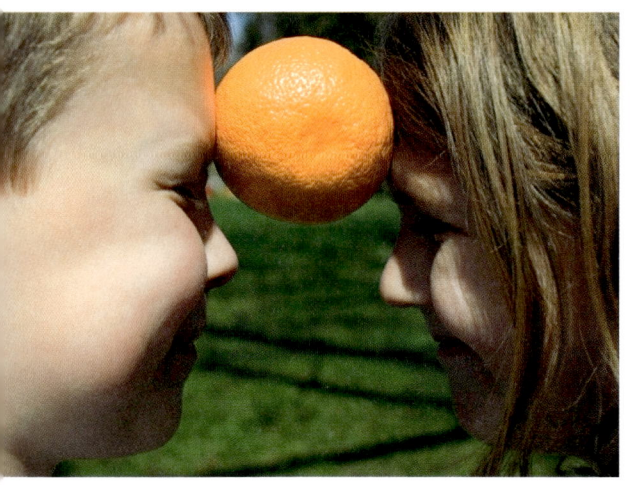

▲ Bewegung und eine ausgewogene, vitaminreiche Ernährung sind wichtige Eckpfeiler für gesunde Kinder mit normalem Gewicht

Ursachen für Übergewicht

»Schwere Knochen« als Begründung für überzählige Pfunde kennt wohl jeder Kinderarzt. Doch Knochenbau und Stoffwechsel- bzw. Hormonstörungen machen nur einen sehr geringen Teil der Ursachen aus. Stattdessen ist Übergewicht meist Folge übermäßigen Essens in Kombination mit mangelnder Bewegung – wobei Geschmacksvorlieben durchaus vererbt werden. Die zugeführte Energie wird nicht verbraucht und vom Körper als Fettreserve gespeichert. Doch die »schlechten Zeiten« unserer Vorfahren lassen heute auf sich warten, die Pfunde summieren sich. Eltern sind Vorbild, ungünstiges Verhalten beeinflusst: Warum soll ich Sport treiben, wenn Papa nur Fußball guckt, statt selbst zu spielen? Warum soll ich Fahrrad fahren, wenn Mama immer das Auto nimmt? Doch auch Veränderungen von Lebensmittelangebot und Nahrungsmittelproduktion, der Einfluss von Medien und Werbung, Wohnumfeld, Ausbildung und Sozialstatus der Eltern sind wichtig. Das Forschungsinstitut für Kinderernährung zeigt, dass Kinder mit Arbeitslosengeld nicht ausgewogen ernährt werden können – wen wundert dann Übergewicht in Familien mit niedrigem Sozialstatus![190] Außerdem scheint durch Diät- und Light-Produkte das natürliche Gespür für den Kaloriengehalt der Nahrung verloren zu gehen – so werden evtl. hochkalorische Produkte als kalorienarm eingestuft und es wird mehr davon gegessen.[191] Auch eine schnelle Gewichtszunahme in der frühen Kindheit scheint das Risiko für späteres Übergewicht zu erhöhen,[192] Stillen wiederum schützt offenbar vor Fettpolstern.[193]

Und die Folgen?

Ein »dickes Fell« mag zwar wie ein schützender Panzer wirken, macht aber auf Dauer krank. Falsche Ernährung, Bewegungsmangel und Fettreserven setzen Stoffwechselprozesse in Gang, die zu einer verminderten Ansprechbarkeit der Körperzellen auf Insulin und damit zur Zuckerkrankheit (→ S. 398) führen, daneben ist starkes Übergewicht ein Risikofaktor für Arterienverkalkung (Arte-riosklerose), hohen Blutdruck, Leberverfettung und Gicht. Außerdem führt die ständige starke Gewichtsbelastung zu Schäden an Knochen und Gelenken. Spätestens dann beginnt der Teufelskreis aus Bewegungsarmut und Gewichtszunahme.

Was Sie für Ihr Kind tun können

Säuglinge sind selten tatsächlich übergewichtig – der Babyspeck ist eine sinnvolle Reserve und wächst sich meist mit dem steigenden Bewegungsradius als Kleinkind aus. Allerdings sollten Sie Ihr Kind nicht überfüttern, indem Sie ihm bereits beim kleinsten Murren die Brust geben oder gar die Flasche zur ständigen Selbstfütterung überlassen. Übergewicht bei Ihrem Kind sollten Sie konsequent entgegensteuern – die Wahrscheinlichkeit, dass ein übergewichtiges Kind auch als Erwachsener zu viele Pfunde mit sich herumschleppt (mit all den Nachteilen) ist sehr groß.

pensteigen statt Aufzug) und für eine ausgewogene Ernährung der ganzen Familie sorgen. Körperliche Bewegung (→ Aktivität fördern, S. 400) ist tatsächlich die wirksamste Waffe gegen krank machendes Übergewicht: Der Energieverbrauch wird erhöht und überschüssige Kalorien werden verbraucht. Daneben werden Glückshormone ausgeschüttet und es kommt zum Abbau von Aggressionen; das Gehirn bleibt in Schwung und die Konzentrationsfähigkeit steigt.

Auf die Ernährung achten

Vermeiden Sie – wo immer möglich – industriell hergestellte Lebensmittel und Fertiggerichte, insbesondere »Kinderprodukte«. Deren wichtigste Kriterien sind Haltbarkeit (häufig auf Kosten der Verträglichkeit), geschmackliche Gefälligkeit (oft mit minderwertigen Nahrungsmitteln sowie starken Gewürzen oder Zucker) und der günstige Preis (z. B. mithilfe von hoch konzentriertem Fruchtzucker, der die Leber zur Produktion schädlicher Fette animieren kann). So enthält ein kleiner bunter Fruchtjoghurt nicht nur Konservierungsstoffe, sondern Geschmacksverstärker und große Mengen Zucker, dafür aber kaum Obst. Greifen Sie besser zu einem Naturjoghurt und peppen diesen mit frischen Früchten auf. Das ist gesünder, verdirbt nicht die kindlichen Geschmacksnerven, hat weniger allergene Inhaltsstoffe und weniger leere Kalorien, die nur sättigen, aber nicht verwertbar sind.

ZUM WEITERLESEN

Buchtipp

*Thomas Reinehr: **Abnehmen mit Obeldicks und Optimix**. Der Ratgeber für Eltern übergewichtiger Kinder. Hogrefe, Göttingen 2009*

Reinehr ist Arzt und beschäftigt sich seit vielen Jahren in Wissenschaft und Praxis besonders mit Übergewicht bei Kindern. Er stellt hier ein leicht umsetzbares Programm vor, das die Schwerpunkte auf spielerische Bewegung und alltagstaugliche Rezepte setzt und allen Beteiligten Spaß macht.

Gemeinsam sind wir stark

Das Wichtigste: mit gutem Beispiel vorangehen, am besten gemeinsam den natürlichen Bewegungsdrang ausleben und als Alltagsroutinen einbauen (Fahrrad statt Auto, Trep-

GESUND WERDEN

Gesunde Ernährung lernen

Wie so oft im Leben gilt auch bei der Ernährung: Qualität ist wichtiger als Quantität, bekömmlich ist ein gesundes Mittelmaß. Zu viel ist genauso schlecht wie zu wenig, zu einseitig macht krank, zu restriktiv ist kontraproduktiv.

Gesunde Ernährung für fitte Kinder

Ausgewogene Ernährung bedeutet eine Zufuhr von Nahrungsmitteln aus unterschiedlichen Lebensmittelgruppen, mit der man den Bedarf an essenziellen Nährstoffen deckt, ohne zu viel Fett und Zucker zuzuführen. Die wichtigsten Grundpfeiler sind kalorienfreie oder -arme Getränke (vor allem Wasser, Tee, Saftschorle) und pflanzliche Lebensmittel (Obst, Gemüse, Getreide, Reis, Nudeln, Kartoffeln). Tierische Produkte wie Fleisch, Wurst, Fisch, Eier, Milch und Milchprodukte sollten nur mäßig verzehrt werden, fett- und zuckerreiche Lebensmittel wie Knabberartikel und Süßwaren nur sehr sparsam.

Darf's ein bisschen mehr sein?

Die Nahrungsmittelindustrie bietet heute eine unüberschaubare Menge an »aufgehübschten« Lebensmitteln an, die zwar unseren Appetit befriedigen, nicht aber unseren wirklichen Bedarf. Dazu gehören vor allem Kombinationen von Fettem und Süßem, aber auch – für teures Geld zu erwerbendes – »Functional Food«: mit Vitaminen und Mineralstoffen angereicherte Müslis, immunstärkende ACE-Drinks oder Eier, die besonders viel Omega-3-Fettsäuren enthalten. Auch hier gilt: Viel hilft *nicht* viel; Gesundheit steckt vor allem in ausgewogener »normaler« Vollwerternährung.

Routinen und Spaß

Regelmäßige Mahlzeiten mit der ganzen Familie (und ohne Fernseher, Radio oder Handy) sind ein wichtiges Ritual. Darf Ihr Kind am Planen, Beschaffen und Zubereiten teilnehmen, wird es vermutlich Nahrung mehr schätzen und weniger nörgeln, als wenn es sich immer an den gedeckten Tisch setzt. Lassen Sie Ihrem Kind Wahlmöglichkeiten bezüglich der Menge und Zutaten, aber achten Sie darauf, dass es trotzdem nicht nur seine Lieblingsspeisen verdrückt und von allem zumindest probiert. Verzichten Sie auf sättigende Zwischenmahlzeiten mit leeren Kalorien wie Chips und Süßgetränke, sondern drücken Sie Ihrem Kind lieber eine Möhre in die Hand.

Vielleicht nimmt Ihr Kind Ihre Ernährungswünsche eher an, wenn Sie mit ihm alle 2–4 Wochen einen »Ferkeltag« veranstalten? Es darf dann eine komplette (Haupt-)Mahlzeit lang bestimmen, welche Lebensmittel es gibt und mit welchen »Werkzeugen« diese verzehrt werden. Natürlich muss die ganze Familie dabei mitmachen – gewöhnungsbedürftig, aber lustig!

Starke Eltern für starke Kinder

Zugegeben: Es ist gar nicht so leicht, sich von den süßen Versprechen der Nahrungsindustrie nicht beeinflussen zu lassen. Und noch schwieriger ist es, den quengelnden Kindern, die sich den Werbebotschaften nicht entziehen können, im Supermarkt Widerstand entgegenzusetzen. Doch es hilft nichts – wenn Sie Ihrem Kind nicht eine schwere Bürde für sein restliches Leben aufladen wollen, müssen Sie Grenzen setzen. Weder Süßigkeiten, noch Fast Food, noch die »Extraration Vitamine oder Milch« in einem Snack tragen zur gesunden Ernährung bei; sie strikt zu verbieten, ist allerdings auch nicht praktikabel. Deshalb: bewusst in den Alltag einbauen (z. B. an einem Schleckernachmittag pro Woche), aber nicht einfach so immer wieder zwischendurch naschen (lassen). Setzen Sie Süßigkeiten allenfalls ab und zu als Belohnung ein – wie wäre es stattdessen mit einer Extraportion gemeinsamer Zeit?

Rat suchen

Suchen Sie sich Hilfe: Sprechen Sie mit Ihrem Kinderarzt, lesen Sie Bücher, recherchieren Sie im Internet (z. B. die Seite des Forschungsinstituts für Kinderernährung **www.fke-do. de** oder der Arbeitsgemeinschaft Adipositas im Kindes- und Jugendalter **www.a-g-a.de**). Es gibt zahlreiche Programme für übergewichtige Kinder (z. B. Obeldicks – das Asterix-Konzept, FITOC, KIKS UP, Moby Dick, Powerkids), deren Kosten z. T. auch von den Krankenkassen übernommen werden.

Untergewicht

Untergewicht, also Körpergewicht bzw. Body-Mass-Index (→ BMI, S. 360) unterhalb eines bestimmten Sollwerts, ist das wichtigste und erste Symptom einer Gedeihstörung (→ S. 150). Es ist in den Industrieländern oft Zeichen einer chronischen Erkrankung, in den Entwicklungsländern meist Folge unzureichender Ernährung.

Verdauungsbeschwerden

Sowohl akute und chronische Störungen im Magen-Darm-Trakt selber als auch in anderen Organen, die mit der Verdauung zu tun haben (z. B. Leber, Bauchspeicheldrüse), im Immunsystem (→ Allergien, S. 65) oder Allgemeinerkrankungen können Verdauungsbeschwerden hervorrufen.

Dazu gehören Schmerzen im Mund (z. B. durch → Mundgeschwüre, S. 271), Schluckauf, Aufstoßen und Sodbrennen, Bauchschmerzen (→ S. 92), Übelkeit und Erbrechen (→ S. 129), Völlegefühl und Blähungen (→ S. 98), Durchfall (→ S. 119), Verstopfung (→ S. 367) und Stuhlveränderungen (Farbe, Konsistenz, Geruch), Schmerzen oder Juckreiz am After (z. B. durch Infektionen wie → Herpes, S. 180; → Warzen, S. 376 oder → Würmer, S. 391), Appetitlosigkeit (→ S. 74) und Gewichtsverlust (→ Gedeihstörungen, S. 150).

Da diese Symptome recht unspezifisch sind, ist die Ursache nicht immer leicht zu finden. Allerdings deuten Übelkeit und Erbrechen auf Reizzustände oder Entzündungen des Magens hin, Durchfall auf Störungen im Darm. Die Bezeichnungen für manche der Krankheiten im Magen-Darm-Trakt sind etwas unübersichtlich, zumal viele Ursachen oder Folgen bei verschiedenen Störungen auftreten können und die Fachbegriffe nicht selten unpräzise benutzt werden.

	Andere Bezeichnungen	Erklärung
Lebensmittel-vergiftung (→ S. 239)	–	Entzündungen der Schleimhaut im Magen und Darm durch verunreinigte Nahrungsmittel, ausgelöst durch ▪ Bakterien (ist dann eine Form des Magen-Darm-Infekts, die auch als **Lebensmittelinfektion** bezeichnet wird) ▪ Natürliche Gifte ▪ Chemikalien

GESUND WERDEN

	Andere Bezeichnungen	Erklärung
Magen-Darm-Infekt (→ S. 252)	▪ Infektiöse Gastroenteritis ▪ Enteritis: eigentlich unpräzise, da der Begriff allgemein jede Entzündung (des Dünndarms) meint, nicht aber speziell eine durch einen Infekt ausgelöste Entzündung ▪ (Magen-)Darm-Grippe ▪ Infektiöser Brechdurchfall	Entzündungen der Schleimhaut im Magen und Darm als Folge einer Infektion des Magen-Darm-Trakts mit ▪ Viren (am häufigsten) ▪ Bakterien (weniger häufig) ▪ Parasiten (selten, oft auf Reisen) ▪ Pilzen (sehr selten)
Magen-Darm-Katarrh	Gastroenteritis; Begriff setzt sich zusammen aus: ▪ Gastritis: Magenentzündung ▪ Enteritis: Dünndarmentzündung, oft mit Entzündung des gesamten Darms gleichgesetzt Daneben kann auch der untere Darmabschnitt beteiligt sein: ▪ Kolitis: Grimmdarmentzündung, meist mit Entzündung des gesamten Dickdarms gleichgesetzt	Entzündungen der Schleimhaut im Magen und Darm durch ▪ Magen-Darm-Infekt ▪ Lebensmittelvergiftung ▪ Alkoholvergiftung ▪ Mitreaktion bei anderen Infekten, z. B. Erkältungskrankheiten
Magenverstimmung (→ S. 258)	Verdorbener Magen	Reizzustand des Magens durch ▪ Zu viel und durcheinander gegessen ▪ Lebensmittelvergiftung ▪ Psychisch (»auf den Magen geschlagen«)

Vergrößerte Mandeln

Andere Bezeichnung: Tonsillenhypertrophie

Vergrößerte Mandeln zeigen an, dass das Immunsystem aktiv ist. Krankhaft sind sie erst dann, wenn sie Beschwerden verursachen.

Rachenmandeln, Gaumenmandeln und andere Bereiche im Nasen-Rachen-Raum sind als sogenannter lymphatischer Rachenring ständig Krankheitserregern ausgesetzt. Deshalb finden sich dort besonders viele Zellen der Immunabwehr. Für jeden unbekannten Keim, der hier auftaucht, müssen spezifische neue Antikörper gebildet werden. Kein Wunder also, dass diese Lymphorgane in den ersten Lebensjahren sehr groß werden können. Im Schulalter bilden sie sich dann meist wieder langsam zurück.

Dieses Wachstum kann allerdings Probleme verursachen: Vergrößerte Rachenmandeln (»Polypen«) können z.B. die Ohrtrompete verlegen oder den Schlaf stören, die Nasenatmung behindern oder sich entzünden (→ Hals- und Mandelentzündungen, S. 161). Erst in solchen Fällen werden die Veränderungen als krankhaft angesehen und dann eventuell therapeutisch angegangen.

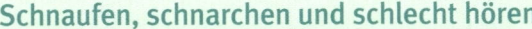

Schnaufen, schnarchen und schlecht hören

Vergrößerte Rachenmandeln (Polypen)

▪ Typisches Zeichen ist eine »Erkältung, die einfach nicht weggeht«: eine ständig verstopfte Nase mit Atmen durch den Mund und nasaler Sprache, Reizhusten und nächtliches Schnarchen, evtl. mit Atemaussetzern. Schlafen in Rückenlage funktioniert oft schlecht.

▪ Oft steht der Mund ständig offen, was Keimen erst recht Tür und Tor öffnet. Auf Dauer sind Veränderungen am Kiefer und Fehlstellungen der Zähne und somit Kaustörungen möglich.

▪ Auch unspezifische Symptome wie Appetitlosigkeit (u. a. durch das beeinträchtigte Geruchs- und Geschmacksempfinden), Gedeihstörungen und – als Folge des unruhigen Schlafs – Müdigkeit und Konzentrationsstörungen kommen vor.

▪ Die Verlegung der Ohrtrompete führt zu einem chronischen Paukenerguss (→ S. 298) mit Schwerhörigkeit und Verzögerung der Sprachentwicklung oder evtl. zu einer Mittelohr- (→ S. 264) oder Nasennebenhöhlenentzündung (→ S. 283).

Vergrößerte Gaumenmandeln

▪ Die Mandeln sind häufig zerklüftet und in den Furchen finden sich gelb-weiße Ablagerungen.

▪ Besonders große Mandeln, die sich in der Mitte berühren (Kontakttonsillen, → Foto S. 164), führen dazu, dass das Kind nur durch den Mund atmen kann, eine »kloßige« Sprache und evtl. Probleme beim Schlucken hat.

▪ Bei älteren Kindern sind wiederkehrende Mandelentzündungen möglich.

Was Sie für Ihr Kind tun können

Um eine Operation zu vermeiden, können Sie die folgenden Vorschläge ausprobieren. Ziel ist dabei vor allem, das Immunsystem zu stärken sowie schädliche Substanzen und Reizstoffe auszuleiten. Prinzipiell wichtig sind warme Füße. Empfohlen wird häufig auch eine fleisch- und zuckerarme Ernährung. Allerdings lässt sich ein chirurgischer Eingriff nicht immer umgehen.

Heilpflanzen, Wasser & Wickel

Wirksame Anwendungen, um das Immunsystem zu stärken, sind beispielsweise Oberkörperwaschungen, ansteigende Fußbäder als Form der Teilbäder (→ S. 380) oder Anwendungen mit Senfmehl (→ S. 386). Allerdings brauchen Sie und Ihr Kind für all diese Maßnahmen Geduld und Durchhaltevermögen.

Homöopathie

Verschiedene Homöopathika können helfen. Der Selbstbehandlung sind allerdings oft Grenzen gesetzt, und dann sollte ein erfahrener Therapeut zur Konstitutionsbehandlung hinzugezogen werden.

▪ Ergänzend oder auch alternativ zur Lymphdrainage (→ S. 366) können homöopathische Komplexmittel (z. B. Lymphdiaral® Tr., Lymphomyosot® Tr.) zur Abschwellung der übermäßig großen Lymphknoten eingesetzt werden.

▪ Ist eine Operation unumgänglich, können Sie vorher eine Woche lang 3-mal täglich Arnica D6 geben, nach dem Eingriff zunächst 1- bis 2-stündlich, dann für eine weitere Woche wieder 3-mal pro Tag. Dies lindert die Beschwerden und fördert die Wundheilung.

Lymphdrainage

Eine Unterstützung des Lymphabflusses im Kopfbereich behebt nicht nur sehr wirkungsvoll die Schwellungen von Mandeln und Lymphknoten, sondern ist auch angenehm. Führen Sie diese regelmäßig 2-mal tgl. für etwa 5 Min. durch. Unterstützen Sie das leichte Ausstreichen bei Kindern über 2 Jahren den Hals abwärts mit einer homöopathischen Salbe (Lymphdiaral Sensitiv® Salbe N). Der Druck bei der Massage sollte etwas fester als ein leichtes Streicheln sein. Ist es dem Kind unangenehm, streichen Sie vermutlich zu fest. Ist Ihr Kind am Hals zu kitzelig? Lymphdiaral®-Tropfen sind dann eine Alternative.

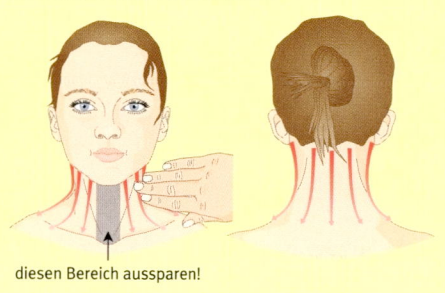

diesen Bereich aussparen!

▲ Streichen Sie in Pfeilrichtung

Die Mandeln unterm Messer

Bessern sich die genannten Symptome nach mehreren Monaten nicht oder treten mehr als 6-mal pro Jahr Mandelentzündungen auf, wird empfohlen, die vergrößerten Mandeln unter Vollnarkose zu operieren.

▪ **Gaumenmandeln:** Diese werden entweder komplett (Tonsillektomie) oder nur zum Teil (Tonsillotomie) entfernt, Letzteres wird zunehmend mit einem chirurgischen Laser durchgeführt. Die Teilentfernung wird nur bei Kindern bis zu 6–8 Jahren empfohlen – das Mandelgewebe wird noch für den Lernprozess des Abwehrsystems benötigt. Später entwickelt sich bei unvollständiger Entfernung leichter eine chronische Mandelentzündung, außerdem kann der Organismus den Verlust des Immungewebes besser verkraften.[194]

▪ **Rachenmandeln:** Diese werden normalerweise ambulant unter Vollnarkose entfernt (Adenotomie). Das Gewebe kann vor allem bei kleineren Kindern zum Teil nachwachsen.

Verstopfter Tränenkanal

Andere Bezeichnung: Tränengangstenose
Ihr Baby hat ständig ein feuchtes Auge, obwohl es nicht weint? Vermutlich ist einer seiner Tränenkanäle verlegt.

Die Tränendrüsen im Auge produzieren unentwegt Flüssigkeit, um die Hornhaut feucht zu halten und kleine Fremdkörper von der Bindehaut zu spülen. Wie in einem Waschbecken braucht man neben dem Zufluss auch einen Abfluss, damit nichts überläuft. Schaut man sich die Lidränder am inneren Augenwinkel genau an, sieht man oben und unten je ein winziges Pünktchen: Dort beginnen kleine Kanälchen, die die Tränen in die Nase ableiten. Bei fast jedem dritten Neugeborenen ist dieser Tränennasengang in einem Auge mit einer dünnen Membran oder etwas zäherem Sekret verlegt. Glücklicherweise bilden sich diese Verklebungen bei den meisten Säuglingen innerhalb der ersten Lebensmonate von selbst zurück.

Was Sie für Ihr Kind tun können

Ihr Kinderarzt schließt andere Erkrankungen aus und rät, im ersten Lebensjahr einfach abzuwarten. Manchmal werden antibiotikahaltige Augentropfen nötig. Öffnet sich der Gang nicht von selbst oder treten die Entzündungen immer wieder auf, überweist der Kinderarzt Ihr Baby an einen Augenarzt: Dieser eröffnet den Tränenkanal – in einem kleinen Eingriff meist unter Vollnarkose – mit einer dünnen Sonde. Nur selten ist ein richtiger operativer Eingriff nötig.

▮ **Krusten entfernen:** Am Beginn einer Infektion wischen Sie das betroffene Auge mehrmals täglich vorsichtig von außen Richtung Nase mit einem fusselfreien

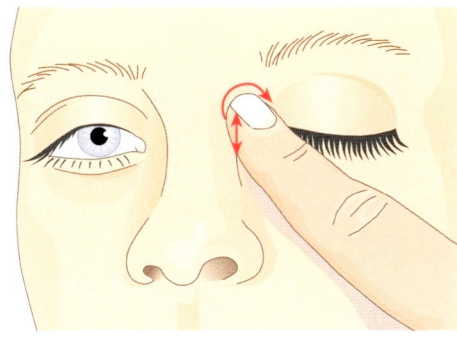

▲ Eine regelmäßige Massage der Öffnung des Tränengangs am Unterlid kann dessen Verschluss beseitigen

HAUPTSYMPTOME

Mein Auge schwimmt

▮ Ihr Baby hat unentwegt Tränen in (meist) einem Auge stehen.

▮ In dem »Stausee« siedeln sich leicht Keime an. Ist das Auge besonders nach dem Schlafen verklebt und lagern sich am inneren Augenwinkel gelbe Krusten ab, spricht das für eine Entzündung.

▮ Selten führt so eine Infektion zu Schmerzen, Schwellung und Rötung des Auges.

Baumwoll- oder Leinentuch und lauwarmem Wasser aus. Muttermilch und Augentrosttee sind ebenfalls geeignet, Kamille hingegen – entgegen vieler Empfehlungen – nicht. Waschen Sie vorher Ihre Hände!

▮ **Verklebung lösen:** Mit einer sanften Massage über 1–2 Wochen viermal täglich (nur wenn keine akute Entzündung vorliegt!) helfen Sie, den verstopften Kanal zu öffnen. Legen Sie dafür Ihren Zeigefinger auf das Tränenpünktchen am Unterlid des betroffenen Auges und massieren Sie kurz mit kreisender Bewegung und sanftem Druck in Richtung der Nase.

Verstopfung

Andere Bezeichnung: Obstipation
Harter, seltener Stuhlgang kann ein Problem werden, muss aber nicht. Die Spanne dessen, was als normal gilt, ist groß.

Stillkinder verrichten bis zu 7-mal, ältere Kinder 2-mal am Tag ihr großes Geschäft, andere besuchen dafür nur alle paar Tage die Toilette. Von Verstopfung ist erst dann die Rede, wenn die Darmentleerung entgegen sonstiger Gewohnheiten auf sich warten lässt oder wenn der zu seltene und/oder zu harte Stuhlgang Beschwerden verursacht.
In der chinesischen Medizin wird der Stuhlgang als wichtiger Entgiftungsvorgang gesehen, weshalb aus dortiger Sicht ein Kind

mindestens alle zwei Tage, besser aber täglich Stuhlgang haben sollte.

Ursachen

Verstopfung selbst ist keine Krankheit, sondern ein Symptom mit vielen möglichen Auslösern. Kann keine organische Störung gefunden werden, spricht man von funktioneller (oder auch habitueller) Obstipation.

Organische Ursachen Auch wenn sie selten sind, werden sie bei einer lang andauernden Verstopfung ausgeschlossen, bei Kindern vor allem die **Hirschsprung-Krankheit**. Dabei führt eine angeborene Störung der Darmnerven zu einer Engstellung eines Darmabschnitts, so dass der Kot nur schwer hindurchgelangt, sich zurückstaut und diesen Bereich stark aufdehnt (»Megakolon«). Der Engpass kann zu einem lebensgefährlichen Darmverschluss (→ S. 111) führen. Daneben

sind eine Unterfunktion der Schilddrüse (→ S. 325) oder z. B. Mukoviszidose (→ S. 268), Zöliakie (→ S. 396), eine Milchunverträglichkeit (→ S. 281) oder Essstörungen (→ S. 136) mögliche Auslöser, selten auch Medikamente (z. B. Eisenpräparate bei → Blutarmut, S. 99).

Funktionelle Verstopfung Zwar sind zahlreiche Störfaktoren bekannt, eine Ursache wird jedoch nicht immer gefunden. Manchmal liegt auch nur eine **»Scheinverstopfung«** vor, nämlich wenn bei ungenügender Nahrungsaufnahme oder Erbrechen gar nicht genug Nahrung zur Verwertung vorhanden ist.

▪ Recht häufig tritt eine Verstopfung in der Phase des Sauberwerdens auf: Das Kind hat Angst, den richtigen Zeitpunkt zu verpassen und dann die Hose schmutzig zu machen, und es hält deshalb den Stuhlgang zurück. Auch als Machtmittel wird das große Geschäft hin und wieder eingesetzt.

Das große Geschäft ist nicht zum Lachen

▪ **Säuglinge:** Auch wenn gestillte Babys eher häufig Stuhlgang haben, hat das eine oder andere die Windeln nur alle paar Tage voll. Solange das Kind sonst keine Beschwerden zeigt, besteht kein Grund zur Sorge. Fühlt sich Ihr Baby jedoch unwohl, schreit es anhaltend, erbricht oder hat es Blut in der Windel, suchen Sie sofort einen Arzt auf. Auch wenn Ihr Neugeborenes keinen Stuhl (»Kindspech«) in den ersten Lebenstagen absetzt, suchen Sie rasch einen Arzt auf, da z. B. eine Mukoviszidose, Hirschsprung-Krankheit, Fehlbildung des Darms, vorliegen kann. Daneben führt auch die Nahrungsumstellung des Säuglings von Muttermilch auf andere Nahrung evtl. kurzfristig zu Verstopfung.

▪ **Ältere Kinder:** Besteht eine Verstopfung länger, kann sie zu Bauchschmerzen,

Unwohlsein, Blähungen und Appetitlosigkeit führen. Außerdem kommt ein Teufelskreis in Gang **(Gewohnheitsverstopfung)**: Die seltene Stuhlentleerung dickt den Stuhl ein, was zu Schmerzen beim Stuhlgang führt – das Kind zögert den nächsten Toilettengang möglichst lange hinaus. Der gedehnte Darmabschnitt, wo der Stuhlgang verharrt, »leiert aus« und befördert den Stuhl zunehmend schlechter weiter; außerdem spürt das Kind die Darmdehnung als Signal für die Stuhlentleerung immer weniger. Der Kotballen drückt in ausgeprägten Fällen auf die Harnblase, das Kind nässt ein. Zudem verflüssigt sich der Stuhl in dem Darmschnitt hinter dem Kotballen, gelangt an ihm vorbei und verursacht evtl. **Stuhlschmieren** (ständig schmutzige Unterwäsche) oder **paradoxen Durchfall**.

- Ähnlich wie viele Erwachsene reagieren auch manche Kinder empfindlich auf äußere Einflüsse wie einen neuen Tagesrhythmus beispielsweise nach dem Schulbeginn oder eine ungewohnte Umgebung z.B. im Urlaub, vor allem wenn die Toiletten unappetitlich wirken. Meist gibt sich diese Verstopfung recht schnell, wenn sich »alles eingespielt« hat.

- Häufigste Ursache für einen trägen Darm ist ein träges Kind, dessen Fehlernährung den Darm zusätzlich hemmt. Ob längeres Liegen z.B. während einer Krankheit oder mangelnde Bewegung im Alltag – plus zu geringe Flüssigkeitsmenge und Verzehr von Schokolade und Weißbrot statt Gemüse, Joghurt und Vollkornprodukten: So ist die Verstopfung vorprogrammiert.

Was Sie für Ihr Kind tun können

Suchen Sie sofort den Kinderarzt auf, wenn außer der Verstopfung, dem Unwohlsein, Appetitmangel und leichtem Bauchweh weitere oder stärkere Symptome auftreten. Hält die Verstopfung länger an, fragen Sie den Arzt bei Gelegenheit um Rat.

Der Arzt untersucht Ihr Kind und stellt Fragen vor allem zur Ernährung und Verdauung. Bei Verdacht auf eine organische Störung fahndet er nach dieser mit Spezialuntersuchungen: Findet sich eine Ursache, wird diese behandelt – so wird z.B. bei einer Hirschsprung-Krankheit der betroffene Darmabschnitt operativ entfernt.

Bei einer Gewohnheitsverstopfung sind vor allem Sie und Ihr Kind gefordert. Ziel ist, den Teufelskreis zu durchbrechen, den Stuhl weich zu machen (mit Umstellung der Nahrung oder auch mit wasserbindenden Medikamenten), die Empfindsamkeit des Darms wiederherzustellen und ihn regelmäßig zu entleeren (sogenanntes Stuhltraining).

Vorbeugen und unterstützen

Im Mittelpunkt steht die langsame **Umstellung der Ernährung:** ballaststoffreich mit viel Obst, Gemüse und Vollkornprodukten. Ihr Kind sollte gut kauen, die Mahlzeiten werden regelmäßig und möglichst in Ruhe eingenommen. Ihr Kind muss trinken, am

besten Wasser, Tee oder verdünnte Obstsäfte. Ist der Stuhl dann sehr klebrig, empfiehlt sich weniger Zuckerhaltiges.

Leiten Sie Ihr Kind zum regelmäßigen Toilettengang an (z.B. kurze Zeit nach den Hauptmahlzeiten); achten Sie darauf, dass es dabei bequem sitzt (kleine Kinder sollten ihre **Füße auf eine Bank** stellen und einen **Sitzverkleinerer** haben, → Abb. S. 370) und dass es ausreichend Zeit für sein großes Geschäft hat. Ältere Kinder können den Stuhlgang protokollieren (z.B. ein Klebebild für jeden großen Erfolg) – so lassen sich der Verlauf besser verfolgen und die Therapie steuern.

Achten Sie auf ausreichende **Bewegung** und **Entspannung** – gegen Bauchschmerzen und zur Anregung der Darmtätigkeit dient eine sanfte Bauchmassage (→ Massagen, S. 262).

Falls der harte Stuhl schmerzhafte Einrisse im Bereich des Schließmuskels verursacht, hilft das Einreiben mit Hamamelissalbe (mehrmals täglich) oder auch der Einsatz von Zäpfchen gegen Hämorrhoiden, die ein lokales Schmerzmittel enthalten.

Heilpflanzen, Wasser & Wickel

Trockenobst Insbesondere Pflaumen und Feigen ziehen Wasser in den Darm. Außerdem enthalten sie viele Mineralstoffe und

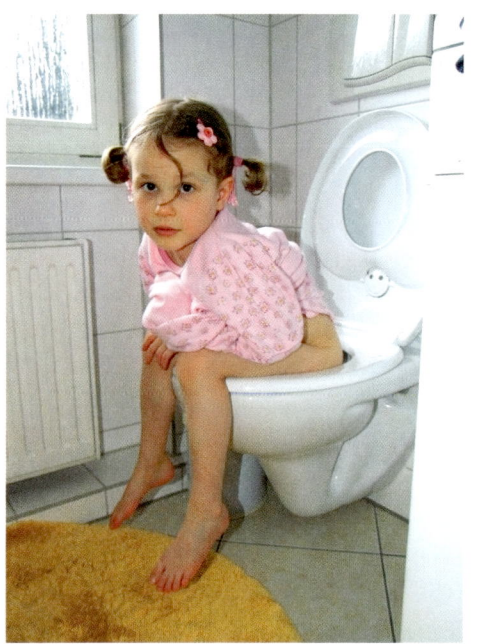 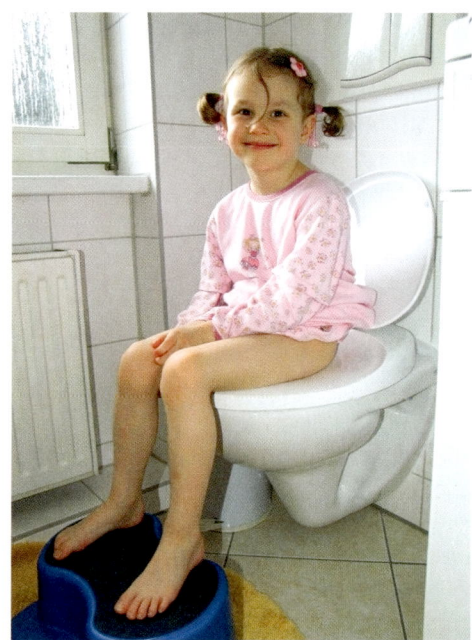

▲ Eine Sitzhaltung, bei der der Beckenboden entspannt ist (Kindertoilettenbrille, Fußbank), erleichtert den Stuhlgang

Vitamine, und sie werden wegen ihrer Süße von Kindern meist gemocht. Weichen Sie z.B. 3 Backpflaumen oder Trockenfeigen über Nacht in kaltem Wasser ein und lassen Ihr Kind am nächsten Morgen das Obst essen und das Wasser trinken (über mehrere Wochen). Alternativ können Sie auch Pflaumensaft geben – der ist sogar für kleine Kinder geeignet (tgl. 1 EL pro Lebensjahr). Zirkulin Fruchtewürfel® helfen gut bei »Reiseverstopfung«. Sie enthalten Trockenobst, Milchzucker und Tamarinde, sind aber nicht zu verwechseln mit anderen Früchtewürfeln, die Abführmittel enthalten und nicht für Kinder geeignet sind. Abführend wirkt übrigens auch gekochter (nicht roher!) Apfel.

Rohes Sauerkraut und Olivenöl Dies sind die Klassiker, um die Stuhlbeschaffenheit zu regulieren und sie besitzen zudem noch einige wertvolle Inhaltsstoffe.

Leinsamen entfaltet seine Wirkung durch sein enormes Quellvermögen, dehnt damit den Darm und regt so dessen Entleerung an. Außerdem bildet die Pflanze einen schützenden Film auf der Schleimhaut, wodurch der Stuhl besser »rutscht«. **Wichtig:** Wie alle Füll- und Quellstoffdrogen (neben Lein- auch Flohsamen und Ballaststoffe wie Kleie) setzt die Wirkung nur bei ausreichender Flüssigkeitszufuhr ein, sonst wird die Verstopfung sogar verschlimmert. Als Faustregel gilt: 1 Teil Pflanze braucht 10 Teile Wasser (z.B. 150 ml Wasser für 1 EL Leinsamen). Kaufen Sie »aufgebrochenen« Leinsamen mit einer guten Quelleigenschaft (»Quellzahl« 5 oder größer), z.B. die Produkte von Linusit® im Reformhaus. Als Dosierung sind 2- bis 3-mal tgl. zwischen den Mahlzeiten folgende Mengen empfohlen: 2–4 g (1 TL) bei Kindern von 1–4 Jahren, 3–6 g (1,5 TL) bei Kindern von 4–10 Jahren, danach 6–10 g (1 kleiner EL).

Milchzucker (Laktose) hält Wasser im Darm und macht den Stuhl dadurch weicher. Sicherer hilft sein künstlich hergestellter Verwandter **Laktulose**, der zudem nicht aus dem Darm in den Körper aufgenommen und einfach wieder ausgeschieden wird. Es kann aber hier zu unangenehmen Blähungen mit Bauchschmerzen kommen – dann sollten Sie die Dosis reduzieren oder ganz absetzen.

Und sonst

Besprechen Sie das Vorgehen mit Ihrem Kinderarzt. Besteht die Verstopfung bereits seit geraumer Zeit, muss die Behandlung möglicherweise mit einer Darmentleerung eingeleitet werden. Dazu können Abführmittel (Laxanzien) zum Trinken oder als Tablette und/oder einen Darmeinlauf mit Kamillentee, einer physiologischen Kochsalzlösung oder speziellen Abführzäpfchen angezeigt sein. Anschließend kommen die Weichmacher zum Einsatz – neben der oben genannten Laktulose auch Movicol® oder Paraffinöl. Diese Medikamente werden nicht in fester Dosierung, sondern so flexibel genommen, dass der Stuhl weich bleibt. Ihr Kinderarzt wird Sie anleiten, die Behandlung kann Monate dauern. Die Mikrobiologische Therapie unterstützt die Behandlung mit regelmäßiger Einnahme von Milchsäurebakterien (z. B. Symbiolact® comp. ½–1 Beutel tgl. über 2–3 Monate).

Vorhautverengung, Vorhautentzündung

Bei kleinen Jungen umschließt die Vorhaut die Penisspitze. Fast immer bildet sich die natürliche Verklebung der Vorhaut mit der Eichel in den ersten Lebensjahren von selbst zurück. Manchmal kann es hier allerdings auch zu Entzündungen kommen.

Nieselregen statt steter Strahl

▪ **Vorhautverengung:** Die Vorhaut lässt sich nicht zurückschieben, der Harnstrahl ist dünn oder tröpfelnd, die Vorhaut bläht sich beim Wasserlassen ballonartig auf.
▪ **Vorhautentzündung:** Penisspitze und Vorhaut sind gerötet und geschwollen, brennen, jucken oder schmerzen vor allem beim Wasserlassen, meist sondert sich Eiter ab und das Kind hat selten auch einmal Fieber. Die Schmerzen können so stark sein, dass das Kind sich vor dem Wasserlassen fürchtet.

Die Vorhaut ist eine dehnbare, doppelt liegende Haut, die den vorderen Teil des Penis (Eichel) überzieht. Beim Säugling ist sie noch mit der Eichel verklebt, bei 9 von 10 Jungen lässt sie sich bis zum 3. Geburtstag ganz zurückschieben, bei manchen dauert dies aber auch noch bis zur Pubertät. Von einer **Phimose**, also echten Vorhautverengung, spricht der Fachmann nur dann, wenn die Vorhaut so eng ist, dass dies Beschwerden verursacht, oder wenn sie sich beim pubertierenden Jungen nicht oder kaum zurückstreifen lässt. Dies ist bei 8 % der 6-Jährigen und 1 % der 16-Jährigen der Fall: Entweder löst sich die natürliche Verklebung nicht oder Entzündungen und Verletzungen im Bereich der Vorhaut führen zu einer narbigen Enge.

Komplikationen

Eine echte Vorhautverengung führt evtl. zur:

▪ **Vorhautentzündung:** Die Phimose ist im Kindesalter die häufigste Ursache einer

Entzündung der Eichel (**Balanitis**), bei der fast immer gleichzeitig die Vorhaut betroffen ist (**Balanoposthitis**). Unter der engen Vorhaut setzt sich Smegma, eine teigige Masse aus Absonderungen der Talgdrüsen und abgeschilferten Zellen, fest und gibt einen idealen Nährboden für Keime ab. Wiederholte Vorhautentzündungen verstärken wiederum die Verklebung der Vorhaut.

- **Paraphimose:** Gefährlich wird es, wenn sich die Vorhaut zwar hinter die Eichel, dann aber nicht wieder zurückschieben lässt. Es bildet sich ein Schnürring, der die Blutzufuhr drosselt – Gewebe kann absterben. Ihr Kind muss sofort zum Arzt!
- **Harnwegsinfektion** ($\rightarrow$ S. 166): eine seltene Komplikation; wiederholte schädigen jedoch die Nieren.

Was Sie für Ihr Kind tun können

Streifen Sie nie die Vorhaut gewaltsam zurück! Das führt nur zu kleinen Verletzungen und Narben, die das Problem letztlich verschlimmern.

Vorhautverengung

Hat Ihr Kind keine Probleme und einen guten Wasserstrahl, ist Abwarten bis zur Pubertät gerechtfertigt. Ansonsten wird meist ein kleiner operativer Eingriff ambulant durchgeführt: Bei der partiellen Beschneidung (plastische Zirkumzision) bleibt ein Vorhautrest stehen, bei der kompletten Beschneidung (radikale Zirkumzision) wird die gesamte Vorhaut entfernt. Einige Kinderärzte empfehlen vorher einen 6- bis 8-wöchigen Versuch mit Kortisonsalbe (manche befürworten auch Östrogen- oder Testosteronsalbe), die 2-mal täglich auf die erreichbaren Teile der Eichel aufgetragen wird. In drei Viertel der

Fälle löst sich dann die verklebte Vorhaut.[195] Alternativ können Sie das isopathische Mittel Sankombi® D5 Tropfen versuchen: Reiben Sie über ca. 2 Monate auf die verengte Vorhaut 1- bis 2-mal tgl. 5 Tropfen ein.

Vorhautentzündung

Bei leichten Beschwerden helfen meist bereits Sitzbäder oder Spülungen des Penis (z. B. in einem Eierbecher) mit desinfizierenden Zusätzen – besonders geeignet ist Kamille (10 ml Kamillenblütenöl oder 30 g Blüten auf 1 Liter Wasser; 3-mal täglich 10 Minuten). Übrigens ist ein Sitzbad in warmem Wasser auch recht gut, wenn Ihr Kind wegen Schmerzen nicht Wasserlassen kann oder will. Zusätzlich hilft nach dem Baden eine Heilsalbe wie Bepanthen®. Bei ausgeprägteren Symptomen verschreibt der Arzt zusätzlich antibiotikahaltige Salbe zum Auftragen.

Häufige Fragen

Ist eine vorbeugende Beschneidung sinnvoll?

Beschnittene Jungen entwickeln seltener Harnwegsinfekte, Peniskrebs und ihre Geschlechtspartnerinnen erkranken seltener an Krebs des Gebärmutterhalses. Auch Geschlechtskrankheiten werden seltener übertragen. Deshalb lassen einige Eltern – unabhängig von religiösen Gründen – ihren Sohn auch ohne Phimose beschneiden. Allerdings birgt eine Zirkumzision – wie jeder operative Eingriff – Risiken: Er ist schmerzhaft und Infektionen oder Blutungen sind möglich. Außerdem wird das Risiko der genannten Krankheiten auch durch gute Genitalhygiene minimiert.

Wachstumsschmerzen

Ihr Kind hat immer wieder Schmerzen tief in den Beinen, die es am Ein- oder Durchschlafen hindern? Wachstumsschmerzen sind harmlos, können aber ganz schön weh tun.

Wachstumsschmerzen sind die häufigste Ursache für Gliederschmerzen bei Kindern. Betroffen sind bis zu 30 % der Kinder,[196] besonders im Vorschulalter und im Alter von 8 bis 12 Jahren. Ihre Ursache ist nach wie vor unbekannt. Möglicherweise halten Muskeln, Sehnen und Nerven nicht mit dem Knochenwachstum Schritt, die Knochenhaut ist in den Wachstumsfugen gereizt oder die Muskulatur ist überanstrengt. Ein Zusammenhang mit besonderen anatomischen Gegebenheiten ist unsicher.[197] Allerdings sollte der Arzt eine Fußfehlstellung ausschließen, die evtl. das Tragen von Einlagen erfordert.

Die Schmerzen können dem Kind ganz schön zusetzen und den Schlaf stören. Verstärken sich die Beschwerden, wenn das Kind die Gliedmaße bewegt oder auf die Muskeln drückt, sind sie auch morgens oder immer nur an einem Bein vorhanden und eher in den Gelenken lokalisiert, kann z. B. ein harmloser Hüftschnupfen (→ S. 204) vorliegen. Vor allem bei zusätzlichen Beschwerden müssen ernsthaftere Erkrankungen ausgeschlossen werden (→ Gelenkschmerzen, S. 154).

HAUPTSYMPTOME

Groß werden tut manchmal weh

■ Tief in den Gliedern, insbesondere den Muskeln von Oberschenkeln und Waden, aber auch an den Knien, Füßen oder Armen treten vor allem abends und nachts dumpfe oder brennende Schmerzen (symmetrisch oder wechselseitig) auf – das Kind schläft nicht ein oder wacht davon auf. Meist nach 10–15 Minuten, spätestens nach einer Stunde klingen sie wieder ab. Die Schmerzen verstärken sich nicht durch Bewegung oder Druck auf die Muskeln. Oft ist das Kind sehr ruhelos. Morgens sind die Beschwerden verschwunden.

■ Die Schmerzen treten meist mehrere Nächte (bis zu 2 Wochen) hintereinander auf, oft wenn das Kind sich körperlich sehr angestrengt hat. Beschwerdefreie Zeiträume und Perioden mit Schmerzen wechseln sich ab.

Was Sie für Ihr Kind tun können

Glauben Sie Ihrem Kind und trösten Sie es – Wachstumsschmerzen sind wirklich vorhanden und nicht nur Theater, um erst später ins Bett gehen zu dürfen. Suchen Sie den Kinderarzt auf: Wachstumsschmerzen sind zwar nicht durch Untersuchungen nachweisbar, aber man muss zunächst andere – wenn auch sehr seltene – Ursachen für die Schmerzen ausschließen, z. B. eine Knochenzyste, einen Tumor oder eine Leukämie.

Ob Wärme oder Kälte guttut, ist individuell unterschiedlich. Arnika- und Johanniskrautsalbe, Wärmekissen, Infrarotbestrahlung wirken wärmend, Franzbranntwein, Calendula-Tinktur und feuchtkalte Umschläge mit Zitronensaft oder Retterspitz® kühlend. Eine sanfte Massage von oben nach unten empfinden fast alle Kinder als angenehm. In extremen Fällen wird kurzfristig Paracetamol oder Ibuprofen gegeben.

Homöopathie
Oft helfen mineralische Homöopathika mit Calcium oder Phosphor. Mit einer Konstitutionstherapie erzielt man meist bessere Erfolge als mit einer reinen Akutbehandlung.

▎ Calcium carbonicum D6 bietet sich an, wenn die Beschwerden vorwiegend in den Waden und besonders nach körperlicher Anstrengung auftreten. Bei Schmerzen besonders in den Schienbeinen, die sich durch Bewegung verschlechtern, kann auch Aurum D6 angezeigt sein.

▎ Calcium phosphoricum D6 hilft, wenn Ihr Kind gerade besonders rasch wächst und sich die Schmerzen bei Wärme bessern. Hilft eher Kälte, versuchen Sie Mercurius solubilis D6 oder Guaiacum D6.

Schüßler-Salze
Bewährt haben sich auch hier Phosphorverbindungen, insbesondere Calcium phosphoricum Nr. 2. Geben Sie anfangs eine Tablette alle 15 Minuten, dann eine pro Stunde. Übrigens: Sie können auch 5–15 Tabletten in

heißem Wasser auflösen und daraus abends warme Umschläge machen!

Akupressur
Linderung verschafft die Massage des Punktes Leber 3 (→ S. 142).

Und sonst
▎ **Stretching:** Einen Versuch wert ist auch das abendliche Dehnen der Beinmuskulatur.[198] Dehnen Sie beidseits die Strecker und Beuger der Oberschenkel sowie die Wadenmuskeln jeweils 20-mal über 15–20 Sekunden.

▎ **Ernährungstherapie:** Deutschland ist Selenmangelgebiet, mit der Nahrung nehmen wir nicht genug auf. Ab dem Schulalter empfiehlt die Deutsche Gesellschaft für Ernährung 50 µg Selen pro Tag. Da die zusätzliche Aufnahme von Selen hilft,[199] können Sie versuchen, ob die tägliche Einnahme von $1/2$ Tbl. (zu 80 µg) über einen Monat die Beschwerden bessert.

Wachstumsstörungen

Ihr Kind ist kleiner oder größer als seine Altersgenossen? Meist liegt das am genetischen Bauplan, nur selten ist eine wirkliche Störung der Grund.

Das körperliche Wachstum lässt sich mithilfe von Größe und Gewicht, beim Baby zusätzlich des Kopfumfangs beurteilen. Dabei setzt man die individuellen Werte immer ins Verhältnis zu einem Durchschnittswert von Kindern gleichen Alters und Geschlechts. Am einfachsten lässt sich das auf entsprechenden Kurven eintragen und ablesen (Somatogramme, im hinteren Teil des »Gelben Heftes«),

und so auch die Entwicklung des Kindes über die Jahre bewerten. **Kleinwuchs** bedeutet, dass das Kind kleiner ist als 97 % der anderen Kinder seiner Altersgruppe (im Somatogramm liegt es also unterhalb der untersten Linie), **Großwuchs**, dass es größer ist als 97 % seiner Altersgenossen.
Meist liegt es in der Familie, ob ein Kind die anderen überragt oder eher zu den Kleinen gehört. Die Wachstumsgeschwindigkeit ist dann normal (3.–10. Lebensjahr ca. 5–7 cm jährlich), nur die »Endgröße« weicht ab, was sich allerdings bereits im Kindergartenalter abzeichnet. Ebenfalls in den Genen liegt

die Tendenz, früh oder spät in die Pubertät einzutreten und den entsprechenden Wachstumsschub entweder einige Zeit vor den Klassenkameraden zu machen oder diesen länger herbeisehnen zu müssen. Übergewichtige Kinder (→ S. 359) neigen zu verstärktem Körperwachstum, während Kinder mit chronischen Erkrankungen und Gedeihstörungen (→ S. 150) eher klein sind.

Krankhafter Groß- und Kleinwuchs sind insgesamt selten. Mögliche Ursachen sind beispielsweise erbliche Krankheiten wie das Marfan-Syndrom oder angeborene Abwei-

chungen der Chromosomen (z. B. beim Down-Syndrom), aber auch Skelettfehlbildungen wie eine ausgeprägte Skoliose (→ S. 353). Und natürlich hat der Hormonhaushalt Einfluss auf das Wachstum, so dass Stoffwechselstörungen wie eine Überfunktion der Schilddrüse oder der Nebenniere zu einer Wachstumsstörung führen können.

Eine wichtige Rolle spielt das in der Hirnanhangsdrüse (Hypophyse) gebildete Wachstumshormon – ist zu wenig da, ist das Wachstum vermindert, ist zu viel da, wachsen die Kinder stärker.

Was Sie für Ihr Kind tun können

Wenn Ihr Kind schneller oder langsamer als die anderen wächst und sich dies nicht unter »Familienerbe« verbuchen lässt, suchen Sie einen Arzt auf. Das gilt besonders, wenn andere Symptome bestehen oder die Größe plötzlich stark von derjenigen der Altersgenossen abweicht (während Ihr Kind bis dahin immer normal groß war). Aus der Größe der Eltern lässt sich schätzen, wie groß das Kind als Erwachsener ungefähr wird (Mittelwert der Elterngröße plus 6 cm für Jungen, minus 6 cm für Mädchen). Mit einer Röntgenuntersuchung der Hand lässt sich das sog. Knochenalter bestimmen. Die zunehmende Verknöcherung der zunächst knorpeligen Handwurzelknochen zeigt das biologische Alter an. Hinkt dieses also z. B. dem tatsächlichen (chronologischen) Alter hinterher, braucht das Kind einfach noch ein bisschen länger, bis seine Knochen ihre Endlänge erreicht haben, es wird also den »Rückstand« vermutlich noch aufholen.

Größe zeigen
Bei Verdacht auf eine Krankheit schließt der Arzt weitere Untersuchungen an, z.B. die

Hormonbestimmung im Blut. Die Therapie – sofern nötig bzw. möglich – richtet sich nach der Ursache. Fehlende Wachstumshormone

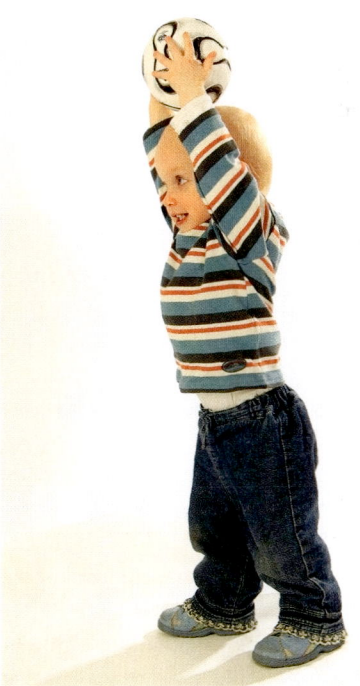

▲ Ihr Kind ist immer größer als seine Altersgenossen? Meist liegt das am genetischen Bauplan

werden mit regelmäßigen Spritzen zuge-führt. Ein ausgeprägter Großwuchs wird evtl. mittels Geschlechtshormonen gestoppt, aller-dings wird damit die Pubertät ausgelöst. Ihr Arzt stellt Ihnen ggf. Kontakte zu Selbsthilfe-gruppen und Psychologen her; Informationen finden Sie auch im Internet (z. B. den Bundes-verband kleinwüchsige Menschen **www. bkmf.de** oder das Diskussionsforum für gro-ße Menschen **www.langes-forum.de**).

Liegt keine krankhafte Störung vor, gilt es, den Zustand akzeptieren zu lernen. Beson-ders in der Pubertät ist dies kein leichtes Unterfangen – schließlich fühlt man sich da sowieso schon fehl am Platz, zu dick, zu häss-lich. Finden Sie gemeinsam mit Ihrem Kind heraus, wie sich sein Selbstbewusstsein auf anderen Gebieten stärken lässt: Gibt es eine Sportart, für die es von Vorteil ist, besonders groß oder klein und flink zu sein? Was kann Ihr Kind besonders gut – malen, kochen, mu-sizieren? Vielleicht finden Sie etwas, was Ihr Kind in einer Gruppe tun kann, bei dem sein Körpergewicht keine Rolle spielt. Achten Sie besonders bei großen Mädchen darauf, Grö-ße nicht mit Alter gleichzusetzen. Eltern und Umgebung neigen dazu, große Kinder zu überfordern – zusätzlicher Frust entsteht.

Warzen

Ob flach oder erhaben, hell oder dunkel, einzeln oder in Gruppen – Warzen sind nicht nur weit verbreitet, sondern auch sehr vielge-staltig. Oft sind sie hartnäckig, in den meisten Fällen aber harmlos.

Eines haben alle Warzen gemeinsam: Sie sind Hautwucherungen und werden durch eine Infektion mit Viren verursacht. Diese schmuggeln sich in die oberen Schichten von Haut oder Schleimhaut, lassen sich in den Zellkernen häuslich nieder und vermeh-ren sich dort. Dadurch vermehren sich die Zellen überschießend und die Hornschicht verdickt sich – dies führt zu Wucherungen, die meist gutartig sind, aber auch entarten können. Fast alle Warzen werden durch Hu-mane Papillomaviren (HPV) hervorgerufen, von denen über 100 Vertreter bekannt sind. Ausnahme sind die Dellwarzen, deren Erre-ger ein harmloses Familienmitglied der Po-ckenviren ist. Die Viren werden über kleine Hautverletzungen (oder durch direkten Kon-takt beim Geschlechtsverkehr) übertragen und durch Kratzen weiter ausgesät.

Hautwarzen

Bei Kindern kommen fast nur die »kutanen Typen« vor, also Warzen im Bereich der Haut. Die Viren lassen sich besonders gern an Hän-den und Füßen, aber auch im Gesicht, an Armen und Beinen nieder. Besonders häufig sind Kinder im Grundschulalter betroffen, insbesondere wenn sie zu feuchtkalten Fü-ßen neigen oder sich häufig barfuß in öffent-lichen Einrichtungen wie Schwimmbad oder Sauna aufhalten. Aussehen und Lokalisation zeigen den Warzentyp an:

- **Gewöhnliche Warzen** (Gemeine Warzen, Stachelwarzen, Verrucae vulgaris) sind gräulich bis gelblich und hart, haben eine raue, zerklüftete Oberfläche und erheben sich bis zur Erbsengröße über die Haut. Sie kommen besonders auf dem Handrücken und um die Fingernägel herum einzeln oder auch in Gruppen vor, und sie sind nicht schmerzhaft.
- **Flachwarzen** (Verrucae plana) sind weich, flach und rötlich-hautfarben. Sie sind nur wenige Millimeter groß und neigen dazu, sich über große Flächen auszubreiten (vor

allem Gesicht, Unterarme, Hand- bzw. Fußrücken). Auch sie tun nicht weh.

- **Dornwarzen** (Veruccae plantaris) finden sich unter der Fußsohle. Durch die Druckbelastung beim Stehen und Gehen wachsen sie nicht nach außen, sondern wuchern nach innen. Deshalb sind sie schmerzhaft – daher auch der Name. Oft sind sie von einer dicken Hornschicht umgeben und in der Mitte zeigt sich infolge von winzigen Blutungen ein kleiner dunkler Punkt oder Streifen.

- **Dellwarzen** (Mollusca contagiosa) sind kleine hautfarbene, perlenförmige Knötchen vor allem am Gesicht, Hals und Oberkörper, die in der Mitte eingedellt sind. Drückt man sie zusammen, entleert sich virenhaltiges (und damit ansteckendes) Sekret. Kinder mit Neurodermitis (→ S. 287) bekommen öfter Dellwarzen.

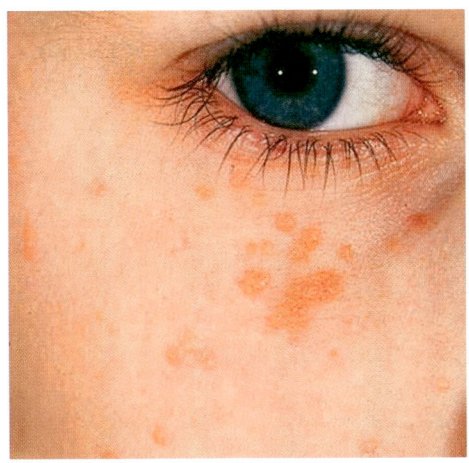

▲ Flachwarzen sind nur wenige Millimeter groß und neigen dazu, sich über große Flächen auszubreiten

Schleimhautwarzen

Die andere Gruppe der Warzenviren mag es feucht und warm und siedelt sich deshalb vor allem im Bereich der Schleimhäute, meist in der Genital- oder Analregion an.

Diese **Feigwarzen** (Condylomata acuminata) sind allerdings im Kindesalter eher selten und sollten den Verdacht auf sexuellen Missbrauch lenken. Mit Aufnahme des Geschlechtsverkehrs im Jugendalter gehören genitale Infektionen mit Humanen Papillomaviren dagegen zu den am häufigsten sexuell übertragenen Infektionen.

- **Spitze Kondylome** treten an Schamlippen, Scheide, Gebärmutterhals, Penis, Harnröhre, Analkanal und Enddarm als blasse oder rötliche Knötchen auf, stehen gern in Gruppen und sind sehr ansteckend.

- **Flache Kondylome** (Condylomata plana) finden sich vor allem an den weiblichen Geschlechtsorganen. Sie erhöhen das Risiko, später Krebs des Gebärmutterhalses zu entwickeln. Gegen einen Teil dieser Erreger (HPV) gibt es eine Impfung (→ S. 321).

Was Sie für Ihr Kind tun können

Die Zahl der in der Volks- und Schulmedizin gepriesenen Mittel gegen Warzen ist vermutlich genauso groß wie die Fähigkeit der Warzen, sich diesen Methoden zu widersetzen.[200] Prinzipiell gilt: Hautwarzen bilden sich meist nach 2 bis spätestens 10 Jahren als Zeichen der trainierten Abwehr von selbst zurück, Feigwarzen müssen dagegen ärztlich behandelt werden. Bei den Hautwarzen ist also Geduld oft die beste Therapie. Ausnahmen sind Dellwarzen, wenn sie sich stark verbreiten (z. B. auf vorgeschädigter Haut) und Warzen, die ungünstig sitzen und deshalb stören, häufig bluten oder – wie Dornwarzen beim Laufen – sogar Schmerzen verursachen. Folgende Therapiemöglichkeiten gibt es:

Die Hornschicht auflösen Die Hornschicht schützt die Viren, Salizylsäure zum Auftragen oder als Pflaster (rezeptfrei in der Apotheke erhältlich) löst sie auf: Pflaster aufbringen, gut festkleben und 3 Tage belassen, dann in einem Schmierseifebad ablösen und vorsichtig mit Hornhauthobel die Hornhaut abtragen. Flach- oder Dellwarzen lassen sich oberflächlich mit Tretinoin, einem Vitamin-A-Säure-Abkömmling zum Auftragen (1- bis 2-mal tgl. für 4–6 Wochen) schälen.

Die Vermehrung hemmen 5-Fluorouracil wird sonst in der Krebstherapie eingesetzt, hat aber beim lokalen Auftragen (2- bis 3-mal tgl. über mehrere Wochen) keine Nebenwirkungen und hemmt die Virusvermehrung. Alternativ hilft Podophyllin, ein Harz der Berberitze (als 0,5 %ige Lösung 2-mal tgl. über 3 Tage auftragen, dann 4 Tage Pause; das Ganze 2- bis 5-mal wiederholen).

Operative Behandlung Kälte- (Stickstoff-), Laser- oder andere operative Therapien kommen bei Kindern nur in Ausnahmefällen zum Einsatz, da sie unangenehm sind und Narben hinterlassen können. Ausnahme ist ein Vereisungsstift zur Selbstbehandlung, der allerdings nur bei älteren Kindern, einzelnen Warzen und nicht im Gesicht angewendet werden

sollte. Bei Dellwarzen erfolgt das Abtragen mit einer stumpfen Pinzette, ggf. nach vorheriger Anwendung einer betäubenden Salbe.

Heilpflanzen

Pflanzen sind von alters her beim Kampf gegen Warzen sehr beliebt – einige entfalten lokal ihre Wirkung, andere stimulieren das Immunsystem, z.B. Sonnenhut. Schöllkraut hemmt die Zellvermehrung und wird bereits seit der Antike eingesetzt – nicht umsonst heißt es auch Warzenkraut. Der frische Saft aus dem Stängel wird über 4 Wochen 2-mal tgl. auf die Warzen aufgetupft (aber wirklich nur dorthin – er ist giftig und reizt gesunde Haut).

Vorbeugung

Gegen neuen Warzenbefall sollte Ihr Kind Kratzen vermeiden. Hat es häufig kalte Füße, hilft regelmäßig ein warmes Fußbad. Neigt Ihr Kind dazu, sich Warzen »einzufangen« oder hat es bereits Dornwarzen, sollte es in Schwimmbad und Turnhalle nicht barfuß laufen. Dellwarzen werden durch direkten Körperkontakt mit den Warzen oder dem beim Kratzen austretenden Sekret über die Finger übertragen.

Eigenurin – ungewöhnlich wirksam

Als sehr wirksam hat sich in der Praxis die Therapie mit Eigenurin erwiesen. Im Urin sind Substanzen aus dem Blut enthalten, u.a. eine Reihe von Immunfaktoren. Diese können an der Warze lokal wirken. Diese Methode hat keine Schmerzen und Nebenwirkungen. Ein Versuch damit sollte also immer chemischen Verfahren vorausgehen. Zunächst wird die Verhornung der Warze mit einer Nagelfeile abgetragen. So gelangen die Wirkfaktoren besser an den Warzengrund. Danach wird ein Tropfen frischen Mittelstrahlurins auf die Warze getupft und trocknen gelassen (nicht abwaschen!). Der Vorgang sollte mehrfach wiederholt werden (alle 1–3 Tage), oft ist die Warze schon nach 1–2 Wochen verschwunden. Große Warzen mit einer dicken Hornschicht und tiefer Ausbreitung müssen ggf. länger behandelt werden; ist das Feilen zu schmerzhaft, kann alternativ die betroffene Stelle auch 5–10 Minuten in Urin eingeweicht werden.

Wasser & Wickel – die Klassiker

Ob Wassertreten, Güsse oder feuchte Wickel – Wasserspiele machen Ihrem Kind Spaß, wenn Sie ihm bei der Mitarbeit etwas Gestaltungsspielraum lassen.

Wasseranwendungen werden in Deutschland meist mit dem Pfarrer Sebastian Kneipp in Verbindung gebracht, der sie vor ca. 150 Jahren als Kneipp-Anwendungen einer breiten Öffentlichkeit zugänglich machte.

Was Wasser & Wickel bewirken

Welche Wasseranwendung Sie auch wählen, alle Methoden haben grundsätzlich das gleiche Wirkprinzip – der Temperaturunterschied zwischen Körper und Wasser, Wickel oder Kompresse ist der wesentliche Reiz, auf den unser Körper reagiert:

- **Kalte Anwendungen** mildern Schmerzen, hemmen Entzündungen und verringern Schwellungen des Gewebes. Sie reizen stark und werden deshalb oft nur für kurze Zeit eingesetzt, außerdem erwärmen sich kühle Wickel oder Kompressen schnell durch die Körpertemperatur. Bei zu langer Anwendungsdauer sind reflexartige Durchblutungsstörungen und Muskelverspannungen selbst in nicht direkt behandelten Körperpartien möglich. Kalte Güsse, Bäder oder Wickel sollten eine Temperatur von 14–18 °C haben; das entspricht kaltem Wasser aus dem Wasserhahn. Bei kleinen Kindern wird kein kaltes, sondern nur kühles Wasser verwendet, für Güsse und Bäder empfiehlt sich, dass die Temperatur 5 bis 10 Grad unter der Körpertemperatur liegt.

- **Warme** und **heiße Anwendungen** regen die Durchblutung an und bringen den Stoffwechsel auf Touren. Sie entspannen die Muskulatur und das Bindegewebe wird elastischer. Das sind die positiven Effekte – negativ ist, dass sie Entzündungen verschlimmern und den Kreislauf belasten (da das Blut vermehrt in die kleinen Blutgefäße fließt). Bäder, Wickel und Kompressen sollten eine Temperatur von 45 °C nicht überschreiten, bei kleinen Kindern nur 38–39 °C warm sein; heißere Anwendungen bergen ein Verbrennungsrisiko und belasten den Kreislauf zu sehr. Oft ist die Anwendungszeit einer heißen Anwendung länger – so können Sie einige warme Wickel die ganze Nacht am Körper belassen. Bedenken Sie aber dabei, dass der Kreislauf umso stärker belastet wird, je mehr Körperfläche dem Temperaturreiz ausgesetzt ist.

- Ein **Wechsel** von Kalt- und Warmreiz fördert die Durchblutung und stärkt bei regelmäßiger Anwendung das Immunsystem. Wichtig ist bei der Durchführung immer, dass mit einem Warmreiz begonnen und mit einem Kaltreiz geendet wird.

Planen Sie nach allen Anwendungen eine Ruhephase ein, da die Temperatur-Gegenregulation Kreislauf und Körper anstrengen.

Wie Wasser & Wickel funktionieren

Egal, für welches Verfahren Sie sich entscheiden, Sie werden Ihr Kind für kalte Güsse und Wickel meist nur begeistern können, wenn Sie ein bisschen in der Trickkiste stöbern. Suchen Sie sich aus den verschiedenen Verfahren das aus, was am besten zu Ihnen und

Ihrem Kind passt: Wenn Ihr Kind in gesundem Zustand keine Wasserratte ist, werden Sie es krank sicher nicht zu wechselwarmen Güssen verführen. Aber vielleicht ist es nicht abgeneigt, mit Ihnen eine matschige Quarkkompresse herzustellen, oder es baut aus Steckklötzen eine Konstruktion, an die man einen Heublumensack hängen kann, der im Wasserdampf baumeln soll. Den meisten Kindern macht es besonders viel Spaß, ihr Kuscheltier zu verarzten – warum also nicht auch dem Teddy oder der Puppe gemeinsam einen Halswickel verpassen?

Wasseranwendungen

Viele Wasseranwendungen wirken sicher hervorragend – ob Ihr Kind aber mitarbeitet, hängt oft davon ab, wie weit Sie sich selbst einbringen. Je unangenehmer die Anwendung, desto überzeugender wirken Sie, wenn Sie die Methode tapfer am eigenen Leib vormachen (und denken Sie daran: Gute Miene zum bösen Spiel gehört dazu!):

▪ Bei kalten Anwendungen beginnen Sie die Behandlung mit nicht ganz so kaltem Wasser und senken die Temperatur nach einigen Anwendungen.
▪ Verkürzen Sie zu Beginn die Behandlungszeit. Bei wechselwarmen Anwendungen reicht am Anfang ein Durchgang.
▪ Am wichtigsten sind ein paar gute Ideen, wie Sie spielerisch mit der kalten Dusche umgehen können, und ein Belohnungssystem, wenn Ihr Kind richtig mitmacht.

Vollbäder Ein warmes Bad regt die Durchblutung an, wirkt beruhigend und hilft beim Einschlafen. Lavendelöl, Linden- oder Melissenblüten verstärken diese Wirkung. Bei Hautproblemen hemmen Kamillenblüten, Eichenrinde, Stiefmütterchen- oder Schachtelhalmkraut die Entzündung und fördern die Wundheilung; bei Bauchschmerzen hel-

fen Heublumen gegen die Krämpfe. Rosmarin hingegen aktiviert und regt den Kreislauf an; die Dosierungen der Zusätze finden Sie bei Heilpflanzen (→ S. 173).

Teilbäder Bei Blasenentzündungen oder einer Erkältung im Anfangsstadium hilft Ihrem Kind ein **ansteigendes Fußbad**: Sie beginnen mit 34 °C warmem Wasser, in das Sie immer nach 5 Minuten etwas wärmeres Wasser dazugießen. Nach 10–15 Minuten sollte die Wassertemperatur an der oberen Wohlfühlgrenze (meist ca. 40 °C) liegen. Ein **ansteigendes Armbad** probieren Sie bei chronischem Asthma. Ein **Wechselbad** für Arme oder Beine ist bei niedrigem Blutdruck hilfreich (und ist dort beschrieben, → S. 295).

Wassertreten Ihr Kind will nicht ins Bett und schläft schlecht ein? Probieren Sie zwei Minuten Wassertreten in kühlem Wasser in der Badewanne – danach warme Socken an und gleich ins Bett.

Güsse und Duschen Ein kalter Gesichtsguss hilft bei Kopfschmerzen und Nervosität – Ihr Kind macht bestimmt mit, wenn Sie sich auch »übergießen« lassen. Eine warme Dusche erleichtert das Einschlafen: Wenn Sie daraus das abendliche Säuberungsritual machen, schlagen Sie gleich zwei Fliegen mit einer Klappe. Wechselduschen sind wie Wechselbäder gut geeignet, um den Blutdruck auf Touren zu bringen, und müssen nicht gleich den ganzen Körper einschließen – beginnen Sie mit Armen und Beinen.

Wickelanwendungen

Mit einem Wickel hüllen Sie eine bestimmte Körperregion ein, so dass die Temperaturreize gezielt wirken können. Dabei bestimmt der Feuchtigkeitsgehalt des Wickels, ob er dem Körper Wärme entzieht oder zuführt:

- Ein nasser oder sehr feuchter Wickel wie der Wadenwickel entzieht dem Körper Wärme, wie es beispielsweise bei Fieber gewünscht ist.
- Ein gut ausgewrungener Wickel – egal, ob zunächst kalt, warm oder heiß – wird von der Körperwärme erwärmt oder unterstützt diese. Er führt erst zu einer Erwärmung der Körperregion, auf der der Wickel liegt, bei längerer Anwendung zu einer Erwärmung des ganzen Körpers: Je größer der Wickel, desto stärker ist die Erwärmung und Schweißtreibung.

Sie können also einen kalten erwärmenden Wickel oder einen warmen Wickel benutzen, um den Stoffwechsel anzuregen – ein kalter Wickel stellt allerdings den größeren Reiz dar. Oft spüren Kinder selbst, was ihnen eher guttut; die Entscheidung bei Halswickeln fällt oft leichter mit der Frage, ob Ihr Kind etwas Warmes oder Kaltes trinken mag.

Wickelarten

Wickel werden einerseits nach der Körperregion, um die sie geschlungen werden (z. B. Halswickel, s. Tab. S. 383), benannt, andererseits nach den Zusätzen, die zur Wirkverstärkung auf sie aufgetragen werden (z. B. Quarkwickel, s. Tab. S. 385). Je nach Größe hat ein Wickel auch noch unterschiedliche Namen: eine **Auflage** ist ein Wickel, der einen Körperbereich bedeckt, aber nicht um den Körper herumgeschlungen wird, eine **Kompresse** ist eine Mini-Auflage, eine **Packung** bedeckt mehr als die Hälfte des Körpers und ein **Umschlag**, der echte Wickel, umhüllt einen kompletten Körperabschnitt. Dabei sind die Übergänge fließend, denn auch eine Kompresse, die Sie beispielsweise am Unterarm über einem einzelnen Insektenstich anlegen, befestigen Sie unter Umständen mit einem den gesamten Arm umhüllenden Umschlag, damit die Kompresse an Ort und Stelle bleibt.

Wickel richtig wickeln

Theoretisch besteht ein echter Wickel aus drei Lagen Stoff: dem Innentuch, dem Zwischentuch und dem Außentuch. Das Innentuch wird befeuchtet und mit Zusätzen versehen – von daher nehmen Sie am besten ein Tuch aus Naturmaterialien, das nicht nur hautverträglich ist, sondern sich auch leicht säubern lässt. Das Zwischentuch hält die Feuchtigkeit (und Zusätze wie Quark, Kartoffeln und Schweineschmalz, die man ungern später im Bett findet) an Ort und Stelle und schützt das Außentuch vorm Verschmutzen und Nasswerden. Für das Außentuch eignet sich am besten wärmendes Material. Die Lagen sollen fest (aber nicht einschnürend) und faltenlos am Körper liegen – dafür bedarf es etwas Übung.

In der Praxis zeigt sich, dass gerade Wickel um Kopf und Hals meist Falten haben und auch ein Baumwolltaschentuch oder Geschirrhandtuch als Innentuch und eine elastische Binde oder ein Schal als Außentuch ausreichen können, wenn Sie nichts anderes zur Hand haben – Hauptsache, Ihr Kind und Sie

---

DAS TUT IHREM KIND GUT

Das kleine Wickel-ABC

- Keinen kalten Wickel auf kalte oder kühle Haut legen.
- Den Wickel nicht zu fest, aber auch nicht zu lose wickeln.
- Bei Juckreiz, Rötung oder einem unangenehmen Gefühl auf der Haut den Wickel entfernen und die Haut mit Wasser kühlen.
- Wickelzeiten einhalten (sonst kann die gegenteilige Wirkung eintreten).
- Bei unruhigen Kindern können Sie aus einer alten Baumwollstrumpfhose eine Wickelbefestigung für einen Brustwickel basteln (Füße abschneiden, in den Zwickel für den Kopf ein Loch schneiden, die Arme in die Beinöffnungen stecken).

GESUND WERDEN

Buchtipp

Ursula Uhlemayr: **Wickel & Co.** *Bärenstarke Hausmittel für Kinder. Urs-Verlag, Burgberg 2011*

Ein bisschen wie Großmutters Schatzkiste: Uhlemayr bietet eine Fundgrube an Informationen rund um Wickel und Wasseranwendungen.

sind sich einig, dass ein Wickel angelegt wird. Im Fachhandel erhalten Sie auch leicht zu befestigende Wickelsets für Hals, Ohren, Bauch oder Waden mit eingenähten Taschen, in die sich z.B. mit Zusätzen getränkte Kompressen, Heilwolle (gewaschene und gekämmte, unversponnene Schafwolle, die die Wärmewirkung z.B. bei Halswickeln unterstützt; erhältlich in Apotheke oder Naturkostladen) oder Heilpflanzen einlegen lassen.

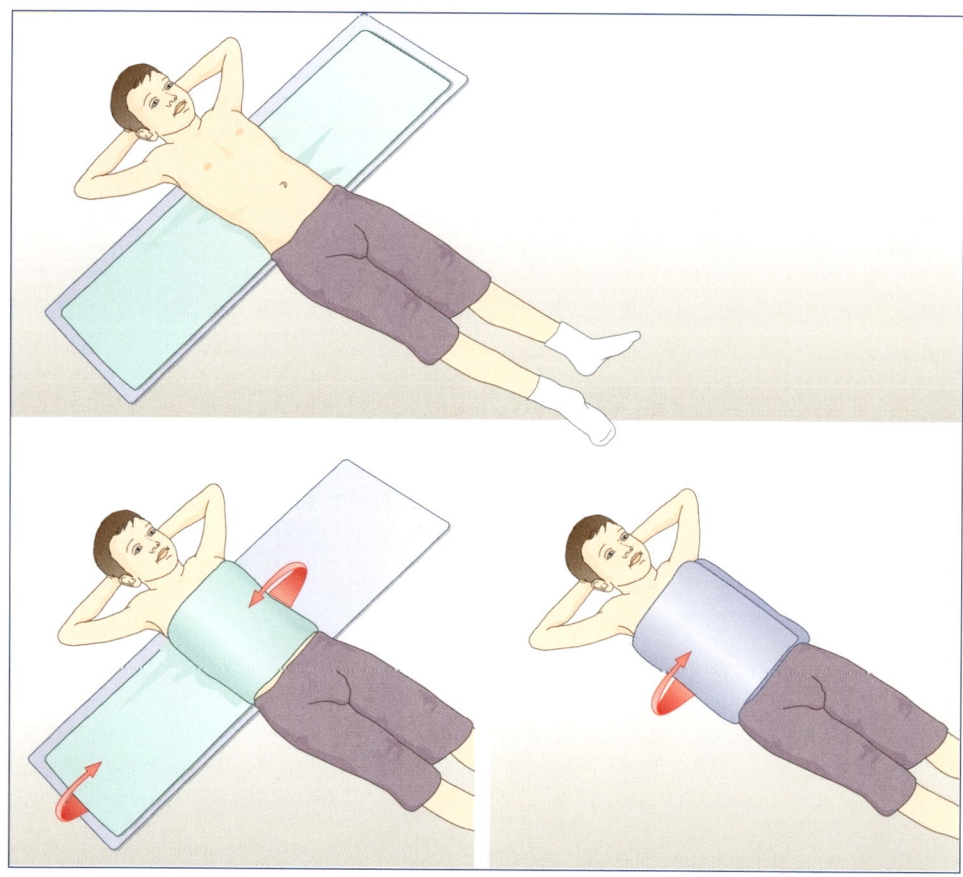

▲ So wickeln Sie richtig: Legen Sie Tücher in passender Größe, Wickelzusätze und Heilwolle bereit; Ihr Kind sollte ggf. noch einmal zur Toilette gehen. Legen Sie die Wickelschichten übereinander, verteilen Sie den Wickelzusatz auf dem Innentuch oder feuchten Sie es an. Rollen Sie das Innentuch von beiden Seiten auf und wickeln Sie es gleichmäßig auf dem gewünschten Körperteil wieder ab oder – einfacher – legen Sie es einfach auf. Nun schlagen Sie das (Zwischen- und) Außentuch herum und fixieren es.

Welcher Wickel wofür?

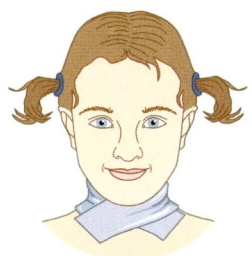

Halswickel
Halswickel helfen bei Entzündungen im Halsbereich. Sie sollten sie aber erst bei Kindern ab dem 2. Lebensjahr einsetzen. Durch den Wärmeentzug ist sonst die Gefahr der Auskühlung gegeben, da kleine Kinder auf Temperaturschwankungen im Halsbereich besonders empfindlich reagieren. Kalt wirken Halswickel bei akuten Entzündungen wie Mandel-, Rachen- oder Kehlkopfentzündung mit Heiserkeit, warm bei chronischen Schilddrüsenerkrankungen oder Erkältungen, die schon einige Tage bestehen. Essig, Zitrone und kalter Quark unterstützen die kühlende, Kohl die schmerzlindernde Wirkung, Senf und warmer Quark erwärmen den Wickel.

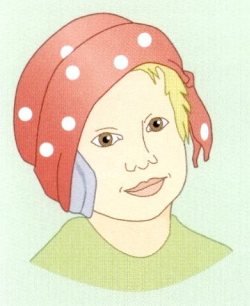

Ohrenwickel/Ohrsäckchen
Bei Ohrenschmerzen hilft eine Ohrkompresse, die zur Wirksteigerung mit Zwiebel, Kamille, Kohl oder Heublumen gefüllt wird. Befestigen Sie die Kompresse mit einer elastischen Binde oder einer Mütze, Heilwolle eignet sich gut zum „Abdichten". Geben Sie darauf einen Tropfen Lavendel, um den Zwiebel-„Duft" abzumildern. Für Ohrenwickel erhalten Sie auch fertige Wickelsets, die einfacher zu fixieren sind.

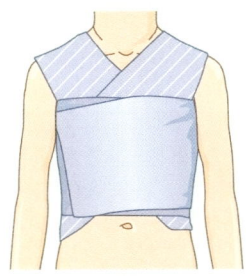

Brustwickel/Kreuzwickel
Hat Ihr Kind eine Bronchitis, Lungen- oder Rippenfellentzündung? Ein Brustwickel wirkt krampflösend und erweitert die bei Bronchitis oder Asthma verengten Bronchien. Als Kreuzwickel wirkt er auch auf die oberen Lungenanteile ein und Muskelverspannungen im Schulterbereich entgegen. Ingwer, Quark, Kohl, warmes Bienenwachs und Thymian unterstützen seine Wirkung.

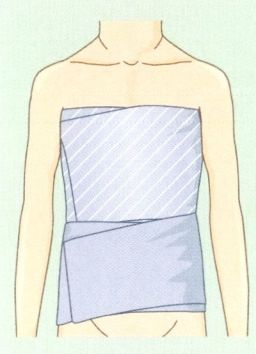

Bauchwickel/Oberkörperwickel
Bei Fieber senkt ein kalter Bauchwickel die Temperatur, warm regt er den Stoffwechsel an. Bei Bauchschmerzen und Blähungen verstärken Schafgarben- oder Kamillenzusätze seine krampflösende Wirkung.
Sie können zunächst auch eine Massage mit Fenchel-Kümmel-Öl durchführen und den warmen Bauchwickel anschließend auflegen. Ein warmer Kamillen-Bauchwickel beruhigt auch bei Nervosität und Stress und hilft beim Einschlafen.

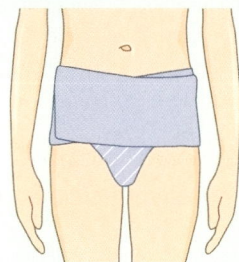

Hüftwickel/Lenden-T-Wickel

Hat Ihr Kind Schmerzen im Bereich der Hüfte oder eine Blasen-entzündung? Ein kühlender Hüftwickel bzw. wärmender T-Wickel (bei dem Sie einfach das Tuch zwischen den Beinen durchziehen) unterstützt die Behandlung.

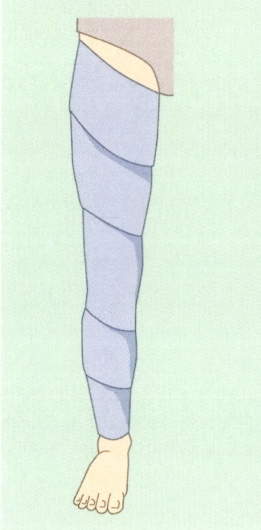

Beinwickel/Armwickel/Handwickel/Fußwickel

Bei Insektenstichen an den Extremitäten helfen kühlende Bein- oder Armwickel für 10–15 Minuten. Arnika und Essig unterstützen die Wirkung, auch Quark wirkt kühlend und abschwellend. Bei Blutergüssen nach Prellungen und Verstauchungen lindern kühlende Wickel oder Kompressen den Schmerz und mindern die Schwellung. Als Zusätze eignen sich dabei besonders Arnika-tinktur oder Retterspitz®, evtl. gemischt mit Heilerde und einigen Tropfen Lavendelöl.

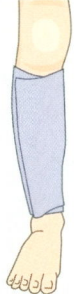

Wadenwickel/Pulswickel

Hat Ihr Kind Fieber? Der Wadenwickel und seine kleine Variante an Hand- und Fußgelenken, der Pulswickel, sind bei Temperaturen von über 39 °C sehr hilfreich. Es geht weniger darum, das nützliche Fieber (→ S. 143) zu senken, sondern vor allem, dem Kind die Glieder- und Kopfschmerzen und die Unruhe zu nehmen. So kann es besser schlafen, was wiederum die Heilung unterstützt. Fieberwickel sind auskühlende Wickel, d. h., sie werden mit ca. 25 °C kühlem Wasser getränkt und für 10–15 Min. angelegt. Allerdings müssen Sie Einiges beachten: Wenn Ihr Kind kalte Beine oder Füße bzw. Arme und Hände hat, dürfen Sie dort keine Wickel anwenden. Auch wenn der Wickel das Fieber senkt, sollten Sie nach viermaliger Wickelanlage eine längere Pause machen. Essig unterstützt die fiebersenkende Wirkung. Essig-strümpfe sind eine mobile Alternative zum »bewegungslosen« Wadenwickel: Fixieren Sie dazu die mit Essiglösung getränkten Wickeltücher mit Strümpfen, und Ihr Kind kann sich während der Wirkzeit bewegen.

Zusätze für Wickel und Kompressen	
Bienenwachs	Bei Husten und Bronchitis hilft Ihrem Kind eine Kompresse mit einer Bienenwachsplatte, die Sie in der Apotheke kaufen können. Sie wirkt schleimlösend, lindert den Hustenreiz und wärmt. Sie können die Wachsplatte passend zuschneiden und mit dem Föhn anwärmen, bis sie weich und angenehm temperiert ist. Legen Sie diese dann direkt auf die Haut des Brustkorbs (von der Achselhöhle bis zum unteren Rippenbogen) und fixieren Sie sie gut (z. B. mit einem engen Unterhemd), damit sie eng anliegt. Durch die Wärme löst sich der Schleim und der Wickel wirkt – evtl. nach einer kurzen Hustenattacke – reizstillend.
Essig	Hat Ihr Kind einen juckenden Insektenstich, eine Prellung, einen Bluterguss oder Fieber? Eine Kompresse oder ein Wickel mit gutem Obstessig im Verhältnis 1:3 mit Wasser gemischt kühlt, mildert den Juckreiz, regt die Durchblutung an und wirkt abschwellend.
Kartoffel	Kartoffeln verstärken in jedem warmen Wickel die Wirkung – sie erwärmen den Wickel stark und lindern Schmerzen. Ob bei Husten, Hals- oder Rückenschmerzen, Blasenproblemen oder Verspannungen: Kartoffeln helfen. Zerquetschen Sie die gekochten, heißen Kartoffeln und geben Sie sie in ein Tuch. Kartoffeln sind innen heißer als außen, kontrollieren Sie daher die Wickeltemperatur. Die Auflage bleibt auf dem Körper, bis sie ausgekühlt ist.
Kohl	Frische, zerquetschte Kohlblätter verstärken die Wirkung von Hals-, Brust- oder Ohrenwickeln. Wickeln Sie die zu behandelnde Körperregion mit Kohlblättern ein und fixieren Sie sie mit dem Außentuch. Kohlblätter – am besten wirkt Wirsing – werden bei Schmerzen von Hals und Ohren, Bronchitis und Rückenschmerzen eingesetzt, hemmen Entzündungen und lindern die Schmerzen.
Lehm/Heilerde	Silikat- oder eisenhaltige Tonerde verstärkt die Wirkung eines Halswickels bei einer Entzündung. Bei Verstauchungen oder Prellungen an Arm und Bein können Sie Arm- und Beinwickel mit Lehm bestreichen. Auch bei unreiner Haut hilft eine Packung mit Heilerde. Rühren Sie einfach etwas Lehm, den Sie in der Apotheke erhalten, mit Wasser an, bis eine streichfähige Paste entsteht. Diese tragen Sie für ca. 20 Min. auf der Haut am Hals, über den geschwollenen Gelenken oder der unreinen Gesichtspartie auf.
Leinsamen	Bei Schnupfen und Nasennebenhöhlenentzündungen hilft Ihrem Kind frisch geschroteter Leinsamen (aus dem Reformhaus), den Sie in einem Leinensäckchen für 10 Min. in heißes Wasser geben. Eine Auflage aus Leinsamen speichert die Wärme, wirkt schleimlösend, entzündungshemmend und schmerzlindernd; sie wird wiederholt auf z. B. die Stirn oder Oberkiefer aufgelegt oder kann auch über Nacht als Halswickel verbleiben.

Zusätze für Wickel und Kompressen	
Quark	Quark ist das Allroundtalent unter den Wickelzusätzen. Zimmerwarm aufgetragen verstärkt Magerquark die Wirkung eines Brustwickels bei Husten und Bronchitis, er wirkt hustenstillend und schleimlösend. Bei geschwollenen Lymphknoten hilft ein Halswickel, bei chronischen Gelenkschmerzen ein Arm- oder Beinwickel. Kalter Quark kühlt, wirkt abschwellend und entzündungshemmend und wird bei Insektenstichen, Sonnenbrand, akuten Hautentzündungen und Schwellungen, z. B. nach einer Verstauchung, eingesetzt. Der Quarkwickel bleibt für ca. 15 Min. an seiner Position.
Schweineschmalz	Bei Halsschmerzen können Sie die Wirkung eines warmen Wickels mit Schmalz oder Öl verstärken, da beide Substanzen Wärme speichern. Geben Sie erwärmtes Schmalz (oder Öl) auf das Innentuch, der Wickel kann über Nacht am Hals verbleiben. Schmalz wird auch traditionell als Brustwickelzusatz bei hartnäckigem Husten eingesetzt.
Senf	Ist bei Ihrem Kind eine Erkältung im Anmarsch, hat es Kopfschmerzen oder eine Nasennebenhöhlenentzündung? Ein Fußbad mit Senfmehl (3 EL in einer großen Schüssel in 37–40 °C heißem Wasser, die Füße bis über die Knöchel eintauchen) fördert die Durchblutung und lindert über Reflexbahnen die Schmerzen. Da die zerriebenen Senfsamen die Haut reizen, sollte das Fußbad max. 10 Min. dauern, nur 1-mal tgl. und nur bei Kindern ab dem Schulalter durchgeführt werden. Danach gut abspülen und die Haut einölen.
Zitrone	Ein kühler Halswickel, der im Saft von 3–6 Zitronen getränkt wird oder der dünne Zitronenscheiben enthält, hemmt Entzündungen und hat eine abschwellende Wirkung. Sie können ihn bei Halsschmerzen, Fieber, Husten und Bronchitis einsetzen. Wenn Sie Zitronensaft als Zusatz bei einem warmen Brustwickel wählen, wird die Schleimlösung verstärkt.

Weitere für Wickel- und Wasseranwendungen oft eingesetzte Pflanzen sind Arnika, Augentrost, Heublumen, Kamille, Melisse, Ringelblume, Schachtelhalm, Schafgarbe, Stiefmütterchen, Thymian und Zwiebel. Mehr Informationen dazu finden Sie unter → Heilpflanzen, S. 173

Windelausschlag

Andere Bezeichnungen: Windeldermatitis, wunder Po

Fast alle Eltern kennen die Situation: Das Baby weint beim Wickeln, der zarte Po ist wund und rot, man traut sich kaum, die betroffene Region zu reinigen. Die richtige Pflege setzt dem Spuk glücklicherweise meist nach wenigen Tagen ein Ende.

Feuchte Windeln weichen die Haut auf, Urin und Stuhl reizen sie zusätzlich. Kein Wunder also, dass zarte Babyhaut schnell aus dem Gleichgewicht gerät. Gesellt sich dann noch eine veränderte Stuhlbeschaffenheit – beispielsweise nach einer Nahrungsumstellung (v. a. Zufüttern von Obst), durch Durchfall oder eine Infektion – dazu, bilden sich schnell

Aua, mein Po beißt!

▪ **Einfaches Wundsein:** Die Haut im Windelbereich ist gerötet – zu Beginn meist um den After herum, dann auch am Damm und an den Genitalien. Die wunden Stellen grenzen sich undeutlich von der Umgebung ab. Durch die schmerzhafte Hautreizung können offene, nässende Stellen entstehen.

▪ **Pilzinfektion:** Zusätzlich bilden sich hier Pusteln, Knötchen und Schuppen, die sich evtl. über den – oft geschwollenen – Windelbereich hinaus ausdehnen, sowie starker Juckreiz.

▪ **Bakterielle Infektion:** Die Pickel werden größer und sind von einem dunkelroten Hof umgeben. Eventuell bildet sich Eiter und es lagern sich gelbliche Krusten auf. Bei einem schweren Infekt ist das Allgemeinbefinden beeinträchtigt und die Temperatur erhöht.

gerötete, entzündete Stellen. Ist die Schutzfunktion erst einmal geschwächt, richten sich auch Pilze und Bakterien leichter häuslich ein, und im abgeschlossenen »Feuchtbiotop« einer eingenässten Windel finden sie dafür beste Bedingungen vor.

Was Sie für Ihr Kind tun können

Nur selten wird ein Arztbesuch nötig sein, in den meisten Fällen können Sie durch intensive Popflege die Rötungen zum Abklingen bringen. Bessern sich die Symptome nicht innerhalb von 3–4 Tagen, sind Sie sich unsicher, ob eine Pilzinfektion (→ S. 302) vorliegt, oder fühlt sich Ihr Kind unwohl, suchen Sie einen Arzt auf. Pilze oder Bakterien werden mit speziellen Cremes oder sogar Tabletten behandelt.

Windeln und Säubern

Wichtigste Maßnahme ist häufiges Windelwechseln: mindestens nach jeder Mahlzeit und sofort bei Stuhlgang. Lassen Sie Ihr Baby möglichst lange in einem warmen Raum auf einer Decke oder unter einer Wärmelampe nackt strampeln – Luft ist das beste Heilmittel und eine gute Gelegenheit, Ihrem Liebling gleich ein paar Streicheleinheiten auf nackter Haut angedeihen zu lassen.

Übrigens sind Stoffwindeln beim Feuchtigkeitsaufsaugen den Einmalwindeln nicht überlegen. Allerdings reagieren manche Kinder empfindlich auf bestimmte Marken, probieren Sie dann einfach mal, ob sich nach einem Wechsel die Symptome bessern. Wickeln Sie eher locker – so kann noch Luft in die »feuchte Kammer« schlüpfen.

Beim einfachen Wundsein nehmen Sie entweder einen weichen Waschlappen mit Wasser oder Ölpflegetücher bzw. Zinköl. Öl ist allerdings weniger geeignet, wenn sich eine Pilzinfektion aufgepfropft hat. Probieren Sie am besten aus, was Ihrem Kind guttut. Die Haut wird anschließend gut abgetrocknet (die Hautfalten nicht vergessen!) – nicht durch Reiben, sondern Tupfen. Als Alternative bietet sich Trockenföhnen auf niedriger Stufe an. Allerdings müssen Sie aufpassen: Kleine Jungen reagieren schon mal mit Wasserlassen in hohem Bogen – gelangt der Urin in den Föhn, ist ein lebensgefährlicher Stromunfall möglich. Halten Sie deshalb den Föhn weit genug entfernt (40–50 cm) und seitlich. Decken Sie den Penis während des Föhnens mit einem trockenen Tuch ab.

Heilpflanzen, Wasser & Wickel

Ihr Baby mag Wasser? Dann baden Sie doch nach dem Reinigen seinen Po in warmem Kamillen- oder Schafgarbentee. Beide Pflanzen wirken entzündungshemmend. Übergießen Sie 1 EL Kamillenblüten oder 1 TL Schafgarbenkraut (oder eine entsprechende Mischung) jeweils mit 250 ml kochendem Wasser und lassen das Ganze 10 Min. zugedeckt ziehen. Auch warme Sitzbäder mit zusammenziehenden Substanzen wie Eichenrinde (2 gehäufte EL in 1 l kaltem Wasser 12 Std. ziehen lassen, dann 30 Min. auskochen und absieben; einen Schuss zum Badewasser geben) beschleunigen die Heilung. Einen ähnlichen Effekt haben zimmerwarmer schwarzer Tee (20–30 Min. ziehen lassen!) oder Heidelbeerpresssaft (aus dem Reformhaus), mit dem Sie nässende Stellen bei jedem Windelwechsel abtupfen. Ein altes Hausmittel ist übrigens, Muttermilch auf die wunden Stellen zu tupfen.

Bevor Sie den kleinen Po wieder im Windelpaket verpacken, schmieren Sie ihn mit einer hautschützenden weichen Zinkpaste oder einer Babysalbe mit Ringelblumenöl ein. Für nässende Ausschläge kann in der Apotheke auch eine Cremepaste aus Mandelöl, Zinkoxid und Fettcreme oder aus Kamille, Lebertran, Schwefel, Wollwachs und Zinkoxid gemischt werden. Erhältlich ist auch fertige Lebertransalbe (z. B. Mirfulan®).

Homöopathie

Bei wundem Po hilft oft Chamomilla D6, insbesondere wenn Ihr Kind quengelig ist, nur getragen werden will und gerade Zähne bekommt; ansonsten versuchen Sie Calcium carbonicum D12. Bei nässendem Ausschlag hilft auch Graphites D12, vor allem wenn Ihr Kind sonst eher zu trockener Haut neigt. Finden sich auf den nässenden Stellen gelbliche Beläge, ist Mercurius solubilis D12 angezeigt. Leidet Ihr Kind immer wieder an einer Windeldermatitis, ist evtl. Medorrhinum D30 Mittel der Wahl – besprechen Sie das mit Ihrem Homöopathen.

Aus der **Sanum-Therapie** (→ Isopathie S. 194) haben sich besonders Fortakehl D5 Tropfen (zur Einnahme 1-mal täglich) in Kombination mit Pefrakehl D5 Tropfen (mehrmals täglich auf die betroffenen Hautstellen aufgetragen) bewährt.

Windpocken

Andere Bezeichnungen: Varizellen

Windpocken werden von Viren übertragen, sind sehr ansteckend, aber meist harmlos. Ihren Namen verdanken sie ihren Erregern – sie breiten sich in Windeseile über Entfernungen von einigen Metern aus.

Die Erreger gehören zu den Herpesviren (→ S. 180) und werden vor allem durch Tröpfchen in der Luft sowie durch Kontakt mit dem infizierten Blaseninhalt übertragen. Bis zur Pubertät haben schätzungsweise 90 % der Kinder Windpocken durchgemacht. Die Windpockenviren suchen sich wie ihre Verwandten beim Lippenherpes ein Versteck im Körper und lauern dort auf Zeiten mit schlechter Abwehrlage. Dann machen sie sich erneut bemerkbar – und zwar als Gürtelrose. Windpocken bekommt man gewöhnlich nur einmal im Leben.

Die Symptome beginnen etwa 2–3 Wochen nach der Ansteckung. Der juckende Hautausschlag ist so typisch, dass er dem Arzt eine »Blickdiagnose« ermöglicht und keine weiteren Untersuchungen notwendig sind. Schwere Komplikationen sind sehr selten. Die durchgemachte Infektion hinterlässt wahrscheinlich einen längeren Schutz als die empfohlene Impfung. Zudem vermindert sie möglicherweise das Risiko, später Asthma oder eine Neurodermitis zu entwickeln.[219, 220]

Zwei Seiten einer Medaille

Windpocken und Gürtelrose (Herpes zoster) sind die beiden Ausprägungen einer Infektion mit bestimmten Herpesviren. Beim ersten Kontakt entstehen Windpocken, die Viren setzen sich dann unbemerkt an Nervenknoten in der Nähe des Rückenmarks fest. Erlahmt die Abwehrkraft des Körpers, z. B. weil er mit einer anderen Krankheit kämpft, wandern die Viren von ihrem Schlafplatz aus entlang der Nerven in die Haut und verursachen dort die Symptome einer Gürtelrose. Der Inhalt der dabei entstehenden Bläschen ist infektiös: Hatte ein Kind vorher noch keinen Kontakt zu den Erregern, kann es sich daran anstecken und Windpocken entwickeln.

Vorbeugung

Die Windpockenimpfung ist unter Kinderärzten umstritten. Die Impfempfehlung wird mit einer Komplikationsrate der Windpockenerkrankung von 6–16% begründet; viele Kinderärzte meinen, dass diese Rate um ein Vielfaches zu hoch angesetzt ist. Außerdem verlaufen Komplikationen bei Kindern fast immer sehr mild, sind gut behandelbar und hinterlassen nur in sehr wenigen Ausnahmefällen bleibende Schäden. Auch die durch eine Impfung erreichte Immunität wird angezweifelt, die Schutzwirkung lässt über die Jahre nach. Wie sich die Impfung auf die Gürtelrose auswirkt, ist noch unklar – möglicherweise schützt der ständige Kon-

takt mit Windpockenviren Ungeimpfte vor dieser Zweiterkrankung. Ob die Gefahr einer Gürtelrose steigt, weil durch die Impfungen Kontakte mit den Wildviren und damit die Reize für das Immunsystem abnehmen, ist ungeklärt. Hauptgrund der Impfempfehlungen scheinen weniger die gesundheitlichen als die wirtschaftlichen Aspekte zu sein, was in vielen Veröffentlichungen auch klar beleuchtet wird.[201, 202] Doch selbst die Kostenersparnis sehen viele als zu hoch bewertet an, zumal sie erst greift, wenn über 85% aller Kinder geimpft sind.

Komplikationen

Windpocken Bei Kindern heilen Windpocken fast immer ohne bleibende Narben ab. Als Komplikation sind eine Infektion der aufgekratzten Bläschen und Entzündungen der Lungen oder Hirnhäute möglich – das kommt sehr selten vor und verläuft dann eher gutartig. Bei Älteren sind die Verläufe oft schwerer. Schwangere, die sich kurz vor der Geburt erstmals mit Windpocken anstecken, können

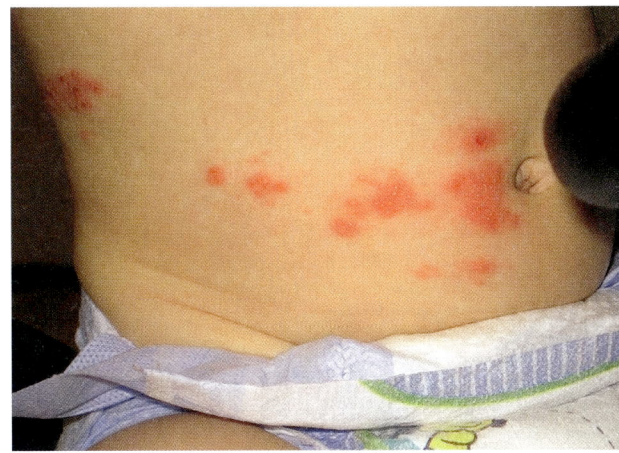

▲ Bei der Gürtelrose sind Gruppen von nässenden, dicht beieinanderstehenden Bläschen bandförmig auf einer Körperseite angeordnet

Juckender Sternenhimmel, später manchmal Bläschengürtel

Windpocken

- Manche Kinder haben zunächst unspezifische Beschwerden wie Müdigkeit, Unwohlsein, Fieber und Gliederschmerzen, bei anderen bricht die Krankheit direkt mit den typischen, meist stark juckenden Hautausschlägen aus.
- Es zeigen sich zunächst kleine Flecken, die am ganzen Körper und behaarten Kopf verteilt sind, manchmal sogar an den Schleimhäuten im Mund, der Nase, der Scheide oder am After. Sie werden zu Knötchen und dann zu Bläschen, die mit zunächst klarer, dann trüber Flüssigkeit gefüllt und von einem roten Hof umgeben sind. Sie heilen 3–4 Tage später unter Krustenbildung ab.
- Innerhalb der ersten Woche entstehen immer wieder neue Blasen, so dass die Haut durch die verschiedenen Heilungsstadien ein vielgestaltiges Bild zeigt, das deshalb auch als »Sternenhimmel« bezeichnet wird.

Gürtelrose

- Entlang eines Hautareals, das von mit dem Virus befallenen Nerven versorgt wird, bilden sich Gruppen von nässenden, dicht beieinanderstehenden Bläschen. Daher rührt auch der Name: Am Rumpf entspricht solch eine Region einem Band, das – meist nur auf einer Körperseite – von der Wirbelsäule nach vorn verläuft.
- Die betroffenen Stellen jucken stark und schmerzen meist; die Bläschen verkrusten nach etwa einer Woche.
- Manchmal tritt Fieber auf.

diese auf das Kind übertragen – unbehandelt sind eine sehr schwere Erkrankung und bleibende neurologische Schäden möglich.

Gürtelrose Sie verläuft bei Kindern eher mild. Sind Nerven im Gesicht betroffen, treten evtl. Lähmungen, Seh- oder Hörstörungen auf. Bei vielen Erwachsenen bleiben auch nach dem Abklingen der Krankheit nach 2–3 Wochen Nervenschmerzen bestehen; die meisten Kinder bleiben glücklicherweise davon verschont.

Was Sie für Ihr Kind tun können

Insgesamt ist Ihr Kind meist wenig beeinträchtigt, nur der starke Juckreiz belastet. Dessen Linderung steht also im Vordergrund. Der Arzt verschreibt oft synthetische Gerbstoffpräparate, die die Bläschen schneller austrocknen. Bei sehr starkem Juckreiz hilft zusätzlich ein Antihistaminikum, sind die Bläschen entzündet, eine infektionshemmende Schüttelmixtur. Bei der Gürtelrose werden virushemmende Medikamente verschrieben; dies ist bei Kindern allerdings umstritten (es sei denn, die Gesichtsnerven sind beteiligt oder das Kind hat eine Abwehrschwäche). Manchmal wird auch etwas gegen die Schmerzen benötigt. So können Sie Ihr Kind unterstützen:

- **Kühle hilft:** Luftige Kleidung am besten aus Baumwolle, nicht zu hohe Raumtemperaturen und kühle Umschläge sind meist angenehm.
- **Kratzen vermeiden:** Schneiden Sie die Nägel kurz und ziehen Sie Ihrem Kind nachts notfalls Baumwollhandschuhe an. Das beugt ebenso Entzündungen vor wie

häufiges Händewaschen. Beim Säugling hilft, oft Windeln zu wechseln und ihn nackt strampeln zu lassen.

- ▌ **»Katzenwäsche« reicht aus:** Während der Erkrankung sollten Sie Ihr Kind so lange nicht baden, bis weitgehend alle Krusten abgefallen sind. Ansonsten kann es zu Wundheilungsstörungen kommen.
- ▌ **Nahrungsmittel ohne Säure:** Geplatzte Bläschen im Mund tun beim Essen weh, besonders bei säurehaltigen Getränken und Speisen. Gurgeln mit Kamille lindert den Schmerz.

Heilpflanzen, Wasser & Wickel

Abwaschungen morgens und abends mit abgekühltem Stiefmütterchentee (2 Teelöffel auf $^1/_2$ l Wasser, nach 10 Min. abseihen) lindern den Juckreiz.

Homöopathie

Einige Homöopathen schwören auf Eigenblutnosoden gegen den Juckreiz. Sie selbst können Ihrem Kind bei Bedarf Rhus tox D12

geben, hilft dies nicht, dann Antimonium tartaricum D12 oder Sulfur D12.

Schüßler-Salze

Gegen den Juckreiz wird Nr. 7 Magnesium phosporicum (1 Tab. bei Bedarf, maximal halbstündlich) oder auch ein Brei aus Nr. 7 Magnesium phosporicum, Nr. 10 Natrium sulfuricum und Wasser, der auf die Haut aufgetragen wird, empfohlen.

Bei der Gürtelrose kann zur Unterstützung der ärztlichen Behandlung Nr. 8 Natrium chloratum viertelstündlich als Tablette eingenommen oder als Salbe auf die Haut aufgetragen werden.

Und sonst

Windpocken sind bereits 2 Tage, bevor sich die ersten Symptome zeigen, ansteckend und sie bleiben es, bis das letzte Bläschen verkrustet ist, also meist 7–10 Tage. Ihr Kind sollte frühestens danach wieder in den Kindergarten oder die Schule gehen. Das Gleiche gilt für die Gürtelrose.

Wurmerkrankungen

Infektionen mit Würmern sind in unseren Breitengraden heute eher selten. Am häufigsten kommt ein – harmloser – Befall mit Madenwürmern vor.

Unsere hygienischen Verhältnisse machen es Würmern schwer, sich zu verbreiten; Erkrankungen mit diesen Parasiten sind deshalb rar geworden. Am ehesten kommen Kinder mit Madenwürmern (Oxyuren), hin und wieder auch mit Spulwürmern (Askariden) oder Rinder-, Schweine- bzw. Fuchsbandwürmern (Zestoden) in Kontakt. Häufig

werden Würmer als »Reisesouvenir« mitgebracht. Der Ansteckungsweg hängt von der Wurmart ab.

Madenwürmer Die Weibchen leben im Darm, wandern nachts zum After und legen dort ihre Eier ab. Dies löst Juckreiz aus: Das Kind kratzt sich und die Wurmeier gelangen über die Finger wieder direkt zum Mund oder auf Spielzeug, Kleidungsstücke, Lebensmittel und andere Gegenstände, von wo aus weitere Personen infiziert werden. Eine Madenwurminfektion ist harmlos, aber lästig.

Spulwürmer Die Weibchen leben im Darm, ihre Eier werden mit dem Stuhl ausgeschieden. Erst nach einigen Wochen sind sie ansteckend – die Übertragung erfolgt über Erde, Sand oder – mit Fäkalien gedüngtes – unzureichend gewaschenes Gemüse etc. Die Larven wandern vom Magen-Darm-Trakt in die Blutbahn, dann die Lungen, werden über die Atemwege hochgehustet und wieder verschluckt. Gefährlich ist ein massiver Befall, da ein Knäuel aus vielen Würmern einen Darmverschluss (→ S. 111) begünstigt.

Bandwürmer Die Infektion beim Rinder- und Schweinebandwurm erfolgt über (rohes und nicht durchgebratenes) Fleisch, das mit den Larven (Finnen) verseucht ist. Der erwachsene Bandwurm lebt dann im Darm des Menschen. Beim Fuchsbandwurm steckt sich der Mensch über Eier an, die vom Fuchs ausgeschieden werden (und die sehr widerstandsfähig sind). Die Larven setzen sich dann vor allem in der Leber fest und wachsen dort – ähnlich wie eine Krebsgeschwulst – über Jahre immer weiter und zerstören letztlich das Gewebe.

Wissenschaftler vermuten heute, dass die rückläufige Zahl an Wurminfektionen auch mitverantwortlich für die Zunahme von Allergien in Industrieländern sein könnte. Die Immunantwort des Körpers auf Würmer ähnelt allergischen Reaktionen – eine Wurminfektion könnte also das Immunsystem schulen. Zu dieser Theorie passt auch, dass sich beispielsweise bei Autoimmunerkrankungen des Darms (→ S. 108) ein Cocktail aus Wurmeiern als therapeutisch wirksam erwiesen hat.

Mein Po juckt, der Bauch tut weh, ich nehme ab

- **Madenwürmer:** Typisch ist ein nächtlicher Juckreiz im Bereich des Afters, bei Mädchen kann es auch zu einer Entzündung der Scheide kommen. Im Stuhl finden sich fadenförmige, weiße, etwa 1 cm lange Würmer.
- **Spulwürmer:** Zunächst kommt es zu Husten, später zu Magen-Darm-Beschwerden (Übelkeit, Durchfall, Bauchweh). Im Stuhl finden sich bis zu 40 cm lange Würmer, die an Regenwürmer oder dicke Spaghetti erinnern.
- **Bandwürmer:** Im Bauch drückt und zieht es, dazu kann leichte Übelkeit auftreten. Obwohl das Kind ausreichend isst, nimmt es nicht zu oder sogar ab und es fühlt sich schlapp. Bei manchen Bandwurmarten finden sich bis zu 2 cm große Wurmstücke im Stuhl (die an Bandnudeln erinnern).

Was Sie für Ihr Kind tun können

Ihr Kind klagt über Juckreiz am Po oder zeigt sonstige Symptome, die bei Ihnen den Verdacht auf eine Wurmerkrankung wecken? Gehen Sie mit Ihrem Kind zum Arzt. Meist kann bereits mit einer Stuhluntersuchung die Diagnose gestellt werden. Therapeutisch reicht oft die einmalige Gabe eines Wurmmittels aus.

Hygiene

Um Neuinfektionen und eine erneute Ansteckung zu vermeiden, sind hygienische Maßnahmen wichtig: Schneiden Sie bei einer Madenwurminfektion die Nägel kurz, ziehen Sie Ihrem Kind nachts eine enge Windel oder Badehose an, bringen Sie abends dick Vaseline um den After auf und waschen Sie morgens die ganze Region gründlich mit Wasser und Seife. Wichtig ist auch häufiges Händewaschen, insbesondere morgens, vor und nach dem Essen. Verzichten Sie auf das Ausschütteln der Betten. Waschen Sie alle 3 Tage Wäsche bei 95 °C (Handtücher, Bett-, Unter-, Nachtwäsche) und alle möglicherweise infizierten Gegenstände mit heißem Wasser und Spülmittel; jedes Handtuch sollte nur von einer Person benutzt werden.

Heilpflanzen, Wasser & Wickel

Mit konsequenten hygienischen Maßnahmen in der ganzen Familie können Sie bei Madenwurmbefall evtl. ganz auf Wurmmittel verzichten: Der weibliche Wurm überlebt maximal 2 Wochen – werden die Eier also nicht per Selbstinfektion immer wieder verschluckt, ist danach die Infektion beendet. Unterstützend wirken Hausmittel wie täglich mehrere rohe Karotten, Heidelbeeren oder morgens auf nüchternen Magen eine Tasse Sauerkrautsaft – ob Sie Ihr Kind allerdings dafür begeistern können, ist eine andere Frage. In den Tropen wird die Papaya traditionell als wirksam gegen Würmer geschätzt – im Reformhaus erhalten Sie deren Samen als Dragees (z.B. Vermizym®). Geben Sie Ihrem Kind davon vor sowie 1 und 3 Stunden nach dem Frühstück einen Teelöffel über 3 Tage. Während dieser Zeit sollte auf eiweißreiche Nahrung (Fleisch, Milchprodukte) und Süßes verzichtet werden.

Entwarnung für Waldbeeren und Bärlauch

Ihr Kind hat Heidelbeeren vom Wegrand genascht, obwohl Sie ihm das schon mehrmals untersagt haben? Keine Panik: Das Risiko, sich dabei den Fuchsbandwurm einzuverleiben, ist gering – aber Vorsicht schadet nicht. Sehr genau aufpassen sollten dagegen Hundebesitzer, besonders wenn der Hund häufig Mäuse frisst – lassen Sie ihn vorsorglich alle 3 Monate, besser alle 6 Wochen entwurmen. Nach dem Anfassen ist Händewaschen Pflicht: Die Bandwurmeier haften im Fell des Vierbeiners und gelangen über die Finger in den Magen. Doch selbst dann erkranken die Betroffenen nur in 1 von 5 Fällen und vermutlich nur, wenn sie eine große Zahl von Eiern aufgenommen haben. Außerdem: In Deutschland infizieren sich pro Jahr nur etwa 20–30 Personen, vorwiegend im süddeutschen Raum. Die Infektionsgefahr ist übrigens nicht im Wald am größten, sondern auf Feld und Wiesen – dort setzen Füchse bevorzugt ihren Kot ab.

Zähneknirschen

Andere Bezeichnung: Bruxismus
Fast jeder kennt es, viele tun es, keiner weiß so genau, woran es liegt: Das feste Aufeinander-Pressen und Gegeneinander-Verschieben der Zähne tritt meist im Schlaf auf, bei manchen Menschen auch über Tag.

Die gute Nachricht zuerst: Zähneknirschen ist im Kindesalter weit verbreitet und gibt sich nach einiger Zeit meist von selbst wieder. Aber: Beim Knirschen wirken so große Kräfte auf die Zähne und den Zahnhalteapparat, dass sie auf Dauer Schaden nehmen: Der Zahnschmelz wird abgerieben und der Zahn somit anfälliger für Erkrankungen wie Karies (→ S. 207), außerdem sind Kieferschmerzen und Verformung des Kiefers sowie Verspannungen der Muskeln mit Nacken- oder Kopfschmerzen möglich. Daneben haben Kinder, die ausdauernd mit den Zähnen knirschen, auch 20 Jahre später mehr Abnutzungserscheinungen der Zähne als gleichaltrige Personen, die nicht mit den Zähnen geknirscht haben.[203] Viele Kinder, die mit den Zähnen knirschen, kauen auch an den Fingernägeln oder beißen sich die Lippen wund.

Ursachen

Zähneknirschen ist in den ersten 3 Lebensjahren völlig normal und dient dazu, die neuen Werkzeuge im Mund kennenzulernen und gleichzeitig die beiden Zahnreihen durch Abschleifen genau aneinander anzupassen (»Zähne einbeißen«). Erst später, insbesondere wenn die Milchzähne durch das bleibende Gebiss ersetzt sind, kann ausgeprägtes »Bruxen« zu bleibenden Schäden führen. Als Auslöser wird dann vor allem Stress angesehen – tagsüber werden die Zähne fest zusammengebissen, nachts dann die ungelösten Probleme zermahlen. Aber auch ein aufregender schöner Tag wird häufig noch einmal durchgekaut. Die meisten Zahnforscher gehen davon aus, dass weitere Faktoren eine Rolle spielen, so z. B. eine bestimmte Persönlichkeitsstruktur, eine erbliche Komponente, Fehlstellungen des Kiefers und der Zähne oder bestimmte Krankheiten (z. B. solche, die mit geistigen Behinderungen einhergehen). Als mögliche Ursache wird auch das KiSS-Syndrom (→ S. 219) diskutiert.

Was Sie für Ihr Kind tun können

Haben Sie den Verdacht, dass Ihr Kind ein kleiner »Mahlzahn« ist, sprechen Sie das bei Ihrem nächsten Zahnarztbesuch an. Der Zahnarzt prüft, ob der Schmelz oder gar die Zahnhartsubstanz bereits Schaden genommen hat oder ob kieferorthopädische Probleme vorliegen. Die Behandlung wird dann auf die Befunde abgestimmt; evtl. wird Ihrem Kind eine »Knirschschiene« angepasst, die nachts die Zähne schützt. Möglicherweise besteht ein Zusammenhang zwischen Zähneknirschen und vergrößerten Rachenmandeln (Polypen, → S. 364) – deren Operation scheint einigen Studien zufolge auch das Zähneknirschen zu verbessern.[204, 205] Reduzieren Sie Aufregungen kurz vor dem Schlafengehen und lassen Sie den Tag ruhig ausklingen: Ein warmes Bad, entspannende Musik, Vorlesen oder Geschichtenerzählen gehören zu den Klassikern, die Ihrem Kind helfen »runterzukommen«. Bewährt haben sich bei älteren Kindern Entspannungstech-niken (→ S. 124), einen Versuch wert sind auch Verfahren der manuellen Medizin im Bereich von Kiefer und Halswirbelsäule.

Homöopathie

▪ Neigt Ihr Kind zu Albträumen, ist es schreckhaft und leidet unter unruhigen Beinen, hilft Zincum metallicum D12.
▪ Hat Ihr Kind Angst vor der Dunkelheit und vor dem Alleinsein, müssen Sie abends immer das Licht anlassen oder seine Hand beim Einschlafen halten, ist Stramonium D12 das Mittel der Wahl.
▪ Ist Ihr Kind nervös und überempfindlich, schläft sehr unruhig, möchte eher nicht berührt werden und hat Augenringe und ein blasses Munddreieck, können Sie Cina D6 versuchen.
▪ Neigt Ihr Kind zu Muskel- oder Bauchkrämpfen, könnte Cuprum metallicum D12 geeignet sein.

Zahnbeschwerden

Die meisten Eltern können ein Lied davon singen: Wenn die ersten Zähne kommen, wird aus dem ständig strahlenden, zahnlosen Lächeln oft eine schmerzverzerrte oder auch wütende Grimasse.

Immerhin kommt etwa eins von zweihundert Neugeborenen mit mindestens einem Zahn auf die Welt; ein 1961 geborenes Baby tat seinen ersten Schrei sogar bereits mit 9 Beißerchen. Bei den meisten Kindern lugt der erste Zahn jedoch erst etwa 6–8 Monate nach der Geburt hervor (in der Regel in der Mitte des Unterkiefers) – und dem gehen oft ein paar unangenehme Tage oder auch Wochen voraus. Dann folgt durchschnittlich pro Monat ein weiterer Zahn.

Bei älteren Kindern ist meist Karies (→ S. 207) die Ursache von Zahnbeschwerden, auch nächtliches Zähneknirschen (→ S. 393) und – seltener – Zahn- und Kieferfehlstellungen rufen Zahnschmerzen hervor.

HAUPTSYMPTOME

Gebt mir was zu kauen

- Das Zahnfleisch, an dem der Zahn durchbrechen wird, ist rot, geschwollen und verhärtet. Oft kaut das Baby vermehrt auf seinen Fäustchen.
- Das Kind ist quengelig und schreit mehr als sonst, außerdem schläft es schlecht. Oft ist der Appetit vermindert, der Stuhlgang eher weich und der Po wund.
- Meist speichelt das Kind vermehrt (→ S. 354), manchmal sind eine oder auch beide Wangen gerötet und heiß.
- Unklar ist, ob die oft gleichzeitig auftretenden fieberhaften Erkältungen wirklich mit dem Zahnen zu tun haben, oder Folge des in diesem Alter gerade nachlassenden mütterlichen Immunschutzes sind.

Was Sie für Ihr Kind tun können

Geben Sie Ihrem Kind etwas zu kauen – die meisten Kinder erfahren dadurch Erleichterung. Ob ein Beißring (am besten aus dem Kühlschrank), ein Apfelschnitz, eine Karotte, ein Stück Salatgurke oder eine Brotrinde – Hauptsache, es ist hart genug zum Lutschen und Beißen. Viele Babys mögen auch einen feucht-kühlen Waschlappen (häufig wechseln wegen der Keime!) oder »Babys erste Zahnbürste« (ein Beißring mit Borsten an einer Seite). Vom oft empfohlenen Kauen auf einer Bernsteinkette ist eher abzuraten – es besteht die Gefahr des Strangulierens oder dass die Kette reißt und das Kind einzelne Steinchen verschluckt.

Heilpflanzen, Wasser & Wickel

Zum Kauen eignet sich Veilchenwurzel (Wurzelstücke der Schwertlilie, die nach Veilchen schmecken) aus der Apotheke. Sie setzt dabei Schleimstoffe frei, die Linderung verschaffen. Kochen Sie die Wurzel zur Desinfektion vor der Verwendung und zwischendurch immer mal wieder für 5 Minuten aus.

Auch Gewürznelken wirken schmerzlindernd – wickeln Sie einfach mehrere Nelken in ein Baumwolltuch fest ein, so dass ein gut pflaumengroßer »Kauball« entsteht. Verschließen Sie ihn so, dass das Kind nicht an die Nelken direkt herankommt und sich daran verschlucken kann.

Versuchen Sie, ob Ihr Kind eine Massage der schmerzenden Stellen mag. Nehmen Sie dafür konzentrierten Kamillen- oder Salbeitee (2 TL Pflanze mit 150 ml kochendem Wasser übergießen und 5 Minuten ziehen lassen). In der Apotheke erhalten Sie auch entsprechende Fertigpräparate als Gel oder Tinktur. Alternativ können Sie diese Substanzen mit einem Wattestäbchen mehrmals täglich auf die betroffenen Stellen tupfen.

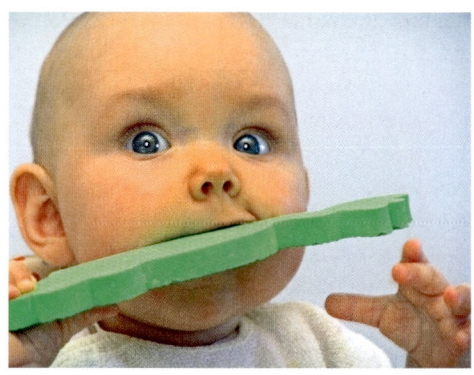
▲ Zahnenden Babys hilft es meist, etwas zu kauen

Homöopathie

Besonders gut eignen sich Chamomilla D12 (5 Globuli 4- bis 5-mal täglich für 2 Tage, danach 3-mal täglich), wenn eine Gesichtshälfte rot, die andere blass ist und das Kind nur herumgetragen werden will, alternativ Pulsatilla D12 in gleicher Dosierung, wenn das Kind eher still vor sich hinweint und viel Trost braucht.

Daneben ist noch ein Komplexmittel (Osanit®) in der Apotheke erhältlich, das einigen Kindern die Zahnung deutlich erleichtert. Geben Sie es häufig, z.B. alle 30–60 Minuten 2–4 Globuli.

Und sonst

Meist ist der Appetit während der Zahnung nicht der beste. Geben Sie viel Tee und verzichten sie auf gut gemeinte Fütterungsmanöver nach dem Motto »einer geht noch rein«. Diese verschlechtern die Situation und das Unwohlsein Ihres Kindes meist nur. Das Gleiche gilt für Verstopfung (→ S.367), die Sie deshalb über die Ernährung oder die einmalige Gabe eines Abführzäpfchens versuchen sollten zu beseitigen.

Zöliakie

Andere Bezeichnungen: glutensensitive Enteropathie, einheimische Sprue (bei Erwachsenen)

Seit Sie Breikost zufüttern, ist es vorbei mit dem Appetit Ihres Babys. Es gedeiht schlecht, schreit viel, hat einen geblähten Bauch und sein Stuhl riecht äußerst unangenehm. Vielleicht verträgt es kein Gluten?

Gluten ist ein Klebereiweiß, das in Getreideprodukten wie Weizen, Roggen, Gerste, Dinkel und Hafer vorkommt. Es enthält Gliadin, das bei anfälligen Menschen das Immunsystem aktiviert – Antikörper werden gebildet. Diese richten sich wie bei einer Autoimmunkrankheit (→ S.87) gegen körpereigene Zellen in der Darmschleimhaut und schädigen diese massiv: Die Zotten (Ausstülpungen, über die Nährstoffe ausgetauscht werden) schrumpfen, es werden nicht mehr ausreichend Verdauungsenzyme gebildet. Damit werden Fette, Proteine, Zucker, Vitamine, Mineralien und sogar Wasser nicht mehr richtig in den Körper aufgenommen – vielfältige Beschwerden entstehen. Bei längerer Krankheitsdauer erhöhen die ständigen Entzündungsreize das Risiko, Krebs des lymphatischen Systems (Lymphom) zu entwickeln. Und: Zöliakie-Patienten leiden gehäuft an einer Zuckerkrankheit Typ 1 (→ S. 398).

Andere Beschwerden möglich

Viele Betroffene bleiben wahrscheinlich unerkannt, da manchmal nur eine Glutenempfindlichkeit mit milden Beschwerden vorliegt und sich nicht alle Formen mit Magen-Darm-Beschwerden, sondern nur durch andere Beschwerden äußern: z.B. mit Hautveränderungen (Dermatitis herpetiformis Duhring: kleine, stark juckende Bläschen an den Streckseiten der Arme und Beine), Eisenmangel, Kleinwuchs, Gelenkbeschwerden oder Reizbarkeit, Müdigkeit und Depressionen.

HAUPTSYMPTOME

Getreide macht mich krank

▪ Die ersten Symptome zeigen sich wenige Wochen nach Beginn der Zuführung von Getreideprodukten: Appetitmangel, Bauchschmerzen, Blähbauch (durch unverdaute Zucker, die im Darm gären) und häufige, massige Entleerungen von grau-glänzendem Stuhl, der übel riecht (aufgrund der unverdauten Fette).

▪ Das Kind nimmt nicht mehr richtig zu und bekommt durch den Abbau der Fettreserven am Po ein »Tabaksbeutelgesäß«. Auch Muskelschwund mit schmächtigen Gliedmaßen, Wassereinlagerungen ins Bindegewebe (durch den Eiweißmangel), eine vermehrte Hautpigmentierung und Haarausfall sind möglich. Verschiedene Zeichen des Vitamin- und Kalziummangels wie z.B. Gerinnungsstörungen und Osteoporose treten auf. Durch die beeinträchtige Aufnahme von Eisen, Folsäure und Vitamin B12 entwickelt sich eine Blutarmut (→ S. 99).

▪ Die gesamte kindliche Entwicklung stagniert oder macht sogar Rückschritte. Typisch sind schlechte Laune und Reizbarkeit mit einem missmutigen, weinerlichen Gesichtsausdruck.

Bei manchen Verläufen sind diese Zeichen nicht so ausgeprägt – dann bleibt die Zöliakie lange unerkannt.

Was Sie für Ihr Kind tun können

Suchen Sie Ihren Kinderarzt auf, wenn die Umstellung auf Getreidebrei die beschriebenen Beschwerden verursacht. Er untersucht das Blut und veranlasst evtl. eine Gewebeentnahme aus der Dünndarmschleimhaut (unter Narkose im Rahmen einer Magen-Dünndarm-Spiegelung im Krankenhaus).

Diät halten

Die bisher einzig wirksame Zöliakie-Therapie ist eine glutenfreie Diät, und zwar lebenslang. Die Symptome bessern sich innerhalb kurzer Zeit, wobei es bis zu einem Jahr dauert, bis sich der Darm komplett erholt hat und die Schleimhaut wieder aufgebaut ist. Der Verzicht auf glutenhaltige Nahrungsmittel ist allerdings gar nicht so einfach: Viele Lebensmittel eines »deutschen Speiseplans« enthalten Gluten, außerdem ist es in zahlreichen Halbfertig- und Fertigprodukten enthalten, ohne dass es in der Zutatenliste auftaucht. Besonders schwierig ist das Reisen in andere Länder. Und nicht zuletzt: Besonders das, was Kinder lieben und was unverzichtbarer Bestandteil von Kinderfesten ist – z.B. Pizza, Nudeln, Brötchen, Kekse, Kuchen und Müsliriegel –, ist absolut tabu!

- **Verboten** sind z.B. Weizen, Roggen, Gerste, Dinkel, Grünkern, Hafer und daraus hergestellte Produkte wie Mehl, Grieß, Brot und Teigwaren; Puddingpulver, Fleisch- und Gemüsekonserven, Trockensuppen, Pralinen.
- **Vorsicht** ist geboten z.B. bei Halbfertig- und Fertigprodukten wie Wurstwaren, Gewürzmischungen, Zubereitungen aus Fleisch und Fisch, Milcherzeugnissen.
- **Erlaubt** sind z.B. Kartoffeln, Reis, Hirse, Mais, Buchweizen, Kastanienmehl, Quinoa, Amaranth, Soja und Johannisbrotkernmehl, Hülsenfrüchte, Salate, Milch, Naturjoghurt und Quark, Nüsse, Honig, Pflanzenöle, Fleisch und Fisch.

Die Ernährungsumstellung ist komplex und umfassend, so dass Sie nicht nur ärztlichen Rat, sondern auch andere Hilfestellungen suchen sollten. Mögliche Informationsquellen sind Fachgesellschaften, Ernährungsexperten, verschiedene Ratgeber/Kochbücher sowie das Internet (z.B. Deutsche Zöliakiegesellschaft: **www.dzg-online.de**).

Zuckerkrankheit

Andere Bezeichnung: Diabetes mellitus

Der süße Name täuscht: Die Diagnose Diabetes mellitus ist eine bittere Pille – die Lebenssituation ändert sich grundlegend, neben akuten Bedrohungen existieren zahlreiche Spätfolgen. Andererseits kann man heute lange bei guter Gesundheit mit Diabetes leben.

Diabetes mellitus ist eine Stoffwechselkrankheit, bei der das Gleichgewicht zwischen dem Energielieferanten Zucker (Glukose) und dem Hormon Insulin gestört ist. Zucker wird von den Zellen für ihren Energiestoffwechsel benötigt, Insulin schleust den im Blut zirkulierenden Zucker über Rezeptoren in die Zellen hinein. Beim Typ-1-Diabetes zerstört ein Autoimmunprozess (→ S.87) die Zellen der Bauchspeicheldrüse – als Folge produziert sie zu wenig Insulin; beim Typ-2-Diabetes sind die Rezeptoren abgestumpft und reagie-

Ich bin schlapp und habe Durst

- Das Kind nimmt ab, obwohl es meist gut isst, fühlt sich müde und hat Konzentrationsschwierigkeiten (durch den Zuckermangel in den Zellen). Manchmal treten auch Übelkeit und Erbrechen auf.
- Typisch ist ständiger Durst (durch den hohen Zuckergehalt des Bluts). Durch das Trinken großer Flüssigkeitsmengen muss das Kind dauernd auf Toilette; manche Kinder nässen deshalb nachts plötzlich wieder ein.
- Besteht der hohe Blutzucker länger, kann ein – lebensgefährliches – **diabetisches Koma** auftreten: Das Kind wird zunehmend schläfrig, am Schluss bewusstlos

(durch eine Gehirnschwellung). Es klagt häufig über Bauchweh, atmet schnell und tief (Kußmaul-Atmung) – sein Atem riecht manchmal nach Apfel oder Aceton (wie Nagellackentferner; durch die Stoffwechselentgleisung und den vermehrten Abbau der Fettreserven).

Die Beschwerden entwickeln sich meist schleichend über Wochen und Monate – beim fast immer übergewichtigen Kind mit Typ 2 langsamer als beim meist normalgewichtigen Typ 1. Oft ist ein diabetisches Koma sogar die erste offensichtliche Störung; Typ 2 wird manchmal zufällig bei Screening-Untersuchungen entdeckt.

ren nicht mehr ausreichend auf das Insulin. In beiden Fällen ist zu wenig Zucker in den Zellen und zu viel Zucker in der Blutbahn – was letztlich Gefäße und Organe schädigt.

Komplikationen

Neben der beschriebenen akuten Gefahr eines diabetischen Komas schädigt der Zuckerüberschuss im Blut auf Dauer alle kleinen und großen Gefäße im Körper. Deshalb haben Diabetiker nach Jahren ihrer Zuckerkrankheit besonders häufig Sehstörungen, Nierenschwäche, Bluthochdruck, Herzinfarkte, Schlaganfälle und Nervenschädigungen. Ob und in welchem Umfang Komplikationen eintreten, hängt überwiegend davon ab, wie gut die Stoffwechselsituation durch die Therapie »eingestellt« wird.

Unterzuckerung Neben den akuten und chronischen »Blutzuckerspitzen« kann es auch zum Gegenteil kommen, nämlich einem akuter Zuckermangel im Blut (**Hypoglykämie**). Er tritt auf, wenn die Insulinmenge im Verhältnis zum Blutzucker zu hoch ist, also z.B. wenn sich das Kind bei der Behandlung zu viel Insulin gespritzt oder zu wenig Nahrung aufgenommen hat (z.B. bei einem Magen-Darm-Infekt).

Die Unterzuckerung zeigt sich zunächst durch Heißhunger, Schwäche und Zittern, schnell gefolgt von Bewusstlosigkeit, wenn nicht umgehend Zucker zugeführt wird (z.B. in Form von Orangensaft, Milch mit Traubenzucker). Für den Notfall gibt es zuckerhaltige Pasten, die man unter die Zunge geben kann, oder Spritzen mit Glukagon, dem Gegenspieler von Insulin.

Zuckerinvasion

Experten schlagen Alarm: Die Zuckerkrankheit nimmt in den letzten Jahren stark zu – mit vermutlich dramatischen Folgen für die Volksgesundheit und das Gesundheitswesen. Derzeit sind in Deutschland etwa 25 000 Kinder und Jugendliche vom Typ-1-Diabetes betroffen und schätzungsweise mehrere tausend vom Typ 2.
Auffällig ist nicht nur ein steter Anstieg des klassischerweise bei Kindern auftretenden

Typ 1 (der deshalb früher auch jugendlicher Diabetes genannt wurde), sondern auch, dass vor allem in den Industriestaaten die 2. Diabetesform, die früher fast nur bei Erwachsenen vorkam (und deshalb auch als Erwachsenen- oder Altersdiabetes bezeichnet wurde), zunimmt – schätzungsweise um das Fünffache in den letzten 10 Jahren. Hauptursache ist die wachsende Zahl stark übergewichtiger Kinder.[206]

Was Sie für Ihr Kind tun können

Falls Sie den Verdacht auf eine Zuckerkrankheit haben, sollten Sie bald Ihren Kinderarzt aufsuchen; zeigt Ihr Kind Symptome eines diabetischen Komas, rufen Sie am besten den Notarzt.
Die Erstbehandlung und Einstellung der Blutzuckerwerte muss oft zunächst im Krankenhaus erfolgen.

Insulin und normales Gewicht Als Typ-1-Diabetiker benötigt Ihr Kind sein ganzes Leben lang Insulin. Derzeit gibt es dieses nur als Spritze (oder Pumpe), da es über den Magen aufgenommen wirkungslos ist. Weitere Möglichkeiten, wie die körpereigene restliche Insulinproduktion mittels Antikörpern zu erhalten oder das funktionslose

GESUND WERDEN

Aktivität fördern

Bewegung ist für ein Kind so selbstverständlich wie Essen und Trinken – schon im Mutterleib turnt das Ungeborene munter herum und übt so erste, noch ungerichtete Bewegungsabläufe ein. Auch Babys haben einen starken Bewegungsdrang: Sie drehen Kopf und Körper, sitzen und stehen und greifen mit ihren Händen immer gezielter um sich. Sobald ein Kind krabbeln und laufen kann, will es wenigstens für einige Zeit am Tag seine Gliedmaßen bewegen. Es wird sich so viel bewegen, bis sein tägliches »Bewegungssoll« erfüllt ist, und erst dann zufrieden einschlafen können.

Bewegung trainiert nicht nur den Bewegungsapparat, sondern fördert die Konzentration, verbessert die Stimmung und macht ausgeglichen. Außerdem ist sie die Grundvoraussetzung, mit der Nahrung zugeführte Kalorien zu verbrennen, statt sie in Fettpolstern für schlechte Zeiten anzusparen.

Bewegung im Alltag

Leider werden dem natürlichen Bewegungsdrang eines Kindes spätestens im Schulalter Grenzen gesetzt: Stillsitzen in der Schule und bei den Hausaufgaben ist für die körperliche und seelische Gesundheit genauso kontraproduktiv wie stundenlanges Verharren vor dem Fernseher oder Computer. Haltungsschäden und Rückenschmerzen (→ S. 315) sowie Übergewicht (→ S. 359) drohen ebenso wie Konzentrationsstörungen (→ S. 222), Depressionen (→ S. 112) und Aggressionen (→ S. 60).

Achten Sie also darauf, dass sich Ihr Kind regelmäßig, am besten täglich ausreichend bewegt – dazu muss es nicht in einen Sportverein eintreten, sondern das Toben auf dem Kinderspielplatz, mit dem Rad zur Schule fahren oder ein abendlicher Familienspaziergang reichen aus. Schreiben Sie mehrere Wochen lang auf, wie viel sich Ihr Kind am Tag bewegt – so gewinnen Sie einen Überblick über die Aktivitäten und können sicher sein, dass Ihr Kind nicht zum »Faultier« wird.

Welche Sportart für mein Kind

Mannschaftsportarten wie Fuß- oder Handball sind körperbetont, anstrengend und folgen klaren Regeln – Ihr Kind kann sich richtig austoben. Basketball ist eine gute Wahl, wenn Ihr Kind zu aggressivem Verhalten neigt, dort ist Körperkontakt verboten. Der Nachteil von Mannschaftssportarten ist leider oft die Cliquenbildung zwischen mehreren Kindern – vielleicht nimmt Ihr Kind einen Freund mit in den Sportverein? So wird es sich zum einen nicht so allein fühlen, zum anderen kann man zu zweit leichter neue Freundschaftsbande knüpfen. Im Einzelsport (Leichtathletik, Tennis, Schwimmen, Turnen) muss sich Ihr Kind zwar mit anderen messen (kann Aggressionen fördern), hat aber vielleicht rasch ein motivierendes Erfolgserlebnis. Besonders körperbetont ist Judo, interessanterweise baut auch Boxen Aggressionen ab.

Die »Bewegte Schule«

Anfang der 90er Jahre entstanden in Nordrhein-Westfalen und Niedersachsen an mehreren Schulen Initiativen, die sich gegen bewegungsfeindliche Unterrichtseinheiten, Schulräume und Pausenhöfe richteten. Heute schmücken sich in Niedersachsen immerhin schon fast 10 % aller Grundschulen damit, dass sie sich vom Expertenteam der »Bewegten Schule« beraten lassen und die Anregungen umgesetzt haben. Aufgelockerte Unterrichtseinheiten, die den Konzentrationsspannen der Schüler angepasst sind (und in denen kurze konzentrierte Lernphasen mit Bewegungsspielen kombiniert werden), erlaubtes »Stuhlkippeln«, Aufenthaltsräume und Pausenhöfe, die zum Laufen, Toben und Bewegen einladen, sind hier an der Tagesordnung.

Bauchspeicheldrüsengewebe durch Stammzelltransplantation zu ersetzen, sind noch im Versuchsstadium. Für Typ-2-Diabetiker sind Gewichtsabnahme und ausreichende Bewegung wichtig (→ Aktivität fördern); als Medikamente kommen evtl. Tabletten oder auch Insulin zum Einsatz.

Blutzucker bestimmen Voraussetzung einer angemessenen Therapie ist die regelmäßige Blutzuckerbestimmung. Um diese ungeliebte Tätigkeit des »Sich-mehrmals-täglich-in-den-Finger-Stechens« für Jugendliche attraktiver zu machen, kann man smartphonebetriebene Blutzuckermessgeräte erwerben (z.B. iBGStar). Auf diesen lassen sich Messwerte archivieren und Auswertungen per Mail exportieren, etwa an den behandelnden Arzt. Eine andere, für Kinder interessante Anwendung ist die Kopplung mit einem Gameboy (DIDGET). Leider ist diese bisher nicht in Deutschland erhältlich.

Angepasste Ernährung Bei der medikamentösen Therapie und der Ernährung ist eine ganze Menge zu beachten, damit das Verhältnis von Zucker und Insulin möglichst kontinuierlich in einem ausgewogenen Verhältnis stehen. Allerdings muss Ihr Kind keine Diät einhalten, sondern sollte eine ausgewogene Vollwertkost bekommen. Außerdem scheint

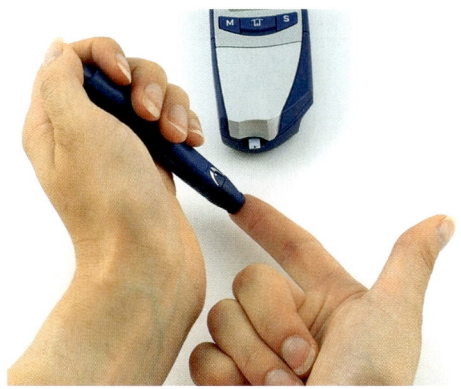

▲ Um zu wissen, welche Menge an Insulin gespritzt werden muss, wird vorher der Blutzucker bestimmt

eine Ernährung, die reich an Omega-3-Fettsäuren ist, das Fortschreiten der Zellzerstörung beim Typ 1 zu verlangsamen.[207]
Je mehr Sie und Ihr Kind wissen, desto besser können Sie mit der Erkrankung umgehen. Es gibt zahlreiche Schulungskurse für Eltern und Kind, daneben auch Selbsthilfegruppen, wo Austausch mit anderen Betroffenen möglich ist. Erste Anlaufstellen im Internet sind der Bund diabetischer Kinder und Jugendlicher (**www.bund-diabetischer-kinder.de**), der deutsche Diabetiker-Bund (**www.diabetikerbund.de**), die Deutsche Diabetes Union (www.diabetes-union.de) und die Initiative Diabetes-Kids (**www.diabetes-kids.de**).

Zyanose

Andere Bezeichnung: Blausucht
Bei der Zyanose ist der Sauerstoffgehalt des Blutes vermindert, so dass sich Haut und Schleimhäute bläulich-rot verfärben.

Besonders deutlich zeigt sich die Verfärbung an den Lippen und den Nasen-, Finger- und Zehenspitzen. Weil die roten Blutkörperchen die Körpergewebe nicht mehr mit ausreichend Sauerstoff versorgen, entstehen meist Beschwerden wie Atemnot, Herzrasen, Kopfschmerzen, Konzentrationsschwäche und Müdigkeit. Häufigste Ursachen einer vorübergehenden oder chronischen Zyanose sind Lungenerkrankungen wie Asthma (→ S.80), Pseudokrupp (→ S.307), Lungenentzündung

(→ S.250) und ein in die Luftwege geratener Fremdkörper (→ S.416), ein Krampfanfall (→ S.233), ein Herzfehler und ein Kreislaufschock z.B. bei Blutvergiftung (→ S.103). Beim Neugeborenen fließt eine Zyanose in die Bewertung seines Zustands (Apgar-Index) ein; bessert sie sich nicht, wird zügig nach der Ursache geforscht. Eine Zyanose bei Säuglingen, die ins Bräunliche geht, kann auf eine **Methämoglobinämie** hindeuten.

Warum Nitrate schädlich sind

Nitrat wird im menschlichen Körper teilweise in Nitrit umgewandelt. Das verändert den roten Blutfarbstoff Hämoglobin – er wird zu Methämoglobin, das keinen Sauerstoff speichern kann. Dieser Vorgang wird durch ein bestimmtes Enzym rückgängig gemacht, so dass moderate Nitritmengen ungefährlich sind. Bei Säuglingen ist dieses Enzym jedoch noch nicht richtig funktionsfähig, außerdem geschieht die Umwandlung in Methämoglobin schneller.

Deshalb sind Babys besonders gefährdet, eine Methämoglobinämie zu entwickeln. Hohe Dosen von Nitrat finden sich teilweise im Trinkwasser (die Konzentration sollte nicht höher als 10 mg pro Liter sein), in grünem Gemüse wie Spinat (besonders wenn es aus dem Treibhaus stammt) und in gepökelten Fleischerzeugnissen. Achten Sie bei der Ernährung Ihres Babys also darauf, ihm im 1. Lebensjahr möglichst wenig nitratreiche Nahrungsmittel zu geben.

Notfallsituationen

Natürlich hoffen alle Eltern, niemals in eine Situation zu geraten, in der sie bei ihrem Kind Erste-Hilfe-Maßnahmen ergreifen müssen. Trotzdem sollten Sie auf solch einen Fall vorbereitet sein.

Auch wenn Sie Ihr Kind sicher nicht vor allen gefährlichen Situationen schützen können, lassen sich einige verhüten. Bei Babys und Kleinkindern passieren die meisten Unfälle im Haushalt, bei älteren Kindern im Straßen-

Lebensrettende Sofortmaßnahmen

Ihr Kind liegt reglos auf dem Boden, ist blass oder bläulich? Gehen Sie nacheinander in folgenden Schritten vor:

Bewusstlos?
Prüfen Sie, ob Ihr Kind ansprechbar ist: Reagiert es auf seinen Namen, leichtes Rütteln oder Zwicken?

- **Falls ja:** Schocklagerung (Rückenlage, Beine 45° nach oben strecken); falls Sie einen Unfall vermuten, weiter mit dem »Unfall-Check von Kopf bis Fuß« (→ S. 405) und Versorgen der Wunden (→ S. 408).
- **Falls nein:** Ihr Kind ist bewusstlos. Sind Sie zu zweit, sollte einer bereits jetzt den Rettungsdienst rufen. Die Leitstelle wird Ihnen alle wichtigen Fragen stellen, deshalb müssen Sie sich nur zwei Dinge merken: 1. die Notrufnummer und 2. legen Sie niemals selbst auf – das Telefongespräch wird immer von der Leitstelle beendet!

> **Notrufnummern:**
> - 112 (Deutschland)
> - 144 (Österreich, Schweiz)

Atmung?
Prüfen Sie, ob Ihr Kind atmet: Beugen Sie seinen Kopf leicht nach hinten und halten Sie Ihr Ohr über Mund und Nase des Kindes – spüren Sie mit Ihrer Wange einen Luftstrom, hören Sie ein Atemgeräusch oder sehen Sie, dass sich der Brustkorb hebt und senkt?

- **Falls ja:** Bauchlage bei Babys und Kleinkindern, stabile Seitenlage bei Kindern ab 4 Jahren.
- **Falls nein:** prüfen, ob Fremdkörper (→ S. 417) im Mund (ggf. entfernen), falls noch immer keine Atmung: **Atemspende** (über Mund und Nase bei Babys, sonst über Mund, mit zugehaltener Nase; jeweils 1–2 Sekunden pusten und warten).
- **Sie sind sich unsicher:** Beginnen Sie mit der Atemspende, beobachten Sie dabei die Reaktion Ihres Kindes – bei Abwehrverhalten aufhören, ist die Atemspende ohne Reaktion des Kindes möglich, weiterbeatmen.

Atmet das Kind, rufen Sie den Rettungsdienst, beobachten Sie Ihr Kind weiter (minütliche Atem- und Pulskontrolle).

Keine Reaktion?
Ihr Kind bewegt sich nicht, hustet oder schluckt nicht, zeigt keine Atmung? Wahrscheinlich hat Ihr Kind einen Herz-Kreislauf-Stillstand. Sie müssen jetzt die Atemspende mit einer **Herzmassage** abwechseln (Brustkompression etwa 100-mal/Minute: bei Babys mit einem Finger unterhalb der Brustwarzenlinie, sonst mit einer Hand auf unterer Brustbeinhälfte):

- **2 Atemspenden, 30 Brustkompressionen (2:30)**

Rufen Sie nach 1 Minute den Rettungsdienst. Kontrollieren Sie alle 5 Minuten die Atmung. Fahren Sie fort, bis Hilfe eintrifft oder Ihr Kind wieder atmet.

verkehr. Gestalten Sie Ihr Zuhause also möglichst kindersicher und lassen Sie Ihrem Kind eine gute Verkehrserziehung angedeihen. Als Grundregel gilt: Unterschätzen Sie nie die Neugier und den Einfallsreichtum Ihres Kindes – es entwickelt zahlreiche Ideen, wie es hohe Bücherregale erklimmen und den Inhalt heißer Töpfe inspizieren kann!

Ist aller Vorsichtsmaßnahmen zum Trotz etwas passiert, gilt: Je besser Sie Bescheid wissen, was zu tun ist, desto eher können Sie Ruhe bewahren und auch das Richtige tun. Deshalb ist es sinnvoll, einen Erste-Hilfe-Kurs für Kinder zu besuchen und das Gelernte regelmäßig aufzufrischen. Ein Buch kann das praktische Lernen nicht ersetzen, weshalb

ZUM WEITERLESEN

Buchtipp

*Anne Hilgendorff: **Ich hab' mir wehgetan!** Thieme, Stuttgart 2006*

Ihr Kind kann gerade mit seinem Armgips nicht gut toben? Vielleicht trösten Sie es mit diesem Buch, das Kindern zwischen 3 und 8 Jahren erklärt, wie Beulen entstehen und Wunden verheilen.

wir Ihnen hier nur einen Überblick über die wichtigsten Sofortmaßnahmen geben.

Viele kleinere Unfälle und Missgeschicke können Sie selbst versorgen. Wenn Sie sich jedoch unsicher sind, die Beschwerden nicht besser werden oder zunehmen, stellen Sie Ihr Kind immer einem Arzt vor.

Notfälle und Schock

Lebensbedrohliche Situationen wie Atem- und Herzstillstand, Bewusstlosigkeit, schwere Blutungen, Infektionen oder allergische Reaktionen können – unabhängig von der Ursache – zu einem Schock führen. Dabei reichen die Kompensationsmechanismen nicht mehr aus, die Situation unter Kontrolle zu bringen: Der Kreislauf wird zunächst auf die lebenswichtigen Organe konzentriert (blasse, kaltschweißige Haut; kühle Arme und Beine) und bricht dann ganz zusammen, die Blutgerinnung gerät außer Kontrolle, die Organe funktionieren zunehmend schlechter und Ihr Kind wird bewusstlos. Rufen Sie schnellstmöglich um Hilfe und führen Sie sofort lebensrettende Sofortmaßnahmen zur Sicherung von Atmung und Kreislauf durch.

Unfälle

Jedes Kind trägt wohl mehr als einmal kleinere Blessuren davon. Doch auch größere Unfälle kommen recht häufig vor. Gut, wenn Sie wissen, was wann zu tun ist.

Kleinere Kinder stürzen z. B. vom Wickeltisch, größere verletzen sich oft beim Sport oder Spielen. Oft resultieren »stumpfe Verletzungen«, also solche, die ohne äußere Blutungen und offene Wunden (→ S. 407) einhergehen. Weitere, bei Kindern gar nicht so seltene Unglücke sind Ertrinken und Stromunfälle.

Stumpfe Verletzungen

Typische Zeichen sind bei allen Formen Schmerzen, Schwellungen, Blutergüsse und Bewegungseinschränkungen.

Prellung (Contusio) Verletzung, die durch stumpfe Gewalteinwirkung wie Sturz, Schlag oder Aufprall entsteht und zu einer Weichteilschwellung, evtl. mit Bluterguss, führt. Neben Gelenken können auch Muskeln, Bauchorgane, der Augapfel oder das Gehirn (→ Kopfverletzungen, S. 232) betroffen sein.

Nicht immer sind dann äußere Verletzungen sichtbar. Klagt Ihr Kind also nach einem Sturz über Bauchschmerzen (auch zeitverzögert), benimmt es sich auffällig oder ist es anders als sonst, rufen Sie einen Arzt oder fahren Sie in die nächste Rettungsstelle.

Quetschung (Kompression) Meist wird ein Körperteil, z. B. ein Finger eingeklemmt, nicht selten resultiert nicht nur eine sehr schmerzhafte, blaurote Schwellung, sondern eine offene Verletzung mit hoher Infektionsgefahr.

Zerrung Schäden durch Überdehnung oder kleine Fasereinrisse in einem Band oder in Muskelfasern. Die Muskelzerrung entsteht meist durch plötzliche Muskelanspannung bei nicht aufgewärmter Muskulatur und ist von einem Muskelfaserriss oft nicht zu unterscheiden. Die Bänderzerrung (**Verstauchung**, Distorsion) entsteht durch ein Überschreiten der natürlichen Beweglichkeitsgrenzen des Gelenkes, z. B. beim Umknicken. Auch die Bänderdehnung lässt sich nicht ohne Weiteres von einem Bänderriss abgrenzen. Häufigste Verstauchung ist die des oberen Sprunggelenkes (»umgeknickter Fuß«).

Verrenkung (Auskugelung) Gelenkverletzung, bei der die Knochenenden, die die Gelenkflächen bilden, gegeneinander verschoben sind; meist sind dabei auch die Gelenkkapsel und Bänder sowie die knorpeligen Gelenkflächen beschädigt. Verlieren die Knochenenden ihren Kontakt vollständig, spricht man von Luxation, haben die verschobenen Gelenkflächen noch Berührungspunkte, von Subluxation. Ursache ist meist eine starke Gewalteinwirkung wie ein Sturz oder ein starker Zug am Gelenk.

Gerade bei Kleinkindern ist eine Ellenbogenausrenkung (**Chassaignac-Lähmung**) recht häufig, die durch ruckartiges Ziehen am gestreckten Arm bedingt ist (z. B. wenn man versucht, ein stolperndes Kind am Unterarm festzuhalten). Das Kind benutzt den betroffenen Arm plötzlich nicht mehr.

Knochenbruch (Fraktur) Die teilweise oder komplette Durchtrennung eines Knochens ist meist Folge einer Gewalteinwirkung. Die zwei oder mehr Bruchstücke können sich gegeneinander verschieben (Dislokation), die Knochenenden durch die Haut ragen (offener Bruch). Knochenbrüche sind oft sehr schmerzhaft, an manchen Stellen wie Handgelenk oder Schlüsselbein verlaufen sie anfänglich aber oft beschwerdearm. Bei Brüchen besteht die Gefahr, dass Nerven, Gefäße oder Weichteile verletzt werden, die Bruchenden nicht richtig zusammenheilen, die Wachstumsfugen betroffen sind (mit der

---

DAS TUT IHREM KIND GUT

Unfall-Check von Kopf bis Fuß

Ihr Kind hatte einen Unfall? Es ist bei Bewusstsein, atmet und hat keine sichtbaren Wunden? Mit folgenden Handgriffen können Sie überprüfen, ob alles »Im Lot« ist:

▮ **Kopf** abtasten: Beule, Vertiefung, Wunde?

▮ Von der Seite gegen die **Schulter**n drücken: Schmerzen?

▮ Von oben auf Schultern und **Schlüsselbeine** drücken: Schmerzen?

▮ **Arme** von oben nach unten abtasten und bewegen lassen: Schmerzen, eingeschränkte Beweglichkeit?

▮ **Brustkorb** umfassen und leicht zusammendrücken: Schmerzen?

▮ **Beine** von oben nach unten abtasten und bewegen lassen: Schmerzen, eingeschränkte Beweglichkeit?

▮ In beide **großen Zehen** zwicken: Gefühl vorhanden?

Folge von Wachstumsstörungen) und – bei offenen Verletzungen – Keime einwandern und eine Entzündung von Knochen und Knochenmark hervorrufen (→ S. 221). Bei großen Brüchen, z. B. der Hüfte bei einem Verkehrsunfall, ist ein erheblicher Blutverlust möglich. Fehlstellung (durch Verschiebung) oder abnorme Beweglichkeit, fühl- oder hörbares Knochenreiben (Krepitation) bei Bewegung und sichtbare Knochenteile sind zwar sichere Knochenbruchzeichen, aber nicht immer vorhanden. Schmerzen, Schwellung, Blutergüsse und eingeschränkte Beweglichkeit treten dagegen fast immer, aber auch bei anderen stumpfen Verletzungen auf. Sicherheit gibt dann meist eine Röntgenaufnahme.

Was tun?

Falls Ihr Kind bewusstlos ist, ergreifen Sie zunächst lebensrettende Sofortmaßnahmen (→ S. 403). Sonst führen Sie zunächst den Unfall-Check durch. Entdecken Sie dabei krankhafte Zeichen, gehen Sie weiter vor wie folgt, bei offenen Wunden wie auf S. 407.
Suchen Sie den Arzt auf, wenn ein Gelenk stark anschwillt, sich ein großer Bluterguss bildet oder sich das Gelenk nicht mehr bewegen lässt bzw. Ihr Kind nicht auftreten kann; ebenso wenn die Schmerzen nach etwa einer Stunde nicht zurückgehen oder stärker werden. Ein sofortiger Arztbesuch ist auch bei Deformierungen (z. B. ein abgeflachter Finger nach einer Quetschung) angezeigt oder wenn Sie den Verdacht auf einen Knochenbruch haben. Stellen Sie das betroffene Gelenk oder Körperteil ruhig. Ein Bruch lässt sich auch behelfsmäßig z. B. mit einem Kochlöffel oder mittels einer gebogenen Zeitung und einem großen Tuch schienen.

Pech-Schema Gehen Sie ansonsten nach dem folgenden Prinzip vor – je früher, desto geringer sind die Auswirkungen und desto schneller wird die Heilung voranschreiten:
▮ Pause: Spiel bzw. sportliche Tätigkeit unterbrechen.
▮ Eis: Kühlen, kühlen, kühlen. Legen Sie die Eiswürfel, das Gel-Pack (oder auch das Tiefkühlgemüse) allerdings nicht direkt auf die Haut, sondern umwickeln Sie diese mit einem Handtuch. Alternativ können Sie einfach kühles Wasser über das Gelenk laufen lassen oder legen Quark aus dem Kühlschrank auf.
▮ Compression: betroffenes Gelenk mit elastischer Binde umwickeln, darüber dann eine Lösung mit Retterspitz®, Arnika-Tinktur (Arnika mit kühlem Wasser im Verhältnis 1:9) oder auch Essig mit Wasser (im Verhältnis 1:3) gießen bzw. die Kältepacks drauflegen.
▮ Hochlagern und Ruhigstellen des betroffenen Arms oder Beins.

Und sonst Geben Sie einmalig Rescue-Remedy (um den Schreck abzumildern) und zusätzlich Arnica D12 3- bis 5-mal alle 10 Minuten, dann stündlich. Weitere Homöopathika zusätzlich je nach Verletzung (alle D12):
▮ Verstauchung: Rhus tox (alle 2 Stunden, ab Tag 2, 3-mal tgl.)

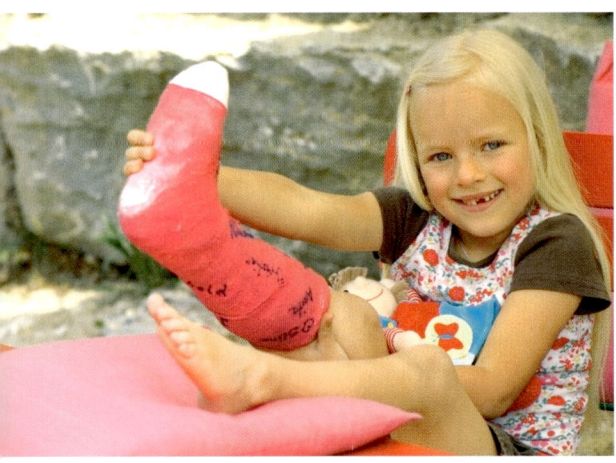

▲ Ist der Knochenbruch mit einem bunten Gips versehen, können die meisten Kinder schon wieder lachen

- Verrenkung: Ruta (ab Tag 2, 3-mal tgl.)
- Blaues Auge: Ledum (alle 2 Stunden, ab Tag 2, 3-mal tgl.)
- Wenn Finger oder Zehen betroffen sind, bei Quetschungen: Hypericum (im Wechsel mit Arnica).

(Beinahe-)Ertrinken

Kleine Kinder mit ihrem vergleichsweise schweren Kopf können bereits in flachen Gewässern ertrinken. Lassen Sie Ihr Kind deshalb nie unbeaufsichtigt in der Nähe von Wasser spielen. Bedenken Sie: Ertrinken passiert fast lautlos! Bringen Sie sich bei der Rettung nicht selbst in Gefahr: Versuchen Sie, das Kind von einem festen Standort aus dem Wasser zu ziehen, nehmen Sie ansonsten ein Schwimmbrett oder Schwimmring mit, an dem es sich festhalten kann.

Ist Ihr Kind bewusstlos, beginnen Sie direkt mit lebensrettenden Sofortmaßnahmen (→ S. 403), und zwar ohne wertvolle Zeit damit zu verschwenden, Wasser aus der Lunge zu entfernen! Lassen Sie allenfalls das Wasser aus dem Mund durch Seitdrehung des Kopfes herauslaufen. Atmet das Kind, decken Sie es warm zu, ist es bei Bewusstsein, ziehen Sie ihm die nassen Kleider aus und wickeln Sie es warm ein. Ihr Kind muss auf jeden Fall zur Beobachtung ins Krankenhaus, denn durch eingeatmetes Wasser kann in den nächsten Stunden noch eine Verschlechterung der Atmung auftreten!

Elektrounfälle

Beim Ein- und Austritt von Strom durch den Körper entstehen Verbrennungen, Hauptgefahr sind jedoch lebensgefährliche Herzrhythmusstörungen. Solange der Strom fließt, verkrampfen sich die Muskeln, so dass Ihr Kind sich nicht selbst lösen kann!

Stellen Sie zunächst sicher, dass Ihnen nichts passiert – nur so können Sie helfen. Berühren Sie Ihr Kind nicht, solange es unter Strom steht. Unterbrechen Sie den Strom, am besten durch Ausschalten der Sicherung. Ist das nicht möglich, isolieren Sie sich selbst (Gummistiefel; dicke, trockene Zeitung; trockenes Holzbrett) und versuchen Sie, Ihr Kind mit einem nichtleitenden Gegenstand aus Holz (Besenstiel, Brett, Leiter, Stuhl) schnell von der Stromquelle wegzuschieben oder so das Stromkabel zu entfernen.

Ist Ihr Kind bewusstlos, führen Sie lebensrettende Sofortmaßnahmen durch (→ S. 403), ansonsten lassen Sie es sich ruhig hinlegen und rufen Sie den Notarzt. Beaufsichtigen Sie Ihr Kind bis zu dessen Eintreffen. Kühlen Sie in der Zwischenzeit die Brandwunden mit einem sauberen Tuch mit kühlem Wasser. Ihr Kind muss auf jeden Fall zur Beobachtung ins Krankenhaus!

Wunden und Blutungen

Stolpern, ausrutschen und hinfallen – schnell ist das Knie aufgeschürft. Mit dem Taschenmesser ein Stück Holz schnitzen – und sich stattdessen in den Finger schneiden. Kleinere und größere offene Verletzungen kommen bei Kindern recht häufig vor. Meist sehen sie erst mal schlimmer aus als sie sind.

Bei Wunden werden Blutgefäße verletzt – deshalb bluten sie. Wie stark und wie lange, hängt v. a. davon ab, wie groß die Wunde ist und welche Gefäße verletzt worden sind.

- **Schürfwunde**: Entsteht durch Abschaben der oberen Hautschicht. Die Blutung ist gering und punktförmig, dafür tritt Gewebswasser (gelbliche, klare Flüssigkeit) aus. Schürfwunden sind sehr schmerzhaft, da in der betroffenen Hautschicht zahlreiche Nerven liegen.

▪ **Platz-, Quetsch- und Risswunde:** entstehen z.B. durch einen Stoß gegen einen harten Gegenstand, Einklemmen von Fingern und Zehen, Tierbiss oder Festhaken mit Aufreißen der Haut (Tierkrallen, Angelhaken). Typisch sind zerfetzte, unregelmäßige Wundränder; die Blutung ist mäßig, oft kommt es zum Bluterguss. Die Infektionsgefahr ist recht hoch.

▪ **Stich- und Schnittwunden:** durch spitze oder scharfe Gegenstände verursachte Wunde, die unterschiedlich tief ist und meist glatte Ränder hat. Blutet stark, heilt aber meist gut.

Was tun?

Spritzende, starke Blutungen und solche, die sich innerhalb einer halben Stunde nicht stoppen lassen, sowie große Wunden, tiefe Schnitt-, Platz- oder Quetschwunden, Wun-

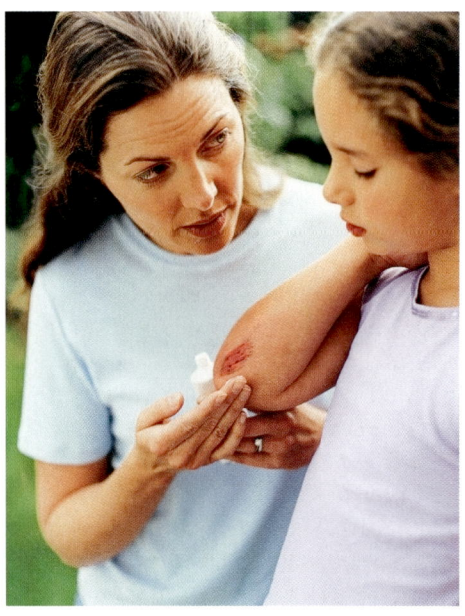

▲ Schürfwunden tun ganz schön weh

den im Bereich des Gesichts und solche, die Fremdkörper (außer bei Schürfwunden) enthalten, gehören in ärztliche Hand. Sie müssen gereinigt werden, damit sich keine unschönen Narben bilden, evtl. muss auch genäht oder geklebt werden. Außerdem überprüft der Arzt, ob Nerven oder Gefäße verletzt sind. Einen Arzt sollten Sie auch aufsuchen, wenn Sie sich über den Tetanusschutz Ihres Kindes unsicher sind oder wenn sich die Wunde stark entzündet.

Bei Wunden, die Sie selbst versorgen, gilt: Warten, bis Blutung stoppt, verschmutzte Wunden mit Leitungswasser reinigen, nicht mit Finger berühren. Evtl. desinfizieren (z.B. mit Octenisept® oder Ringelblumenessenz, mit warmem Wasser im Verhältnis 1:5 verdünnt). Wunde keimfrei abdecken – je nach Größe mit Wundschnellverband (»Pflaster«) oder Wundgaze (Kompresse), die Sie mit Pflaster befestigen. 1- bis 2-mal täglich wechseln und auf Entzündungszeichen achten.

▪ **Schürfwunden:** Reinigen mit lauwarmem Wasser aus der Dusche oder einem sauberem Gefäß (auch Mineralwasser eignet sich), dabei Ausspülen von Steinchen, Sand und Holzsplittern. Evtl. nehmen Sie eine Pinzette zu Hilfe.

▪ **Platzwunden:** Warten, bis Blutung stoppt (ggf. über einige Zeit abdrücken), dann mit sauberem Tuch abtupfen. Kleine Platzwunden bis zu 5 mm (außer im Gesicht) können Sie mit einem Klammerpflaster selbst versorgen – achten Sie darauf, dass die Wundränder ohne Spannung gerade aneinanderliegen. Andere Platzwunden sollten bald ärztlich versorgt werden.

▪ **Schnittwunden:** Kleine Schnitte können Sie wie Platzwunden selbst versorgen. Größere oder verunreinigte Wunden oder Schnitte, bei denen das Kind den betroffenen Körperteil nicht mehr bewegen kann (was z.B. auf eine Sehnenverletzung deuten könnte), gehören zum Arzt.

- **Splitter:** Sitzt er nicht zu tief, versuchen Sie ihn mittels einer spitzen Pinzette herauszuziehen. Falls das nicht klappt, versuchen Sie Folgendes: Zugsalbe auftragen und mit Pflaster abdecken; nach einem Tag erneut versuchen zu entfernen. Oder betroffenes Körperteil 10 Minuten in einem Seifenbad einweichen. Bleibt das erfolglos, suchen Sie den Arzt auf.
- **Bisswunden:** Kleine Bisswunden mit Seifenlösung (Kernseife) reinigen und mit steriler Wundauflage bedecken. Täglich wechseln, falls Entzündungszeichen: zum Arzt. Größere bzw. tiefere Bisswunden oder Bisswunden im Gesicht direkt ärztlich versorgen lassen.
- **Blutungen:**
  - **Leichte Blutungen** hören nach 5–10 Minuten von selbst auf. Ansonsten drücken Sie eine sterile Kompresse oder ein frisch gewaschenes Tuch auf die Wunde, bis sie aufhört zu bluten. Decken Sie diese mit einem Pflaster ab.
  - **Stärkere oder spritzende Blutungen** werden (ohne sonstige Maßnahmen wie ein Reinigen der Wunde) mittels Abdrücken gestillt: Pressen Sie eine Kompresse oder sauberes Taschentuch (oder auch mehrere Lagen Kleidung) auf die Wunde und drücken Sie mit dem Handteller fest und stetig darauf. An Armen, Beinen und Kopf können Sie auch einen Druckverband anlegen: 1. fester Verband, 2. Druckpolster auf Wundbereich (Verbandrolle, zusammengerolltes Taschentuch o. ä.), 3. Verband zum Befestigen darüber. Lagern oder halten Sie den betroffenen Arm oder das Bein hoch. Suchen Sie einen Arzt auf.

Und sonst Gegen den Schreck hilft einmalig Rescue-Remedy (ca. 3 Tropfen pur in den Mund oder auf die Stirn eingerieben), alternativ auch 1 Tropfen reines Lavendelöl, das Sie auf die Kleidung im Brustbereich geben können. Geben Sie zusätzlich Arnica D12 3- bis 5-mal 5 Globuli alle 10 Minuten, dann stündlich. Weitere Homöopathika zusätzlich je nach Verletzung (alle D12):
- Biss- und Stichwunde: Ledum (alle 2 Std., ab dem 2. Tag 3-mal tgl.)
- Schnittwunde: Staphisagria (alle 2 Std., ab dem 2. Tag 3-mal tgl.)
- Schürf-, Platz- und Risswunde: Calendula (alle 2 Std., ab dem 2. Tag 3-mal tgl.)
- Splitter: Silicea (2-mal tgl.)

Nasenbluten

Es sieht oft bedrohlich aus, ist aber fast immer harmlos und nach wenigen Minuten wieder vorbei. Unter der Nasenschleimhaut bilden zahlreiche kleine Gefäße ein dichtes Netz, mit dem – durch das warme, durchfließende Blut – die Atemluft auf Körpertemperatur gebracht wird. Da diese Blutpolster dicht unter der Oberfläche liegen, führt eine Verletzung der Schleimhaut, z. B. das Aufplatzen durch trockene Heizungsluft im Winter, heftiges Schnäuzen bei einer Erkältung oder einfaches Nasenbohren, zu Nasenbluten. Die sich bildende Kruste ist wiederum wenig widerstandsfähig, so dass bis zum vollständigen Abheilen schnell neue »Blutungsattacken« auftreten. Selbst bei Kindern, die häufig unter Nasenbluten leiden, liegt nur ganz selten eine ernste Störung wie eine krankhafte Blutungsneigung (→ S. 102) oder ein hoher Blutdruck zugrunde. Bisweilen sind auch mal Fremdkörper (→ S. 416) oder eine Verletzung z. B. durch einen Schlag auf die Nase oder den Kopf die Ursache für Nasenbluten.

Was tun?

Nur keine Panik – selbst wenn sich das ganze Taschentuch rot färbt, verliert Ihr Kind nur wenige Milliliter Blut. Lassen Sie Ihr Kind im Sitzen oder Stehen den Kopf etwas nach vorne beugen, am besten über ein Waschbecken, und drücken Sie die Nasenflügel mit Daumen und Zeigefinger mehrere Minuten zusammen. Nicht empfehlenswert ist es, den Kopf in den Nacken zu legen, da dabei Blut die Rachenwand hinunterläuft, verschluckt wird und damit zu Übelkeit und Erbrechen führen kann.

- Oft wird empfohlen, zur Verengung der Gefäße einen feuchten, kühlen Waschlappen in den Nacken zu legen. Die Wirksamkeit ist zwar nicht eindeutig nachgewiesen, allerdings schadet es sicher nicht. Auch unbewiesen ist die Wirksamkeit der Tipps, Zellstoff- oder Löschpapier unter die Zunge oder zwischen Oberlippe und Zahnfleisch zu stecken oder eine Zitronenscheibe zu lutschen.
- Anerkannt ist dagegen die blutstillende Wirkung von Hirtentäschel. Neigt Ihr Kind zu wiederholtem Nasenbluten, können Sie einen Aufguss mit Hirtentäschelkraut herstellen (1 EL mit einer Tasse heißem Wasser 10 Minuten ziehen lassen und abseihen). Ihr Kind schnupft etwas davon bei Bedarf in die Nase hoch oder tränkt ein zusammengedrehtes Papiertaschentuch damit und führt es in das betroffene Nasenloch ein.
- Als homöopathische Mittel eignen sich akut Hamamelis D6 oder Natrium nitricum D12 (alle 2 Std. über 2 Tage); Phosphorus D12 (1-mal tgl. über 10 Tage) probieren Sie, wenn das Nasenbluten immer wieder auftritt.

Dem Austrocknen der Nasenschleimhaut und dem Ablösen der Kruste mit erneuter Blutung wirken fettreiche Nasensalben entgegen. Erklären Sie Ihrem Kind, dass es sich möglichst den ganzen Tag nicht mehr die Nase schnäuzen sollte, da die Reparaturmechanismen der verletzten Blutgefäße einige Zeit brauchen.

Achtung: Suchen Sie einen HNO-Arzt auf, wenn die Blutung nicht innerhalb einer Viertelstunde aufhört, sehr stark, spritzend oder durch eine Verletzung bedingt ist.

Insektenstiche

Sommer und Sonne, aber auch Schattenseiten: Zahlreiche Insekten sind unterwegs und vermiesen das Barfußlaufen im Gras und Safttrinken auf der Terrasse.

Zwar sind Insektenstiche meist harmlos, aber oft unangenehm. Der meist folgende Juckreiz führt zum Kratzen. Dadurch besteht die Gefahr, dass Keime in die Wunde gelangen und diese sich entzündet. Bei manchen Menschen lösen Stiche auch schwere allergische Reaktionen aus; Bienen- oder Wespenstiche können im Mund zu starken Schwellungen bis hin zur Atemnot führen. Zeckenstiche tun zwar nicht weh, aber durch sie können Krankheiten übertragen werden.

Bienen, Wespen, Mücken

Wurde Ihr Kind von einer Biene oder Wespe gestochen, prüfen Sie, ob der Stachel noch steckt. Falls ja, ziehen Sie ihn vorsichtig mit einer Pinzette oder langen Fingernägeln heraus oder schaben ihn mit einer im 45°-Winkel aufgesetzten Messerklinge vorsichtig von der Wunde weg. Wenn Sie ihn einfach mit den Fingern herausziehen, besteht die Gefahr, dass Sie aus der daran hängenden Giftblase weiteres Gift in die Wunde drücken.

Was tun?

Gegen die Schwellung, Schmerzen und den Juckreiz helfen folgende Alternativen – nehmen Sie einfach das, was Sie vorrätig haben:

- Zur Kühlung (etwa 5 Minuten) reichen zunächst ein feuchtkalter Waschlappen, eine Kühl-Kompresse oder ein in ein Tuch eingeschlagener Eiswürfel bzw. – als »feinere« Variante – Speisequark aus dem Kühlschrank.
- Anschließend gegen die Schwellung und den Juckreiz eine Zwiebelhälfte, ein zerriebenes Blatt von Gänseblümchen, frischer Pfefferminze, Spitzwegerich oder Bärlauch auflegen bzw. Heilerde mit Ringelblumentee zur Paste verrührt in ein Geschirrhandtuch einschlagen und auflegen. Alternativ Combudoron®-Gel oder ein Antihistaminikum (z. B. Fenistil®-Gel) gegen den Juckreiz und die Schwellung (besonders bei Mückenstichen).
- Zusätzlich Apis D12 einmalig, bei Stichen im Mund auch häufiger, lindert den Schmerz und verringert die Schwellung.

Ist Ihr Kind von einer Biene, Wespe oder Hornisse in den Mund-Rachen-Raum gestochen worden, rufen Sie den Notarzt! Geben Sie Ihrem Kind bis zu dessen Eintreffen Apis D12 alle 10 Minuten sowie Eiswürfel oder Speiseeis zu lutschen.

Zeckenstich

Suchen Sie Ihr Kind nach jedem Aufenthalt in der Natur abends nach Zecken ab, v. a. in warmen, feuchten Körperregionen wie Achselhöhlen, Leistenbeugen und Kniekehlen, aber auch Hals, Ohren und Gesäßfalte. Je zügiger Sie die saugende Zecke entfernen, desto leichter gelingt dies und desto geringer scheint die Wahrscheinlichkeit zu sein, dass sich Ihr Kind mit einer Borreliose (→ S. 104) oder FSME (→ S. 147) infiziert. Wichtig ist, auch die Kleidungsstücke abzusuchen – Zecken überleben auch einen heißen Waschgang, manchmal sogar einen Durchgang im heißen Trockner.[208] Weitere Tipps, wie Sie Zeckenstiche vermeiden können, finden Sie unter Borreliose.

Was tun?
Folgende Tipps helfen Ihnen, wenn Sie eine Zecke entdeckt haben:

Zecke entfernen
- Im Fachhandel werden spezielle **Zeckenzangen** meist aus Kunststoff angeboten. Weil sehr kleine Zecken damit eher zerquetscht werden, wird häufig davon abgeraten, sie zu benutzen. Besser ist eine feine, spitze **Splitterpinzette** (gerade oder L-förmig gebogen). Fassen Sie die Zecke möglichst dicht über der Haut (Pinzette flach, fast parallel zur Haut aufsetzen) und ziehen Sie diese langsam gerade nach oben heraus. Leichte Rüttelbewegungen oder Hin- und Herdrehen lockern zwar den mit Widerhaken besetzten Saugrüssel und erleichtern so das Herausziehen, erhöhen aber die Wahrscheinlichkeit, dass der Stechrüssel abreißt. Vielleicht hat Ihr Kind auf den Ausflug eine Becherlupe mitgenommen? Nehmen Sie diese doch einfach zu Hilfe!
- Mit einer **Zeckenkarte**, die wie eine Kreditkarte mit Aussparung aussieht, kann eine Zecke ab Stecknadelkopfgröße ausgehebelt werden. Ganz kleine Zecken können Sie auch mit einer normalen Scheckkarte einfach abkratzen.
- Oder legen Sie einen feinen **Faden** als Schlinge um die Zecke, ziehen diese Schlaufe zu und die Zecke an beiden Fadenenden heraus. Alternative ist eine Zeckenschlinge, die nach einem ähnlichen Prinzip funktioniert und im Fachhandel erhältlich ist.
- Wenn gar nichts anderes zur Hand ist, nehmen Sie Ihre **Fingernägel**, möglichst ohne die Zecke zu quetschen.

Zu beachten
- Falls der Kopf oder ein Zeckenrest stecken bleibt, warten Sie ab – er wird meist nach

wenigen Tagen durch eine leichte Entzündungsreaktion ausgestoßen.

- Sind Sie unsicher oder entzündet sich die Stelle, sollten Sie einen Arzt aufsuchen.
- Verzichten Sie auf alte Hausrezepte wie Ersticken der Zecke mit Öl, Nagellack, Vaseline oder einem glühenden Streichholzkopf. Dies führt evtl. dazu, dass vermehrt Speichel und damit Erreger in die Wunde

gelangen. Darüber hinaus begünstigt es eine Entzündung der Stichstelle.

Und sonst Notieren Sie das Datum des Zeckenstiches im Kalender. Beobachten Sie die Stelle sorgsam über 3–4 Wochen. Sollte sich dort eine kreisförmige Rötung (Verdacht einer Borreliose!) zeigen, stellen Sie Ihr Kind einem Arzt vor.

Schäden durch Hitze oder Kälte

So lebenswichtig Licht und Wärme für den Menschen sind, so gefährlich sind zu viel Hitze und Sonnenstrahlen. Doch auch Kälte kann schaden.

Kinder sind besonders gefährdet durch Hitze, Kälte und Sonneneinstrahlung: Zum einen ist ihre Wärmeregulation noch nicht so ausgefeilt, zum anderen ist ihre Haut dünner und empfindlicher als die von Erwachsenen. Dazu kommt, dass sie häufig nicht merken, wenn es zu viel wird. Deshalb sind vorbeugende Maßnahmen wie passende Kleidung und Sonnenschutzmaßnahmen besonders wichtig – diese sowie Hinweise zum weiteren Vorgehen finden Sie hier im Überblick:

Sonnenbrand, Sonnenstich und Hitzekollaps

Das Risiko für typische »Sommernotfälle« lässt sich mit ein paar einfachen Maßnahmen merklich vermindern:

- Direkte Sonneneinstrahlung meiden, besonders die Mittagszeit im Schatten verbringen und dann nicht gerade herumtoben oder steile Klettertouren bewältigen.
- Kleidung ist der beste UV-Schutz! Kopfbedeckung, die auch Ohren und Nacken schützt, die übrige nackte Haut mit (ggf.

wasserfester) Sonnencreme mit hohem Lichtschutzfaktor eincremen.
- Viel trinken, für (Ab-)Kühlung vor allem des Kopfes sorgen. Bei Wanderungen, Schifffahrten oder anderen Aktivitäten, bei denen die Sonne direkt auf den Kopf knallt, die Kopfbedeckung immer mal wieder mit Wasser tränken.
- Und – nicht vergessen – um die Augen zu schützen, eine Sonnenbrille tragen. Aber bitte keine aus dem Supermarkt, sondern eine mit UV-undurchlässigen, geprüften Gläsern, am besten vom Optiker.

Sonnenbrand Wirkt Sonnenlicht zu lange auf nicht ausreichend geschützte Haut ein, entsteht eine Entzündung – zunächst eine Rötung, dann Blasenbildung. Bei großflächigem Sonnenbrand treten allgemeine Zeichen wie Unwohlsein, Frieren, Fieber und Kreislaufstörungen hinzu. Besonders gefährlich ist der Aufenthalt am Meer oder im Gebirge, wo die UV-Strahlung durch Wasser oder Schnee reflektiert und so verstärkt wird. Auch das Planschen im Wasser ist nicht ohne – nasse Kleidung ist strahlendurchlässiger, das Sonnenschutzmittel hält nicht ewig (selbst wenn es wasserfest ist) und durch die ständige Kühlung merkt man erst viel zu spät, dass die Haut brennt. Wiederholte Sonnenbrände im Kindesalter erhöhen das Risiko, später an Hautkrebs zu erkranken!

Hitzekollaps (Hitzeerschöpfung) Hält sich Ihr Kind bei hohen Außentemperaturen längere Zeit im Freien (oder in einem geschlossenen Auto, auf das die Sonne knallt!) auf, ohne ausreichend zu trinken, macht der Kreislauf durch seine ständigen Versuche gegenzusteuern schlapp. Das Kind klagt dann über Durst, Schwindel, Kopfschmerzen, Übelkeit und Schwäche, die Haut ist oft kaltschweißig und blass.

Im Extremfall kommt es zum lebensgefährlichen **Hitzschlag**, bei dem die Schweißproduktion und damit die Wärmeabgabe zum Erliegen kommt. Das Kind hat dann trockene, gerötete, heiße Haut, die Körpertemperatur steigt stark an; neben den obigen Beschwerden drohen Krampfanfälle, Bewusstlosigkeit und Kreislaufversagen.

Sonnenstich Intensive Sonneneinstrahlung vor allem auf Kopf und Nacken kann nicht nur die äußere Haut, sondern auch die Hirnhäute reizen. Häufig zeigt sich der Sonnestich erst mit etwas zeitlicher Verzögerung (z. B. nachts). Zeichen sind – wie bei einer Hirnhautentzündung (→ S. 186) – starke Kopfschmerzen evtl. mit Nackensteifigkeit, Übelkeit und Erbrechen, Schwindel und in schwereren Fällen auch Kollaps und Verhaltensänderungen bis hin zur Bewusstlosigkeit.

Was tun?

In allen Fällen gilt: Raus aus der Sonne! Bringen Sie Ihr Kind als Erstes in den Schatten oder ein kühles Zimmer. Geben Sie Belladonna D6 alle 15 Min. (3-mal), dann alle 2–3 Std.

- **Sonnenbrand:** Kühlung mit feuchten Umschlägen lindert die Hautreizung. Sie können dazu einfach Wasser, aber auch Buttermilch, Joghurt oder Quark benutzen, falls zur Hand ergänzt mit dem Saft einer

fein geraspelten Salatgurke. Brauen Sie einen Tee aus Kamillenblüten, Ringelblumen, Pfefferminze und Zaubernuss, lassen ihn abkühlen und befeuchten damit die Auflage. Oder geben Sie ihn in einen Zerstäuber – dann kann sich Ihr Kind bei Bedarf damit einsprühen. Käufliche After-Sun-Lotionen haben den Vorteil, dass sie nicht nur Kühlen, sondern die gereizte Haut gleichzeitig pflegen. Bei großflächigem oder starkem Sonnenbrand mit Blasenbildung suchen Sie einen Arzt auf.

- **Sonnenstich:** Lassen Sie Ihr Kind ruhen, am besten mit hoch gelagertem Kopf. Legen Sie feuchtkalte Umschläge auf Stirn und Nacken und lassen Sie Ihr Kind viel Wasser oder Saftschorle trinken (kühl, nicht eiskalt). Hilfreich ist auch Salziges wie Gemüsebrühe: Das gleicht den Mineralhaushalt wieder aus und bringt den Kreislauf auf Trab. Bei starkem Kopfweh können Sie auch Paracetamol geben.

- **Hitzekollaps:** Auch hier gilt: Viel trinken und abkühlen. Umwickeln Sie am besten den ganzen Körper mit feuchtkalten Tüchern oder legen Sie Ihr Kind in ein kühles Wasserbad. Um den Kreislauf zu unterstützen, legen Sie es eher flach hin und heben Sie seine Beine evtl. sogar leicht an. Ist Ihr Kind apathisch oder zeigt andere Verhaltensänderungen, rufen Sie einen Notarzt.

Verbrennungen

Wohl kaum ein Kind steckt nicht irgendwann einmal neugierig seinen Finger in Kerze, Grillfeuer oder auf die Herdplatte. Meist gehen solche Experimente glimpflich aus. Gefährlicher sind Situationen, in denen Haare oder Kleidung Feuer fangen sowie Verbrühungen mit heißer Flüssigkeit oder Wasserdampf – Klassiker sind das Herunterziehen der Kaffeetasse vom Tisch oder des heißen Topfes von der Herdplatte.

Was tun?

Falls Ihr Kind oder seine Kleidung brennt: Fangen Sie es ein, übergießen Sie es mit Wasser oder tauchen Sie es in Wasser ein. Falls keins vorhanden ist, ersticken Sie die Flammen mit einer Decke oder großen Tüchern, notfalls müssen Sie Ihr Kind auf dem Boden hin- und herwälzen.

Prüfen Sie das Ausmaß der Verbrennung – ist Ihr Kind noch ein Baby, ist das betroffene Gebiet größer als 10 Handteller des Kindes oder ist die betroffene Stelle verkohlt oder weiß und gefühllos, rufen Sie den Notarzt. Decken Sie bis zu seinem Eintreffen den Bereich mit einem sauberen Tuch ab, am besten mit einem speziellen Verbandtuch für Verbrennungen. Ist das Areal größer als 5 Handteller, bilden sich an mehreren Stellen Blasen oder betreffen die Verbrennungen Gesicht oder Genitalien, suchen Sie sofort einen Arzt auf. Alle anderen Fälle können Sie selbst behandeln.

Kühlen Sie die Stelle: Übergießen Sie diese mit kaltem Wasser (aber nicht Eis!), legen Sie nasse Tücher auf oder halten sie den Körperteil unter fließendes Wasser. Einen verbrannten Finger können Sie stattdessen auch in eine passend ausgehöhlte rohe Kartoffel pressen. Unterstützend geben Sie Cantharis D6 (zunächst 3-mal alle 15 Minuten, dann alle 2 Stunden, am 2. Tag 5-mal, dann 3-mal tgl.). Eine Brandblase belassen Sie einfach (ohne sie zu eröffnen); für Spielen im Dreck und bei Kleinkindern ist eine saubere Abdeckung mit kleinen Kompressen sinnvoll (2-mal tgl. wechseln), bis die Wunde abgeheilt ist.

Erfrierungen

Eine örtlich begrenzte Einwirkung großer Kälte schädigt die Gefäßwand kleiner und kleinster Hautgefäße, so dass die Durchblutung gestört ist und im schlimmsten Fall das umliegende Gewebe abstirbt. Besonders häufig betroffen sind Finger, Zehen, Nase, Wangen und Ohren. Manchmal rutscht beim Spielen im Schnee auch ein Hosenbein oder Ärmel hoch, so dass die Fußknöchel oder Handgelenke der Kälte ausgesetzt sind. Die Haut ist kalt, weiß und gefühllos, nach dem »Auftauen« blaurot und sehr schmerzhaft. Schwellungen und Blasen deuten auf eine mittelschwere Erfrierung.

Was tun?

Bringen Sie das Kind in einen warmen Innenraum, ziehen Sie nasse Kleidungsstücke aus und hüllen Sie Ihr Kind in eine Decke. Das Beste ist das langsame Erwärmen bei Zimmertemperatur; verzichten Sie auf Maßnahmen wie kalte Einreibungen mit Schnee, Erwärmungen im Wasserbad, lokale Wärmeauflagen oder durchblutungsfördernde Salben – sie bergen die Gefahr der zusätzlichen Gewebsschädigung. Bereiten Sie Ihr Kind darauf vor, dass das »Auftauen« mit einem schmerzhaften Kribbeln, Pochen und Jucken einhergeht – Zeichen, dass die Durchblutung wieder in Gang kommt. Bilden sich Blasen, stellen Sie Ihr Kind einem Arzt vor. Unterstützend geben Sie Agaricus D12 (zunächst stdl., dann 2-mal tgl.).

Unterkühlung

Eine Körpertemperatur von unter 36 °C (Hypothermie) entsteht durch Auskühlung infolge niedriger Umgebungstemperaturen (besonders schnell bei Babys, deren Wärmeregulation noch nicht ausgereift ist), Stoffwechselentgleisung (z. B. Unterzuckerung bei der Zuckerkrankheit) oder schwerer Allgemeininfektionen (z. B. Hirnhautentzündung, Blutvergiftung). Solch eine Untertemperatur wird meist von Schläfrigkeit und Blässe sowie – je nach Ursache – anderen Symptomen begleitet. Länger andauernde Unterkühlung kann zu schweren Beeinträchtigungen führen; da dabei die Stoffwechselvorgänge verlangsamt sind, kann sie allerdings z.B. bei Ertrinkungsunfällen in kaltem Wasser die Überlebenschancen erhöhen.

Was tun?
Hat sich Ihr Kind nur etwas verkühlt, weil es beim Spielen draußen die Zeit vergessen hat, müssen Sie nicht viel tun. Bringen Sie es ins Warme, ziehen Sie ihm nasse Kleidungsstücke aus und hüllen Sie es in eine Decke. Geben Sie Ihrem Kind warmen Tee mit Zucker zu trinken; wenn es mag, kann es ein lauwarmes Bad nehmen.

Bei stärkerer Unterkühlung (z.B. nach Einbrechen durch eine Eisdecke im Winter) rufen Sie sofort einen Notarzt – es besteht die Gefahr lebensgefährlicher Herzrhythmusstörungen. Decken Sie Ihr Kind bis zu seinem Eintreffen zu, bewegen Sie es aber möglichst nicht, damit sich das kalte Blut aus der Peripherie nicht mit dem wärmeren im Körperinnern vermischt. Ihr Kind muss im Krankenhaus weiterbehandelt werden. Bei einem Kreislaufstillstand führen Sie bis zum Eintreffen des Notarztes lebensrettende Sofortmaßnahmen (→ S. 403) durch.

Vergiftungen

Babys und Kleinkinder erobern die Welt mit allen Sinnen, ohne die Konsequenzen einschätzen zu können. Deshalb sind sie durch Vergiftungen besonders gefährdet.

Die häufigsten von Kindern verspeisten Gifte sind Medikamente, Reinigungsmittel, Tabak (Zigaretten), Lampenöle, Alkoholika und Giftpflanzen. Manchmal wird das Kind auf frischer Tat ertappt; Verdacht besteht, wenn Ihr Kind plötzlich unerklärlich müde ist, es erbricht oder über Unwohlsein, Bauchschmerzen und Schwindel klagt. Im schlimmsten Fall finden Sie es bewusstlos. Dann geben herumliegende Verpackungen (z.B. Tablettenhüllen, Flaschen von Reinigungsmitteln) oder Verfärbungen um den Mund und an den Händen (z.B. nach Genuss giftiger Beeren) mögliche Hinweise auf die Ursache.

Was tun?
Überstürzen Sie nichts – tödliche oder lebensgefährliche Vergiftungen sind selten!
- Geben Sie keine Hausmittel (Milch, Salzwasser), das kann die Situation verschlimmern.
- Ist Ihr Kind bei Bewusstsein, versuchen Sie, nicht zu schimpfen und stattdessen Ihr Kind ruhig zu fragen, was es zu sich genommen hat.
- Lassen Sie Ihr Kind noch vorhandene Reste ausspucken.
- Geben Sie ihm nichts zu trinken. Ausnahme sind Verätzungen z.B. durch Reinigungsmittel (starke Schmerzen im Mund, weiße geschwollene Schleimhäute, starker Speichelfluss) – dann geben Sie Wasser in kleinen Schlucken.

Rufen Sie eine Vergiftungszentrale an – diese kann Ihnen Auskunft erteilen, wie das Gift wirkt und welche Gegenmaßnahmen Sie ergreifen können.

Vergiftungszentrale (Auswahl):
- **030–19240 (Deutschland)**
- **01–4064343 (Österreich)**
- **145 (Schweiz)**

Richten Sie sich nach den Anweisungen der Vergiftungszentrale, fordern Sie also z.B. einen Rettungswagen an oder fahren Sie selbst in die nächste Kinderklinik. Ist Ihr Kind bewusstlos, schauen Sie ihm in den Mund und holen Sie noch vorhandene Substanzreste heraus. Führen Sie lebensrettende Sofortmaßnahmen (→ S. 403) durch.

Bewahren Sie die leere Packung, Substanzreste, Pflanzenteile (Zweige, Blätter, Früchte) oder Erbrochenes auf und nehmen Sie dieses mit in die Klinik!

Fremdkörper

Kinder sind die geborenen Entdecker – ihre Neugier macht auch nicht vor eigenen Körperöffnungen halt: Was passiert wohl, wenn ich dort etwas hineinstecke?

Babys erkunden die Welt mit den Fingern und dem Mund, Kleinkinder prüfen mit Vorliebe, was alles in die Nase, Ohren oder auch mal die Scheide passt. Von der Murmel im Gehörgang bis zum Schuh einer Anziehpuppe in der Vagina – legten Kinderärzte ihre Fundstücke auf einen Haufen, käme vermutlich eine skurrile Sammlung zusammen. Daneben gibt es auch Situationen, bei denen ein Fremdkörper ungewollt ins Auge oder die Atemwege gerät und dort eine Verletzung oder einen lebensgefährlichen Erstickungsanfall verursacht.

Magen-Darm-Trakt Im Prinzip kann alles verschluckt werden, was durch die obere Enge der Speiseröhre passt – vermutlich ist der Erfindungsreichtum der Kinder größer als die Vorstellungskraft der Eltern. Glücklicherweise hat der Körper in solchen Fällen zwei Maßnahmen parat: Das, was nicht verdaut werden kann, wandert einfach durch den Darm und kommt nach etwa 1–3 Tagen unten so ähnlich raus wie oben rein. Und das, was spitz oder scharf ist, wird durch einen Reflex immer so von den Darmwänden abgestoßen, dass es den Verdauungstrakt meist durchwandert, ohne dort Verletzungen hervorzurufen. Ärztliche Hilfe ist bei in der Speiseröhre klebenden Gegenständen und

bei gefährlichen Fremdkörpern, die z. B. Giftstoffe freisetzen oder thermische Schleimhautschäden (Knopfbatterien) verursachen können, nötig. Diese werden dann mittels Röntgenbild lokalisiert und per Magenspiegelung entfernt.

Nase und Ohr Oft verrät Ihr kleiner Schlawiner gar nicht, dass er etwas versteckt hat. Erst wenn Ihnen nach einigen Tagen eine näselnde Sprache und einseitig laufende oder blutende Nase bzw. Ohrenschmerzen, Ausfluss und evtl. eine einseitige Schwerhörigkeit auffallen, rückt er raus mit der Sprache. Wenn Sie einen Fremdkörper in der Nase vermuten (oder sogar mit der Taschenlampe entdeckt haben), lassen Sie Ihr Kind kräftig schnäuzen, während Sie das andere Nasenloch zuhalten. Hilft das nicht oder befindet sich der Fremdkörper im Ohr, verzichten Sie besser auf andere Selbsthilfemaßnahmen und suchen direkt einen HNO-Arzt auf.

Scheide und Harnröhre Hier verursacht der »Gast« nach einigen Tagen Ausfluss, Schmerzen (beim Wasserlassen) und Entzündungen. Suchen Sie Ihren Kinderarzt auf – der überweist Sie ggf. an einen Fachkollegen.

Auge Eine Fliege oder ein Sandkorn im Auge können ganz schön lästig sein. Stecken sie im Augenwinkel fest, können Sie diese direkt mit einem sauberen Tuch herauswischen, ansonsten lassen Sie Ihr Kind nach oben und unten schauen und ziehen dabei jeweils das

Unter- bzw. Oberlid nach unten bzw. oben. Misslingt dabei das Entfernen mit dem Tuch, versuchen Sie, das Auge mit lauwarmem Wasser zu spülen, und lassen Ihr Kind ein paar Mal zwinkern. Hilft auch das nicht und bleiben die Beschwerden über Stunden konstant, konsultieren Sie einen Augenarzt.

Atemwege Ein versehentlich in die Luftwege gelangter Bissen oder Gegenstand kann diese so verlegen, dass nicht mehr genug Luft in die Lungen gelangt.

Reichen der natürliche Hustenreflex und dabei ein paar kräftige Schläge mit der flachen Hand gegen die Schulterblätter nicht aus, den Fremdkörper wieder ans Tageslicht zu bringen, ist zügiges Handeln angesagt, damit Ihr Kind nicht erstickt:

▮ **Rufen Sie den Rettungsdienst!** Versuchen Sie zum jetzigen Zeitpunkt nicht, den Fremdkörper mit Ihren Fingern zu entfernen – das könnte ihn nur tiefer hineindrücken!

▮ **Ihr Kind ist noch nicht bewusstlos:** Legen Sie es mit dem Rücken nach oben so über Ihre Knie, dass es leicht nach unten geneigt ist; bei größeren Kindern hängen

Kopf und Arme nach unten. Klopfen Sie fünfmal kräftig zwischen die Schulterblätter (halten Sie bei einem Baby dabei den Kopf von unten gut fest!).

Meist reicht dieses Vorgehen aus, um akute Atemnot zu beseitigen. Sollten Sie keinen Erfolg haben, aber das Kind noch bei Bewusstsein sein, warten Sie ab, bis der Notarzt eintrifft. Ist professionelle Hilfe nicht bald zu erwarten, kann bei größeren Kindern der sogenannte Heimlich-Handgriff angewendet werden: Stellen Sie Ihr Kind hin, umfassen es von hinten und pressen eine Faust mit Unterstützung der anderen Hand kräftig und ruckartig drei- bis fünfmal in die Magengrube nach oben in Richtung Zwerchfell.

▮ **Ihr Kind wird bewusstlos:** Legen Sie es mit dem Rücken auf den Boden. Geben Sie 5 Atemspenden. Schauen Sie in den Mund und entfernen Sie den ggf. sichtbaren Fremdkörper mit dem Finger. Falls sich der Fremdkörper noch immer nicht gezeigt hat, geben Sie Atemspenden und eine Herzmassage im Wechsel im Rhythmus 2:30 (→ Lebensrettende Sofortmaßnahmen, S. 403).

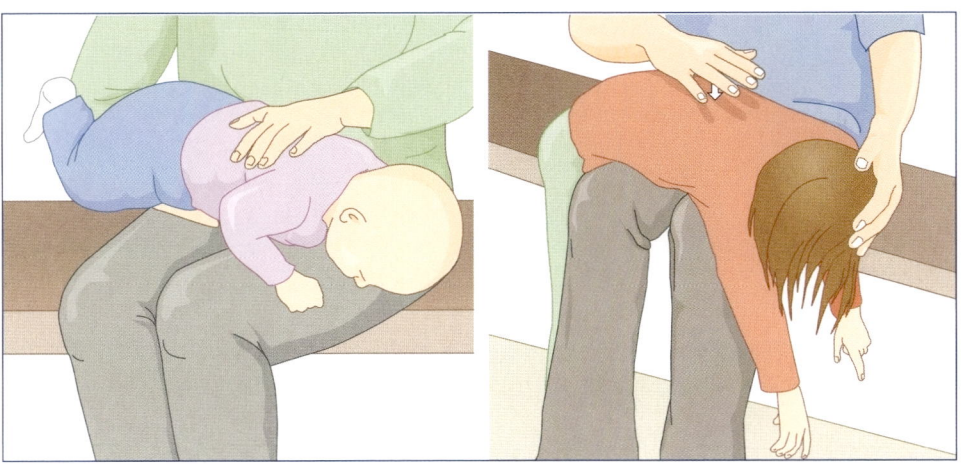

▲ Ihr Kind ist noch nicht bewusstlos? – Bei der Lagerung auf Ihren Knien können Sie den Fremdkörper durch Klopfen auf die Schulterblätter evtl. lösen

Gut gerüstet für jeden Fall

Daheim und unterwegs

Kleinere Verletzungen und Beschwerden können Sie zu Hause und auf Reisen gut selbst behandeln. Deshalb lohnt es sich, einen Grundstock mit Hilfsmitteln und Medikamenten vorzuhalten.

Zwar ist eine gewisse Grundausstattung sinnvoll, aber DIE Haus- oder Reiseapotheke gibt es nicht. Vieles richtet sich nach individuellen Vorlieben (Zäpfchen oder Tropfen; Tabletten, Tees oder Globuli…) und danach, welche Beschwerden beim Kind besonders häufig auftreten. Ob man im Urlaub ein Moskitonetz, eine Malariaprophylaxe oder gar eine Impfung braucht, richtet sich nach dem Reiseziel. Und ob man neben Mitteln gegen

Bauch- und Ohrenschmerzen beim Reisen auch noch an Windeln und Wundcreme denken muss, hängt vom Alter des Kindes ab.
Die Tabelle auf den folgenden Seiten gibt Hilfestellung für eine Grundausstattung, die Sie Ihren Bedürfnissen anpassen können; Weiteres können Sie mit Ihrem Kinderarzt besprechen.

Die Haus- und Reiseapotheke

Eine Haus- und Reiseapotheke ist empfehlenswert, um schnell erste Maßnahmen ergreifen zu können. Ein paar Regeln sollten Sie dabei beachten:

▮ Überprüfen Sie einmal im Jahr die Haltbarkeit der Arznei- und Hilfsmittel und tauschen Sie diese rechtzeitig aus. Notieren Sie auf den Verpackungen das Anbruchsdatum und entsorgen Sie diese ggf. früher (nicht in den Hausmüll werfen, sondern in der Apotheke abgeben).

▮ Gewöhnen Sie es sich an, verbrauchte Materialien möglichst bald zu ersetzen – nichts ist ärgerlicher, als am Sonntag festzustellen, dass das letzte Pflaster beim Sturz vom Fahrrad zwei Wochen vorher gebraucht wurde.

▮ Lagern Sie Ihre Apotheke kindersicher (weit oben, verschlossen) – ein abschließbares Köfferchen leistet Ihnen auch auf Reisen gute Dienste.

▮ Vermeiden Sie Räume mit hoher Luftfeuchtigkeit (z. B. Bad) oder mit schwankenden Temperaturen (z. B. Küche), am besten eignet sich meist das Schlafzimmer (dunkel und kühl).

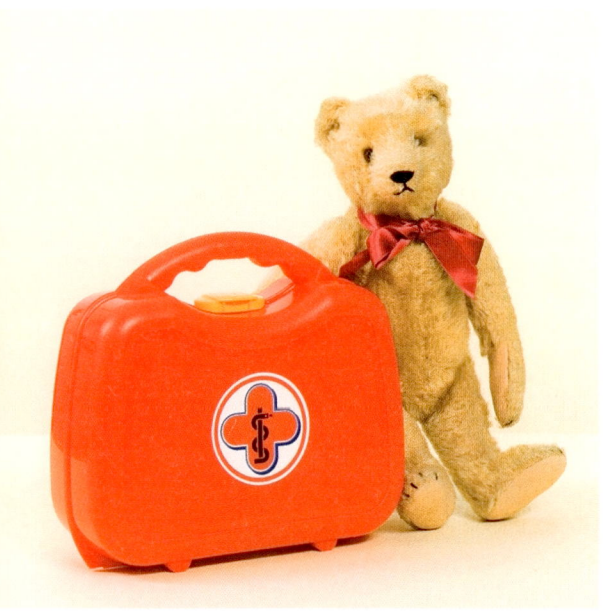

▲ Der Arztkoffer Ihres Kindes wird die komplette Hausapotheke nicht fassen können

Was?	Wofür?
Verbandmaterial	
1 Päckchen sterile Kompressen (10 × 10 cm)	Abdeckung frischer Wunden
1 Päckchen unsteriler Verband-mull (10 × 10 cm)	Abdeckung dickerer Salbenauflagen, Abpolstern
2–3 Mullbinden (halb-elastisch)	Befestigung von Wundabdeckung, Salbenverband
2 elastische Binden (10 cm)	Stützen der Gelenke z. B. nach Zerrungen
1 Packung Wundschnellver-band in verschiedenen Größen	Abdeckung kleinerer Wunden, Trostpflaster
Heftpflaster-Rolle (1 schmale, 1 breite)	Befestigen von Verbänden (und anderen Dingen)
1 Dreiecktuch	Ruhigstellen verletzter Körperteile
1 Verbandpäckchen und 1 Ver-bandtuch für Verbrennungen	Abdecken von Brandwunden
Kompressen & Wickel	
1 Heiß-Kalt-Kompresse	Zum Kühlen z.B. bei Beulen, Zerrungen oder Insektensti-chen; zum Wärmen z. B. bei Muskelverspannungen
1 oder mehrere fertige Wickel-sets	Je nachdem, welche Beschwerden Ihr Kind häufig hat – z.B. Brustwickel bei Erkältungen und Bronchitis, Halswickel bei Mandelentzündungen, Ohrenwickel bei Ohrenschmerzen
Bienenwachsplatte, Heilwolle	Bei häufigem Husten
Baumwoll- und Leinentücher	Für Wickel
Wärmflasche oder Kirschkern-kissen	Bauchweh, kalte Füße, Verspannungen, ungemütliche Wintertage
Retterspitz® äußerlich	Umschläge bei Verletzungen, Insektenstichen, Entzündun-gen, Gelenkschwellungen
Heilerde	Umschläge bei Schmerzen, Schwellungen, Muskelver-spannungen, Prellungen, Verstauchungen, Hüftschnupfen, Halsschmerzen, Hautproblemen, Herpes (und für die inne-re Anwendung bei Durchfall)
Sonstige Hilfsmittel	
Kleine Schere	Braucht man immer …
Feine Splitterpinzette	Entfernen von Splittern, kleinen Fremdkörpern in Wunden, Stacheln, Zecken etc.
Fieberthermometer	Zum Fiebermessen am besten ein Digitalthermometer

GESUND WERDEN

Was?	Wofür?
Mehrere Holzspatel	Zum Herunterdrücken der Zunge, zum sauberen Auftragen von Salben
Wattestäbchen	Zum sauberen Auftragen von Salben
Inhalator	Wenn Ihr Kind häufig an Atemwegserkrankungen leidet
Klassische Arzneimittel	
Wunddesinfektionsmittel, das nicht brennt (z. B. Octenisept®, Betaisodona®)	Erstversorgung kleiner offener Verletzungen, z. B. Schürfwunden
Wundheilsalbe (z. B. Bepanthen®)	Abschürfungen, kleinere Wunden
Paracetamol oder Ibuprofen (Zäpfchen oder Saft)	Fiebersenkend, gegen Schmerzen
Kochsalz-Nasentropfen (z. B. Emser®), abschwellende Nasentropfen (z. B. Nasivin®, Otriven®)	Befeuchten der Nasenschleimhäute bei Erkältung, zum Abschwellen der Schleimhäute, z.B. wenn das Kind nicht schlafen kann
Dimenhydrinat-Zäpfchen (z. B. Vomacur®, Vomex A®) 40 bzw. 70 mg	Reisekrankheit, Erbrechen
Antihistaminikum-Gel (z.B. Fenistil®)	Insektenstiche
Cetirizin (Tropfen, Saft)	Bei Allergieneigung, Heuschnupfen, Nesselsucht
Homöopathika	
Aconitum	Anfangsstadium aller plötzlich und heftig auftretenden Erkrankungen v. a. bei Fieber, Schock, starken Schmerzen
Apis	Schwellungen, Insektenstiche
Arnica	Verletzungen, Beulen, Blutergüsse
Belladonna	Alternative zu Aconitum, wenn Fieber mit Schwitzen und rotem heißem Kopf einhergeht; Sonnenstich
Bryonia	Erkältungen mit trockenem Husten, großem Durst und starkem Ruhebedürfnis
Cantharis	Sonnenbrand, Verbrennungen, Blasenentzündungen
Chamomilla	Zahnbeschwerden, stechende Ohrenschmerzen mit Verlangen, getragen zu werden
Colocynthis	Bauchschmerzen, Dreimonatskoliken
Drosera	Husten mit Würgen und Erbrechen (Bronchitis, Asthma, Keuchhusten)

Was?	Wofür?
Euphrasia	Bindehautentzündung, gereizte Augen
Ipecacuhana	Übelkeit, die sich auch nach häufigem Erbrechen nicht bessert
Ledum	Stichverletzungen, Zeckenstich, Bisswunden
Nux vomica	Magenverstimmung
Pulsatilla	Erkältungen mit dickem, grüngelblichem Sekret
Traumeel®S Creme	Komplexmittel bei geschlossenen Verletzungen und Entzündungen
Schüßler-Salze	
Nr. 3 Ferrum phoshoricum, Nr. 4 Kalium chloratum und Nr. 6 Kalium sulfuricum	Bei allen Entzündungen: 1. Nr. 3 zu Beginn und Nr. 4 als Folgemittel; bei heftigem Krankheitsausbruch im Wechsel alle 15–30 Min. 2. Nr. 6 um die Entzündung zu beenden
Nr. 7 Magnesium phosphoricum	Als »heiße Sieben« (→ S. 338) bei krampfartigen Schmerzen
Heilpflanzen	
Anis-Fenchel-Kümmel-Tee	Durchfall und Blähungen, auch auf Reisen
Arnika-Salbe oder -Essenz	Prellungen, Verstauchungen, Insektenstiche
Hirtentäscheltinktur	Bei Neigung zu Nasenbluten
Johanniskrautöl	Sonnenbrand, leichte Verbrennungen, Muskelverspannungen
Kümmelöl	Zum Einmassieren bei Bauchschmerzen
Pfefferminzöl oder -stift	Zum Einmassieren bei Kopfschmerzen
Pfefferminztee	Als Tee getrunken bei Reiseübelkeit oder Bauchweh mit Brechreiz; Zusatz für Wadenwickel zur Fiebersenkung
Ringelblumen-Essenz	Offene Verletzungen
Bach-Blüten	
Rescue-Tropfen	Bei Unfällen, Verletzungen und in anderen Akutsituationen, um den seelischen »Schock« abzumildern
Mikrobiologische Therapie	
Symbioflor®1 (Tropfen)	Akute Atemwegsinfekte
Symbiolact® Comp. (Beutel)	Durchfallerkrankungen
Zusätzlich auf Reisen	

Sonnenschutzmittel, Insektenschutzmittel (Repellent), evtl. Moskitonetz, Mittel zur Wasserentkeimung, Durchfallmittel (Elektrolytlösungen wie Oral-Pädon®)

Was?	Wofür?
Hilfreiches aus dem Haushalt	
Apfel, Banane	Durchfall
Buttermilch, Joghurt, Quark	Sonnenbrand, Entzündung
Eiswürfel oder tiefgefrorenes Gemüse im Beutel	Zur Kühlung (umwickelt mit Handtuch) bei Beulen, Verstauchung, Stichen, Zahnschmerzen, Herpes
Essig	Insektenstiche und Juckreiz, Blutergüsse, Kopfschmerzen, Hals- und Wadenwickel (kühlend)
Honig	Bei Kindern ab 2. Lebensjahr bei trockenem Husten
Ingwer	Übelkeit, Reisekrankheit, Fieber nach Kälteeinwirkung
Milch, Olivenöl	Als Badezusatz bei trockener, gereizter Haut
Topf & Geschirrhandtuch	Inhalationen
Zitrone	Halsschmerzen, Fieber, Husten
Zwiebel	Insektenstiche, Ohrenschmerzen, Erkältung
Hilfreiches aus dem Garten oder vom Wegrand	
Birkenrinde (obere, dünne Schicht)	Als »Pflaster« bei Verletzungen (z.B. offene Blase bei einer Wanderung)
Breitwegerich	Fußgroßes Blatt mit der glatten Oberfläche auf Fußsohle legen, Strumpf darüber und zurück in den Schuh: erfrischt die Füße bei einer Wanderung
Gänseblümchen	Insektenstich (die zerriebenen Blätter auflegen)
Spitzwegerich	5-6 Blätter aufeinanderlegen und verknoten, kräftig kreisend reiben, bis Pflanzensaft austritt; diesen auf die Insektenstiche, Brennnesselquaddeln oder oberflächliche Wunden streichen

Selbstverständlich müssen Medikamente, die Ihr Kind vom Arzt verordnet bekommen hat, ebenfalls griffbereit sein – vergessen Sie nicht, diese auf Reisen mitzunehmen!

Mit Kindern unterwegs

Reisen mit Kindern kann zwar anstrengend, aber auch ein wunderbares Abenteuer sein. Kinder haben allerdings oft andere Vorstellungen davon, was Ferien toll macht, als ihre Eltern. Gerade kleinere Kinder verlangen kein exotisches Urlaubsland oder eine ausgefallene Abenteuerreise – Sand und Wasser genügen oft, um ihre Fantasie zu beflügeln. Wofür im Flugzeug unterwegs sein, wenn sich aus einem Baumstamm hinter Omas Haus ein Raumschiff bauen lässt?

Warum in die Ferne schweifen ...?

Lange Anfahrtszeiten und ausgeprägte Klimawechsel belasten den kindlichen Organismus mehr als den Erwachsener. Babys sind von vielen neuen Eindrücken oft überfordert, schlafen und trinken dann schlechter und sind quengelig. Viele Kinder leiden während der Fahrt mit Auto, Bus oder Schiff an Übelkeit oder Schwindel und haben im Urlaubsland Schwierigkeiten, sich auf die neuen Essgewohnheiten einzustellen.

Bei Langstreckenflügen durch verschiedene Zeitzonen kämpfen besonders Kinder mit Ohrenproblemen, trockenen Augen und einem Jetlag: Der Organismus hinkt dem Flug hinterher und es kommt zur Störung des Schlaf-Wach-Rhythmus oder der Verdauung – bei einem Flug nach Osten eher stärker als bei einem Flug nach Westen.

Darüber hinaus ist in Mittelmeer- oder gar tropischen Ländern das Risiko für hitzebedingte Erkrankungen und Infektionen erhöht, beispielsweise Durchfallerkrankungen (auch durch bei uns unübliche Erreger), Typhus, Hepatitis A, Erkrankungen mit Parasiten, die über die Haut aufgenommen werden, Malaria oder Bindehautentzündung. Denken Sie daran, dass erste Symptome auch erst Wochen nach der Rückkehr von einer Fernreise auftreten können.

Falls Sie wirklich mit Ihrem Kind eine Fernreise unternehmen wollen, sollten Sie dies Monate im Voraus planen und mit Ihrem Kinderarzt und evtl. Beratungsstellen wie Tropeninstituten besprechen. Im Urlaubsland angekommen, sollten lange Ruhe- und Erholungszeiten, angepasste Aktivitäten, zweckmäßige Bekleidung und Kopfbedeckung, Sonnenschutz, hygienische Vorsorgemaßnahmen und das Vermeiden von Barfußlaufen eine Selbstverständlichkeit sein.

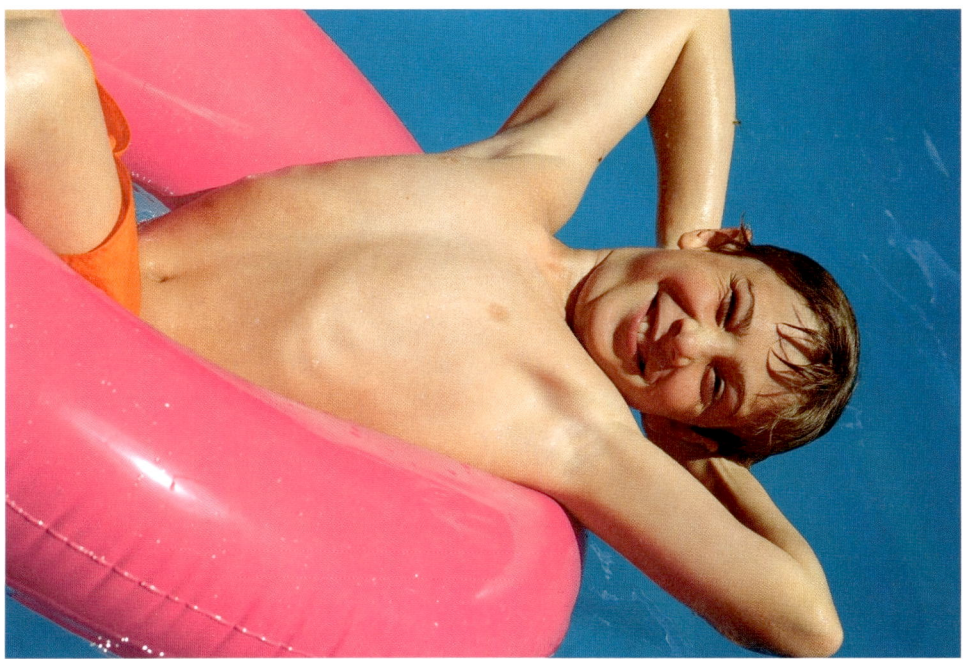

▲ Wasser und Sonne – mehr brauchen Kinder oft nicht, damit der Urlaub ein Erfolg wird

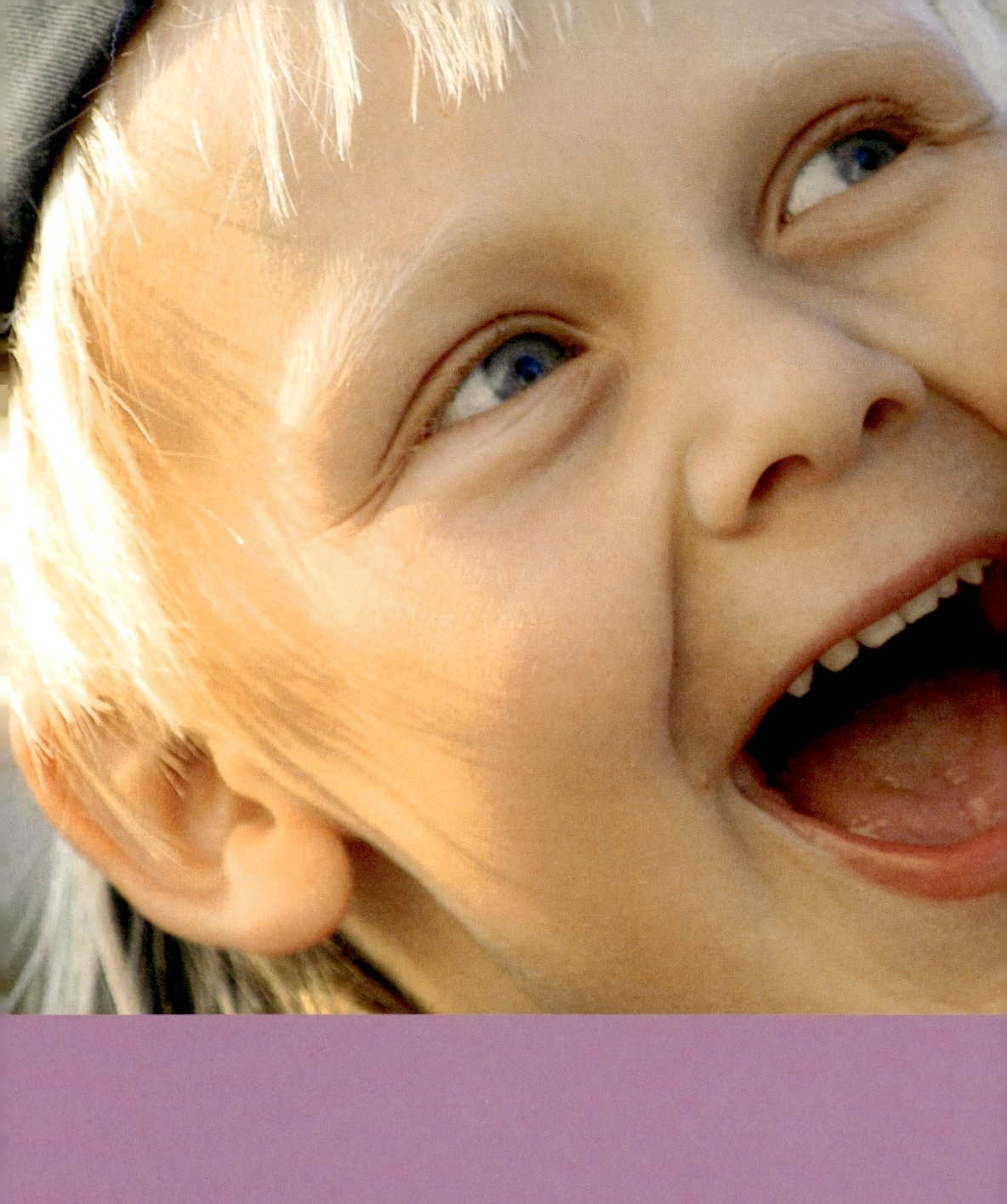

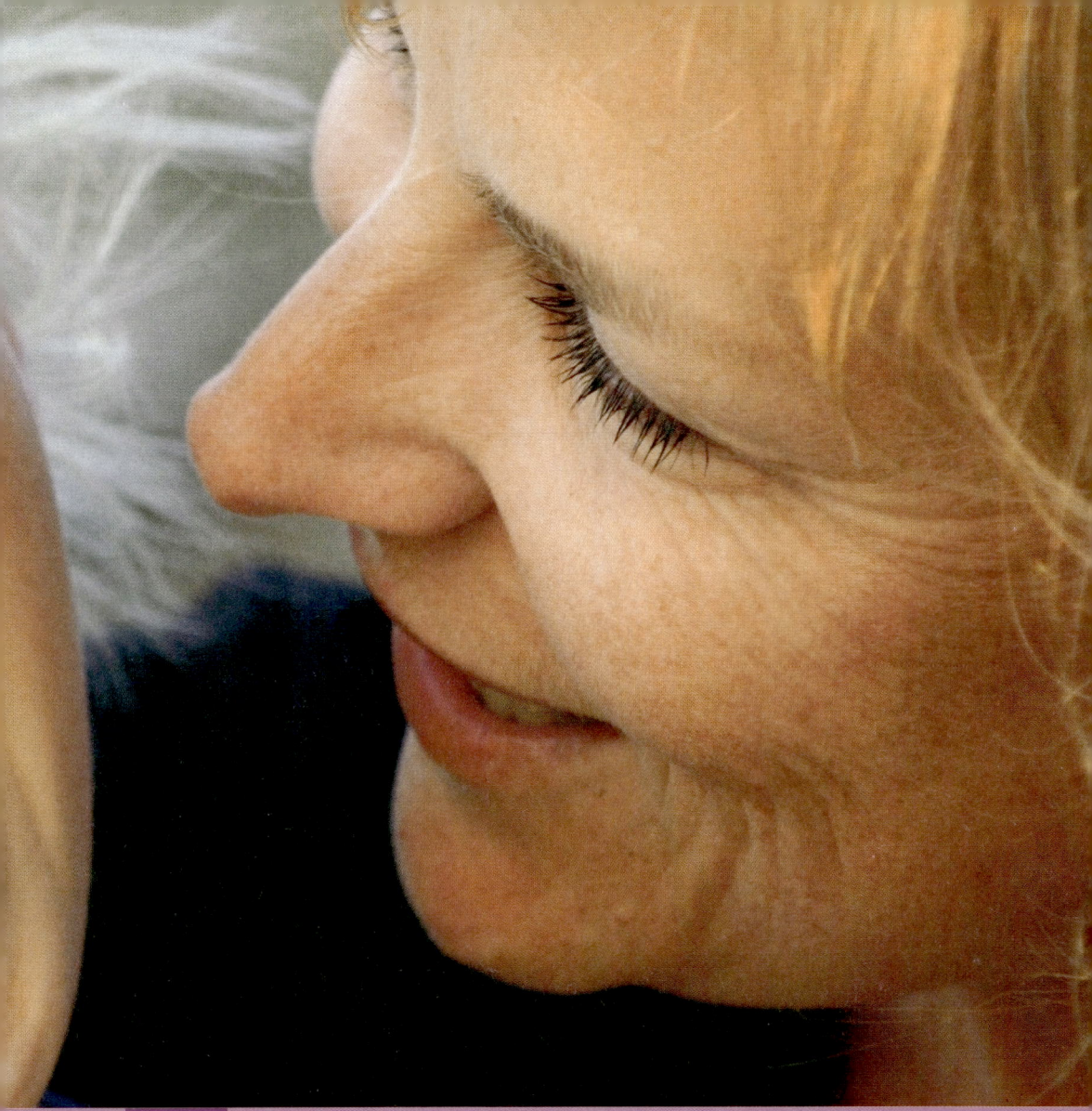

3 Anhang

Besonders Wissbegierige finden hier eine Auswahl der Quellen, die Grundlage dieses Buches sind. Wer Fremdwörter nicht scheut, entdeckt in den Originalarbeiten sicher noch so einiges, was interessant ist. Und warum im Register nur gezielt nach bestimmten Begriffen suchen? Stöbern Sie doch einfach mal drauflos – so finden Sie im Buch sicher auch unerwartete Hintergrundinformationen.

Wissenschaftliches

1. Cavadini G et al: TNF-α suppresses the expression of clock genes by interfering with E-box-mediated transcription. PNAS. 2007; 104(31):12843-12848
2. Colla M et al.: Cognitive MR spectroscopy of anterior cingulate cortex in ADHD: Elevated choline signal correlates with slowed hit reaction times. J Psychiatr Res. 2008 42(7):587-95
3. Shaw Ph et al.: Attention-deficit/hyperactivity disorder is characterized by a delay in cortical maturation. PNAS. 2007; 104(49):19649-19654
4. McCann D et al.: Food additives and hyperactive behaviour in 3-year-old and 8/9-year-old children in the community. Lancet. 2007; 370(9598):1560-1567
5. Moons W, Mackie D: Thinking Straight While Seeing Red. The Influence of Anger on Information Processing. Pers Soc Psychol Bull. 2007; 33(5):706-720
6. Halder I et al.: Anger and Aggression related traits are associated with Polymorhisms of the Serotonin Receptor 2C (HTR2C) Gene in Women. American Psychosomatic Society 65th Annual Meeting. 2007 (Abstract Nr. 1853)
7. Huijbregts SC et al.: Maternal prenatal smoking, parental antisocial behavior, and early childhood physical aggression. Dev Psychopathol. 2008; 20(2):437-453
8. Sonnenmoser M: Langzeitstudie zur Genese individueller Kompetenzen (LOGIK): Familiäres Umfeld maßgeblich. Dtsch Ärztebl. 2007; 6:282
9. Pearce N et al.: Worldwide trends in the prevalence of asthma symptoms: phase III of the International Study of Asthma and Allergies in Childhood (ISAAC). Thorax. 2007; 62(9):758-766
10. Schlaud M et al.: Allergische Erkrankungen. Ergebnisse aus dem Kinder- und Jugendgesundheitssurvey (KiGGS). RKI. 2007; 50
11. Brockow I et al.: Einfluss von Lebensbedingungen und Verhaltensweisen auf die Entwicklung von Immunsystem und Allergien im Ost-West-Vergleich (LISA). Mon. schr. Kinderheilkd. 2008; 156 (3):249-255
12. Ball TM et al.: Siblings, day-care attendance, and the risk of asthma and wheezing during childhood. N Engl J Med 2000; 343:538-543
13. McKeever TM et al.: Siblings, multiple births, and the incidence of allergic disease. Thorax. 2001; 56:758-762
14. Braun-Fahrlander C et al.: Environmental exposure to endotoxin and its relation to asthma in school-age children. N Engl J Med. 2002; 347:869-877
15. Alfvén T et al.: Allergic diseases and atopic sensitization in children related to farming and anthroposophic lifestyle – The PARSIFAL study. Allergy. 2006; 61:414-421
16. Radon K et al.: Inverse association between farm animal contact and respiratory allergies in adulthood: protection, underreporting, or selection? Allergy. 2006; 61:443-446
17. Yazdanbakhsh M et al.: Allergy, parasites, and the hygiene hypothesis. Science. 2002; 296:490-494
18. van den Biggelaar AH et al.: Long-term treatment of intestinal helminths increases mite skin-test reactivity in Gabonese schoolchildren. J Infect Dis. 2004; 189:892-900
19. Herbarth O et al.: Which type of infection protects against allergies? Epidemiology. 2004; 15(4):177-178
20. Enriquez R et al.: The relationship between vaccine refusal and self-report of atopic disease in children. J Allergy Clin Immunol. 2005; 115:737-744
21. Bjorksten B et al.: Allergy development and the intestinal microflora during the first year of life. J Allergy Clin Immunol. 2001; 108:516-520
22. Carlsen KH, Carlsen KC.: Respiratory effects of tobacco smoking on infants and young children. Paediatr Respir Rev. 2008; (1):11-20
23. Zock JP et al.: The use of household cleaning sprays and adult asthma: An International Longitudinal Study. Am. J. Respir. Crit. Care Med. 2007; 176:735-741
24. Lannerö E et al.: Exposure to environmental tobacco smoke and sensitisation in children. Thorax. 2008; 63(2):172-176
25. Blümer N et al.: Perinatale maternale Supplementation mit Lactobacillus rhamnosus GG (LGG) vermindert allergische Entzündungsreaktion in den Nachkommen. Pneumologie. 2005; 59
26. Diez U et al.: Effects of indoor painting and smoking on airway symptoms in atopy risk children in the first year of life results of the LARS-study. Int J Hyg Environ Health. 2000; 203(1):23-28
27. Chen M et al.: Dog ownership and contact during childhood and later allergy development. Eur Respir J. 2008; 31(5):963-973
28. Weiser M et al.: A randomized equivalence trial comparing the efficacy and safety of Luffa comp.-Heel nasal spray with cromolyn sodium spray in the treatment of seasonal allergic rhinitis. Forsch Komplementarmed. 1999; 6(3):142-148
29. Lüdtke R, Wiesenauer M: A meta-analysis of homeopathic treatment of pollinosis with Galphimia glauca Wien Med Wochenschr. 1997; 147(14):323-327
30. Bellavite P et al.: Immunology and homeopathy. 4. Clinical studies-part 2. Evid Based Complement Alternat Med. 2006; 3(4):397-409
31. Taylor MA et al.: Randomised controlled trial of homoeopathy versus placebo in perennial allergic rhinitis with overview of four trial series. Br Med J. 2000; 321 (7259):471-476

32. Haines J et al.: Child versus parent report of parental influences on children's weight-related attitudes and behaviors. J Pediatr Psychol. 2008; Feb 27 [Epub ahead of print]
33. Neumark-Sztainer D et al.: Family meals and disordered eating in adolescents: longitudinal findings from project EAT. Arch Pediatr Adolesc Med. 2008; 162(1):17-22
34. Kozyrskyj AL et al.: Continued exposure to maternal distress in early life is associated with an increased risk of childhood asthma. Am J Respir Crit Care Med. 2008;177(2):142-147
35. Kozyrskyj AL et al.: Increased risk of childhood asthma from antibiotic use in early life. Chest. 2007; 131(6):1753-1759
36. McDonald KL et al.: Delay in diphtheria, pertussis, tetanus vaccination is associated with a reduced risk of childhood asthma. J Allergy Clin Immunol. 2008; 121(3):626-631
37. Kreuter M et al: Pneumological aspects of wind instrument performance – physiological, pathophysiological and therapeutic considerations. Pneumologie. 2008; 62(2):83-87
38. Nead KG et al.: Overweight children and adolescents: a risk group for iron deficiency. Pediatrics. 2004; 114(1):104-108
39. Lozoff B et al.: Double burden of iron deficiency in infancy and low socioeconomic status: a longitudinal analysis of cognitive test scores to age 19 years. Arch Pediatr Adolesc Med. 2006; 160:1108-1113
40. Smith R, Takkinen J: Lyme borreliosis: Europewide coordinated surveillance and action needed? Eurosurveillance 2006; 11
41. Robert Koch Institut: Lyme-Borreliose: Zur Situation in den östlichen Bundesländern (Analyse der Meldedaten aus dem 5-Jahreszeitraum von 2002 bis 2006). Epid. Bull. 2007; 38:351-355
42. Fingerle V, Wilske B: Epidemiologische Aspekte zecken-übertragener Erkrankungen in Bayern: Lyme-Borreliose (im Rahmen der »Gesundheitsinitiative: Bayern aktiv«); Max von Pettenkofer-Institut, LMU München, Nationales Referenzzentrum für Borrelien; 2005 veröffentlicht vom Bayerischen Staatsministerium für Umwelt, Gesundheit und Verbraucherschutz
43. Reimer et al.: Epidemiologie der Lyme-Borreliose in Süd- und Ostbayern. Arbeitsgruppe der Abt. für Infektions- und Tropenmedizin der LMU München in Zusammenarbeit mit dem Max-von-Pettenkofer-Institut für Mikrobiologie (seit 1996 laufende Studie)
44. Stiftung Warentest: Unzuverlässig – Anti-Zecken-Mittel. Journal Gesundheit test. 2008; 5:82-87
45. Hertz-Picciotto I et al.: Early childhood lower respiratory illness and air pollution. Environmental Health Perspect. 2007; 115(10):1510-1518
46. Diez U et al.: Redecoration of apartments promotes obstructive bronchitis in atopy risk infants – Results of the LARS-study. Int. Hyg. Environ. Health. 2003; 206:173-179
47. Diez U et al.: Risikofaktoren für die Entstehung von Atemwegserkrankungen bei Säuglingen. umwelt-medizin-gesellschaft. 2002; 15:211-216
48. Kruis W et al.: Maintaining remission of ulcerative colitis with the probiotic Escherichia coli Nissle 1917 is as effective as with standard mesalazine. Gut. 2004; 53(11):1617-23
49. Chapman TM et al.: VSL#3 probiotic mixture: a review of its use in chronic inflammatory bowel diseases. Drugs. 2006; 66(10):1371-1387
50. Summers RW et al.: Trichuris suis therapy in Crohn's disease. Gut. 2005; 54(1):87-90
51. Summers RW et al.: Trichuris suis therapy for active ulcerative colitis: a randomized controlled trial. Gastroenterology. 2005; 128(4):825-832
52. Sanchez-Villegas A et al.: Physical activity, sedentary index and mental disorders in the SUN cohort study. Med Sci Sports Exerc. 2008; 40(5):827-834
53. Hübner WD, Kirste T: Erfahrungen mit Johanniskraut (Hyperuricum perforatum) bei Kindern unter 12 Jahren mit depressiven Symptomen und psychovegetativen Beschwerden. Z Phytother. 2002; 23:112-115
54. Goldbeck L, Schmid K: Effectiveness of autogenic relaxation training on children and adolescents with behavioral and emotional problems. Am Acad Child Adolesc Psychiatry. 2003; 42(9):1046-1054
55. McGinnis WR et al.: Discerning the mauve fFactor, Part 1. Altern Ther Health Med. 2008; 14(2):40-50
56. Wells, S et al.: Evaluation of a meridian based intervention, emotional freedom techniques (EFT), for reducing specific phobias of small animals. J Clin Psychol. 2003; 59(9):943-966
57. Augenstein S: Auswirkungen eines Kurzzeitprogramms mit Yogaübungen auf die Konzentrationsleistung bei Grundschulkindern. Dissertation, online publiziert an der Uni Essen 2004
58. Takako Fujioka et al.: One year of musical training affects development of auditory cortical-evoked fields in young children. Brain. 2006; 129(10):2593-2608
59. Johnson C, Eccles R: Acute cooling of the feet and the onset of common cold symptoms. Fam. Pract. 2005; 22:608-613
60. Eccles R: Acute cooling of the body surface and the common cold. Rhinology. 2002; 40(3):109-114
61. Eccles R: An explanation for the seasonality of acute upper respiratory tract viral infections. Acta Otolaryngol. 2002; 122(2):183-191
62. Dowling H et al.: Transmission of the common cold to volunteers under controlled conditions: III. The effect of chilling of the subjectes upon susceptibility. Am. J. Epidemiol. 1958; 68:59-65
63. Douglas RGJ et al. Exposure to cold environment and rhinovirus common cold. Failure to demonstrate effect. New Engl. J. Med. 1968; 279:743
64. Andrewes CH: The Common Cold. Journal of the Royal Society of Arts. 1948; 103:200-210

427

65. Robert Koch Institut: Frühsommer-Meningoen-zephalitis (FSME). RKI-Ratgeber Infektionskrank-heiten – Merkblätter für Ärzte. 2007

66. Kaiser R: Frühsommer-Meningoenzephalitis: Pro-gnose für Kinder und Jugendliche günstiger als für Erwachsene. Dtsch Ärztebl. 2004; 101:A-2260

67. Stellungnahme [der Kommission für Infekti-onskrankheiten und Impffragen der DAKJ] zur Prävention von Infektionen mit dem durch Zecken übertragenen Frühsommer Meningoen-zephalitis (FSME)-Virus im Kindes- und Ju-gendalter. Kinderärztliche Praxis. 2004; 75(4): 259-261

68. »Umweltperzeption und reale Risiken« vom Inst. für Soziale Pädiatrie und Jugendmedizin, LMU München; vorgestellt in Höppe P: Umweltrisiken für Kinder – reale Gefahren oder unbegrundete Ängste? GeoRisikoForschung, Münchener Rück-versicherungsgesellschaft 2006

69. Weißer K et al.: Verdachtsfälle von Impfkomplika-tionen nach dem Infektionsschutzgesetz und Ver-dachtsfälle von Nebenwirkungen (von Impfstof-fen) nach dem Arzneimittelgesetz vom 1.1.2004 bis zum 31.12.2005. Publikationen des PEI zum Thema Pharmakovigilanz. 2007

70. Robert Koch Institut: Anmerkungen zur FSME im Kindesalter. Epid. Bull. 2001; 16:109

71. Tick-borne Diseases: Zecken schnell entfernen, um FSME-Risiko zu senken. Dtsch Ärztebl. 2003; 100(12):A-752

72. Tollesson A, Frithz A: Borage oil, an effective new treatment for infantile seborrheic dermatitis. Br J Dermatol. 1993; 129:95

73. Lee SJ et al.: Probiotics prophylaxis in children with persistent primary vesicoureteral reflux. Pe-diatr Nephrol. 2007; 22(9):1315-1320

74. Georgaki-Angelaki H et al.: Long-term follow-up of children with vesicoureteral reflux with and without antibiotic prophylaxis. Scand J Infect Dis. 2005; 37(11-12):842-845

75. Garin EH et al.: Clinical significance of primary vesicoureteral reflux and urinary antibiotic pro-phylaxis after acute pyelonephritis. Pediatrics. 2006; 117(3):626-632

76. Doganis D et al.: Does early treatment of urinary tract infection prevent renal damage? Pediatrics. 2007; 120(4):e922-928

77. Spruance SL et al.: Acyclovir cream for treatment of herpes simplex labialis: Antimicrob Agents Chemother. 2002; 46(7):2238-2243

78. Raborn GW et al.: Effective treatment of herpes simplex labialis with penciclovir cream. J Am Dent Assoc. 2002; 133(3):303-309

79. Büechi S: Salbeiblätter und Rhabarberwurzel vs. Aciclovir bei Herpes labialis. Z Phytother 2005; 26:275-277

80. Saller R et al: Combined herbal preparation for topical treatment of herpes labialis. Forsch Kom-plementarmed Klass Naturheilkd. 2001; 8(6):373-382

81. Schuhmacher A et al.: Virucidal effect of pepper-mint oil on the enveloped viruses herpes simplex virus type 1 and type 2 in vitro. Phytomedicine. 2003; 10(6-7):504-510

82. Suzutani T et al.: Anti-herpesvirus activity of an extract of Ribes nigrum L. Phytother Res. 2003; 17(6):609-613

83. Huleihel M, Isanu V Anti-herpes simplex virus effect of an aqueous extract of propolis. Isr Med Assoc J. 2002; 4(11):923-927

84. Vogt HJ et al.: Melissenextrakt bei Herpes sim-plex. Der Allgemeinarzt. 1991; 13:832-841

85. Koytchev R et al.: Balm mint extract (Lo-701) for topical treatment of recurring herpes labialis. Phytomedicine. 1999; 6(4):225-230

86. Wölbling RH, Milbradt R: Klinik und Therapie des Herpes simplex. Vorstellung eines neuen phy-totherapeutischen Wirkstoffes. Therapiewoche. 1985; 34:4057-4058

87. Schindl A, Neumann R: Low-intensity laser the-rapy is an effective treatment for recurrent her-pes simplex infection. J Invest Dermatol. 1999; 113(2):221-223

88. Schapowal A et al.: Treating intermittent allergic rhinitis: a prospective, randomized, placebo and antihistamine-controlled study of Butterbur ext-ract Ze 339. Phytother Res. 2005; 19(6):530-537

89. Empfehlungen der Ständigen Impfkommission (STIKO). Epid. Bull. 2006; 30

90. Robert Koch Institut: Impfung der Kinder im 2. Lebensjahr mit konjugiertem Meningokokken-Impfstoff der Serogruppe C. Epid. Bull. 2006; 31:262-264

91. Robert Koch Institut: Pneumokokken-Impfung mit 7-valentem Konjugatimpfstoff für Kinder un-ter 2 Jahren. Epid. Bull. 2006; 31:255-260

92. Carmen Munõz-Almagro et al.: Emergence of in-vasive pneumococcal disease caused by nonvac-cine serotypes in the era of 7-valent conjugate vaccine. Clin Infect Dis. 2008; 46:174-182

93. Paul I et al.: Effect of honey, dextromethorphan, and no treatment on nocturnal cough and sleep quality for coughing children and their parents. Arch Pediatr Adolesc Med. 2007; 161(12):1140 1146

94. Pertussis vaccines. WHO position paper. Weekly Epidemiological Record 2005; 4:31-34

95. Empfehlung der Ständigen Impfkommission (STIKO) am Robert Koch-Institut zur Pertussis-Schutzimpfung. Epid. Bull. 2006; 3:21-23

96. Ständige Impfkommission (STIKO): Transparenz tut Not. arznei-telegramm. 2007; 4: 33-34

97. Downs AMR et al.: Wide-spread insecticide resis-tance in head lice to the over-the-counter predi-culocides in England, and the emergence of carba-ryl resistance. Br. J. Dermatol. 2002; 146:88-93

98. Heukelbach J et al.: High efficacy of a pediculi-cide based on dimeticone in a population with a high intensity of infestation. Trop Med Int Health. 2007; 12 (Suppl I): 178-179

99. Burgess IF et al.: Treatment of head louse infestation with 4% dimeticone lotion: randomised controlled equivalence trial. BMJ. 2005; 330(7505):1423

100. Oliveira F et al.: High in vitro efficacy of NYDA® L, a pediculicide containing dimeticone, J Eur Acad Dermatol Venereol. 2007, 21(10):1325-1329

101. Goates BM et al.: An effective nonchemical treatment for head lice: a lot of hot air. Pediatrics. 2006;118(5):1962-1970

102. Hill N et al.: Single blind, randomised, comparative study of the Bug Buster kit and over the counter pediculicide treatments against head lice in the United Kingdom. BMJ. 2005; 331:384-387

103. Ellert U et al.: Der Kinder- und Jugendgesundheitssurvey (KiGGS): Schmerzen bei Kindern und Jugendlichen in Deutschland: Prävalenz und Inanspruchnahme medizinischer Leistungen. Bundesgesundheitsbl – Gesundheitsforsch – Gesundheitsschutz 2007; 50:711-717

104. Stewart WF et al.: Familial risk of migraine: a population-based study. Ann Neurol. 1997; 41(2):166-172

105. Honkasalo ML et al.: Migraine and concomitant symptoms among 8167 adult twin pairs. Headache. 1995; 35(2):70-78

106. Göbel H et al.: Effektivität von Oleum menthae piperitae und von Paracetamol in der Therapie des Kopfschmerzes vom Spannungstyp. Der Nervenarzt. 1996; 67(8):672-681

107. Pothmann R, Danesch U: Migraine prevention in children and adolescents: results of an open study with a special butterbur root extract. Headache. 2005; 45(3):196-203

108. Vernet O et al.: Betreuung des kindlichen Schädelhirntraumas. Paediatrica. 2004; 15(4):43-47

109. Pothmann R: Der Stellenwert peripherer Stimulation bei der Beendigung cerebraler Anfälle im Kindesalter. DZA. 1982; 4:117-120

110. Pothmann R, Schmitz G: Acupressure in the acute treatment of cerebral convulsions in children. Alternative Med. 1985; 1(1):63-67

111. Walton SF et al.: Acaricidal activity of Melaleuca alternifolia (tea tree) oil: in vitro sensitivity of sarcoptes scabiei var hominis to terpinen-4-ol. Arch Dermatol. 2004; 140(5):563-566

112. Vítek L, Schwertner HA: The heme catabolic pathway and its protective effects on oxidative stress-mediated diseases. Adv Clin Chem. 2007; 43:1-57

113. Tomaro ML, Batlle AM: Bilirubin: its role in cytoprotection against oxidative stress. Int J Biochem Cell Biol. 2002; 34(3):216-220

114. Waber D et al.: The NIH MRI study of normal brain development: Performance of a population based sample of healthy children aged 6 to 18 years on a neuropsychological battery. J Int Neuropsychol Soc. 2007 ; 13(5):729-746

115. Burman DD et al.: Sex differences in neural processing of language among children. Neuropsychologia. 2008; 46(5):1349-1362

116. Gilmore CK et al.: Symbolic arithmetic knowledge without instruction. Nature. 2007; 447(7144):589-591

117. Rasch B et al.: Odor cues during slow-wave sleep prompt declarative memory consolidation. Science. 2007; 315(5817):1426-1429

118. Kaatsch P et al.: Epidemiologische Studie zu Kinderkrebs in der Umgebung von Kernkraftwerken (KIKK-Studie), im Auftrag des Bundesministeriums für Umwelt, Naturschutz und Reaktorsicherheit und des Bundesamtes für Strahlenschutz. 2007

119. Htwe K et al.: Effect of Saccharomyces boulardii in the treatment of acute watery diarrhea in Myanmar children: a randomized controlled study. Am J Trop Med Hyg. 2008; 78(2):214-216

120. Hickson M et al.: Use of probiotic Lactobacillus preparation to prevent diarrhoea associated with antibiotics: randomised double blind placebo controlled trial. BMJ. 2007; 335(7610): 80

121. Szajewska H et al.: Meta-analysis: Saccharomyces boulardii for treating acute diarrhoea in children. Aliment Pharmacol Ther. 2007; 25(3):257-264

122. Szajewska H et al.: Meta-analysis: Lactobacillus GG for treating acute diarrhoea in children. Aliment Pharmacol Ther. 2007; 25(8):871-881

123. D'Souza AL et al.: Probiotics in prevention of antibiotic associated diarrhoea: meta-analysis. BMJ. 2002; 324:1361-1364

124. FDA Briefing Document. Vaccines & Related Biological Products Advisory Committee Meeting: Rotarix™. Feb 20, 2008 (www.fda.gov/ohrms/dockets/ac/08/briefing/2008-4348b1-03.htm)

125. Geier DA et al.: RotaTeq vaccine adverse events and policy considerations. Med Sci Monit. 2008; 14(3):9-16

126. Knowles SR et al.: Investigating the role of perceived stress on bacterial flora activity and salivary cortisol secretion: A possible mechanism underlying susceptibility to illness. Biol Psychol. 2008; 77(2):132-137

127. Miller C et al.: The epidemiology of subacute sclerosing panencephalitis in England and Wales 1990–2002. Arch Dis Child. 2004; 89:1145-1148

128. Brauer M et al.: Traffic-Related Air Pollution and Otitis Media. Environ Health Perspect. 2006; 114(9): 1414-1418

129. Rosenfeld RM et al.: Clinical efficacy of antimicrobial drugs for acute otitis media: metaanalysis of 5400 children from thirty-three randomized trials. J Pediatr. 1994; 124(3):355-367

130. Rovers MM et al.: Antibiotics for acute otitis media: a meta-analysis with individual patient data. The Lancet. 2006; 368:1429-1435

131. Schoefer Y et al.: Health risks of early swimming pool attendance. Int J Hyg Environ Health. 2008; Sep 13 [Epub ahead of print]

132. Bernard A et al.: Infant swimming practice, pulmonary epithelium integrity, and the risk of allergic and respiratory diseases later in childhood. Pediatrics. 2007; 119(6):1095-1103

133. Poehling AK et al.: Reduction of frequent otitis media and pressure-equalizing tube insertions in children after introduction of pneumococcal conjugate vaccine. Pediatrics. 2007; 119(4):707-715

134. Pichichero M, Casey J: Emergence of a multiresistant serotype 19A pneumococcal strain not included in the 7-valent conjugate vaccine as an otopathogen in children. JAMA. 2007; 298:1772-1778

135. Jacobs J et al.: Homeopathic treatment of acute otitis media in children: a preliminary randomized placebo-controlled trial. Pediatr Infect Dis J. 2001; 20(2):177-183

136. Frei H, Thurneysen A: Homeopathy in acute otitis media in children: treatment effect or spontaneous resolution? Br Homeopath J. 2001; 90:180-182

137. Wustrow TP: Naturopathic therapy for acute otitis media. An alternative to the primary use of antibiotics. HNO. 2005; 53(8):728-734

138. Lüdtke R, Wilkens J: Klinische Wirksamkeitsstudien zu Arnica in homöopathischen Zubereitungen. Jahrbuch der Karl und Veronica Carstens-Stiftung, 1998

139. Mohri I et al.: Restless legs syndrome (RLS): An unrecognized cause for bedtime problems and insomnia in children. Sleep Med. 2007; 8 (Suppl. 1):91

140. Picchietti D et al.: Restless legs syndrome: prevalence and impact in children and adolescents – the Peds REST study. Pediatrics. 2007; 120(2):253-266

141. Rajaram SS et al.: Some children with growing pains may actually have restless legs syndrome. Sleep. 2004; 27(4):767-773

142. Stamm S et al.: Protein phosphatase 1 binds to the RNA recognition motif of several splicing factors and regulates alternative pre-mRNA processing. Hum Mol Genet. 2008; 17(1):52-70

143. Weltgesundheitsorganisation: Care of the umbilical cord: A review of the evidence. (1998)

144. Kodama A et al.: Effect of stress on atopic dermatitis: investigation in patients after the great hanshin earthquake. J Allergy Clin Immunol. 1999; 104(1):173-176

145. Raap U et al.: Atopic dermatitis and psychological stress. Hautarzt 2003; 54(10):925-929

146. Buske-Kirschbaum A et al.: Endocrine stress responses in TH1-mediated chronic inflammatory skin disease (psoriasis vulgaris) – do they parallel stress-induced endocrine changes in TH2-mediated inflammatory dermatoses (atopic dermatitis)? Psychoneuroendocrinology. 2006; 31(4):439-446

147. Morse NL, Clough PM: A meta-analysis of randomized, placebo-controlled clinical trials of Efamol evening primrose oil in atopic eczema. Where do we go from here in light of more recent discoveries? Curr Pharm Biotechnol. 2006; 7(6):503-524

148. Rautava S: Probiotics during pregnancy and breast-feeding might confer immunomodulatory protection against atopic disease in the infant. J Allergy Clin Immunol 2002; 109:119-121

149. Passeron T et al.: Prebiotics and synbiotics: two promising approaches for the treatment of atopic dermatitis in children above two years. Allergy 2006; 61:431-437

150. Gauger A et al.: Silver-coated textiles reduce staphylococcus aureus-colonization in patients with atopic eczema.Dermatology. 2003; 207:15-21

151. Ramsay HM et al.: Herbal creams used for atopic eczema in Birmingham, UK illegally contain potent corticosteroids. Arch. Dis. Child. 2003; 88:1056-1057

152. Arick DS, Silman S: Nonsurgical home treatment of middle ear effusion and associated hearing loss in children. Part I: clinical trial. Part II: Validation study. Ear Nose Throat J. 2005; 84(9):567-576 und 84(10):646-650

153. Schmäl F: Schwimmen mit Paukenröhrchen. Pädiatrische Praxis 2003; 62(3):438

154. Schellscheidt J et al.: Interactions between maternal smoking and other prenatal risk factors for sudden infant death syndrome (SIDS). Acta Paediatr. 1997; 86(8):857-863

155. Fleming P, Blair PS: Sudden Infant Death Syndrome and parental smoking. Early Hum Dev. 2007; 83(11):721-725

156. Lahr MB et al.: Bedsharing and maternal smoking in a population-based survey of new mothers. Pediatrics. 2005; 116(4):e530-542

157. Moon RY et al.: Sudden infant death syndrome. Lancet. 2007; 370(9598):1578-1587

158. Kamtsiuris P et al.: Der Kinder- und Jugendgesundheitssurvey (KiGGS): Prävalenz von somatischen Erkrankungen bei Kindern und Jugendlichen in Deutschland. Bundesgesundheitsbl – Gesundheitsforsch – Gesundheitsschutz. 2007; 50:686–700

159. Spahn G et al.: Prävalenz und assoziierte Faktoren des Rückenschmerzes bei Jugendlichen – Ergebnisse einer Querschnittsuntersuchung von 2368 Adoleszenten. Phys Rehab Kur Med 2007; 17:81-87

160. Gunnarsson RK et al.: The prevalence of beta-haemolytic streptococci in throat specimens from healthy children and adults. Implications for the clinical value of throat cultures. Scand J Prim Health Care. 1997; 15:149-155

161. Lehn H et al.: Papillomavirus genomes in human cervical tumors: analysis of their transcriptional activity. Proc Natl Acad Sci U S A.. 1985; 82(16):5540-5544

162. Lindsey R et al.: Human papillomavirus vaccine – opportunity and challenge. N Engl J Med. 2007; 356(19):1990-1991

163. George F et al.: HPV vaccination – more answers, more questions. N Engl J Med. 2007; 356(19):1991-1993

164. Weineck J: Sportbiologie. Spitta Verlag, Balingen. 9. Aufl. 2004; S. 399–400

165. Nilsson J: The negative impact of amblyopia from a population perspective: untreated amblyopia almost doubles the lifetime risk of bilateral visual impairment. Br J Ophthalmol. 2007; 91: 1417-1418

166. Mennella JA et al.: Breastfeeding and smoking: short-term effects on infant feeding and sleep. Pediatrics. 2007; 120(3):497-502

167. Gwaltney J M et al.: Nose blowing propels nasal fluid into the paranasal sinuses. Clin. Infect. Dis. 2000; 30:387-391

168. Meyburg J et al.: Koma bei Neugeborenen durch abschwellende Nasentropfen? Dtsch Ärztebl. 2006: 103 (50): A3411-3413

169. Šlapak I et al.: Efficacy of isotonic nasal wash (seawater) in the treatment and prevention of rhinitis in children. Arch Otolaryngol Head Neck Surg. 2008; 134(1):67-74

170. Magalhaes RF et al.: Psoriasis in childhood with total remission × chronic disease: Clinical application of HLA class I markers. J Dermatol Sci. 2007: 46(1):77-78

171. Zaucke F, Krug HF: Die Wirkung von Interferenzstrom auf Psoriasis vulgaris. Aktuelle Dermatologie. 1996: 22:94-97

172. Dertinger H, Weibezahn KF: Behandlung der Schuppenflechte mit Interferenzstrom Elektromagnetische Therapie auf neuen Wegen. Akt Dermatol 2002; 28:165-169

173. Cheing GL, Hui-Chan CW: Analgesic effects of transcutaneous electrical nerve stimulation and interferential currents on heat pain in healthy subjects. J Rehabil Med. 2003; 35(1):15-19

174. Bernstein S et al.: Treatment of mild to moderate psoriasis with Reliéva, a Mahonia aquifolium extract – a double-blind, placebo-controlled study. Am J Ther. 2006; 13(2):121-126

175. Gulliver WP, Donsky HJ: A report on three recent clinical trials using Mahonia aquifolium 10% topical cream and a review of the worldwide clinical experience with Mahonia aquifolium for the treatment of plaque psoriasis. Am J Ther. 2005; 12(5):398-406

176. Syed TA et al.: Management of psoriasis with Aloe vera extract in a hydrophilic cream: a placebo-controlled, double-blind study. Trop Med Int Health. 1996; 1(4):505-509

177. Paulsen E et al.: A double-blind, placebo-controlled study of a commercial Aloe vera gel in the treatment of slight to moderate psoriasis vulgaris. J Eur Acad Dermatol Venereol. 2005; 19(3):326-331

178. Streppel M et al.: Hörstörungen und Tinnitus – Gesundheitsberichterstattung des Bundes. Robert-Koch-Institut in Zusammenarbeit mit dem Statistischen Bundesamt. 2006; Heft 29

179. Fleischer G et al.: Kinderknallpistolen und ihre Wirkung auf das Gehör. HNO. 1998; 46(9)

180. DIN EN 71-1:2007-08 (4.20 – Akustische Anforderungen)

181. Gaab N et al: Neural correlates of rapid auditory processing are disrupted in children with developmental dyslexia and ameliorated with training. Restor Neurol Neurosci. 2007; 25:295-310

182. Chung K et al.: Undercorrection of myopia enhances rather than inhibits myopia progression. Vision Res. 2002; 42(22):2555-2559

183. Zimmerman FJ et al.: Associations between media viewing and language development in children under age 2 years. J Pediatr. 2007; 151(4):364-368

184. Statistisches Bundesamt: Diagnosedaten der Patienten und Patientinnen in Krankenhäusern (einschl. Sterbe- und Stundenfälle) Fachserie 12 Reihe 6.2.1. 2006

185. Detjen A: BCG-Impfung und Tuberkulindiagnostik – was brauchen wir und was nicht? 15. Jahrestagung der DGPI. 2007; zitiert unter »Tuberkulose bei Kindern: Welches Prozedere ist das beste?« in pädiatrie hautnah. 2007; 4:223–234

186. Robert Koch Institut: Tuberkulose. Epid. Bull. 2007; 11:87-93

187. Magdorf K: Tuberkulose – die vergessene Gefahr. Ärztliche Praxis Pädiatrie. 2005; 1:26-27

188. Kurth BM, Schaffrath Rosario A: Der Kinder- und Jugendgesundheitssurvey (KiGGS): Die Verbreitung von Übergewicht und Adipositas bei Kindern und Jugendlichen in Deutschland. Bundesgesundheitsbl – Gesundheitsforsch – Gesundheitsschutz 2007; 50:736-743

189. Arbeitsgemeinschaft Adipositas im Kindes- und Jugendalter (www.a-g-a.de, unter »BMI-Referenz«)

190. Kersting M, Clausen K: Wie teuer ist eine gesunde Ernährung für Kinder und Jugendliche? Ernaehr Umschau 2007; 9:508-513

191. Pierce D et al.: Overeating by young obesity-prone and lean rats caused by tastes associated with low energy foods. Obesity Research. 2007; 15:1969-1979

192. Karaolis-Danckert N et al.: Rapid growth among term children whose birth weight was appropriate for gestational age has a longer lasting effect on body fat percentage than on body mass index. Am J Clin Nutr. 2006; 84(6):1449-1455

193. Buyken A et al.: Effects of breastfeeding on trajectories of body fat and BMI throughout childhood. Obesity. 2008; 16:389-395

194. Hagedorn H, Andratschke M: Tonsillenhyperplasie bei Kindern – Wann müssen die Mandeln ganz raus? MMW-Fortschr. Med. 2005; 147:382-386

195. van Basten JP et al.: The use of corticosteroid cream to treat phimosis. Ned Tijdschr Geneeskd. 2003; 147(32):1544-1577

196. Evans AM, Scutter SD: Prevalence of »growing pains« in young children. J Pediatr. 2004; 145(2):255-258

197. Evans AM, Scutter SD: Are foot posture and functional health different in children with growing pains? Pediatr Int. 2007; 49(6):991-996

198. Baxter MP, Dulberg C: »Growing pains« in childhood – a proposal for treatment. J Pediatr Orthop. 1988; 8(4):402-406

199. Brahme-Isgren M, Stenhammar L.: Muscular symptoms common in selenium deficiency. Association with growth pain, restless legs and calf cramps. Lakartidningen. 2007; 104(4):214

200. Lipke M: An armamentarium of wart treatments. Clin Med Res. 2006; 4(4):273-293

201. Banz K et al.: The cost-effectiveness of routine childhood varicella vaccination in Gemany. Vaccine. 2003; 21:1256-1267

202. Coudeville L et al.: The economic value of childhood varicella vaccination in France and Germany. Value Health. 2005; 8(3):209-222

203. Carlsson GE et al.: Predictors of bruxism, other oral parafunctions, and tooth wear over a 20-year follow-up period. J Orofac Pain. 2003; 17(1):50-57

204. Eftekharian A et al.: Bruxism and adenotonsillectomy. Int J Pediatr Otorhinolaryngol. 2008; 72(4):509-11

205. Grechi TH et al.: Bruxism in children with nasal obstruction. Int J Pediatr Otorhinolaryngol. 2008; 72(3):391-396

206. Deutscher Gesundheitsbericht Diabetes 2008, hrsg. von: Deutsche Diabetes-Union, München. 2007; S. 9–10 und 108–110

207. Norris JM et al.: Omega-3 polyunsaturated fatty acid intake and islet autoimmunity in children at increased risk for type 1 diabetes. JAMA. 2007; 298(12):1420-1428

208. Carroll JF: A cautionary note: survival of nymphs of two species of tick (acari: ixodidae) among clothes laundered in an automatic washer. J Med Entomol. 2003; 40:732-736

209. González-Gross M et al.: Vitamin D status among adolescents in Europe: the Healthy Lifestyle in Europe by Nutrition in Adolescence study. Br J Nutr. 2011; 17:1-1

210. Ehlayel MS, Bener A, Sabbah A: Is high prevalence of vitamin D deficiency evidence for asthma and allergy risks? Eur Ann Allergy Clin Immunol. 2011; 43(3):81-88

211. Pelajo CF, Lopez-Benitez JM, Miller LC: 25-Hydroxyvitamin D Levels and Vitamin D Deficiency in Children with Rheumatologic Disorders and Controls. J Rheumatol. 2011; 38(9):2000-2004

212. de Vrese M et al.: Probiotic bacteria reduced duration and severity but not the incidence of common cold episodes in a double blind, randomized, controlled trial. Vaccine. 2006; 24 (44-46): 6670–6674 ((Piratensaft, Mikrobiol. Ther., Erkältung.))

213. Sabina Illi et al.: Early childhood infectious diseases and the development of asthma up to school age: a birth cohort study. BMJ. 2001; 322 (7283):390–395

214. Habermann W et al.: Verminderung der Rezidivhäufigkeit bei Patienten mit chronisch rezidivierender hypertrophischer Sinusitis unter Behandlung mit einem bakteriellen Immunstimulans (*Entercococcus faecalis*-Bakterien humaner Herkunft). Arzneim.-Forsch./Drug Res. 2002; 52(8): 622-627

215. Rother C: Untersuchung zur Ermittlung des Anwendungsnutzens von Weleda Heuschnupfenspray unter besonderer Berücksichtigung der Wirkungsdynamik. Komplementäre und Integrative Medizin 2008;10:43-48

216. Sommer A: Gencydo Nasenspray bei Rhinitis. Bericht über therapeutische Erfahrungen aus der ärztlichen Praxis (Basler und Berner Ärzte). Schweiz Zschr GanzheitsMedizin 2001; 13: 230-232

217. Buffler PA et al.: Daycare attendance and risk of childhood acute lymphoblastic leukaemia Br J Cancer 2002; 86:1419-1424

218. Kouwen HB, DeJonckere PH: Prevalence of OME is reduced in young children using chewing gum. Ear Hear. 2007; 28(4):451-455

219. Silverberg JI et al.: Association between varicella zoster virus infection and atopic dermatitis in early and late childhood. J Allergy Clin Immunol. 2010;126(2):300-305

220. Silverberg JI et al.: Varicella Zoster Virus (Wild-Type) Infection, but not Varicella Vaccine, in Late Childhood Is Associated With Delayed Asthma Onset, Milder Symptoms, and Decreased Atopy. Pediatric Asthma, Allergy & Immunology, 2009; 22(1):15-20

Register

ANHANG

SERVICE

Liebe Leserin, lieber Leser,

hat Ihnen dieses Buch weitergeholfen? Für Anregungen, Kritik, aber auch für Lob sind wir offen. So können wir in Zukunft noch besser auf Ihre Wünsche eingehen. Schreiben Sie uns, denn Ihre Meinung zählt!

Ihr TRIAS Verlag
E-Mail Leserservice: heike.schmid@medizinverlage.de
Lektorat Haug Verlag, Postfach 30 05 04, 70445 Stuttgart, Fax: 0711-8941-748

Impressum

*Bibliografische Information
der Deutschen Nationalbibliothek*
Die Deutsche Nationalbibliothek verzeichnet diese
Publikation in der Deutschen Nationalbibliografie;
detaillierte bibliografische Daten sind im Internet
über http://dnb.d-nb.de abrufbar.

Programmplanung:
Dr. Elvira Weißmann-Orzlowski

Redaktion: Dagmar Reiche, Nathalie Blanck
Bildredaktion: Christoph Frick

Umschlaggestaltung:
Cyclus · Visuelle Kommunikation, Stuttgart

Bildnachweis:
Umschlagfoto: Montage: gettyimage und fotofolia
(Hintergrund)
Fotos im Innenteil: Agentur Kunterbunt/Heidi Velten: S. 18, 22, 26, 30, 36, 40, 46, 48, 52, 67, 74, 82,
92, 107, 119, 123, 133, 144, 153, 156, 160, 183, 222,
229, 261, 273, 297, 350, 406; Günther Blumenstock:
S. 104; ccvision: S. 79 (Zitrone), 244; Corbis: S. 3,
175 (Kamille), 176 (Lavendel); Corel Stock: S. 79
(Rose); Digital Vision: S. 408; Eigene Bilder der
Thieme Verlagsgruppe: S. 173 (Baldrian), 175 (Johanniskraut), 176 (Linde, Pfefferminze), 177 (Schafgarbe, Sonnenhut); 193, 304, 313, 319, 342, 377; fancy.
veer.com: S. 280; Flora Press: S. 78 (Bergamotte),
173 (Augentrost), 174 (Eibisch, Faulbaum, Goldrute),
176 (Nachtkerze); Image Source: S. 136, 360; Image
State: S. 149, 185; Peter Jobst/Pitopia: S. 401; John
Fox Images: S. 423; Frank Kleinbach, Stuttgart: S.
78 (Basilikum), 215, 418; MEV: S. 162, 174 (Fenchel);
Thomas Möller, Stuttgart: S. 175 (Heublumen); Ono-
ky/photononstop: S. 126, 356; Photo Alto: S. 13, 15,
16, 79 (Blutorange, Dill), 109, 173 (Anis, Brombeere,
Dill), 176 (Rosmarin), 177 (Salbei), 178 (Thymian,
Zwiebel), 249, 278; Photo Disc: S. 79 (Mandarine),
168, 174 (Hagebutte), 177 (Schachtelhalm), 253,
265, 285; Carmen Pilsak/Pitopia: S. 396; Dagmar
Reiche: S. 97, 177 (Stiefmütterchen), 354; Jessica
Rossian/Shotshop: S. 175 (Holunder); Dr. Schel-
lenberg: S. 29, 141, 164, 208, 235, 259, 286, 288,
348, 370, 375, 389; Streifeneder orthoproduktion
GmbH: S. 203; Shotshop: S. 4, 5, 8, 10/11, 50/51,
61, 424/425; Stockbyte: S. 55, 295, 327; teamfoto
Eppingen: S. 176 (Melisse); Wala: S. 78 (Angelika-
wurzel), 79 (Eukalyptus), 173 (Arnika, Birke), 174
(Eiche, Gänseblümchen), 176 (Ringelblume), 177
(Spitzwegerich); www.pediculosis-gesellschaft.de:
S. 225; Markus Zeller/Pitopia: S. 175 (Kümmel)
Zeichnungen: Christine Lackner, Ittlingen
Die abgebildeten Personen haben in keiner Weise
etwas mit Krankheiten zu tun.

2. überarbeitete Auflage 2012

© 2009, 2012 TRIAS Verlag in MVS
Medizinverlage Stuttgart GmbH & Co. KG
Oswald-Hesse-Straße 50, 70469 Stuttgart

Printed in Germany

Repro und Satz:
Fotosatz H. Buck, 84036 Kumhausen
gesetzt in: InDesign CS3

Druck: Grafisches Centrum Cuno GmbH & Co. KG,
39240 Calbe

Gedruckt auf chlorfrei gebleichtem Papier

ISBN 978-3-8304-6501-0   1 2 3 4 5 6

Auch erhältlich als E-Book:
eISBN (PDF)   978-3-8304-6502-7
eISBN (ePub) 978-3-8304-6503-4

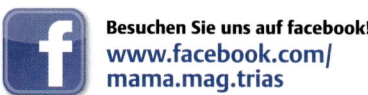

Besuchen Sie uns auf facebook!
www.facebook.com/
mama.mag.trias

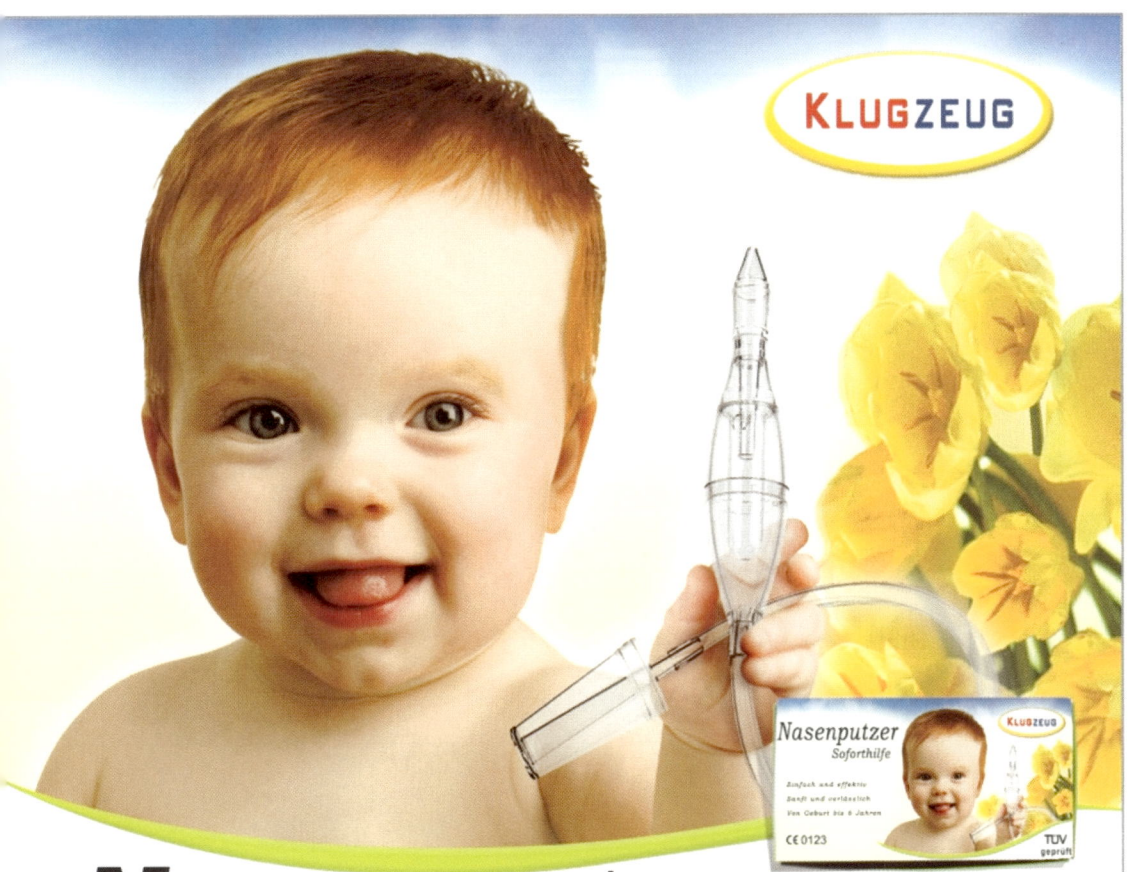